"十二五"职业教育国家规划教材
经全国职业教育教材审定委员会审定

国家卫生和计划生育委员会"十二五"规划教材
全国中等卫生职业教育教材

供护理、助产专业用　　　第3版

内 科 护 理

主　编　林梅英　朱启华

副主编　胡春玲　郭　华　闫瑞芹

编　者（以姓氏笔画为序）

王　兵（辽宁省本溪市中心医院）　　宋淑燕（山东省青岛第二卫生学校）
朱启华（江西省赣州卫生学校）　　　林梅英（本溪市卫生学校）
刘淑琴（潍坊护理职业学院）　　　　周英华（上海医药高等专科学校）
闫瑞芹（北京卫生职业学院）　　　　胡春玲（定西师范高等专科学校）
巫章华（江西省赣州卫生学校）（兼秘书）　高　丽（锦州市卫生学校）
李士新（山东省临沂卫生学校）　　　郭　华（广东省江门中医药学校）
李艳红（郑州市卫生学校）　　　　　崔郁玲（济南护理职业学院）
邹春杰（黑龙江护理高等专科学校）　程　畅（本溪市卫生学校）（兼秘书）

人民卫生出版社

图书在版编目（CIP）数据

内科护理 / 林梅英，朱启华主编 . —3 版 . —北京：人民
卫生出版社，2014

ISBN 978–7–117–19931–5

Ⅰ. ①内… Ⅱ. ①林…②朱… Ⅲ. ①内科学 – 护理学 – 中
等专业学校 – 教材 Ⅳ. ①R473.5

中国版本图书馆 CIP 数据核字（2014）第 256745 号

人卫社官网 **www.pmph.com**	出版物查询，在线购书
人卫医学网 **www.ipmph.com**	医学考试辅导，医学数据库服务，医学教育资源，大众健康资讯

内 科 护 理
第 3 版

主　　编：林梅英　朱启华

出版发行：人民卫生出版社（中继线 010-59780011）

地　　址：北京市朝阳区潘家园南里 19 号

邮　　编：100021

E － mail：pmph @ pmph.com

购书热线：010-59787592　010-59787584　010-65264830

印　　刷：人卫印务（北京）有限公司

经　　销：新华书店

开　　本：787 × 1092　1/16　　印张：24

字　　数：599 千字

版　　次：1999 年 11 月第 1 版　　2015 年 2 月第 3 版
　　　　　2022 年 6 月第 3 版第 13 次印刷（总第 49 次印刷）

标准书号：ISBN 978-7-117-19931-5/R · 19932

定　　价：45.00 元

打击盗版举报电话：**010-59787491　E-mail：WQ @ pmph.com**

（凡属印装质量问题请与本社市场营销中心联系退换）

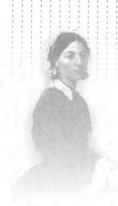

出 版 说 明

为全面贯彻党的十八大和十八届三中、四中全会精神，依据《国务院关于加快发展现代职业教育的决定》要求，更好地服务于现代卫生职业教育快速发展的需要，适应卫生事业改革发展对医药卫生职业人才的需求，贯彻《医药卫生中长期人才发展规划（2011—2020年）》《现代职业教育体系建设规划（2014—2020年）》文件精神，人民卫生出版社在教育部、国家卫生和计划生育委员会的领导和支持下，按照教育部颁布的《中等职业学校专业教学标准（试行）》医药卫生类（第一辑）（简称《标准》），由全国卫生职业教育教学指导委员会（简称卫生行指委）直接指导，经过广泛的调研论证，启动了全国中等卫生职业教育第三轮规划教材修订工作。

本轮规划教材修订的原则：①明确人才培养目标。按照《标准》要求，本轮规划教材坚持立德树人，培养职业素养与专业知识、专业技能并重，德智体美全面发展的技能型卫生专门人才。②强化教材体系建设。紧扣《标准》，各专业设置公共基础课（含公共选修课）、专业技能课（含专业核心课、专业方向课、专业选修课）；同时，结合专业岗位与执业资格考试需要，充实完善课程与教材体系，使之更加符合现代职业教育体系发展的需要。在此基础上，组织制订了各专业课程教学大纲并附于教材中，方便教学参考。③贯彻现代职教理念。体现"以就业为导向，以能力为本位，以发展技能为核心"的职教理念。理论知识强调"必需、够用"；突出技能培养，提倡"做中学、学中做"的理实一体化思想，在教材中编入实训（实践）指导。④重视传统融合创新。人民卫生出版社医药卫生规划教材经过长时间的实践与积累，其中的优良传统在本轮修订中得到了很好的传承。在广泛调研的基础上，修订教材与新编教材在整体上实现了高度融合与衔接。在教材编写中，产教融合、校企合作理念得到了充分贯彻。⑤突出行业规划特性。本轮修订紧紧依靠卫生行指委，充分发挥行业机构与专家对教材的宏观规划与评审把关作用，体现了国家规划教材一贯的标准性、权威性、规范性。⑥提升服务教学能力。本轮教材修订，在主教材中设置了一系列服务教学的拓展模块；此外，教材立体化建设水平进一步提高，根据专业需要开发了配套教材、网络增值服务等，大量与课程相关的内容围绕教材形成便捷的在线数字化教学资源包，为教师提供教学素材支撑，为学生提供学习资源服务，教材的教学服务能力明显增强。

人民卫生出版社作为国家规划教材出版基地，获得了教育部中等职业教育专业技能课教材选题立项24个专业的立项选题资格。本轮首批启动了护理、助产、农村医学、药剂、制药技术专业教材修订，其他中职相关专业教材也将根据《标准》颁布情况陆续启动修订。

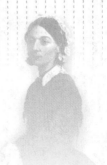

全国卫生职业教育教学指导委员会

全国中等卫生职业教育"十二五"规划教材目录

护理、助产专业

序号	教材名称	版次	课程类别	所供专业	配套教材
1	解剖学基础 *	3	专业核心课	护理、助产	√
2	生理学基础 *	3	专业核心课	护理、助产	
3	药物学基础 *	3	专业核心课	护理、助产	√
4	护理学基础 *	3	专业核心课	护理、助产	√
5	健康评估 *	2	专业核心课	护理、助产	√
6	内科护理 *	3	专业核心课	护理、助产	√
7	外科护理 *	3	专业核心课	护理、助产	√
8	妇产科护理 *	3	专业核心课	护理、助产	√
9	儿科护理 *	3	专业核心课	护理、助产	√
10	老年护理 *	3	老年护理方向	护理、助产	√
11	老年保健	1	老年护理方向	护理、助产	
12	急救护理技术	3	急救护理方向	护理、助产	√
13	重症监护技术	2	急救护理方向	护理、助产	
14	社区护理	3	社区护理方向	护理、助产	√
15	健康教育	1	社区护理方向	护理、助产	
16	解剖学基础 *	3	专业核心课	助产、护理	√
17	生理学基础 *	3	专业核心课	助产、护理	√
18	药物学基础 *	3	专业核心课	助产、护理	√
19	基础护理 *	3	专业核心课	助产、护理	√
20	健康评估 *	2	专业核心课	助产、护理	√
21	母婴护理 *	1	专业核心课	助产、护理	√

续表

序号	教材名称	版次	课程类别	所供专业	配套教材
22	儿童护理 *	1	专业核心课	助产、护理	√
23	成人护理（上册）—内外科护理 *	1	专业核心课	助产、护理	√
24	成人护理（下册）—妇科护理 *	1	专业核心课	助产、护理	√
25	产科学基础 *	3	专业核心课	助产	√
26	助产技术 *	1	专业核心课	助产	√
27	母婴保健	3	母婴保健方向	助产	√
28	遗传与优生	3	母婴保健方向	助产	
29	病理学基础	3	专业技能课	护理、助产	√
30	病原生物与免疫学基础	3	专业技能课	护理、助产	√
31	生物化学基础	3	专业技能课	护理、助产	
32	心理与精神护理	3	专业技能课	护理、助产	
33	护理技术综合实训	2	专业技能课	护理、助产	√
34	护理礼仪	3	专业技能课	护理、助产	
35	人际沟通	3	专业技能课	护理、助产	
36	中医护理	3	专业技能课	护理、助产	
37	五官科护理	3	专业技能课	护理、助产	√
38	营养与膳食	3	专业技能课	护理、助产	
39	护士人文修养	1	专业技能课	护理、助产	
40	护理伦理	1	专业技能课	护理、助产	
41	卫生法律法规	3	专业技能课	护理、助产	
42	护理管理基础	1	专业技能课	护理、助产	

农村医学专业

序号	教材名称	版次	课程类别	配套教材
1	解剖学基础*	1	专业核心课	
2	生理学基础*	1	专业核心课	
3	药理学基础*	1	专业核心课	
4	诊断学基础*	1	专业核心课	
5	内科疾病防治*	1	专业核心课	
6	外科疾病防治*	1	专业核心课	
7	妇产科疾病防治*	1	专业核心课	
8	儿科疾病防治*	1	专业核心课	
9	公共卫生学基础*	1	专业核心课	
10	急救医学基础*	1	专业核心课	
11	康复医学基础*	1	专业核心课	
12	病原生物与免疫学基础	1	专业技能课	
13	病理学基础	1	专业技能课	
14	中医药学基础	1	专业技能课	
15	针灸推拿技术	1	专业技能课	
16	常用护理技术	1	专业技能课	
17	农村常用医疗实践技能实训	1	专业技能课	
18	精神病学基础	1	专业技能课	
19	实用卫生法规	1	专业技能课	
20	五官科疾病防治	1	专业技能课	
21	医学心理学基础	1	专业技能课	
22	生物化学基础	1	专业技能课	
23	医学伦理学基础	1	专业技能课	
24	传染病防治	1	专业技能课	

药剂、制药技术专业

序号	教材名称	版次	课程类别	配套教材
1	基础化学 *	1	专业核心课	
2	微生物基础 *	1	专业核心课	
3	实用医学基础 *	1	专业核心课	
4	药事法规 *	1	专业核心课	
5	药物分析技术 *	1	专业核心课	
6	药物制剂技术 *	1	专业技能课	
7	药物化学 *	1	专业技能课	
8	会计基础	1	专业技能课	
9	临床医学概要	1	专业技能课	
10	人体解剖生理学基础	1	专业技能课	
11	天然药物学基础	1	专业技能课	
12	天然药物化学基础	1	专业技能课	
13	药品储存与养护技术	1	专业技能课	
14	中医药基础	1	专业核心课	
15	药店零售与服务技术	1	专业技能课	
16	医药市场营销技术	1	专业技能课	
17	药品调剂技术	1	专业技能课	
18	医院药学概要	1	专业技能课	
19	医药商品基础	1	专业核心课	
20	药理学	1	专业技能课	

注:1. * 为"十二五"职业教育国家规划教材。

2. 全套教材配有网络增值服务。

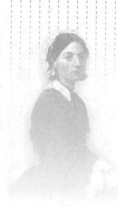

护理专业编写说明

根据教育部的统一部署,全国卫生职业教育教学指导委员会组织全国百余所中等卫生职业教育相关院校,进行了全面、深入、细致的护理专业岗位、教育调查研究工作,制订了护理专业教学标准。标准颁布后,全国卫生行指委全力支持人民卫生出版社规划并出版助产专业国家级规划教材。

本轮教材的特点是:①体现以学生为主体、"三基五性"的教材建设与服务理念:注重融传授知识、培养能力、提高素质为一体,重视培养学生的创新、获取信息及终身学习的能力,注重对学生人文素质的培养,突出教材的启发性。②满足中等卫生职业教育护理专业的培养目标要求:坚持立德树人,面向医疗、卫生、康复和保健机构等,培养从事临床护理、社区护理和健康保健等工作,德智体美全面发展的技能型卫生专业人才。③有机衔接高职高专护理专业教材:在深入研究人卫版三年制高职高专护理专业规划教材的基础上确定了本轮教材的内容及结构,为建立中高职衔接的立交桥奠定基础。④凸显护理专业的特色:体现对"人"的整体护理观、"以病人为中心"的优质护理指导思想;护理内容按照护理程序进行组织,教材内容与工作岗位需求紧密衔接。⑤把握修订与新编的区别:本轮教材是在"十一五"规划教材基础上的完善,因此继承了上版教材的体系和优点,同时注入了新的教材编写理念、创新教材编写结构、更新陈旧的教材内容。⑥整体优化:本套教材注重不同层次之间,不同教材之间的衔接;同时明确整体规划,要求各教材每章或节设"学习目标""工作情景与任务"模块,章末设"思考题或护考模拟"模块,全书末附该课程的实践指导、教学大纲、参考文献等必要的辅助内容。⑦凸显课程个性:各教材根据课程特点选择性地设置"病案分析""知识窗""课堂讨论""边学边练"等模块,50学时以上课程编写特色鲜明的配套学习辅导教材。⑧立体化建设:全套教材创新性地编制了网络增值服务内容,每本教材可凭封底的唯一识别码进入人卫网教育频道(edu.ipmph.com)得到与该课程相关的大量的图片、教学课件、视频、同步练习、推荐阅读等资源,为学生学习和教师教学提供强有力的支撑。⑨与护士执业资格考试紧密接轨:教材内容涵盖所有执业护士考点,且通过章末护考模拟或配套教材的大量习题帮助学生掌握执业护士考试的考点,提高学习效率和效果。

全套教材共29种,供护理、助产专业共用。全套教材将由人民卫生出版社于2015年7月前分两批出版,供全国各中等卫生职业院校使用。

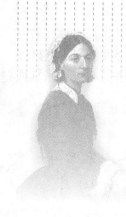

前言

全国中等卫生职业教育卫生部"十一五"规划教材《内科护理》(第2版)自2008年出版以来,在我国中等职业学校护理专业和助产专业教学中被广泛使用,教材编写质量得到广大读者的肯定和好评。为贯彻落实教育部颁布的《中等职业学校专业教学标准(试行)》,适应新形势下社会对护理专业和助产专业人才的需求,依据教育部颁布的《中等职业学校护理专业教学标准(试行)》和《中等职业学校助产专业教学标准(试行)》,组织全国多所院校教师对《内科护理》教材进行了修订。

本书编写的基本思路:一是依据中等职业学校专业教学标准,紧扣中等职业学校护理专业和助产专业人才培养目标,以工作任务为引领,以工作过程为导向,以培养学生职业能力为主线设置教学内容。二是教材内容和结构设计与护士执业资格考试紧密接轨,与高职高专教育有机衔接。三是体现护理和助产专业的专业特色,以人的健康为中心,以护理程序为主线组织教学,贯穿对"人"的整体护理理念,体现"以病人为中心"的优质护理指导思想。四是遵循教材编写的"三基"(基本理论、基本知识、基本技能)、"五性"(思想性、科学性、先进性、启发性和适用性)原则,对接职业标准和护理岗位需求。

在编写内容和方法上,本书做了如下调整和努力:①统一了各章节的编写体例,在每节标题下设置学习目标,分为3个层次:职业道德和素质目标、知识目标、技能目标;在每章选择2个左右的重要节,在节学习目标下,设置工作情景,然后提出核心工作任务;护理内容均按护理程序编写,对各系统常见病和多发病按完整的护理程序编写,即按护理评估、护理诊断/问题、护理目标、护理措施、护理评价的顺序编写,其余疾病只写出护理评估、护理诊断/问题、护理措施几个部分;其中护理措施,在每章第一节常见症状体征的护理部分采用与护理诊断/问题——对应的方式编写,在各章节疾病病人的护理中采取与护理诊断/问题部分对应的方式编写,主要包括一般护理、病情观察、对症护理、用药护理、并发症护理、心理护理及健康指导等部分;插入BOX介绍拓展性知识;在正文行文中,如果表述到一处需要实训练习的内容,即在此内容后加入"边学边练"模块;每章末有章后复习题;书末设置了实践指导、教学大纲、中英文名词对照索引及参考文献。②以培养职业能力为主线,按工作任务和工作过程整合教材章节内容,注重专业知识和人文知识相互融合,注重吸纳新知识、新进展和新技术内容;各章节交叉的内容,一般均注明与之相关的章节,以避免不必要的重复。③以行动为导向,注重学习与应用结合,采取任务驱动教学、案例教学、场景教学、模拟教学等教学模式,倡导启发式、讨论式、参与式教学,"教、学、做"一体,达成目标。④加强对教材的立体化配套,编写了配套教材,同时,增加了教材网络增值服务。

　　本书的编写参考和采纳了国内外有关教材及专著的一些观点,得到了各有关学校的大力支持,在此一并表示诚挚的感谢。全体编者均以科学严谨、高度负责的态度参与了教材的编写工作,但由于时间短促,编写水平所限,教材中难免有不尽完善之处,敬请同行和读者提出意见和建议,以求再版时改进和完善。

林梅英　朱启华

2014 年 10 月

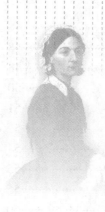

目 录

注：凡标"*"号的章节为选学内容。

18

第一章 绪 论

学习目标

1. 具有高度的责任感、团队合作意识和关怀服务意识,热爱护理工作。
2. 熟悉内科护理的工作任务和内科护理课程的学习目标、方法与要求。
3. 了解内科护理课程的内容和范畴。
4. 学会正确的学习方法,能运用护理程序为护理对象提供整体护理。

内科护理是中等职业教育护理专业和助产专业一门重要的专业核心课程,是关于认识疾病及其预防和治疗、护理病人、促进康复、增进健康的科学。在护理专业和助产专业起始教育的课程体系中,临床护理专业课是培养学生通科护理能力的核心课程。内科护理作为一门奠基性的临床护理专业课,所阐述的内容在临床护理的理论和实践中具有普遍意义,它既是临床各科护理的基础,又与它们有着密切的联系。因此,学好内科护理是学好各门临床护理专业课的基础和关键。

一、内科护理的工作任务

护理人员是从事病人、社会人群的身心整体护理、辅助医疗、指导康复和预防保健、健康教育的专业人员。内科护理的工作主要包括:

1. 护理病人 直接护理病人是护士的基本工作职责。护理的过程就是护理人员把爱心、知识和技能转化为对服务对象的关爱和照护的过程,即应用护理程序主动地、独立地为病人解决健康问题的过程。内科护士应从整体的观念出发,对病人和病人家属进行动态的、全面的评估,发现并诊断病人对健康问题的反应,以满足服务对象在生理、心理、文化、精神和环境等方面的需求为目标,制订切实可行的护理计划,执行护理措施并进行效果评价。内科护士应当为病人提供帮助,使病人尽快恢复自理和自立。在照顾病人时,护士应当协助病人执行其无法自己完成的活动。在关心病人身体基本需要的同时,协助病人和家属克服压力和焦虑。

2. 协助诊疗 内科护士应当根据医嘱并协助医生执行病人的诊疗计划;遵医嘱执行口服、注射、其他途径给药治疗;准确及时地采集检验标本,为检查提供正确依据;巡视、观察病情变化和对治疗的反应,并及时与医生沟通,参与重病抢救并记录等。

3. 健康指导 内科护士应当对病人和病人家属进行健康教育和康复指导,包括指导病人采取健康的生活方式以预防疾病和并发症;帮助病人按计划逐步恢复身心运动,促进康复;指导病人和病人家属掌握自我及家庭护理的知识和方法,出院后继续治疗和定期随访、巩固疗效、防止复发等。

4. 沟通协调　在临床工作中,需要医生、护士、营养师、康复治疗师、心理治疗师、社会工作者等多学科专业人员的通力合作,才能为病人提供全面的、协调的和高质量的服务。内科护士应当与医生、技师等其他专业人员联络沟通,讨论解决病人治疗、护理等问题的策略。对于病人,护理是 24 小时持续性的服务,护士是联络与病人有关的一切医疗活动的协调者。

二、内科护理课程的内容和范畴

相对于外科而言,内科护理课程的内容主要是针对用非手术方法治疗病人的护理,涵盖呼吸、循环、消化、泌尿、血液、内分泌与代谢性疾病、风湿性疾病、神经系统疾病以及传染病病人的护理,并与基础医学、临床医学和人文社会科学等有着广泛的联系,是临床护理中的综合学科。其主要内容是以人的健康为中心,介绍如何对病人进行评估,内科常见病、多发病会给病人带来哪些主要健康问题,如何根据病人健康问题的反应判断护理诊断 / 问题,针对护理诊断 / 问题如何制订和实施个性化护理,对实施的护理活动如何进行评价等。

内科护理的服务对象从青少年(年龄大于 14 岁以上)、中年、老年直至高龄老人的人群,由于服务对象的年龄跨度大,因此,各种健康问题和卫生保健的需求高度复杂。随着我国社会经济发展和人民生活水平的提高,病因和疾病谱也发生了巨大变化,生活方式和环境因素成为影响人类健康的主要因素,心理 - 社会因素对人类的影响越来越凸显,人口的老龄化进程加速,从而促使生物 - 心理 - 社会医学模式取代生物医学模式,内科护理的内容、范畴也随之不断拓展。内科护理已由单纯的以疾病护理为中心的护理观发展为以整体的人的健康为中心的现代护理观,内科护理研究的内容已不再局限于医院内病人的护理,护理实践的范畴正在从人的疾病向患病的人到所有的人,从个体向群体,从医院向社区、家庭和养老机构等扩展。因此内科护士应树立整体护理理念,不断学习新理念、新知识和新技术,提升职业素养、专业能力和专业水平,从而最大限度地满足病人的健康需求,适应内科护理的飞速发展。

三、内科护理课程的学习目标、方法与要求

中等职业教育护理专业和助产专业的培养目标是坚持立德树人,培养德智体美全面发展的技能型卫生专业人才。中职护理专业和助产专业的学生毕业时只有具备通科临床护理的基本能力,并能通过国家护士执业资格考试,获得护士执业资格证书,经注册,成为合格的注册护士,才能从事护理专业工作。要打好这个基础,护理专业和助产专业的学生就必须学好临床护理专业课,特别是内科护理这门临床护理专业课中的基础和关键课程。通过内科护理课程的学习,学生应确立"以人的健康为中心"的护理理念,树立全心全意为护理对象服务的思想,表现出对病人高度的责任心、同情心和爱心;具有刻苦勤奋的学习态度,严谨求实的工作作风,在学习和实践中培养良好的敬业精神和职业道德;能较为全面和系统地获得内科常见病、多发病防治和护理的基础理论、基本知识和基本技能,具备一定的对内科病人实施整体护理的能力,以及对内科常见急症的配合抢救能力,为毕业后在专业实践中进一步深造和发展打下扎实的基础。

学好内科护理,达成培养目标,掌握正确的学习方法非常重要。内科护理是一门实践性很强的课程,分为系统学习和毕业实习两个阶段,系统学习包括课堂学习常见病、多发病的护理和配合课堂教学进行的实训室综合实训、临床见习。毕业实习阶段是学生到教学医院、综合医院等进行临床综合实践。学习过程中,学生应十分注重将课堂习得的理论知识转化为从事临床整体护理实践的能力,学会以整体评估的思维模式确认病人的健康问题与护理

需求,根据培养目标、教学内容以及护士执业资格考核要求,注重学习过程与临床护理工作过程相结合,注重科学与人文精神的结合,以内科护理岗位的工作任务为引领,通过"做中学"、自主学习、合作学习和教师引导学习等形式,逐步培养岗位的胜任力。同时还应十分注重自身素质的培养,学会与人沟通和交流,无论是在实训室,还是在临床实践教学环境中,均要体现对服务对象的尊重和关爱。

　　总之,随着护理实践范畴的扩大、社会的进步、医学与科技的发展、文化与经济的繁荣,对内科护理中护理人员的角色提出了新的要求,一个优秀的内科护士不仅要有为人民服务的心愿,还要有为人民服务的本领。因此,内科护士既要有良好的基础医学和护理理论知识,也要有广博的人文、社会科学知识,一切从服务对象的利益出发,自觉地通过爱和奉献为人类的健康提供整体护理。

(林梅英)

 思考题

1. 内科护理的主要工作任务是什么?
2. 内科护理课程的内容和范畴是什么?
3. 内科护理课程的学习目标、方法与要求是什么?

第二章 呼吸系统疾病病人的护理

第一节 呼吸系统疾病病人常见症状体征的护理

 学习目标

1. 具有关心、理解病人疾苦，主动为病人缓解不适的职业意识和态度。
2. 掌握呼吸系统疾病病人常见症状体征的护理评估要点和主要护理措施。
3. 熟悉呼吸系统疾病病人常见症状体征的主要护理诊断／问题。
4. 了解呼吸系统疾病病人常见症状体征的护理目标和护理评价。
5. 学会呼吸系统疾病病人常见症状体征的评估方法，能正确实施护理措施。

呼吸系统由鼻、咽、喉、气管、支气管、肺泡、胸膜、胸廓及膈组成。呼吸系统的主要功能是进行气体交换，并具有防御、免疫、神经内分泌及代谢功能。由于呼吸系统与外界相通，有害物质可直接侵入造成损害。呼吸系统疾病最常见的病因是感染，其他致病因素有大气污染、吸烟、变态反应、创伤及肿瘤等。近年来，慢性阻塞性肺疾病、肺结核、支气管哮喘和支气管肺癌的发病率呈增高趋势，许多疾病呈慢性病程，肺功能逐渐损害，最终使病人致残甚至危及生命。因此，呼吸系统疾病的防治和护理十分重要。目前，我国在呼吸器官的基础研究方面取得了显著的成就，呼吸系统疾病得以更早期、更准确的诊断。新药物、新技术的不断问世，以及呼吸道监护病房的设置和整体护理的开展，极大地提高了医疗和护理水平。

呼吸系统疾病的常见症状有咳嗽与咳痰、肺源性呼吸困难、咯血和胸痛等。

一、咳嗽与咳痰

咳嗽（cough）是呼吸系统疾病最常见的症状，是一种反射性防御动作，借以清除呼吸道分泌物及气道内异物，但剧烈咳嗽可对机体造成损害。咳痰（expectoration）是借助咳嗽将气管、支气管内分泌物从口腔排出体外的动作。咳嗽的常见病因有呼吸道疾病、理化因素、胸膜疾病及心血管疾病等。其中呼吸道感染是引起咳嗽、咳痰的最常见原因。

【护理评估】

（一）健康史

注意询问病人有无下列病史：①呼吸系统疾病：如上呼吸道感染、支气管炎、支气管扩张症、支气管肺癌、肺炎及肺结核等。②胸膜疾病：如胸膜炎及自发性气胸等。③心血管疾病：如风湿性心脏瓣膜病、高血压性心脏病、冠状动脉粥样硬化性心脏病等。④理化因素：吸入刺激性气体、异物等。⑤其他：胃食管反流、服用血管紧张素转换酶等。

（二）身体状况

1. **咳嗽的性质** 咳嗽无痰或痰量很少,称为干性咳嗽。多见于急性咽喉炎、急性支气管炎、胸膜炎及肺结核初期;咳嗽伴有痰液,称为湿性咳嗽。常见于慢性支气管炎、支气管扩张症、肺炎、肺脓肿及空洞性肺结核等。

2. **咳嗽的时间** 突然发作的咳嗽,多见于吸入刺激性气体和气管、支气管异物;长期反复发作的慢性咳嗽,多见于慢性呼吸系统疾病,如慢性支气管炎、慢性肺脓肿等;夜间或晨起时咳嗽加剧,多见于慢性支气管炎、支气管扩张症、肺脓肿及慢性纤维空洞性肺结核;左心衰竭常于夜间出现阵发性咳嗽。

3. **咳嗽的音色** 金属音的咳嗽,见于支气管管腔狭窄或受压的情况,如支气管肺癌、纵隔肿瘤;咳嗽声音嘶哑,见于喉炎、喉癌等;犬吠样咳嗽,见于喉部疾病或气管受压。

4. **痰的性状** 痰的性状可分为黏液性、浆液性、脓性、黏液脓性及血性等。白色黏痰见于慢性支气管炎;脓性痰提示呼吸道化脓性感染;痰中带血丝或血痰见于肺结核、支气管肺癌、肺梗死等;铁锈色痰见于肺炎球菌肺炎;粉红色泡沫状痰见于急性肺水肿;痰有恶臭味,提示肺部厌氧菌感染。

5. **伴随症状** 咳嗽伴呼吸困难者常见于喉水肿、慢性阻塞性肺疾病、重症肺炎、肺结核、大量胸腔积液及气胸等;咳嗽伴发热者常见于呼吸道感染、肺炎及胸膜炎等;咳嗽伴咯血者常见于支气管扩张症、肺结核、支气管肺癌及二尖瓣狭窄等;咳嗽伴大量脓性痰者常见于肺脓肿、支气管扩张症等;咳嗽伴胸痛者常见于肺炎、肺结核、胸膜炎及气胸等。

（三）心理 - 社会状况

频繁、剧烈的咳嗽,尤其是夜间咳嗽或大量咳痰者,常出现烦躁不安、失眠、注意力不集中、焦虑及抑郁等,影响生活和工作;痰中带血时病人可出现紧张,甚至恐惧心理。

（四）辅助检查

血常规、痰液检查、胸部 X 线检查、血气分析及肺功能等各项检查,有助于病因诊断及病情判断。

【常见护理诊断/问题】
清理呼吸道无效 与痰液黏稠、胸痛、意识障碍导致咳嗽无效等有关。

【护理目标】
病人能有效咳嗽,顺利排出痰液。

【护理措施】

1. **环境及体位** 保持室内空气新鲜、流通、安静,温度在 18~20℃,湿度在 50%~60%,尽可能让病人取高枕卧位或采取舒适坐位,保证病人充分休息。

2. **饮食护理** 慢性咳嗽能量消耗增加,给予高蛋白、高维生素、足够热量饮食,避免油腻、辛辣食物,以免刺激呼吸道加重咳嗽。保证每日饮水量在 1500ml 以上,以保持呼吸道黏膜湿润和病变黏膜的修复,利于痰液的排出。

3. **促进有效排痰**

（1）指导病人有效咳嗽:适用于神志清醒尚能咳嗽者。病人取坐位或立位,先行 5~6 次深而慢的呼吸,然后深吸气至膈肌完全下降,屏住呼吸 3~5 秒,身体前倾,从胸腔进行 2~3 次短促有力的咳嗽,咳嗽同时收缩腹肌,或用手按压上腹部,帮助痰液咳出。

（2）胸部叩击:适用于长期卧床、久病无力咳嗽者。病人取侧卧位,护士将手的五指指腹并拢、向掌心微弯曲呈空心掌状,自下而上、由外向内迅速而有节律地叩击病人胸壁,震动气道,每一肺叶叩击 1~3 分钟,每分钟 120~180 次,同时鼓励病人咳嗽,以促进痰液排出。胸部叩击力量要适中,以不使病人感到疼痛为宜,每次叩击时间以 5~15 分钟为宜,应在餐后 2 小时至餐前 30 分钟进行,以避免胸部叩击过程中诱发呕吐。

(3) 气道湿化:适用于痰液黏稠难以咳出者。气道湿化包括气道湿化治疗和雾化治疗两种方法。前者是通过湿化器装置,提高吸入气体的湿度,以湿润气道黏膜、稀释痰液;后者是应用特制的气溶液装置将水分和药物形成气溶胶的液体微粒或固体颗粒,使之吸入并沉积于呼吸道和肺泡,既可稀释痰液,还具有治疗疾病、改善症状的作用。

(4) 体位引流:适用于痰液量较多、呼吸功能尚好者,如支气管扩张症、肺脓肿病人。

(5) 机械排痰:适用于痰液黏稠而无力咳出、意识不清或排痰困难者,可经病人的口、鼻腔、气管插管或气管切开处进行负压吸痰。每次吸引时间少于 15 秒,两次抽吸间隔时间大于 3 分钟,并在吸痰前、中、后适当提高吸入氧的浓度,避免吸痰引起低氧血症。

4. 病情观察 密切观察咳嗽、咳痰的特点,详细记录痰液的颜色、量、性质,注意有无痰液黏稠不易咳出及窒息等。正确收集痰液标本,及时送检。

5. 心理护理 帮助病人了解咳嗽、咳痰的相关知识,增强病人战胜疾病的信心。指导病人家属理解和满足病人的心理需求,给予心理支持。

【护理评价】

病人能否进行有效咳嗽,痰量是否逐渐减少。

二、肺源性呼吸困难

肺源性呼吸困难(pulmonary dyspnea)是由于呼吸系统疾病引起通气和(或)换气功能障碍,造成缺氧和(或)二氧化碳潴留所致。

【护理评估】

(一) 健康史

询问病人有无下列呼吸系统疾病病史:①慢性阻塞性肺疾病、支气管哮喘。②喉部及气管 - 支气管的狭窄与阻塞:如喉头水肿、气管异物、肺癌等。③肺炎、肺结核、肺不张、肺淤血、肺梗死等。④胸膜疾病:如气胸、大量胸腔积液等。

(二) 身体状况

1. 肺源性呼吸困难的类型

(1) 吸气性呼吸困难:多见于喉、气管、大支气管的炎症、水肿、痉挛、异物或肿瘤等。其特点是吸气显著困难,吸气时间明显延长,可伴有干咳及高调吸气性哮鸣音,严重者吸气时出现胸骨上窝、锁骨上窝、肋间隙凹陷,称为“三凹征”。

(2) 呼气性呼吸困难:由于肺泡弹性减弱、小支气管痉挛或狭窄所致,多见于支气管哮喘、慢性阻塞性肺疾病等。其特点是呼气费力,呼气时间延长,常伴有哮鸣音。

(3) 混合性呼吸困难:其发生与广泛肺部病变或肺组织受压,呼吸面积减少,影响换气功能有关,见于重症肺炎、肺结核、大量胸腔积液或气胸等。其特点是吸气与呼气均感费力,呼吸频率增快、变浅,常伴呼吸音减弱或消失。

2. 呼吸困难的分度 依据病人可耐受的运动量分为轻、中、重三度。轻度呼吸困难由中度及中度以上体力活动引起;中度呼吸困难由轻度体力活动引起;重度呼吸困难可由洗脸、穿衣、说话等活动引起,甚至休息时也有发作,不能外出活动。

3. 伴随症状 呼吸困难伴胸痛者常见于肺炎、急性渗出性胸膜炎及自发性气胸等;呼吸困难伴发热者多见于呼吸道感染性疾病;呼吸困难伴昏迷者多见于休克型肺炎、肺性脑病等。

（三）心理 - 社会状况

呼吸困难加重时,病人可出现焦虑、紧张、烦躁不安、失眠、甚至恐惧等心理。随着生活和工作能力的丧失,可产生悲观、沮丧等心理。

（四）辅助检查

动脉血气分析有助于判断低氧血症和二氧化碳潴留的程度。肺功能测定可了解肺功能障碍的程度和类型。胸部 X 线、CT 检查,有助于病因诊断。

【常见护理诊断 / 问题】

1. 气体交换受损　与呼吸道痉挛、呼吸面积减少及换气功能障碍有关。

2. 活动无耐力　与呼吸功能受损导致的机体缺氧状态有关。

【护理目标】

病人呼吸困难减轻或消失;活动耐力逐渐提高。

【护理措施】

（一）气体交换受损

1. 环境与休息　病室环境安静舒适,保持适宜的温度、湿度,避免刺激性气体吸入。哮喘病人室内应避免尘螨、花粉、动物毛屑等过敏原存在。

2. 病情观察　监测呼吸频率、节律和深度,判断呼吸困难类型及程度;观察口唇、甲床颜色,判断缺氧的程度;监测动脉血气分析和血氧饱和度,协助调整治疗方案、判断预后。

3. 氧疗和机械通气的护理　合理氧疗是纠正缺氧、缓解呼吸困难最有效措施,应根据呼吸困难类型和程度,进行合理氧疗或机械通气。缺氧不伴二氧化碳潴留者,可用一般流量(2~4L/min)面罩给氧,低氧血症严重者,短时间内可高流量(4~6L/min)吸氧;缺氧伴二氧化碳潴留者,应持续低流量(1~2L/min)鼻导管或鼻塞法给氧,密切观察氧疗效果及不良反应。

4. 用药护理　遵医嘱应用支气管舒张剂、呼吸兴奋剂等,观察药物疗效及不良反应。

5. 心理护理　对病人进行心理安慰,增加巡视次数,以缓解其紧张情绪。病人烦躁时设法分散其注意力,指导病人做深而慢的呼吸,以缓解症状。

（二）活动无耐力

1. 休息　协助病人采取舒适体位,对于严重呼吸困难不能平卧的病人,可采取半卧位或坐位身体前倾,同时使用枕头、靠背架或床边桌等支撑物增加病人的舒适度。

2. 呼吸训练　指导慢性阻塞性肺疾病病人做腹式呼吸和缩唇呼吸的训练,防止小气道过早闭陷,利于肺内气体排出。详见本章第四节"慢性支气管炎和慢性阻塞性肺疾病病人的护理"。

3. 逐步提高活动耐力　与病人协商制订日间活动计划,以不感觉疲乏为宜。若病情允许,可有计划地逐渐增加活动量,如室内走、室外散步、快走、慢跑、太极拳等,逐步提高肺活量和活动耐力。

【护理评价】

病人呼吸困难是否减轻;活动耐力是否逐渐增加。

三、咯血

咯血(hemoptysis)是指喉及喉以下呼吸道或肺组织出血经口腔排出。咯血主要见于呼吸系统疾病和循环系统疾病,此外还可见于血液病、某些急性传染病及风湿性疾病等。在我国,肺结核是引起咯血的最常见原因。

【护理评估】

(一) 健康史

咯血者应注意询问有无下列病史:①呼吸系统疾病:如肺结核、支气管扩张症、肺癌、肺炎等。②心血管疾病:如二尖瓣狭窄、急性肺水肿等。③全身疾病:如急性白血病、特发性血小板减少性紫癜、钩端螺旋体病、肾综合征出血热、系统性红斑狼疮等。

(二) 身体状况

1. 咯血程度的估计 24小时咯血量在100ml以内为小量咯血;达100~500ml为中等量咯血;达500ml以上或一次咯血量达300ml以上者为大量咯血。

2. 伴随症状 伴发热、脓痰见于肺结核、肺炎、肺脓肿及支气管扩张症等;伴呼吸困难、胸痛常见于肺炎、肺结核、支气管肺癌、肺梗死及二尖瓣狭窄等;伴皮肤黏膜出血常见于血液病及钩端螺旋体病、肾综合征出血热等;伴杵状指常见于支气管扩张症、肺脓肿及支气管肺癌等。

3. 窒息表现 若大咯血时,病人出现情绪紧张、面色灰暗、胸闷及咯血不畅等,往往为窒息的先兆,应予警惕。若出现表情恐怖、张口瞪目、双手乱抓、大汗淋漓、唇指发绀,甚至意识丧失提示窒息已发生。

(三) 心理 - 社会状况

病人初次咯血时,大多数出现紧张、烦躁和恐慌情绪,若大咯血或并发窒息,病人及家属可产生极度恐惧心理。

(四) 辅助检查

血常规、痰液检查、X线胸片检查、CT检查、动脉血气分析、纤维支气管镜检查、心电图检查等有助于明确病因。

【常见护理诊断/问题】

1. 恐惧 与突然咯血或咯血反复发作有关。

2. 有窒息的危险 与大咯血引起气道阻塞有关。

【护理目标】

病人恐惧情绪缓解;无窒息发生。

【护理措施】

(一) 恐惧

对大咯血精神异常紧张的病人,应做好心理护理。条件允许时护士应守护在病人床旁,安慰病人,说明情绪放松有利于止血,嘱病人大咯血时不能屏气,以免诱发喉头痉挛、血液引流不畅形成血块导致窒息。

(二) 有窒息的危险

1. 休息与体位 病室内保持安静,避免不必要的交谈,以减少肺活动度。小量咯血者应静卧休息,大咯血病人需绝对卧床休息,减少翻动。协助病人取患侧卧位,出血部位不明者取平卧位头偏向一侧,有利于健侧肺通气或防止窒息,对肺结核病人可防止病灶扩散。

2. 饮食护理 大咯血者暂禁食,小量咯血者宜进少量温凉流质饮食,多饮水,多食富含纤维素的饮食,避免刺激性食物,保持大便通畅。

3. 病情观察 密切观察病人咯血的量、次数及速度,定时监测血压、脉搏、呼吸、心率、瞳孔及意识变化。一旦发现窒息,立即报告医生并协助抢救。

4. 用药护理 遵医嘱使用止血药物,注意观察疗效及不良反应。大咯血遵医嘱使用垂体后叶素时,要控制滴数。用药过程中需注意观察有无恶心、便意感、面色苍白、心悸、腹痛及腹泻等不良反应。高血压、冠状动脉粥样硬化性心脏病、心力衰竭和妊娠者禁用。对烦躁不安者,遵医嘱适当选用镇静剂,如地西泮 5~10mg 肌内注射,禁用吗啡、哌替啶,以免抑制呼吸。剧烈咳嗽者,遵医嘱予以小剂量止咳剂,年老体弱、肺功能不全者慎用,以免抑制咳嗽反射,使血块不能咯出而发生窒息。

5. 窒息的抢救配合 立即置病人头低足高 45°俯卧位,脸侧向一边,轻拍背部以利血块排出。迅速清除口腔、鼻腔内血凝块,或迅速用鼻导管接吸引器插入气管内抽吸,以清除呼吸道内的积血,必要时立即行气管插管或气管镜直视下吸取血块。气管血块清除后病人自主呼吸仍未恢复者,应行人工呼吸,给予高流量吸氧或遵医嘱应用呼吸中枢兴奋剂,同时密切观察病情变化,监测血气分析,警惕再窒息的发生。

【护理评价】
病人恐惧情绪是否缓解;有无窒息发生。

四、胸痛

胸痛(chest pain)是指胸部的感觉神经纤维受到某些因素(如炎症、缺血、缺氧、物理和化学因子等)刺激后,冲动传至大脑皮质的痛觉中枢而引起的局部疼痛,主要由胸部疾病所致,少数由其他疾病引起。

【护理评估】
(一)健康史
应重点询问病人有无以下病史:①胸壁疾病:如带状疱疹、肋骨骨折、肋间神经炎等。②心血管疾病:如心绞痛、心肌梗死、急性心包炎、肺梗死等。③呼吸系统疾病:如胸膜炎、自发性气胸、支气管肺癌、肺炎等。④纵隔疾病:如纵隔炎、纵隔肿瘤、纵隔脓肿等。⑤其他疾病:如食管炎、食管癌等。

(二)身体状况
1. 胸痛的特点 胸壁病变所致胸痛,疼痛固定于病变部位,且局部有压痛;带状疱疹所致胸痛表现为成簇的水疱沿一侧肋间神经分布伴剧痛,呈刀割样、触电样或灼痛;心绞痛、急性心肌梗死疼痛多位于胸骨后或心前区,可向左肩和左臂内侧放射,呈压榨样疼痛,有窒息感或濒死感;胸膜炎疼痛多位于患侧腋下,呈尖锐刺痛,咳嗽或深呼吸时加重;自发性气胸表现为屏气或剧烈咳嗽后突然发生剧烈胸痛;食管病变引起的胸痛多在胸骨后,呈烧灼样疼痛。

2. 伴随症状 胸痛伴咳嗽、咯血者提示肺部疾病,如肺炎、肺结核、支气管肺癌等;胸痛伴呼吸困难者提示肺部大面积病变,如肺梗死、气胸及渗出性胸膜炎等。

(三)心理-社会状况
胸痛发作时常使病人产生烦躁不安、焦虑甚至恐惧心理。

(四)辅助检查
血常规、痰液、胸腔积液检查和 X 线检查、心电图检查、心脏彩超及 CT 检查等,可协助胸痛的病因诊断。

【常见护理诊断/问题】
疼痛:胸痛 与病变累及胸膜或肋骨、胸骨及肋间神经等有关。

【护理目标】

病人胸痛减轻或消失。

【护理措施】

1. 体位　协助病人采取舒适的体位。胸膜炎、肺结核病人多采取患侧卧位,可减轻胸痛,有利于健侧肺呼吸。

2. 病情观察　严密观察胸痛发作的时间、部位、性质、程度及诱因。

3. 心理护理　及时向病人及家属解释胸痛的原因及护理措施,减轻其紧张不安感,取得病人及家属的信任,保证病人情绪稳定,积极配合治疗与护理。

4. 采取缓解胸痛的措施　①指导病人在咳嗽或深呼吸时用手按压疼痛部位制动,减轻疼痛。②胸痛因活动而加重者可采用呼气末宽胶布(约 15cm)固定患侧胸廓,减低呼吸幅度,缓解疼痛。③局部冷湿敷或肋间神经封闭疗法。④对胸痛剧烈者,如癌症引起的胸痛,可遵医嘱应用麻醉性镇静药,观察并记录药物疗效及不良反应。⑤指导病人采用放松疗法,如局部按摩、穴位按压、听音乐等,转移病人的注意力,使疼痛减轻。

【护理评价】

病人胸痛是否减轻或缓解,能否积极配合治疗和护理。

(崔郁玲)

第二节　急性呼吸道感染病人的护理

学习目标

1. 具有认真负责的工作态度,尊重和关爱病人,给予病人人文关怀。
2. 掌握急性呼吸道感染病人的护理评估要点和主要护理措施。
3. 熟悉急性呼吸道感染病人的常见护理诊断／问题。
4. 学会对急性呼吸道感染病人进行健康指导,正确实施综合预防措施。

一、急性上呼吸道感染

急性上呼吸道感染(acute upper respiratory tract infection)简称上感,是鼻腔、咽或喉部急性炎症的总称,是最常见的急性呼吸道感染。发病率高,传染性强,约 70%~80% 的感染由病毒引起,主要为鼻病毒、流感病毒、副流感病毒、呼吸道合胞病毒、腺病毒等;细菌感染可直接或继发于病毒感染之后,以溶血性链球菌最常见,其次为流感嗜血杆菌、肺炎链球菌和葡萄球菌等。上述病毒、细菌可存在于健康人的上呼吸道,当全身或呼吸道局部防御功能低下时,原已经存在或外侵的病毒、细菌迅速繁殖而发病。由于病毒类型多,病毒之间无交叉免疫,人体产生的免疫力弱且短暂,故一个人一年内可多次发病。全年均可发生,冬春季多发。年老体弱、有呼吸道慢性炎症者更易发病,少数病人可引起严重并发症。

【护理评估】

(一) 健康史

询问病人发病前有无与急性上呼吸道感染病人密切接触史;有无受凉、淋雨及过度疲劳等诱因;呼吸道有无慢性炎症。

（二）身体状况

1. 普通感冒　又称急性鼻炎,俗称"伤风",以鼻咽部的炎症为主。起病较急,开始有咽干、喉痒、打喷嚏、鼻塞及流清水样鼻涕,2~3 天后鼻涕变稠,可伴咽痛、流泪及声音嘶哑,如引起咽管炎可致听力减退。一般无发热或仅有低热、轻度头痛、全身不适。体检可见鼻腔黏膜充血、水肿及分泌物,咽部轻度充血。

2. 以咽喉炎为主要表现的上呼吸道感染

（1）急性病毒性咽炎和喉炎:以咽喉部炎症为主。急性病毒性咽炎表现为咽部发痒和灼热感,咽痛轻且短暂,可伴有发热及乏力等。体检可见咽部充血、水肿,颌下淋巴结肿大伴触痛。急性病毒性喉炎表现为声音嘶哑、说话困难、咳嗽时咽喉疼痛,可伴发热或咽炎。护理体检可见喉部充血、水肿,局部淋巴结肿大有触痛。

（2）急性疱疹性咽峡炎:表现为明显咽痛、发热。体检可见咽充血、软腭、悬雍垂、咽及扁桃体表面有灰白色疱疹及浅表溃疡,周围有红晕。多见于儿童,夏季多发,病程约为 1 周。

（3）急性咽结膜炎:表现为发热、咽痛、畏光及流泪,咽及结膜明显充血。常发生于夏季,常通过游泳传播,儿童多见。

（4）急性咽 - 扁桃体炎:由细菌感染引起。起病急,咽痛明显,畏寒、发热,体温超过39℃,伴头痛、乏力、食欲减退、恶心、呕吐及全身肌肉酸痛。体检可见咽部明显充血,扁桃体肿大,表面有脓性分泌物,颌下淋巴结肿大伴触痛。

3. 并发症　上呼吸道感染如未经及时恰当的治疗,可并发急性鼻窦炎、中耳炎及急性气管 - 支气管炎等。部分病人也可并发病毒性心肌炎、肾小球肾炎及风湿热等。

（三）心理 - 社会状况

病人因发热等症状导致情绪低落,或因发生并发症而焦虑。也有少数病人对疾病抱无所谓态度,不及时就诊而延误病情。

（四）辅助检查

1. 血常规　病毒感染者,白细胞计数多正常或偏低,淋巴细胞比例升高。细菌感染者,白细胞计数及中性粒细胞比例增高,可有核左移现象。

2. 病原学检查　病毒分离和病毒抗原的血清学检查,有利于判断病毒类型。细菌培养和药物敏感试验可判断细菌类型,并可指导临床用药。

（五）治疗要点

目前尚无特效的抗病毒药物,以对症处理为主。确定有细菌感染者可选用抗生素治疗。

【常见护理诊断 / 问题】

1. 舒适度减弱　与病毒、细菌感染有关。

2. 体温过高　与病毒或细菌感染有关。

【护理措施】

（一）一般护理

1. 环境与休息　发热时应卧床休息,保持病室内空气新鲜和适宜的温、湿度。

2. 饮食护理　给予高蛋白、高维生素、充足热量、清淡易消化饮食,避免刺激性食物。发热者应适当增加饮水量。

（二）病情观察

观察病人体温和上呼吸道感染主要症状的变化,如头痛、咽痛程度,咳嗽的程度和性质等。

（三）对症护理

高热伴头痛者,应进行物理降温,必要时遵医嘱使用药物降温。病人出汗后应及时更换内衣和被褥,保持皮肤的清洁和干燥,注意保暖。进食后漱口或给予口腔护理,防止口腔感染。

（四）用药护理

遵医嘱用药,并告知病人药物的名称、作用、剂量、用法、不良反应及注意事项。马来酸氯苯那敏(扑尔敏)有头晕、嗜睡等不良反应,指导病人宜在睡前服用,并告知驾驶员和高空作业者应避免使用;应用解热镇痛药者,应注意避免大量出汗,以防引起虚脱等。

（五）心理护理

告知病人本病预后良好,多数于1周内康复,仅有少数病人咳嗽迁延不愈。对出现并发症的病人,护士应与病人进行耐心的沟通,对病情做客观评价,解答病人的心理顾虑,缓解病人焦躁情绪。

（六）健康指导

1. 疾病预防指导 向病人和家属讲解本病的病因、诱因和防治原则等,告知病人:①避免诱发因素:包括避免与感冒病人的接触;避免受凉、淋雨;避免过度疲劳;在感冒流行季节尽量少去公共场所,防止交叉感染。②提高机体抵抗力:坚持有规律的、适度的运动,增强体质,坚持冷水浴面或面部按摩,劳逸适度,生活规律,是预防上呼吸道感染最好的方法。

知识窗

急性上呼吸道感染对妊娠的影响

妊娠期妇女应积极预防上呼吸道感染。因为妊娠期患本病,尤其是柯萨奇病毒感染,病毒能通过胎盘引起胎儿心肌炎和脑膜脑炎而死亡,也可引起胎儿畸形。因此,早孕妇女患本病后,应做有关检查,排除胎儿畸形。

2. 疾病知识指导 指导病人识别并发症,出现下列情况应及时就诊:①药物治疗后症状不缓解。②出现耳鸣、耳痛、外耳道流脓等中耳炎症状。③恢复期出现胸闷、心悸,眼睑水肿、腰酸或关节痛者。

二、急性气管-支气管炎

急性气管-支气管炎(acute broncho-bronchitis)是由细菌、理化刺激或变应原引起的气管-支气管黏膜的急性炎症,临床主要症状为咳嗽、咳痰,好发于冬季或气温骤降时。部分病例由上呼吸道感染迁延而来。

【护理评估】

（一）健康史

询问有无急性上呼吸道感染病人接触史,有无受寒、接触刺激性气体、粉尘和变应原的病史。

（二）身体状况

急性起病,常先有上呼吸道感染症状,继之出现咳嗽,病初为干咳或少量黏痰,痰量逐渐增多,咳嗽加剧。伴有支气管痉挛者,可出现不同程度的胸闷、气急。部分病人有低至中度发热。体检双肺呼吸音粗糙,可闻及干、湿性啰音。

（三）心理 - 社会状况

由于起病急，咳嗽、咳痰等症状明显，病人常出现紧张、焦虑等心理反应。

（四）辅助检查

细菌感染严重时白细胞总数和中性粒细胞增高；痰涂片和培养可发现致病菌；胸部 X 线检查表现为肺纹理增粗，少数病例无异常表现。

（五）治疗要点

急性气管 - 支气管炎的治疗包括：适当休息，避免吸入粉尘和刺激性气体；酌情应用氢溴酸右美沙芬、喷托维林等镇咳剂；对有痰者不宜给予可待因等强力镇咳药，痰液黏稠不易咳出时，可给予祛痰药或雾化治疗；细菌感染导致的急性气管 - 支气管炎，给予青霉素、大环内酯类、头孢菌素类药物，以口服为主，必要时静脉注射；伴支气管痉挛者，可给予氨茶碱、β_2 受体激动剂治疗。

【常见护理诊断 / 问题】

1. 清理呼吸道无效　与呼吸道感染、痰液黏稠有关。
2. 气体交换受损　与过敏、炎症引起支气管痉挛有关。

【护理措施】

（一）一般护理

1. 休息与活动　咳嗽症状重或伴发热时应卧床休息，保持病室内空气新鲜和适宜的温、湿度，避免受凉。

2. 饮食护理　给予高蛋白、高维生素、低脂肪、清淡易消化饮食，避免刺激性食物。鼓励病人多饮水。

3. 口腔护理　餐后漱口，每日口腔护理 3 次，保持口腔湿润和舒适，防止口腔感染。

（二）病情观察

密切观察咳嗽程度和痰液量及性状，痰液是否易于咳出，有无痰中带血、胸痛及呼吸困难；监测体温变化。

（三）对症护理

指导病人有效咳嗽、排痰的技巧，保持气道通畅，护理措施详见本章第一节"一、咳嗽与咳痰"。体温超过 39℃时给予物理降温，必要时遵医嘱应用降温药，用药后 30 分钟观察并记录降温效果；体温下降出汗时，及时更换衣服，避免受凉。

（四）用药护理

应用解热镇痛药者，应注意避免大量出汗，及时补充液体，以防引起虚脱；应用青霉素、头孢菌素前，应详细询问有无过敏史，过敏者禁用此类药物；静脉注射红霉素速度不宜过快、浓度不宜过高，以免引起注射部位疼痛或静脉炎。

（五）心理护理

向病人介绍疾病的有关知识，告知病人本病预后良好，仅少数体质弱者可迁延不愈，以消除病人的顾虑，缓解其紧张、焦虑心理。

（六）健康指导

1. 疾病预防指导　向病人和家属讲解本病的病因和诱因，指导病人坚持冷水浴面或面部按摩，适当运动，增强体质；避免受凉、淋雨、过度劳累等诱发因素，避免与感冒病人的接触，防止交叉感染。

2. 疾病知识指导　指导病人患病期间增加休息，避免劳累；饮食选择富含维生素、清淡、易消化的食物;按医嘱用药,病情变化时及时就诊。

(崔郁玲)

第三节　支气管哮喘病人的护理

学习目标

1. 具有认真负责的工作态度,尊重和关爱病人,给予病人人文关怀。
2. 掌握支气管哮喘病人的身心状况和主要护理措施。
3. 熟悉支气管哮喘的辅助检查、治疗要点及病人常见护理诊断/问题。
4. 了解支气管哮喘病人的护理目标和护理评价。
5. 学会指导病人正确使用定量雾化吸入器;能对支气管哮喘病人进行切实有效的健康
   指导,预防哮喘发作。

工作情景与任务

导入情景:

　　王女士,25 岁,与家人在公园赏花时突感胸闷、呼吸困难,口唇发绀,周身大汗,焦虑不安,紧急来院就诊,初步诊断为支气管哮喘。医嘱:吸氧,沙丁胺醇吸入。

工作任务:

1. 正确实施氧疗。
2. 指导病人应用支气管舒张剂。
3. 指导病人控制哮喘发作的因素及发作时紧急自我处理方法。

　　支气管哮喘(bronchial asthma)简称哮喘,是由多种细胞(如嗜酸性粒细胞、肥大细胞、T淋巴细胞、中性粒细胞、气道上皮细胞等)和细胞组分参与的气道慢性炎症性疾病。这种慢性炎症导致气道反应性增加和广泛多变的可逆性气流受限,并引起反复发作性喘息、气急、胸闷或咳嗽等症状,常在夜间和(或)清晨发作或加剧,多数病人可自行缓解或治疗后缓解。全球约有 1.6 亿哮喘病人,发达国家患病率高于发展中国家,城市高于农村。我国的患病率为 1%~4%,儿童患病率高于青壮年,约半数在 12 岁以前发病。成年男女患病率大致相同。

　　支气管哮喘的病因尚未完全明了,受遗传因素和环境因素双重影响。①遗传因素:约40% 的哮喘病人有家族史,病人的亲属患病率高于群体患病率,且亲缘关系越近患病率越高;病人病情越重,其亲属患病率也越高。②环境因素:包括吸入性变应原、感染、食物、药物等。环境因素为哮喘的主要激发因素。

　　哮喘的发病机制非常复杂,变态反应、气道慢性炎症、气道反应性增高和神经等因素及其相互作用被认为与哮喘的发生关系密切。免疫介导性气道慢性炎症是哮喘发生的本质,炎症持续存在,使气道对各种刺激因子出现过强或过早的收缩反应,称气道高反应性,是哮喘病理生理改变的重要特征。气道高反应性受遗传因素影响,常有家族倾向。此外,神经功能失调,如 β 肾上腺素受体功能低下和迷走神经张力亢进,也被认为是哮喘发病的重要环节。

【护理评估】

（一）健康史

详细询问与哮喘有关的病因和诱因，如是否吸入各种特异性和非特异性变应原（花粉、螨虫、真菌、动物毛屑、工业粉尘、刺激性气体等）；有无感染史（细菌、病毒、原虫、寄生虫等）；发病前是否进食鱼、虾、蟹、蛋类、牛奶等食物或服用普萘洛尔、阿司匹林等药物；有无气候变化、受凉、剧烈运动、妊娠以及激动、烦躁不安、焦虑等精神因素；有无哮喘家族史等。

（二）身体状况

1. 症状 发作前常有先兆症状，如鼻及眼睑发痒、干咳、打喷嚏、流泪等。典型表现为发作性呼气性呼吸困难或发作性胸闷和咳嗽，伴哮鸣音。严重者被迫采取坐位或呈端坐呼吸，甚至出现发绀等。部分病人以咳嗽为唯一症状（咳嗽变异性哮喘），干咳或咳大量白色泡沫样痰。哮喘可在数分钟内发作，持续数小时至数天，应用支气管舒张药后或自行缓解。夜间和凌晨发作或加重是哮喘的特征之一。有些青少年表现为运动时出现胸闷、咳嗽和呼吸困难，称运动性哮喘。

2. 体征 发作时胸部呈过度充气状态，呼气延长，双肺闻及广泛哮鸣音。但严重哮喘发作时，哮鸣音可不出现（寂静胸），伴心率增快、奇脉、胸腹反常运动和发绀。非发作期可无异常体征。

3. 并发症 发作时可并发自发性气胸、纵隔气肿、肺不张；长期反复发作和感染者可并发慢性支气管炎、肺气肿、支气管扩张症、慢性肺源性心脏病等。

4. 支气管哮喘的分期 支气管哮喘可分为急性发作期和非急性发作期。前者指气促、胸闷、咳嗽等症状突然发生或加剧，常有呼吸困难，以呼气流量降低为其特征，多因接触变应原等刺激物或治疗不当而诱发。此时依据临床表现、动脉血气分析和肺功能将急性发作期的病情分为轻度、中度、重度和危重4个级别。非急性发作期指哮喘病人虽无急性发作，但在相当长的时间内仍有不同频度和（或）不同程度的哮喘症状出现（喘息、咳嗽、胸闷等），肺通气功能下降。

（三）心理 - 社会状况

哮喘发作时出现呼吸困难、濒死感，易导致病人精神紧张、烦躁，甚至恐惧；若哮喘连续发作，病人易对家属、医护人员或平喘药物产生依赖心理；症状缓解后，病人常担心哮喘复发、不能痊愈而影响工作和生活；由于哮喘病情反复发作，需长期甚至终身治疗，可加重病人及家属精神和经济负担，使其产生悲观情绪。

（四）辅助检查

1. 痰液检查 痰涂片可见嗜酸性粒细胞增多。

2. 呼吸功能检查 ①通气功能检测：哮喘发作时呈阻塞性通气功能障碍。呼气流速指标显著下降，第一秒用力呼气容积（FEV_1）、第一秒用力呼气容积占用力肺活量（FVC）比值（$FEV_1/FVC\%$）和呼气峰值流速（PEF）均减少；肺容量指标可见用力肺活量降低，残气量、功能残气量和肺总量增加。缓解期通气功能指标可逐渐恢复。②支气管激发试验：用以测定气道反应性。吸入激发剂（醋甲胆碱、组胺）后 FEV_1 下降≥20%，为激发试验阳性，提示存在气道高反应性。③支气管舒张试验：用以测定气流受限的可逆性。吸入支气管舒张剂（沙丁胺醇、特布他林）后 FEV_1 较用药前增加≥12%，且其绝对值增加≥200ml，提示存在可逆性的气道阻塞。④呼气峰值流速（PEF）及其变异率测定：用以反映气道通气功能的变化，若昼夜 PEF 变异率≥20%，则符合气道可逆性改变的特点。

3. 动脉血气分析 哮喘发作时，PaO_2不同程度降低。轻、中度哮喘，由于过度通气可使$PaCO_2$下降，pH上升，表现为呼吸性碱中毒；重度哮喘导致气道严重阻塞时，$PaCO_2$上升，可出现呼吸性酸中毒，如缺氧明显可合并代谢性酸中毒。

4. 胸部 X 线检查 哮喘发作时两肺野透亮度增加，呈过度充气状态；合并感染时，可见肺纹理增粗和炎性浸润阴影。缓解期多无明显异常。

5. 特异性变应原的检测 用可疑变应原进行皮肤变应原测试，可寻找过敏原，指导脱敏治疗，并有助于减少病人对变应原的接触。

(五) 治疗要点

哮喘经长期规范化治疗，可使大多数病人达到良好和完全的临床控制。治疗目的为控制症状，防止不可逆气道阻塞，尽可能保持肺功能正常，维持正常活动能力。目前，寻找引起哮喘发作的变应原或其他非特异性刺激因素，立即使病人脱离变应原接触是防治哮喘最有效的方法。

哮喘治疗性药物分为控制性药物和缓解性药物。控制性药物主要用于治疗气道慢性炎症，需长期使用达到哮喘维持临床控制的目的，又称抗炎药。控制性药物包括：吸入型糖皮质激素（ICS）、白三烯调节剂（扎鲁司特、孟鲁司特）、长效β_2受体激动剂（LABA）、缓释茶碱、色苷酸钠、抗 IgE 抗体和联合药物（如 ICS/LABA）。缓解性药物指按需使用的药物，通过迅速解除支气管痉挛从而缓解哮喘症状，亦称解痉平喘药。缓解性药物有：短效β_2受体激动剂（SABA）、短效抗胆碱能药物（SAMA）、短效茶碱和全身用糖皮质激素。其中糖皮质激素是目前控制哮喘发作最有效的药物，其主要机制为抑制炎性细胞的迁移和活化，抑制炎症介质生成和释放，控制气道慢性非特异性炎症，增强平滑肌β_2受体的反应性。部分哮喘病人可行免疫疗法，采用特异性变应原（如螨、花粉、猫毛等）作定期反复皮下注射，剂量由低至高，以产生免疫耐受性，使病人脱（减）敏；或采用非特异性免疫疗法，如注射卡介苗、转移因子、疫苗等生物制品抑制变应原反应的过程。

【常见护理诊断 / 问题】

1. 气体交换受损 与支气管痉挛、气道炎症、气道阻力增加有关。

2. 清理呼吸道无效 与支气管黏膜水肿、分泌物增多、痰液黏稠、无效咳嗽有关。

3. 知识缺乏：缺乏正确使用定量雾化吸入器用药和如何避免接触变应原的相关知识。

4. 潜在并发症：呼吸衰竭、纵隔气肿。

【护理目标】

病人能进行有效呼吸，发绀减轻或消失，呼吸困难缓解；能够进行有效咳嗽，痰液排出顺利；能正确使用定量雾化吸入器；并发症得到有效防治。

【护理措施】

(一) 一般护理

1. 环境与体位 提供安静、舒适、温湿度适宜的环境，保持室内空气清洁、流通。室内不宜放置花草，避免使用皮毛、羽绒或蚕丝织物，不养宠物。避免接触一切可疑变应原，有明确过敏原者，应尽快脱离。哮喘发作时，协助病人采取舒适的半卧位或坐位，对端坐呼吸者提供床旁桌支撑，以减少体力消耗。

2. 饮食护理 发作期病人以清淡、易消化、高维生素、足够热量的流质、半流质食物为主，避免进食硬、冷、油腻食物，忌食易致过敏的食物，如鱼、虾、蟹、蛋类、乳制品等。戒烟、酒。对呼吸明显增快、出汗、痰液黏稠的病人鼓励其多饮水，每日饮水 2500~3000ml，或遵医嘱静脉补液,以纠正脱水,稀释痰液。

3. 氧疗护理 哮喘发作时病人常伴有不同程度的低氧血症,应遵医嘱给予鼻导管或面罩吸氧,吸氧流量为 1~3L/min,吸氧浓度一般不超过 40%。吸氧时应注意呼吸道湿化,避免干燥、寒冷的气流刺激而导致气道痉挛。在给氧过程中,监测病人意识状态和动脉血气分析,若病人出现神志改变,$PaO_2<60mmHg$,$PaCO_2>50mmHg$ 时,应准备进行机械通气。

4. 口腔与皮肤护理 哮喘发作时,病人常会大量出汗,应每日用温水擦浴,勤换衣服和床单,保持皮肤的清洁、干燥和舒适。协助并鼓励病人咳嗽后用温水漱口,保持口腔清洁。

(二)病情观察

哮喘常在夜间发作,夜班护士应加强巡视和观察,注意哮喘发作的前驱症状。哮喘发作时,观察病人呼吸的频率、节律、深度,辅助呼吸肌是否参与呼吸运动,意识状况以及痰液黏稠度和咳嗽的能力等,监测呼吸音、哮鸣音变化,监测动脉血气分析和肺功能情况,以评估病情严重程度和治疗效果。

(三)促进排痰

鼓励病人多饮水,痰液黏稠者可定时给予蒸汽或氧气雾化吸入。指导病人进行有效咳嗽、协助拍背,以利于痰液排出。无效者可用负压吸引器吸痰。

(四)用药护理

1. 支气管哮喘的常用药物、用药方法及不良反应 支气管哮喘的用药方法包括定量气雾剂吸入、干粉吸入、持续雾化吸入,也可采用口服或静脉注射。由于吸入法给药,药物直接作用于呼吸道,局部浓度高且作用迅速,全身不良反应小,常为首选用药途径。常用药物不良反应及注意事项见表 2-1。

表 2-1 支气管哮喘常用药物

药物种类	药物名称	不良反应	注意事项
β$_2$ 受体激动剂	沙丁胺醇 特布他林 福莫特罗 沙美特罗	头痛、心悸、恶心、骨骼肌震颤,长期用药可形成耐药性,使哮喘症状加重	首选吸入法给药,减少全身不良反应;遵医嘱用药,不宜长期、单一、大量使用;宜与吸入激素等抗炎药配伍使用;静滴沙丁胺醇注意控制滴速(2~4μg/min)
茶碱类	氨茶碱	恶心、呕吐、心悸、心律失常、血压下降、兴奋呼吸中枢,严重可抽搐	稀释后缓慢静脉注射,注射时间 >10 分钟,以防诱发血压下降、心律失常、心搏骤停;缓(控)释片必须整片吞服,不能嚼服;发热、妊娠、小儿或老年有心、肝、肾功能障碍及甲状腺功能亢进症者慎用
抗胆碱药	异丙托溴胺	口干、口苦	
糖皮质激素	倍氯米松 泼尼松 甲泼尼龙	吸入药物可引起口咽念珠菌感染、声音嘶哑或呼吸道不适,长期使用可致肾上腺皮质功能抑制、骨质疏松等	掌握正确的药物吸入方法,喷吸同步,吸后屏气数秒。喷药后立即洗脸、清水充分漱口,防止口咽部真菌感染;口服用药宜在饭后服用;严格按医嘱用药,不得自行减量或停药
过敏介质阻滞剂	色甘酸钠	口干、咽喉不适、胸闷	严格按医嘱用药,不能突然停药,以防哮喘复发;孕妇慎用
	酮替酚	嗜睡、疲倦、头晕、口干	用药期间不宜驾驶车辆、管理机器或高空作业等;孕妇慎用

2. 指导病人掌握定量雾化吸入器和干粉吸入器的使用方法。

（1）定量雾化吸入器（MDI）：MDI（图2-1）的正确使用是保证吸入治疗成功的关键。吸入过程中需要病人协调呼吸动作，护士应先为病人演示，再指导病人反复练习，直至完全掌握。用药时先打开盖子，摇匀药液，深呼气至不能再呼时张口，将MDI喷嘴置于口中，双唇包住咬口，以慢而深的方式经口吸气，同时用手指按压喷药，至吸气末屏气10秒，使较小的雾粒沉降在气道远端，然后缓慢呼气，休息3分钟后可再重复使用1次。对不易掌握MDI吸入方法的儿童或重症病人，可在MDI上加储药罐，简化操作，增加吸入到下呼吸道和肺部的药量，避免雾滴在口咽部沉积引起刺激，增加雾化吸入疗效。

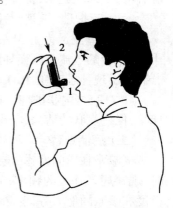

图2-1 定量雾化吸入器
1. 喷口；2. 锨钮

（2）干粉吸入器：较常使用的有都宝装置和准纳器。护士应指导病人将药物正确放入干粉吸入器，吸入前先呼气，然后用口唇含住吸嘴用力深吸气，再将吸嘴从嘴部移开，继续屏气5~10秒后恢复正常呼吸。

（五）心理护理

对急性发作期病人，护士应加强巡视，多陪伴、安慰病人，使病人产生信任和安全感，减轻紧张、恐惧心理。哮喘反复发作者可有抑郁、焦虑、性格改变和社会适应能力下降的表现，应指导亲属多关心、支持病人，病情许可时，鼓励病人参加体育锻炼和社会活动，以减轻病人的不良情绪反应。

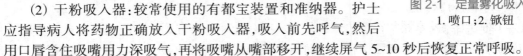

边学边练

实践1 支气管哮喘病人的护理

（六）健康指导

1. **疾病知识指导** 向病人介绍哮喘的基本知识，指导病人熟悉哮喘的激发因素、治疗方法、控制目标和治疗效果，提高病人治疗的依从性。

2. **疾病预防指导** 帮助病人寻找并尽量避开变应原。居室内不放置花草，不饲养宠物，不使用地毯、羊毛及羽绒制品，经常清洗床上用品，保持室内空气清新；避免接触可能诱发哮喘的药物；避免食用易导致过敏以及辛辣、刺激性食物，戒烟酒；避免强烈的精神刺激、剧烈运动和持续喊叫等过度换气动作；避免接触刺激性气体，冬季外出戴围巾和口罩，避免冷空气刺激；在缓解期应加强体育锻炼和耐寒锻炼，以增强体质。对某些无法回避的过敏原，如粉尘、花粉、尘螨等，可采用脱敏疗法或迁移治疗。

 知识窗

哮喘的预防

哮喘的预防可分为3级：①初级预防，旨在通过去除周围环境中的各种致喘因子而达到预防哮喘的目的。②次级预防，旨在哮喘病人无临床症状时给予早期诊断和治疗，防止其病情的发展。③第3级预防，指积极地控制哮喘症状，防止其病情恶化，减少并发症，改善哮喘病人的预后。

3. **病情监测指导** 指导病人识别哮喘发作的先兆表现和哮喘加重的征象，学会哮喘发作时的紧急自我处理方法。做好哮喘记录或写哮喘日记，有条件者利用峰流速仪来监测最大呼气峰流速值（PEFR），为治疗和预防提供参考资料。

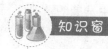

知识窗

峰流速仪的临床应用

峰流速仪是目前国际上通用的、简易的、能在家中使用的肺功能检测仪器,是哮喘病人不可缺少的检测工具。如果 PEFR 经常保持在 80%~100%,为安全区,说明哮喘控制理想;如果 PEFR 在 50%~80%,为警告区,说明哮喘加重,需及时调整治疗方案;如果 PEFR<50%,为危险区,说明哮喘严重,需立即就诊。峰流速仪的使用方法是:取站立位,尽可能深吸一口气,然后用唇齿部分包住口含器,以最快的速度,用一次最有力的呼气吹动游标滑动,游标最终停止的刻度,就是此次峰流速值。

4. 用药指导　与病人共同制订长期管理和防治计划,依据哮喘的分期、分度遵医嘱用药。指导病人了解所用药物的名称、剂量、用法及注意事项,了解药物的主要不良反应及应对措施,帮助病人及家属掌握药物吸入技术。嘱病人随身携带支气管舒张气雾剂,出现哮喘发作先兆时,立即吸入并保持平静,以减轻哮喘的发作。

【护理评价】

病人呼吸困难是否减轻或消失;咳嗽是否有效,痰液能否顺利咳出;病人是否掌握定量雾化吸入器的使用方法;并发症是否得到有效防治。

(崔郁玲)

第四节　慢性支气管炎和慢性阻塞性肺疾病病人的护理

学习目标

1. 具有认真负责的工作态度,尊重和关爱病人,给予病人人文关怀。
2. 掌握慢性支气管炎和慢性阻塞性肺疾病病人的身心状况和主要护理措施。
3. 熟悉慢性支气管炎和慢性阻塞性肺疾病的辅助检查、治疗要点及病人的常见护理诊断／问题。
4. 了解慢性支气管炎和慢性阻塞性肺疾病的病因及病人的护理目标和护理评价。
5. 学会指导病人正确实施呼吸功能锻炼和长期家庭氧疗;能正确进行慢性支气管炎和慢性阻塞性肺疾病病人的健康指导。

一、慢性支气管炎

慢性支气管炎(chronic bronchitis)简称慢支,是指气管、支气管黏膜及其周围组织的慢性非特异性炎症。临床上以慢性咳嗽、咳痰为主要症状,或有喘息,每年发病持续 3 个月,连续 2 年或 2 年以上,并排除具有咳嗽、咳痰、喘息症状的其他疾病。

慢性支气管炎的病因尚不清楚,可能与下列因素有关:①有害气体和有害颗粒:如吸烟、粉尘、刺激性气体(二氧化硫、二氧化氮、氯气、臭氧等)。上述有害物质可损伤气道上皮细胞,使纤毛运动减退和巨噬细胞吞噬功能降低,使气道杯状细胞增生、分泌亢进,呼吸道分泌物增多,气道阻力增加。②感染:病毒、支原体、细菌等感染是慢性支气管炎发生发展的重要原因之一。长期、反复病原体感染,可破坏气道正常的防御功能,造成气管、支气管黏膜的损伤和慢性炎症。

【护理评估】

(一) 健康史

询问有无吸烟史和慢性咳嗽、咳痰病史;发病是否与寒冷季节或气候变化有关,职业性质和工作环境中有无接触职业粉尘和化学物质。

(二) 身体状况

1. 症状 缓慢起病,病程长,反复急性发作而病情加重。

(1) 慢性咳嗽:一般晨间咳嗽为主,睡眠时有阵咳或排痰。

(2) 咳痰:一般为白色黏液或浆液性泡沫痰,偶可带血,清晨排痰较多,起床后或体位变动可刺激排痰。

(3) 喘息或气急:喘息明显者称为喘息型支气管炎,部分可能伴发支气管哮喘。若伴肺气肿时可表现为劳动或活动后气急。

2. 体征 早期多无明显体征。急性发作期可在背部或肺底听到干、湿性啰音,咳嗽后减少或消失。如伴发哮喘可闻及广泛哮鸣音并伴呼气期延长。

3. 并发症 可并发阻塞性肺气肿、支气管肺炎、支气管扩张症等。

(三) 心理 - 社会状况

因患病时间长、病情反复发作、疗效不显著、经济负担较重等因素,病人易出现焦虑、抑郁等心理状态。长期患病还可影响病人的生活与工作,常使焦虑等不良情绪加重。

(四) 辅助检查

1. 血液检查 细菌感染时偶可出现白细胞总数和(或)中性粒细胞增高。

2. X 线检查 早期可无异常,反复发作者表现为肺纹理增粗、紊乱,呈网状或条索状、斑点状阴影,以双下肺野明显。

3. 肺功能检查 早期无异常。如有小气道阻塞时,最大呼气流速 - 容量曲线在 75% 和 50% 肺容量时,流速明显降低。

(五) 治疗要点

急性加重期治疗原则为控制感染、镇咳祛痰、平喘、维持呼吸道通畅;缓解期应戒烟,避免有害气体和其他有害颗粒吸入,应用免疫调节剂或中医中药,增强体质,预防感冒等。

【常见护理诊断 / 问题】

1. 清理呼吸道无效 与分泌物过多、痰液黏稠及咳嗽无效有关。

2. 潜在并发症:阻塞性肺气肿、支气管扩张症。

【护理目标】

病人能有效咳痰,保持气道通畅;并发症得到有效防治。

【护理措施】

1. 饮食护理 给予高热量、高蛋白、高维生素、低脂、易消化饮食为宜。多饮水,每天不少于 1500ml,有助于痰液的稀释。

2. 保持呼吸道通畅 指导病人有效排痰,护理措施详见本章第一节"一、咳嗽与咳痰"。

3. 健康指导 向病人及家属解释本病的发生、发展过程及导致疾病加重的因素。告知病人戒烟是防治本病的重要措施;嘱病人注意防寒、保暖,防治各种呼吸道感染;改善环境卫

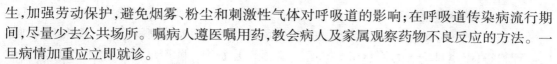

生,加强劳动保护,避免烟雾、粉尘和刺激性气体对呼吸道的影响;在呼吸道传染病流行期间,尽量少去公共场所。嘱病人遵医嘱用药,教会病人及家属观察药物不良反应的方法。一旦病情加重应立即就诊。

【护理评价】

病人咳嗽有无减轻,痰量是否减少,痰液是否易于排出;并发症是否得到有效防治。

二、慢性阻塞性肺疾病

慢性阻塞性肺疾病(chronic obstructive pulmonary diseases,COPD)是一种具有气流受限特征的疾病,气流受限不完全可逆,呈进行性发展,可导致慢性肺源性心脏病、慢性呼吸衰竭等严重临床过程。COPD 居全球死亡原因的第四位,在我国居死亡原因的第三位。

COPD 与慢性支气管炎及肺气肿密切相关;吸烟与反复支气管感染是导致 COPD 发生发展的重要因素。空气污染和接触职业粉尘可损伤气道黏膜上皮,削弱纤毛清除功能,并使黏液分泌增加,为细菌感染创造条件。

 知识窗

吸烟与慢性阻塞性肺疾病

吸烟是目前公认的 COPD 已知危险因素中最重要者。吸烟者慢性支气管炎的患病率比不吸烟者高 2~8 倍,烟龄越长,吸烟量越大,COPD 患病率越高。对于已经患有 COPD 者,吸烟的病人其病死率明显高于不吸烟的病人。被动吸烟也可能导致呼吸道症状以及 COPD 的发生。但是,并不是所有吸烟者都会发生 COPD,提示个体易患性在 COPD 发病中具有十分重要的作用。

【护理评估】

（一）健康史

询问有无吸烟史和慢性咳嗽、咳痰病史;了解病人职业性质和工作环境中有无接触职业粉尘和化学物质。

（二）身体状况

1. 症状

（1）慢性咳嗽、咳痰:睡前及晨起时咳嗽较重,白天较轻。痰为白色黏液或浆液性泡沫痰,急性发作期痰量增多,可呈脓性痰。此症状长期、反复发作并逐渐进展,最终可终身不愈。

（2）气短或呼吸困难:进行性加重的呼吸困难是 COPD 的标志性症状。早期仅在体力劳动或上楼时出现,随着病情的发展,呼吸困难逐渐加重,日常活动甚至休息时也可感到气短。

（3）全身症状:晚期病人常出现体重下降、食欲减退等症状。

2. 体征　早期无明显体征。发展到肺气肿时体检可见桶状胸;触觉语颤减弱;叩诊呈过清音,肺下界和肝浊音界下移;听诊双肺呼吸音减弱,呼气时间延长,心音遥远,合并呼吸道感染时可出现干、湿啰音。

3. 分期　COPD 按病程可分为急性加重期和稳定期。急性加重期指在短期内咳嗽、咳痰、气短和(或)喘息加重、脓痰量增多,可伴发热等症状;稳定期病人咳嗽、咳痰及气短等症状稳定或轻微。

4. 并发症　可并发自发性气胸、慢性肺源性心脏病、慢性呼吸衰竭等。

21

(三) 心理 - 社会状况

由于病程长、疗效差、长期治疗增加家庭的经济负担,病人和家属极易出现焦虑和抑郁的心理状态;家属对病人的关心和支持不足,以及医疗费用保障不足,会使病人产生悲观、绝望等心理。

(四) 辅助检查

1. 肺功能检查 对 COPD 诊断、评估疾病严重程度、进展状况、预后及治疗反应等有重要意义。①FEV_1/FVC 与 FEV_1 占预计值百分比(FEV_1% 预计值):是判断气流受限的主要客观指标,其中 FEV_1/FVC 是诊断 COPD 的敏感指标,可检出轻度气流受限。当吸入支气管舒张剂后 FEV_1<80% 预计值,且 FEV_1/FVC<70% 者,可确定为不完全可逆的气流受限。②肺总量(TLC)、功能残气量(FRC)和残气量(RV)增高,肺活量(VC)减低,RV/TLC 增高,提示肺过度充气。

2. X 线检查 早期可无变化,随病情发展可出现肺纹理粗乱,并发肺气肿时胸廓前后径增大,肋间隙增宽,膈肌低平,两肺野透亮度增加。

3. 血气分析 对判断低氧血症、高碳酸血症、酸碱平衡失调以及呼吸衰竭的类型有重要价值。

(五) 治疗要点

COPD 稳定期主要治疗目的是减轻症状,缓解和阻止肺功能下降,改善病人活动能力,提高生活质量。具体方法包括药物治疗(支气管舒张药、祛痰药、糖皮质激素)和长期家庭氧疗,对部分严重夜间低氧血症的病人可实施夜间无创机械通气。COPD 加重期,首先应确定导致病情加重的原因,积极控制感染,控制性氧疗,保持气道通畅,对于并发较严重呼吸衰竭的病人可酌情使用机械通气。

【常见护理诊断 / 问题】

1. 气体交换受损 与气道阻塞、通气不足、分泌物过多、呼吸肌疲劳和肺泡呼吸面积减少有关。

2. 清理呼吸道无效 与分泌物增多而黏稠、气道湿度减低和无效咳嗽有关。

3. 焦虑 与健康状况的改变、病情危重、经济状况有关。

4. 活动无耐力 与疲劳、呼吸困难、氧供与氧耗失衡有关。

5. 营养失调:低于机体需要量 与食欲降低、摄入减少、腹胀、呼吸困难、痰液增多有关。

6. 潜在并发症:自发性气胸、慢性肺源性心脏病、慢性呼吸衰竭。

【护理目标】

病人呼吸困难减轻或消失;能有效排痰,保持气道通畅;情绪稳定;活动耐力增加;营养状况改善;并发症得到有效防治。

【护理措施】

(一) 一般护理

1. 休息与活动 中度以上 COPD 急性加重期应以卧床休息为主,协助病人采取舒适体位,呼吸困难严重者,取半卧位或坐位。稳定期病人活动量以不引起疲劳、不加重症状为度。

2. 饮食护理 给予高热量、高蛋白、高维生素、低盐、清淡易消化饮食,避免进食产气食物,如豆类、碳酸饮料、啤酒、马铃薯等,避免过饱。进餐后不宜立即平卧,以免加重呼吸困难。

(二) 病情观察

观察病人咳嗽程度、咳痰及呼吸困难的程度;观察呼吸的频率、节律、幅度及其变化特点;定期监测动脉血气分析。

(三)氧疗护理

遵医嘱给予氧疗,一般采用鼻导管持续低流量(1~2L/min)吸氧,避免吸入高浓度氧而引起二氧化碳潴留。提倡长期家庭氧疗(LTOT),即指一昼夜持续吸入低浓度氧15小时以上,使 $PaO_2 \geq 60mmHg$ 或 $SaO_2 \geq 90\%$。LTOT有效指标为病人呼吸困难减轻、呼吸频率减慢、发绀减轻、心率减慢、活动耐力增加。

(四)对症护理

1. 保持呼吸道通畅 对于痰多黏稠、气道湿度减低或咳嗽无力者,可酌情采用气道湿化、指导有效咳嗽、胸部叩击等方法,促进呼吸道分泌物排出。详见本章第一节"一、咳嗽与咳痰"。

2. 呼吸功能锻炼 COPD病人常需要加强胸式呼吸、增加呼吸频率来代偿呼吸困难,而胸式呼吸的效能低于腹式呼吸,病人容易产生疲劳。因此护士应指导稳定期病人进行腹式呼吸和缩唇呼吸,以加强膈肌运动,提高支气管内压,提高通气量,延缓小气道过早陷闭,以利于肺泡气体排出。

(1)腹式呼吸锻炼:病人取立位,体弱者亦可取坐位或半卧位。左右手分别放在上腹部和前胸,全身肌肉放松。吸气时,用鼻缓慢吸入气体,同时放松腹肌,腹部凸出,手感到腹壁向上抬起。呼气时经口呼出,收缩腹肌,膈肌随腹腔内压增加而上抬,推动肺内气体排出,手感到腹壁下降(图2-2)。

(2)缩唇呼吸锻炼:病人闭嘴经鼻吸气,呼气时口唇缩拢似吹口哨状,持续缓慢呼气,同时收缩腹部。吸与呼时间之比为1:2或1:3。缩唇大小程度与呼气流量,以能使距口唇15~20cm处,与口唇等高水平的蜡烛火焰随气流倾斜又不至于熄灭为宜(图2-3)。缩唇呼吸的主要目的是,通过缩唇形成的微阻来延长呼气时间,增加气道压力,延缓气道过早陷闭。

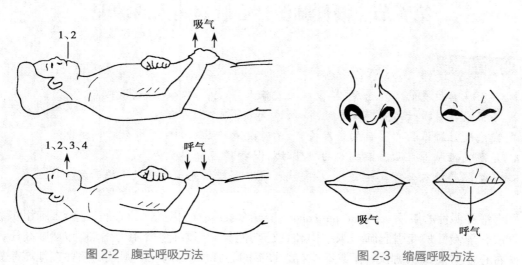

图2-2 腹式呼吸方法 图2-3 缩唇呼吸方法

3. 并发气胸的护理 若病人突然出现胸痛、咳嗽、呼吸困难加重,提示自发性气胸。应立即安置病人卧床休息,血压平稳者取半坐位;遵医嘱吸氧;协助医生做好胸腔抽气或胸腔闭式引流的准备和配合。

（五）心理护理

护士要多与病人沟通,寻找并去除产生焦虑和抑郁等不良情绪的原因;帮助病人了解疾病的过程,提高应对能力,树立战胜疾病的信心;教会病人缓解焦虑的方法,如听音乐、参与娱乐活动、读书等,分散病人的注意力,缓解压力。积极协助病人取得家庭和社会的支持,增强病人战胜疾病的信心,缓解其焦虑急躁情绪。

（六）健康指导

1. 疾病预防指导　向病人及家属解释本病的发生、发展过程及导致疾病加重的因素。告知病人戒烟是防治本病的重要措施;嘱病人注意防寒、保暖,防治各种呼吸道感染;改善环境卫生,加强劳动保护,避免烟雾、粉尘和刺激性气体对呼吸道的影响;在呼吸道传染病流行期间,尽量少去公共场所。

2. 康复锻炼指导　根据病人心肺功能和体力情况,为病人制订康复锻炼计划,如慢跑、快走及打太极拳等,提高机体抵抗力。每天进行缩唇呼吸和腹式呼吸锻炼,以改善通气和增加有效呼吸。鼓励病人进行耐寒锻炼,如冷水洗脸、洗鼻等。教会病人及家属判断呼吸困难的程度,合理安排工作和生活。

3. 家庭氧疗指导　让病人及家属了解吸氧的目的及必要性。告知病人吸氧时注意安全,严禁烟火,防止爆炸。氧疗装置要定期更换、清洁和消毒。

4. 用药指导　嘱病人遵医嘱用药,教会病人及家属观察药物不良反应的方法。一旦病情加重应立即就诊。

【护理评价】

病人呼吸困难是否减轻;能否有效排痰;焦虑等不良情绪是否缓解;活动耐力是否增加;食欲和营养状况是否改善;并发症是否得到有效防治。

（崔郁玲）

第五节　慢性肺源性心脏病病人的护理

学习目标

1. 具有认真负责的工作态度,尊重和关爱病人,给予病人人文关怀。
2. 掌握慢性肺源性心脏病病人的身心状况和主要护理措施。
3. 熟悉慢性肺源性心脏病的辅助检查、治疗要点及病人的常见护理诊断／问题。
4. 了解慢性肺源性心脏病病人的护理目标和护理评价。
5. 学会指导病人合理实施氧疗;指导病人采取有效措施预防呼吸衰竭的发生。

慢性肺源性心脏病（chronic pulmonary heart disease）简称慢性肺心病,是由于肺组织、肺血管或胸廓慢性病变引起肺组织结构和（或）功能异常,致肺血管阻力增加,肺动脉高压,继而使右心室扩张和（或）肥厚,伴或不伴右心衰竭的心脏病。本病在我国发病率存在地域差异,气候寒冷和高原地区发病率高于气候温暖和平原地区,农村高于城市;吸烟者患病率高于不吸烟者;患病年龄多在 40 岁以上,并随年龄增高而增加;男女无明显差异。

肺心病的病因按原发病的部位不同,分为支气管、肺疾病,胸廓运动障碍性疾病,肺血管疾病等。上述病因导致缺氧、高碳酸血症和呼吸性酸中毒使肺血管收缩、痉挛,其中缺氧是形成肺动脉高压最重要的因素;肺小动脉狭窄闭塞、肺泡毛细血管网毁损和肺血管重构,是肺血管阻力增加的解剖学因素。慢性缺氧产生的继发性红细胞增多,导致血黏度增加和血容量增多亦是肺动脉高压形成机制之一。肺循环阻力增加,右心室代偿性肥厚、扩张,肺动脉压持续升高,最终超过右心代偿能力导致右心衰竭。

【护理评估】

（一）健康史

询问病人有无以下疾病:①支气管、肺疾病:以 COPD 最为多见,约占 80%~90%,其次为支气管哮喘、支气管扩张症、重症肺结核、间质性肺疾病等。②胸廓运动障碍性疾病:较少见,如严重脊柱侧凸、后凸,强直性脊柱炎,广泛胸膜增厚粘连和胸廓成形术造成的严重胸廓或脊柱畸形等。③肺血管疾病:如特发性肺动脉高压、慢性栓塞性肺动脉高压等。

（二）身体状况

1. 肺、心功能代偿期　主要为慢性支气管炎、阻塞性肺气肿的表现。肺动脉瓣区第二心音亢进提示肺动脉高压,三尖瓣区出现收缩期杂音或剑突下见心尖搏动,提示右心室肥大。

2. 肺、心功能失代偿期　可表现为呼吸衰竭和心力衰竭。

(1) 呼吸衰竭:常因急性呼吸系统感染诱发,是失代偿期最突出的表现。病人呼吸困难加重,发绀明显,甚至出现头痛、兴奋、烦躁、嗜睡、昏迷及抽搐等肺性脑病表现。护理体检可见皮肤发绀、球结膜充血、水肿,严重时出现颅内压升高表现,如视网膜血管扩张、视神经乳头水肿;二氧化碳潴留可出现周围血管扩张,如皮肤潮红、多汗。

(2) 心力衰竭:以右心衰竭为主,表现心悸、气促、乏力、少尿、食欲减退,下肢甚至全身水肿。护理体检可见颈静脉怒张、心率增快、三尖瓣区出现收缩期吹风样杂音,肝大、肝颈静脉回流征阳性及下肢水肿或腹水。

3. 并发症　肺性脑病、电解质及酸碱平衡失调、心律失常、休克、消化道出血、弥散性血管内凝血(DIC)等。

（三）心理 - 社会状况

由于病程长、疗效差、劳动能力逐渐下降,加之长期治疗增加家庭的经济负担,病人和家属极易出现焦虑和抑郁等不良心理反应。

（四）辅助检查

1. X 线检查　除有原发疾病的 X 线表现外,还可见肺动脉高压征,如右下肺动脉干扩张,其横径≥15mm;肺动脉段凸出或其高度≥3mm;中央动脉扩张,外周血管纤细,形成"残根"征;右心室增大征,均为诊断慢性肺心病的主要依据。

2. 心电图检查　电轴右偏、顺钟向转位、肺型 P 波,是诊断慢性肺心病的参考条件。

3. 超声心动图检查　右心室流出道内径≥30mm、右心室内径≥20mm、右心室前壁厚度≥5mm、左右心室内径比值 <2、右肺动脉内径增大等,亦是诊断肺心病的依据。

4. 血气分析　可出现低氧血症、高碳酸血症、酸碱平衡失调等。当 $PaO_2<60mmHg$ 伴(或不伴)$PaCO_2>50mmHg$ 时,提示呼吸衰竭。

5. 血液检查　红细胞计数和血红蛋白可升高。合并感染时白细胞计数升高,中性粒细胞比例升高。

（五）治疗要点

肺心病肺心功能代偿期采用中西医结合治疗,延缓病情发展;失代偿期应在积极控制感染基础上,通畅气道,改善呼吸功能,纠正缺氧和二氧化碳潴留,控制呼吸衰竭和心力衰竭,处理并发症。

【常见护理诊断/问题】

1. 气体交换受损　与肺血管阻力增高引起肺淤血、肺血管收缩导致肺血流量减少有关。

2. 清理呼吸道无效　与呼吸道感染、痰多而黏稠有关。

3. 活动无耐力　与心、肺功能减退有关。

4. 体液过多　与心输出量减少、肾血流灌注量减少有关。

5. 潜在并发症:肺性脑病、心律失常、休克、消化道出血。

【护理目标】

病人呼吸困难减轻或消失;呼吸道通畅;活动耐力增强;水肿减轻或消失;并发症得到有效防治。

【护理措施】

(一) 一般护理

1. 休息与活动　肺、心功能代偿期活动应量力而行,以不引起疲劳、不加重症状为度。心功能失代偿期应卧床休息,保证病人充分睡眠,降低机体耗氧量,促进心肺功能的恢复。呼吸困难严重者,取半卧位或坐位。

2. 饮食护理　给予高纤维素、清淡易消化饮食,少量多餐,以软食为主,防止因便秘、腹胀而加重呼吸困难。避免含糖高的食物,碳水化合物应≤60%,以免增加 CO_2 生成,加重高碳酸血症。水肿、腹水或少尿病人应限制水与钠盐的摄入,每天水分 <1500ml,钠盐 <3g/d。必要时遵医嘱静脉营养。

(二) 病情观察

监测病人生命体征的变化;观察病人咳嗽、咳痰情况,痰液的性质、颜色、量;呼吸的频率、节律、幅度及其变化特点;有无心悸、胸闷、水肿及少尿;定期监测动脉血气分析变化;密切观察病人有无头痛、烦躁、昼睡夜醒、意识状态改变等肺性脑病表现,如有异常,及时报告医生并协助处理。

(三) 氧疗的护理

持续低流量(1~2L/min)、低浓度(25%~29%)吸氧,使 PaO_2 控制在 60mmHg 或略高,以防止因缺氧完全纠正,使外周化学感受器失去低氧血症的刺激而抑制自主呼吸,加重缺氧和二氧化碳潴留。吸氧过程中注意观察发绀、呼吸困难有无改善和意识状况,监测动脉血气分析结果。

(四) 用药护理

遵医嘱给予解痉平喘、镇咳祛痰和抗感染药物及强心、利尿和扩血管药物。用药时应注意:①镇静、麻醉剂:重症呼吸衰竭病人应避免使用,以免抑制呼吸中枢和咳嗽反射。②呼吸兴奋剂:用量过大可引起恶心、呕吐、烦躁、面部潮红、皮肤瘙痒及肌肉震颤等不良反应,应注意观察。③利尿剂:可引起低钾、低氯性碱中毒而加重缺氧,脱水过度致血液浓缩、痰液黏稠而出现排痰不畅等不良反应;使用排钾利尿剂时遵医嘱补钾,监测电解质变化。利尿剂尽可能在白天给药,以免夜间频繁排尿而影响睡眠。④洋地黄类药物:病人由于慢性缺氧和感染,对洋地黄耐受性差,易发生中毒反应,因此,肺心病右心衰竭时使用洋地黄应持慎重态度,注意纠正缺氧和低钾血症,遵医嘱准确用药,一旦出现中毒反应立即报告医生并协助处理。⑤血管扩张药物:应注意观察血压、心率变化。⑥抗生素:注意观察感染控制的效果及不良反应。

（五）并发症护理

肺性脑病病人应绝对卧床休息,呼吸困难严重者取半卧位,有意识障碍者,使用床档及约束带防止坠床,必要时专人护理。密切观察病情变化,定期监测动脉血气分析,遵医嘱持续低流量、低浓度吸氧并应用呼吸兴奋剂。

（六）健康指导

1. 疾病预防指导 对患有慢性肺部疾患病人积极劝导戒烟,积极治疗原发疾病,降低慢性肺心病的发病率。

2. 疾病知识指导 向病人及家属介绍肺心病发生、发展过程,寻找并避免导致疾病加重的各种诱发因素。坚持家庭氧疗,增加活动耐力。加强饮食营养,根据肺、心功能和体力情况选择适当的体育锻炼和呼吸功能锻炼,以提高机体免疫力,改善呼吸功能。

3. 病情监测指导 指导病人及家属识别病情加重的征象,如发现体温升高、咳痰不畅、呼吸困难及发绀加重、少尿、水肿或发现病人嗜睡、躁动,提示病情加重,需及时就诊。

【护理评价】

病人呼吸困难是否减轻;咳嗽是否减轻,能否有效咳痰;活动耐力有无增强;水肿是否减轻或消失,尿量是否正常;并发症是否得到有效防治。

（崔郁玲）

第六节　支气管扩张症病人的护理

学习目标

1. 具有认真负责的工作态度,尊重和关爱病人,给予病人人文关怀。
2. 掌握支气管扩张症病人的护理评估要点和主要护理措施。
3. 熟悉支气管扩张症病人的常见护理诊断 / 问题。
4. 学会指导病人实施体位引流;能正确进行支气管扩张症病人的健康指导。

支气管扩张症（bronchiectasis）是指由支气管及其周围肺组织的慢性炎症导致管壁肌肉和弹性组织破坏而引起的管腔异常和持久性扩张。临床特点为慢性咳嗽、咳大量脓性痰和（或）反复咯血。病人常有童年麻疹、百日咳或支气管肺炎等病史。随着人民生活条件的改善,麻疹、百日咳疫苗的预防接种和抗生素的应用,发病率已明显降低。

支气管扩张症的发生与支气管 - 肺组织感染和支气管阻塞、支气管先天发育障碍以及机体免疫功能失调等因素有关,其中支气管 - 肺组织感染和支气管阻塞是支气管扩张症的基本病因。支气管扩张左下叶比右下叶多见,肺结核引起的支气管扩张多发生在上叶。

【护理评估】

（一）健康史

询问病人有无幼儿时期麻疹、百日咳、支气管肺炎以及肺结核、呼吸道感染反复发作史;了解有无异物、肿瘤、肿大淋巴结等阻塞或压迫支气管;是否有先天发育缺陷、遗传因素或免疫功能失调性疾病,如肺囊性纤维化、遗传性 α_1 抗胰蛋白酶缺乏症等;还应了解有无与支气管扩张症同时伴发的全身性疾病,如类风湿关节炎、克罗恩病、溃疡性结肠炎、系统性红斑狼疮等。

（二）身体状况

1. 症状

（1）慢性咳嗽、大量脓痰：咳痰与体位变化有关,晨起或夜间卧床转动体位时分泌物刺激支气管黏膜,咳嗽加剧、痰量增多。感染急性发作时,痰量明显增多,呈黄绿色脓性痰,每日可达数百毫升,静置后出现分层的特征：上层为泡沫,下悬脓性成分；中层为浑浊黏液；下层为坏死组织沉淀物。支气管扩张症病情严重程度可以用痰量估计：每日 <10ml 为轻度,10~150ml 为中度,>150ml 为重度。合并厌氧菌感染时痰有恶臭味。

（2）反复咯血：50%~70% 的病人有不同程度的反复咯血,咯血量与病情严重程度和病变范围不完全一致。部分发生于上叶的支气管扩张症,引流较好,痰量不多或无痰,以反复咯血为唯一症状,称为"干性支气管扩张症"。

（3）反复肺部感染：同一肺段反复发生肺炎并迁延不愈。

（4）慢性感染中毒症状：发热、乏力、食欲减退、消瘦、贫血等。

2. 体征 早期或干性支气管扩张症多无明显体征,病变重或继发感染时在下胸部、背部常可闻及固定而持久的局限性粗湿啰音,部分病人伴有杵状指（趾）。

（三）心理 - 社会状况

当咳嗽、咳痰、咯血迁延不愈时,病人易产生焦虑、悲观情绪。突然大咯血或反复咯血不止时,会出现紧张、出冷汗、极度恐惧心理。

（四）辅助检查

1. 影像学检查 典型 X 线胸片表现为轨道征和卷发样阴影,感染时阴影内出现液平面。胸部高分辨 CT 检查,对支气管扩张症具有确诊价值,可明确病变部位、性质、范围和程度。柱状扩张显示管壁增厚,囊状扩张表现为成串、成簇的囊样病变。高分辨 CT 对支气管扩张症的诊断准确率很高,且没有支气管造影的不良反应,现已取代了支气管造影检查。

2. 纤维支气管镜检查 有助于发现病人出血的部位,鉴别腔内异物、肿瘤或其他支气管阻塞原因。

（五）治疗要点

治疗原则是控制感染,保持呼吸道引流通畅,必要时手术治疗。控制感染是支气管扩张症急性感染期的主要治疗措施；祛痰药及支气管舒张药具有稀释痰液、促进排痰作用；体位引流对痰多且黏稠者作用尤其重要；若体位引流排痰效果不理想,可经纤维支气管镜吸痰及生理盐水冲洗痰液,也可局部注入抗生素。对于反复呼吸道急性感染或大咯血,病变局限在一叶或一侧肺组织,经药物治疗无效,全身状况良好的病人,可考虑手术切除病变肺段或肺叶。

【 常见护理诊断 / 问题 】

1. 清理呼吸道无效 与痰液黏稠和无效咳嗽有关。

2. 营养失调：低于机体需要量 与慢性感染导致机体消耗有关。

3. 焦虑 与疾病迁延、个体健康受到威胁有关。

【 护理措施 】

（一）一般护理

1. 休息与体位 急性感染或咯血时应卧床休息,大咯血病人需绝对卧床休息,取患侧卧位。病室内保持空气流通,维持适宜的温、湿度,注意保暖。

2. 饮食护理 提供高热量、高蛋白、高维生素饮食,发热病人给予高热量流质或半流质饮食,避免冰冷、油腻、辛辣食物。鼓励病人多饮水,每日 1500ml 以上,稀释痰液。指导病人在咳痰后及进食前后用清水或漱口液漱口,保持口腔清洁,促进食欲。

(二)病情观察

观察痰液量、颜色、性质、气味及与体位的关系,记录 24 小时痰液排出量;定期测量生命体征,记录咯血量,观察咯血的颜色、性质及量,并注意观察有无窒息先兆症状,发现异常立即报告医生并配合处理。

(三)对症护理

指导病人有效咳嗽和正确排痰的方法,对痰量多或痰液黏稠者,进行体位引流;咯血者给予相应护理。体位引流和咯血的护理分别见本章第十节"呼吸系统常用诊疗技术及护理"和本章第一节"一、咳嗽与咳痰"相关内容。

(四)用药护理

遵医嘱使用抗生素、祛痰剂、支气管舒张药和止血药,观察疗效及不良反应。

(五)心理护理

护士应多与病人交谈,介绍支气管扩张反复发作的原因及治疗进展,帮助病人树立战胜疾病的信心,缓解焦虑不安情绪。咯血时医护人员应安慰病人,保持其情绪稳定,避免因情绪波动加重出血、诱发窒息。

(六)健康指导

1. 疾病预防指导　向病人宣传防治百日咳、麻疹、支气管肺炎、肺结核等呼吸道感染的重要性;及时治疗上呼吸道慢性感染;避免受凉,预防感冒;告知病人戒烟、避免烟雾和粉尘刺激有助于预防疾病复发,防止病情恶化。

2. 疾病知识指导　向病人及家属介绍疾病发生、发展与治疗、护理过程,与其共同制订长期防治计划。讲明加强营养对机体康复的作用,使病人能主动摄取必需的营养素,以增强机体抗病能力。鼓励病人参加体育锻炼,建立良好的生活习惯,劳逸结合,以维护心、肺功能状态。

3. 康复指导　指导病人及家属学习和掌握有效咳嗽、胸部叩击、雾化吸入和体位引流的方法;了解抗生素的作用、用法和不良反应。

4. 病情监测指导　指导病人自我监测病情,识别病情变化的征象,一旦发现病情加重,应及时就诊。

(崔郁玲)

第七节　肺炎病人的护理

 学习目标

1. 具有认真负责的工作态度,尊重和关爱病人,给予病人人文关怀。
2. 掌握肺炎病人的身心状况和主要护理措施。
3. 熟悉肺炎的辅助检查、治疗要点及病人的常见护理诊断／问题。
4. 了解肺炎病人的护理目标和护理评价。
5. 学会指导病人自我监测病情;能正确进行肺炎病人的健康指导。

工作情景与任务

导入情景:

　　大学生小王,2天前淋雨受凉后出现寒战、高热,全身肌肉酸痛,胸痛,咳嗽、咳痰,在家自服"消炎药"不见好转,来院就诊。门诊行血常规、胸部 X 线检查后,以"肺炎"收入院。医嘱:物理降温,青霉素静脉滴注。

工作任务:

1. 为病人进行青霉素皮试,遵医嘱用药,观察药物疗效及不良反应。
2. 给予病人物理降温。
3. 监测病人病情变化。

　　肺炎(pneumonia)是指终末气道、肺泡和肺间质的炎症,可由病原微生物、理化因素、免疫损伤等引起,是呼吸系统的常见病和多发病。肺炎有多种分类方法。按解剖部位分为大叶性(肺泡性)肺炎、小叶性(支气管性)肺炎和间质性肺炎。按致病因素分为细菌性肺炎、非典型病原体所致肺炎、病毒性肺炎、真菌性肺炎、其他病原体所致肺炎和理化因素所致肺炎,其中细菌感染是最常见的病因。按患病环境分为社区获得性肺炎(CAP)和医院获得性肺炎(HAP)。社区获得性肺炎是指在医院外罹患的感染性肺实质炎症,包括具有明确潜伏期的病原体感染而在入院后平均潜伏期内发病的肺炎,其主要病原体为肺炎链球菌,非典型病原体所占比例在增加。医院获得性肺炎亦称医院内肺炎,是指病人入院时不存在、也不处于潜伏期,而于入院 48 小时后在医院内发生的肺炎,也包括出院后48小时内发生的肺炎,常见致病菌为革兰阴性杆菌。

　　本节主要介绍肺炎球菌肺炎病人的护理。

　　肺炎球菌肺炎(streptococcus pneumonia)是由肺炎球菌引起的、以肺实变为特征的肺炎,是最常见的感染性肺炎,居社区获得性肺炎的首位。典型表现为突然起病、寒战高热、咳嗽、咳铁锈色痰、胸痛。发病以冬季与初春多见,病人常为既往健康的青壮年、老年或婴幼儿,男性较多见。近年来因抗生素及时有效的应用,典型者已日趋少见。少数情况下可发生菌血症或感染性休克,甚至危及生命。

　　肺炎球菌是寄居在口腔及鼻咽部的正常菌群,当机体免疫功能降低或受损时,如慢性阻塞性肺疾病、糖尿病、肿瘤、心力衰竭及应用免疫抑制剂等,有毒力的肺炎球菌侵入机体而致病。典型病理改变分为 4 期:充血期、红色肝变期、灰色肝变期及消散期。病变消散后肺组织结构多无损坏,不留纤维瘢痕。

　　【护理评估】

　　(一)健康史

　　询问病人发病前是否有上呼吸道病毒感染史;有无淋雨、受凉、疲劳、醉酒及大手术等诱因;是否有慢性阻塞性肺疾病、糖尿病、肿瘤及心力衰竭等慢性疾病史;有无器官移植、应用免疫抑制剂或长期应用抗生素史;是否吸烟及吸烟量。

　　(二)身体状况

　　1. 症状　自然病程多为 1~2 周。

　　(1)全身症状:起病急骤,畏寒或寒战、高热,体温在数小时内升至 39~40℃,呈稽留热。头痛、全身肌肉酸痛。食欲明显减退,少数病人出现恶心、呕吐、腹痛、腹胀或腹泻,可被误诊为急腹症。

(2) 呼吸道症状：早期有干咳，渐有少量黏液痰，可带血丝或呈铁锈色。患侧胸部刺痛，咳嗽或深呼吸时加剧，疼痛可放射至肩部或上腹部，病人多取患侧卧位减轻胸痛。

2. 体征 急性病容，鼻翼扇动，口角和鼻周有单纯疱疹，严重时可有发绀。早期肺部可无明显体征。肺实变时，语颤增强，叩诊呈浊音或实音，听诊闻及病理性支气管呼吸音，消散期可闻及湿啰音。累及胸膜时，可闻及胸膜摩擦音。

3. 并发症 感染严重者可并发感染性休克，表现为面色苍白、皮肤黏膜发绀或皮肤花斑，四肢厥冷、血压下降、心动过速、烦躁及意识模糊等周围循环衰竭征象，高热、胸痛、咳嗽等症状并不明显。此外，还可并发胸膜炎、脓胸、肺脓肿等。

（三）心理 - 社会状况

由于起病急骤，短时间内出现高热等全身中毒症状，或伴胸痛、呼吸急促，病人及家属常会出现烦躁不安和焦虑；伴感染性休克等严重并发症时，常有紧张、忧虑甚至恐惧情绪。

（四）辅助检查

1. 血常规 白细胞计数升高，多数在$(10\sim30)\times10^9/L$，中性粒细胞比例多在80%以上，伴核左移，细胞内可见中毒颗粒。

2. 痰液细菌学检查 痰涂片作革兰染色发现革兰染色阳性菌，或作荚膜染色发现带荚膜的双球菌，可做出初步的病原诊断。痰培养24~48小时可以确定病原体。痰培养标本应在抗生素应用之前采集。

3. X 线检查 可见斑片状或大片状实变阴影，病变区多发性蜂窝状小脓肿，叶间隙下坠，好发于右肺上叶和双肺下叶。病变累及胸膜时，可有肋膈角变钝或少量胸腔积液征象。一般起病3~4周后肺部炎性浸润才完全消散。

（五）治疗要点

肺炎球菌肺炎的治疗原则为积极控制感染、对症治疗及处理并发症。控制感染首选青霉素 G，抗菌疗程一般 5~7 天，或热退后 3 天停药，或由静脉用药改为口服，维持数日。并发感染性休克时，除早期使用足量、有效的抗菌药物之外，尚需采取补充血容量、纠正酸中毒、应用血管活性药物和糖皮质激素等多项抗休克措施。

【 常见护理诊断 / 问题 】
1. 体温过高 与细菌引起肺部感染有关。
2. 清理呼吸道无效 与气道分泌物多、痰液黏稠、胸痛、咳嗽无力等有关。
3. 气体交换受损 与肺实质炎症，呼吸面积减少有关。
4. 疼痛：胸痛 与肺部炎症累及壁层胸膜有关。
5. 潜在并发症：感染性休克。

【 护理目标 】
病人体温逐渐恢复正常；气道分泌物排除顺畅；呼吸平稳，呼吸困难减轻或消失；能学会缓解疼痛的方法，胸痛减轻或消失；并发症得到有效防治。

【 护理措施 】

（一）一般护理

1. 休息与体位 发热病人应卧床休息，协助病人采取高枕卧位或半卧位，以减少组织对氧的消耗，缓解头痛、周身酸痛等症状。有胸痛者可采取患侧卧位，降低患肺活动度，减轻不适，并有利于健侧肺通气。

2. 饮食护理　给予足够热量、高蛋白和高维生素、易消化的流质或半流质饮食,宜少量多餐,避免腹胀加重呼吸困难。鼓励病人多饮水,每日 1500~2000ml,以加快毒素排泄和热量散发,并利于排痰。高热及暂时不能进食者则需静脉补液,滴速不宜过快,尤其是老人或心脏病病人,以免引起肺水肿。

3. 口腔护理　高热病人唾液分泌减少,消化功能障碍,易出现口唇干裂、口周疱疹或口腔溃疡,应鼓励病人经常漱口,保持口腔清洁、湿润、舒适。口周疱疹者局部涂抗病毒软膏,防止继发感染。

（二）病情观察

严密监测并记录生命体征,尤其对儿童、老年人或久病体弱者,警惕感染性休克的发生。发现病情变化,立即报告医生并配合抢救。

（三）对症护理

畏寒、寒战时注意保暖,适当增加被褥;高热时物理降温,使体温逐渐下降,不宜使用阿司匹林或其他解热药,防止大量出汗和虚脱;明显腹胀的病人,给予腹部热敷或肛管排气;气急发绀者,遵医嘱吸氧,氧流量一般为 4~6L/min,若为 COPD 病人,应低流量、低浓度持续吸氧。咳嗽、咳痰和胸痛的护理详见本章第一节"呼吸系统疾病病人常见症状体征的护理"。

（四）用药护理

遵医嘱使用抗生素,注意观察疗效和不良反应。①青霉素:用药前应详细询问过敏史,凡对青霉素类药物过敏的病人,禁止使用此类药物,并不再做皮肤过敏试验,以免发生意外。有药物过敏或药疹史者,应在病历卡的显著部位标明禁用此类药物。②红霉素:用药后可引起腹痛、恶心、呕吐、腹泻和注射部位刺激、疼痛或静脉炎,滴注速度不宜过快,药物浓度不宜过高。③头孢菌素类:与青霉素类有不完全的交叉过敏反应,对青霉素过敏或过敏体质者慎用。④喹诺酮类:偶有恶心、皮疹、头痛或精神症状,有癫痫病史者慎用。

（五）感染性休克抢救配合

1. 体位　安置病人取仰卧中凹位,头胸部抬高 20°、下肢抬高 30°,以利于呼吸和静脉回流。尽量减少搬动,注意保暖(忌用热水袋,以防血管扩张致血压下降)。

2. 吸氧　给予中、高流量吸氧,维持 $PaO_2>60mmHg$,改善缺氧症状。

3. 补充血容量　迅速建立两条静脉通道,遵医嘱补液。在快速扩容过程中应注意观察脉率、呼吸频率、肺部啰音、液体出入量等,以防诱发肺水肿,必要时在中心静脉压监测下进行调整。中心静脉压 $<5cmH_2O$ 可适当加快输液速度;中心静脉压达到或超过 $10cmH_2O$ 时,应限制输液速度,以免诱发急性心力衰竭。

4. 监测病情　严密监测病人的生命体征和病情变化。当病人神志逐渐清醒、表情安静、口唇红润、脉搏有力、呼吸平稳、收缩压 >90mmHg、尿量每小时 >30ml、肢端温暖时,表示病情好转。

5. 用药护理　遵医嘱输入多巴胺、间羟胺等血管活性药物,根据血压调节滴速,维持收缩压在 90~100mmHg,保证重要器官的血液供应。输注过程中应避免药液溢出血管外引起局部组织坏死。碱性药物碳酸氢钠配伍禁忌较多,需单独输入。应用广谱抗生素控制感染时,应注意观察药物疗效和不良反应。

（六）心理护理

护士应主动询问和关心病人的需求,鼓励病人说出内心感受,与病人进行积极有效的沟通。耐心给病人讲解疾病的相关知识,解释各种症状和不适的原因,说明各项检查、护理操作的目的、程序和配合要点,告知病人大部分肺炎球菌肺炎预后良好,消除病人焦虑、紧张情绪,树立治愈疾病的信心。

(七) 健康指导

1. 疾病预防指导 告知病人天气变化时要及时添加衣服,避免受凉、淋雨、酗酒和过度劳累,防止呼吸道感染。加强营养,适当参加体育锻炼,增强机体抵抗力。易感者注射流感疫苗、肺炎球菌菌苗,促进机体产生特异性免疫力。

2. 疾病知识指导 向病人及家属介绍肺炎的病因及诱因;指导病人遵医嘱用药,出院后定期随访;出现高热、心率增快、咳嗽、咳痰、胸痛等症状应及时就诊。

【护理评价】

病人体温是否维持在正常范围;能否有效咳嗽、排痰;呼吸困难是否减轻或消失;胸痛是否减轻或消失;并发症是否得到有效防治。

(崔郁玲)

第八节 肺结核病人的护理

学习目标

1. 具有高度的责任感、团队意识和安全防护意识,尊重和关爱病人。
2. 掌握肺结核病人的流行病学资料、身心状况和主要护理措施。
3. 熟悉肺结核的辅助检查及病人的常见护理诊断 / 问题。
4. 了解肺结核的治疗要点及病人的护理目标和护理评价。
5. 学会对肺结核病人进行心理护理和健康指导,正确实施综合措施预防结核病传播。

肺结核(pulmonary tuberculosis)是结核分枝杆菌引起的肺部慢性传染性疾病,占各器官结核病总数的 80%~90%。临床主要有低热、乏力、盗汗、食欲减退及消瘦等全身症状和咳嗽、咳痰、咯血等呼吸系统表现。结核病是全球流行的传染性疾病之一,在全球所有传染性疾病中,结核病仍是成年人的主要死因。20 世纪 80 年代中期以来,结核病呈现全球恶化趋势,每年新发病例 800 万 ~1000 万,每年死于肺结核约 300 万。全球 90% 的肺结核病人在发展中国家,中国是世界上结核病疫情负担最重的 22 个国家之一,疫情呈现感染率高、肺结核患病率高、死亡人数多和地区患病人数差异率大的特点,估计全国现有活动性肺结核病人 450万。因此,结核病的防治仍是一个亟须高度重视的公共卫生问题。

知识窗

世界防治结核病日

1882 年 3 月 24 日,著名的德国科学家罗伯特·科赫在柏林宣读发现结核杆菌论文,为今后可能消除结核病带来了希望。1995 年底世界卫生组织将每年 3 月 24 日规定为"世界防治结核病日",以纪念结核杆菌的发现者罗伯特·科赫,并进一步呼吁各国政府和全社会加强对结核病防治工作的重视与支持,使人类历史上最大的杀手之一——结核病能得到及时诊断和有效治疗。

结核病的病原菌为结核分枝杆菌,引起人肺结核的致病菌主要为人型结核分枝杆菌,约占 90% 以上。结核分枝杆菌为需氧菌,耐酸染色呈红色,生长缓慢,对干燥、冷、酸、碱等抵抗力强,但对热、紫外线和消毒液中的乙醇等较敏感,将痰吐在纸上直接焚烧是最简便有效的灭菌方法。肺结核的传染源是痰中带菌的肺结核病人,呼吸道传播是最重要的传播途径。机体感染结核菌后发病与否,以及疾病的性质、范围等与结核分枝杆菌的数量、毒力和人体的免疫状态与变态反应有关。人体对结核分枝杆菌的免疫力分为非特异性免疫力和特异性免疫力两种。后者是通过接种卡介苗或感染结核分枝杆菌后获得,其免疫力强于自然免疫,但两种免疫力对防止结核病的保护作用都是相对的。结核杆菌侵入人体后,结核分枝杆菌及其代谢产物还能刺激机体产生Ⅳ型变态反应,导致组织损伤、坏死。

结核病分为以下六类:①原发型肺结核:又称初染结核,包括原发综合征和胸内淋巴结结核。多见于少年儿童,症状轻微而短暂。②血行播散型肺结核:包括急性、亚急性和慢性三种类型。起病急,中毒症状严重,半数以上病人合并结核性脑膜炎。③继发型肺结核:包括浸润性肺结核、空洞性肺结核、结核球、干酪样肺炎及纤维空洞性肺结核。④结核性胸膜炎:包括结核性干性胸膜炎、结核性渗出性胸膜炎和结核性脓胸。⑤其他肺外结核:如骨关节结核、肾结核、肠结核等。⑥菌阴肺结核:为三次痰涂片及一次培养阴性的肺结核。

【护理评估】

(一)健康史

询问病人有无与肺结核病人密切接触史、卡介苗接种史以及既往结核病病史;有无导致机体免疫功能降低的疾病,如糖尿病、艾滋病、硅沉着病(矽肺)及营养不良等;是否使用糖皮质激素、免疫抑制剂等药物;了解病人的生活环境、居住条件和家庭经济状况。

(二)身体状况

1. 症状

(1)全身症状:发热最常见,多为午后低热,伴乏力、盗汗、食欲减退及消瘦等。若病灶播散则出现高热,呈稽留热或弛张热。女性病人可有月经失调或闭经。

(2)呼吸系统症状:咳嗽、咳痰是肺结核最常见症状。多为干咳或咳少量黏痰,有空洞形成时,痰量增多;合并细菌感染时,痰量增多且呈脓性;若合并支气管结核,表现为刺激性咳嗽。约 1/3~1/2 的病人有咯血,多为小量咯血,少数严重者可大咯血,甚至发生窒息或失血性休克。病变累及胸膜时出现胸部针刺样疼痛,随呼吸和咳嗽而加重。干酪样肺炎、纤维空洞性肺结核或大量胸腔积液病人可伴有呼吸困难。

2. 体征 取决于病变性质、部位、范围和程度。若病变范围小或位置深者多无异常体征。渗出性病变范围较大或干酪样坏死时,患侧呼吸运动减弱,叩诊呈浊音,听诊可闻及支气管肺泡呼吸音或湿啰音。较大的空洞性病变听诊可闻及支气管呼吸音。慢性纤维空洞性肺结核或胸膜粘连增厚时,可有胸廓塌陷,气管向患侧移位。结核性胸膜炎时有胸腔积液体征。

(三)心理 - 社会状况

肺结核病程长,具有传染性,住院隔离治疗使病人不能与家人或朋友有效交流,常有焦虑、孤独感;有些病人对疾病缺乏正确认识,担心患传染病后影响家庭生活、社交及工作,出现自卑、多虑,若治疗效果不明显,甚至有悲观厌世情绪;当结核毒性症状明显或大咯血时,病人又会因此而出现紧张、恐惧心理。

（四）辅助检查

1. **痰结核分枝杆菌检查** 是确诊肺结核最特异的方法和制订化疗方案、判断化疗效果的主要依据。

2. **影像学检查** 胸部 X 线检查是诊断肺结核的重要方法，可以早期发现肺结核，判断病变的部位、范围、性质、有无空洞以及空洞大小和洞壁厚薄等。胸部 X 线表现因肺结核临床类型不同而异（图 2-4）。CT 比普通胸片更早发现微小或隐蔽病灶，有助于结核病的诊断和肺部病变的鉴别。

3. **结核菌素试验** 对儿童、青少年的结核病诊断有参考意义。目前 WHO 推荐使用的结核菌素为纯蛋白衍化物（PPD）。取 PPD 0.1ml（5IU），在左前臂屈侧做皮内注射，48~72 小时后测量注射部位硬结的横径和纵径，得出平均直径 =（横径 + 纵径）/2。硬结直径 ≤4mm 为阴性（−），5~9mm 为弱阳性（+），10~19mm 为阳性（++），≥20mm 或虽 <20mm 但局部出现水疱、坏死或淋巴管炎为强阳性（+++）。结核菌素试验阳性仅表示曾有结核分枝杆菌感染或接种过卡介苗，不一定患结核病。3 岁以下强阳性反应者，表示有新近感染的活动性结核。结核菌素试验阴性除表示未接受过结核分枝杆菌感染外，还见于：①结核分枝杆菌感染后 4~8 周以内，处于变态反应前期。②免疫力下降或免疫反应受抑制，如应用糖皮质激素或免疫抑制剂、人免疫缺陷病毒（HIV）感染、麻疹、水痘、营养不良或重症结核病人。

4. **纤维支气管镜检查** 可了解支气管黏膜炎症、增生和狭窄程度，对支气管结核的诊断有重要价值，也可获取组织标本进行病理学检查和结核分枝杆菌培养。

（五）治疗要点

合理抗结核化疗是治愈肺结核的主要方法，辅以适当休息、加强营养和对症治疗。化学药物治疗的原则是早期、联合、适量、规律、全程，达到早期杀菌、避免耐药、降低毒副作用、提高疗效和减少复发的目的。伴有咯血的病人应卧床休息，应用垂体后叶素等药物止血，后者能收缩小动脉、减少肺循环血量而产生止血效果。对高热或大量胸腔积液病人，可在使用有效抗结核药物同时加用糖皮质激素，减轻炎症和变态反应引起的症状。

【常见护理诊断 / 问题】

1. **营养失调：低于机体需要量** 与机体消耗增加、食欲减退有关。

2. **体温过高** 与结核分枝杆菌感染有关。

3. **知识缺乏：** 缺乏结核病治疗的相关知识。

4. **有孤独的危险** 与呼吸道隔离有关。

【护理目标】

病人能合理地摄取营养，营养状况改善；体温恢复正常；能获得有关结核病的防治知识，按医嘱正规用药，各种症状得到改善；对疾病有正确认识，情绪稳定，疾病治疗信心增强。

【护理措施】

（一）一般护理

1. **休息与活动** 结核毒性症状明显、咯血或大量胸腔积液者，应卧床休息，保证充足的睡眠。恢复期病人可适当增加户外活动，如散步、打太极拳、做保健操等，充分调动人体自身康复能力，增进机体免疫功能，提高机体的抗病能力。

2. **饮食护理** 结核病是一种慢性消耗性疾病，结核毒性症状导致机体营养代谢失衡和抵抗力、修复能力下降，影响疾病康复。因此，需高度重视营养饮食的护理。①向病人及家属宣传饮食营养的重要性，使其了解在化学药物治疗同时，辅以营养支持对促进疾病康复的

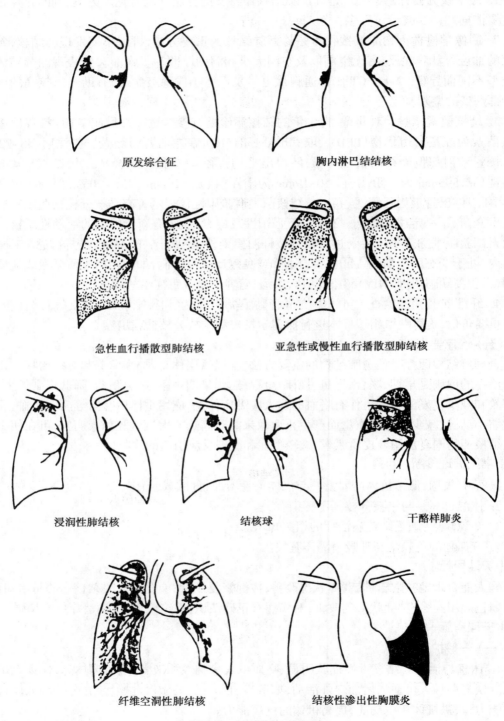

原发综合征　　　　　　　胸内淋巴结结核

急性血行播散型肺结核　　亚急性或慢性血行播散型肺结核

浸润性肺结核　　　结核球　　　干酪样肺炎

纤维空洞性肺结核　　　结核性渗出性胸膜炎

图 2-4　肺结核 X 线表现

意义。②宜给予高热量、高蛋白、富含维生素的易消化饮食,饮食中应有鱼、肉、蛋、牛奶及豆制品等动、植物蛋白,成人每日蛋白质 1.5~2.0g/kg,还应摄入一定量的新鲜蔬菜和水果,以补充各种维生素。③鼓励病人多饮水,每日不少于 1500~2000ml,以补充代谢增加、盗汗所致的水分消耗,促进体内毒素的排泄。必要时遵医嘱静脉补充液体。④每周测量并记录体重 1 次,评估病人营养状况是否改善。

(二)病情观察

注意病人咳嗽、咳痰有无加重,痰量有无增多或呈脓性,痰中是否带血;有无高热及热型变化,若有高热提示病情加重或出现并发症;观察咯血的量、颜色、性质及咯血的难易程度,注意生命体征和意识状态的变化。如发现呼吸衰竭、气胸、窒息等严重并发症,立即报告医生并协助医生处理。

(三)对症护理

1. 结核毒性症状 一般不需特殊处理。若伴有高热等严重结核毒性症状,遵医嘱在使用有效抗结核治疗的基础上加用糖皮质激素,以减轻炎症和变态反应,同时按高热处理。夜间盗汗时,做好皮肤护理,及时协助病人擦干身体、更换衣服和被单,防止受凉。

2. 咯血 协助病人取患侧卧位,防止结核病灶向对侧播散。遵医嘱应用垂体后叶素,必要时可经纤维支气管镜局部止血,或行气囊压迫止血,护士应做好相应的准备与配合。对精神极度紧张者,可遵医嘱给予小剂量镇静剂,禁用吗啡,以免咳嗽反射中枢和呼吸中枢受抑制。发现窒息先兆和窒息时立即报告医生,协助抢救。

边学边练

实践 2 肺炎和肺结核病人的护理

(四)用药护理

向病人及家属介绍抗结核药物的治疗知识,强调按医嘱用药、坚持全程治疗的意义,提高治疗依从性。整个化学治疗方案分为强化和巩固两个阶段,可采用每天用药或间歇用药两种治疗方案。护士需督促病人按医嘱服药。常用抗结核药物主要不良反应及注意事项(表 2-2)。

表 2-2 常用抗结核药物及注意事项

药名	不良反应	注意事项
异烟肼(H,INH)	周围神经炎、消化道反应、偶有肝功能损害	避免与抗酸药同服,以免影响异烟肼吸收;注意消化道反应、肢体远端感觉及精神状态;监测肝功能
利福平(R,RFP)	肝损害、变态反应	服药后体液及分泌物呈橘黄色;与对氨基水杨酸钠、乙胺丁醇合用可加重肝毒性和视力损害;监测肝功能
链霉素(S,SM)	听力障碍、眩晕、口周麻木、肾损害、过敏反应	用药前和用药后每 1~2 个月进行听力检查,注意有无平衡失调;监测尿常规及肾功能变化
吡嗪酰胺(Z,PZA)	胃肠道不适、肝损害、高尿酸血症、关节痛	警惕肝脏毒性,监测肝功能;注意关节疼痛,监测血清尿酸;孕妇禁用
乙胺丁醇(E,EMB)	球后视神经炎、胃肠道反应、偶有肝损害	用药后 1~2 个月进行 1 次视力和辨色力检查;幼儿禁用

(五)心理护理

肺结核导致的躯体不适和肺结核的传染性,常使病人感到悲观、孤独无助,甚至不配合治疗。医护人员应充分理解和尊重病人,向病人介绍结核病的有关知识,让其了解结核病是可防可治的,树立战胜疾病的信心。指导病人进行自我心理调节,减少对疾病的关注,以最佳的心理状态接受治疗。告知家属和亲友,经正规治疗4周以上和痰涂片阴性者没有传染性或只有极低传染性,可以恢复正常的家庭和社会生活。在做好消毒隔离同时,要关心爱护病人,给予病人精神和经济上的支持,减轻病人的心理压力。

（六）健康指导

1. 疾病预防指导

（1）控制传染源:是控制疾病传播的首要措施。早期发现病人并登记管理,及时给予合理的化学治疗和护理,长期随访,掌握病人从发病、治疗到治愈的全过程。

（2）切断传播途径:①痰菌检查阳性肺结核病人需住院治疗,进行呼吸道隔离。有条件者应单居一室,室内保持良好通风,每日用紫外线消毒。②注意个人卫生,严禁随地吐痰,不要面对他人打喷嚏或咳嗽。在咳嗽或打喷嚏时,用双层纸巾遮住口鼻,纸巾放入污物袋中焚烧处理。留置于容器中的痰液经灭菌处理后再弃去。接触痰液后用流水清洗双手。③与他人同桌进餐时使用公筷,餐具、痰杯煮沸消毒或用0.5%过氧乙酸浸泡消毒。④被褥、书籍在烈日下暴晒6小时以上。⑤病人外出或探视病人均应戴口罩。

（3）保护易感人群:给未接受过结核分枝杆菌感染的新生儿、儿童及青少年接种卡介苗,使人体产生对结核分枝杆菌的获得性免疫力,减轻感染后的发病与病情。对有肺结核密切接触史或结核分枝杆菌感染后易发病的高危人群(如人免疫缺陷病毒感染者、矽肺、糖尿病等),应定期到医院检查,必要时应用预防性化学治疗。

2. 疾病知识指导　嘱病人戒烟、酒,注意补充营养,合理安排休息,避免劳累、情绪波动和呼吸道感染。有条件的病人可选择空气新鲜、气候温和的地方疗养,以增强机体抗病能力,促进身体的康复。

3. 用药指导　向病人反复强调早期、联合、适量、规律、全程用药的重要性,严格按医嘱用药;定期复查胸片和肝、肾功能,了解治疗反应和病情变化。指导病人观察药物不良反应,若出现异常需及时就诊。定期随访。

【护理评价】

病人营养状况是否改善,体重有无增加;体温是否恢复正常;能否获得结核病防治的有关知识,坚持全程化学治疗,合理用药;是否能正确认识结核病的危害,焦虑、悲观情绪是否减轻或缓解。

（崔郁玲）

第九节　呼吸衰竭和急性呼吸窘迫综合征病人的护理

 学习目标

1. 具有高度的责任感和团队合作意识,尊重和关爱病人,给予病人人文关怀。
2. 掌握呼吸衰竭和急性呼吸窘迫综合征病人的身心状况和主要护理措施。
3. 熟悉呼吸衰竭和急性呼吸窘迫综合征的辅助检查、治疗要点及病人的常见护理诊断/问题。
4. 了解呼吸衰竭的病因与发病机制及病人的护理目标和护理评价。
5. 学会运用护理程序对呼吸衰竭病人实施整体护理,为病人及家属提供心理和社会支持。

一、呼吸衰竭

呼吸衰竭(respiratory failure)简称呼衰,是各种原因引起的肺通气和(或)换气功能严重障碍,以致在静息状态下不能维持足够的气体交换,导致低氧血症伴(或不伴)高碳酸血症,进而引起一系列病理生理改变和临床表现的综合征。呼吸衰竭是临床急危重症,临床表现缺乏特异性,明确诊断需依据动脉血气分析,即在海平面、标准大气压、静息状态及呼吸空气条件下,动脉血氧分压(PaO_2)<60mmHg,伴或不伴二氧化碳分压($PaCO_2$)>50mmHg,并排除心内解剖分流和原发于心排血量降低等因素所致的低氧血症,即可诊断为呼吸衰竭。

呼吸衰竭的病因很多,包括气道阻塞性病变、肺组织病变、肺血管疾病、胸廓病变、胸膜病变及神经肌肉病变等。发病机制与肺通气不足、弥散障碍、通气/血流比例失调等有关。

呼吸衰竭按动脉血气分析分为:①I型呼吸衰竭:缺氧而无二氧化碳潴留(PaO_2<60mmHg,$PaCO_2$正常或降低),又称缺氧呼吸衰竭。主要见于换气功能障碍的疾病,如急性呼吸窘迫综合征(ARDS)。②II型呼吸衰竭:缺氧伴二氧化碳潴留(PaO_2<60mmHg,同时伴有$PaCO_2$>50mmHg),又称高碳酸性呼吸衰竭。见于肺泡通气不足,如慢性阻塞性肺疾病。按病程分为急性呼吸衰竭和慢性呼吸衰竭,其中慢性阻塞性肺疾病是导致慢性呼吸衰竭的最常见病因。

【护理评估】

(一) 健康史

询问病人有无慢性阻塞性肺疾病、重症哮喘、严重肺结核、肺间质纤维化及尘肺等病史,其中以慢性阻塞性肺疾病最常见;有无胸部手术、外伤、胸廓畸形、广泛胸膜增厚、脊髓侧索硬化症及重症肌无力等病史;有无呼吸道感染、高浓度吸氧及麻醉等诱因,其中呼吸道感染是呼吸衰竭的主要诱因。

(二) 身体状况

1. 症状　除原发病症状外,主要表现为缺氧和二氧化碳潴留引起的呼吸困难和多脏器功能障碍。

(1) 呼吸困难:是最早、最突出的症状。表现为呼吸费力伴呼气延长,严重时呼吸浅快、点头或提肩呼吸。并发二氧化碳麻醉时,出现浅慢呼吸或潮式呼吸,严重者还可出现间歇呼吸。

(2) 发绀:是缺氧的主要表现,以口唇、指(趾)甲和舌较为明显。发绀主要取决于缺氧的程度,也受血红蛋白、皮肤色素及心功能状态的影响。

(3) 精神神经症状:轻度缺氧时,注意力分散、智力或定向力减退;缺氧加重时,逐渐出现烦躁不安、神志恍惚,嗜睡及昏迷等。二氧化碳潴留早期,表现为兴奋症状,如烦躁不安、昼睡夜醒,甚至谵妄;二氧化碳潴留加重时,表现为抑制症状,如表情淡漠、肌肉震颤、间歇抽搐、嗜睡及昏迷等,这种由缺氧和二氧化碳潴留导致的神经精神障碍症候群,称为肺性脑病,又称二氧化碳麻醉。

(4) 循环系统症状:二氧化碳潴留使外周体表静脉充盈、皮肤潮红、温暖多汗及血压升高;多数病人出现心动过速,严重缺氧和酸中毒时可导致周围循环衰竭、血压下降、心律失常,甚至心脏骤停;因脑血管扩张,病人常有搏动性头痛。

(5) 消化和泌尿系统症状:严重呼吸衰竭时可出现上消化道出血、黄疸、蛋白尿及氮质血症等肝肾功能损害症状,少数病人出现休克及DIC等。

2. 体征 外周体表静脉充盈、皮肤潮红、温暖多汗及球结膜充血水肿;血压早期升高,后期下降;心率多数增快;部分病人可出现视神经乳头水肿,瞳孔缩小,腱反射减弱或消失,锥体束征阳性等。右心衰竭病人可出现体循环淤血体征。

⊕ 边学边练
实践 3 呼吸衰竭病人的护理

(三) 心理 - 社会状况

呼吸衰竭病人由于出现多器官功能障碍,特别是呼吸困难,用力呼吸不能满足机体需要时,常表现为恐惧或烦躁不安,产生濒死感;随着呼吸困难加重,采用人工气道或机械通气时,影响到情感交流,病人出现情绪低落、精神错乱,甚至拒绝配合治疗及护理;部分病人过分依赖呼吸机,一旦脱机,可能出现情绪紧张,对自主呼吸缺少信心。由于病人长期受慢性疾病折磨,加上病情突然加重,病人及家属可能出现焦虑、恐惧等心理。

(四) 辅助检查

1. 血气分析 是诊断呼吸衰竭以及进行呼吸衰竭分型最有意义的指标。

2. 血 pH 及电解质测定 呼吸性酸中毒合并代谢性酸中毒时,血 pH 明显降低,可伴高钾血症;呼吸性酸中毒伴代谢性碱中毒时,常有低血钾和低血氯。

(五) 治疗要点

呼吸衰竭的治疗原则是保持呼吸道通畅,迅速纠正缺氧、改善通气,积极治疗原发病、消除诱因,加强支持,防治多器官功能损害,预防和治疗并发症。

【常见护理诊断 / 问题】

1. 潜在并发症:重要器官缺氧性损伤。

2. 低效性呼吸型态 与不能进行有效呼吸有关。

3. 焦虑 与疾病危重以及对环境和事态失去自助控制有关。

4. 自理缺陷 与严重缺氧、呼吸困难、机械通气有关。

5. 营养失调:低于机体需要量 与气管插管和代谢增高有关。

【护理目标】

病人未发生严重组织缺氧性损伤;呼吸困难缓解,发绀减轻或消失,血气分析指标得到改善;焦虑减轻或消失;生活自理能力增强;体重增加,营养状况改善。

【护理措施】

(一) 一般护理

1. 休息与体位 为减少体力消耗,降低耗氧量,病人需卧床休息,尽量减少活动。协助病人取舒适且利于改善呼吸状态的体位,一般取半卧位或坐位。

2. 饮食护理 给予高热量、高蛋白、富含多种维生素、易消化、少刺激性的流质或半流质饮食。对昏迷病人应给予鼻饲或肠外营养。

(二) 氧疗护理

任何类型的呼吸衰竭都存在低氧血症,因此氧疗是呼吸衰竭病人的重要护理措施,应根据其基础疾病、呼吸衰竭的类型和缺氧的严重程度,选择适当的给氧方法和吸入氧分数。

1. 氧疗适应证 慢性呼吸衰竭病人 $PaO_2<60mmHg$,是氧疗的绝对适应证,氧疗的目的是使 $PaO_2>60mmHg$。

2. 氧疗的方法 临床常用的给氧方法有鼻导管、鼻塞和面罩给氧。鼻导管和鼻塞法使用简单、方便,不影响咳痰和进食,但吸入氧分数不稳定,高流量时对局部黏膜有刺激,适用于轻度呼吸衰竭和Ⅱ型呼吸衰竭的病人。普通面罩给氧适用于低氧血症比较严重的Ⅰ型呼吸衰竭和 ARDS 病人。文丘里面罩能够按需调节吸入氧分数，对于 COPD 引起的呼吸衰竭尤其适用。

3. 氧疗的原则　①Ⅰ型呼吸衰竭：多为急性呼吸衰竭，缺氧不伴有二氧化碳潴留，可给予较高浓度（$FiO_2>50\%$）氧气吸入，使 PaO_2 迅速提高到 60mmHg 或 $SaO_2>90\%$。②Ⅱ型呼吸衰竭：缺氧伴二氧化碳潴留，给予低流量（1~2L/min）、低浓度（<35%）持续吸氧，使 PaO_2 控制在 60mmHg 或 SaO_2 在 90% 或略高。

4. 氧疗疗效的观察　在氧疗过程中，应注意观察氧疗效果。若吸氧后呼吸困难缓解、发绀减轻、心率减慢、尿量增多、神志清醒及皮肤转暖，提示氧疗有效；若发绀消失，神志清楚，精神好转，$PaO_2>60mmHg$，$PaCO_2<50mmHg$，可考虑终止氧疗，停止吸氧前必须间断吸氧几日后，方可完全停止氧疗；若意识障碍加深或呼吸过度表浅、缓慢，提示二氧化碳潴留加重，应根据动脉血气分析结果和病人表现，遵医嘱及时调整吸氧流量和氧浓度，保证氧疗效果。

（三）病情观察

密切观察呼吸困难的程度、呼吸频率、节律和深度，观察有无发绀、球结膜充血、水肿、皮肤温暖多汗及血压升高等缺氧和二氧化碳潴留的表现；监测生命体征及意识状态；监测并记录出入液量；监测动脉血气分析和血生化检查结果，监测电解质和酸碱平衡状态；观察呕吐物和粪便性状；观察有无神志恍惚、烦躁、抽搐等肺性脑病表现，一旦发现，应立即报告医生并协助处理。

（四）对症护理

呼吸道分泌物积聚引起气道不通畅，可加重感染及呼吸肌疲劳，甚至导致肺不张，加重呼吸衰竭。故在氧疗和改善通气之前，必须采取各种措施保持气道通畅。具体方法包括：

1. 清除呼吸道分泌物　指导病人进行有效咳嗽、咳痰，病情严重、意识不清病人，应及时吸痰。遵医嘱应用支气管舒张剂，口服或雾化吸入祛痰药。

2. 建立人工气道　对于病情严重又不能配合，昏迷、呼吸道大量痰液潴留伴有窒息危险或 $PaCO_2$ 进行性增高的病人，若常规治疗无效，应及时建立人工气道和机械通气支持。

（五）治疗配合

1. 用药护理　遵医嘱选择有效的抗生素控制呼吸道感染，对长期应用抗生素病人注意有无"二重感染"。遵医嘱使用支气管舒张剂，在呼吸道通畅的前提下，遵医嘱使用呼吸兴奋剂，适当提高吸入氧流量及氧浓度。静脉输液时速度不宜过快，若出现恶心、呕吐、烦躁、面色潮红及皮肤瘙痒等现象，提示呼吸兴奋剂过量，需减量或停药。若 4~12 小时未见效，或出现肌肉抽搐等严重不良反应时，应立即报告医生。对烦躁不安，夜间失眠病人，禁用麻醉剂，慎用镇静剂，以防止引起呼吸抑制。

2. 机械通气病人的护理　①做好病人术前的各项准备工作，减轻或消除紧张、恐惧情绪。②按规程连接呼吸机导管，确保呼吸机功能完好。③加强病人监护，监测呼吸机参数及功能。④注意吸入气体的加温和湿化，及时吸痰。⑤停用呼吸机前后做好撤机护理。

（六）并发症护理

1. 水、电解质紊乱及酸碱失衡　定期监测血气分析和血液生化指标。严重酸中毒者，遵医嘱给予碳酸氢钠。出现低血钾、低血氯时，遵医嘱及时补充氯化钾。

2. 上消化道出血的护理措施详见第四章第八节"上消化道出血病人的护理"。

(七) 心理护理

护士应经常巡视,了解和关心病人,特别是对建立人工气道和使用机械通气的病人,更应加强语言或非语言交流以抚慰病人。采用各项医疗护理措施前,应向病人作简要说明,给病人以安全感,取得病人信任和合作。指导病人应用放松技术、分散注意力等方式缓解紧张和焦虑情绪。

(八) 健康指导

1. 疾病知识指导　向病人及家属介绍疾病发生、发展与治疗、护理过程,与其共同制订合理的活动、休息与饮食计划,改进膳食,增加营养,提高机体抵抗力;劳逸结合,维护心、肺功能状态。劝告吸烟病人戒烟,避免吸入刺激性气体。

2. 康复治疗　指导病人进行呼吸功能锻炼和耐寒锻炼,如缩唇呼吸、腹式呼吸及冷水洗脸等;教会病人有效咳嗽、咳痰、体位引流及拍背等方法;指导病人和家属学会家庭氧疗的方法以及注意事项。

3. 用药指导与病情监测　遵医嘱正确用药,了解药物的用法、用量和注意事项及不良反应等。若有呼吸困难、发绀加重等表现,应及时就诊。

【护理评价】

病人组织器官功能是否正常;呼吸困难、发绀是否减轻,PaO_2、$PaCO_2$ 等指标是否得到改善;焦虑是否减轻或消失;自理能力有无增强;营养状况是否改善。

二、急性呼吸窘迫综合征

急性呼吸窘迫综合征(acute respiratory syndrome,ARDS)为急性肺损伤的严重阶段,是由心源性以外的各种肺内、外致病因素导致的急性、进行性呼吸衰竭。临床特点除原发病表现外,以呼吸急促、呼吸窘迫、顽固性低氧血症为特征。本病起病急骤,发展迅猛,如不及早诊治,死亡率高达 50%~70%。

ARDS 病因有肺内因素及肺外因素。肺内因素包括吸入胃内容物、毒气、烟尘及长时间吸入纯氧、各种重症肺炎、淹溺等。肺外因素包括休克、败血症、重症急性胰腺炎、严重的非胸部创伤及药物中毒等。

【护理评估】

(一) 健康史

询问有无严重感染、创伤、吸入有毒气体以及长时间吸入纯氧等诱因。

(二) 身体状况

多数病人于受到发病因素攻击后 12~48 小时内突然出现进行性呼吸困难,呼吸频数、明显发绀,常规吸氧难以改善,常伴有烦躁、焦虑、出汗,神志恍惚或淡漠。病程中可出现不同程度的咳嗽,咳出血水样痰或小量咯血。早期肺部体征较少,晚期可听到干性或湿性啰音。

(三) 心理 - 社会状况

由于病人病情危重,极度呼吸困难甚至有濒死感,特别是应用机械通气辅助呼吸,病人不能表达其心理感受和需求,容易产生焦虑、紧张、孤独等心理反应。

(四) 辅助检查

动脉血气分析以低 PaO_2、低 $PaCO_2$ 和高 pH 为典型表现。氧合指数(PaO_2/FiO_2)是诊断急性肺损伤(ALL)或 ARDS 的必要条件。发生 ALL 时,$PaO_2/FiO_2 \leqslant 300$;发生 ARDS 时,

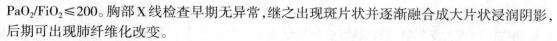

$PaO_2/FiO_2 \leqslant 200$。胸部 X 线检查早期无异常,继之出现斑片状并逐渐融合成大片状浸润阴影,后期可出现肺纤维化改变。

(五)治疗要点

治疗要点为积极治疗原发病,纠正低氧血症,机械通气以及调节体液平衡。一般需用面罩进行高浓度(>50%)给氧,使 $PaO_2 \geqslant 60mmHg$ 或 $SaO_2 \geqslant 90\%$。及早应用机械通气,并需采用肺保护性通气。

【常见护理诊断/问题】

1. 气体交换受损 与肺间质及肺泡水肿、透明膜形成影响气体弥散有关。
2. 急性意识障碍 与缺氧和二氧化碳潴留引起的中枢抑制有关。
3. 潜在并发症:电解质紊乱、消化道出血、休克。

【护理措施】

(一)一般护理

1. 休息与体位 协助病人取舒适且利于改善呼吸状态的体位,一般取半卧位或坐位。对躁动不安的病人,需加强防护,防止意外伤害发生。
2. 饮食护理 给予高热量、高蛋白、富含多种维生素、易消化、产气少的流质或半流质食物。鼓励神志清醒病人自行进食,昏迷病人应给予鼻饲,必要时遵医嘱静脉补充营养。

(二)病情观察

监测生命体征,观察呼吸频率、幅度、类型以及双侧呼吸运动是否对称。观察颜色、弹性和湿度,皮肤苍白、四肢湿冷为休克表现;皮肤潮红、多汗和浅静脉充盈是二氧化碳潴留的表现。准确记录出入液量,监测血气分析结果。

(三)用药护理

使用呼吸兴奋剂时,密切观察病人神志、发绀、呼吸频率和幅度以及动脉血气分析结果,若出现面色潮红、烦躁不安、恶心呕吐、肌肉颤动等现象,提示呼吸兴奋剂剂量过大,及时通知医生配合治疗。

(崔郁玲)

第十节 呼吸系统常用诊疗技术及护理

 学习目标

1. 具有医疗安全、团结协作的职业意识和认真负责的职业态度,尊重和关爱病人。
2. 掌握纤维支气管镜检查术和胸腔穿刺术的操作前准备、术中配合与护理和操作后护理。
3. 熟悉纤维支气管镜检查术和胸腔穿刺术的操作过程。
4. 了解纤维支气管镜检查术和胸腔穿刺术的适应证和禁忌证。
5. 学会与病人和家属进行有效沟通,正确解释操作目的、过程和注意事项。

一、纤维支气管镜检查术

纤维支气管镜检查是利用光学纤维内镜对气管和支气管管腔进行的检查,可在直视下行活检、清除阻塞异物,并可利用支气管镜注入药物,或切除气管内的良性肿瘤。纤维支气管镜检查已经成为支气管、肺和胸腔疾病诊断及治疗不可缺少的手段。

【适应证】

1. 原因不明的咯血,需明确咯血病因、出血部位,或需要局部止血治疗者。

2. 胸部 X 线占位改变或阴影而致肺不张、阻塞性肺炎、支气管狭窄或阻塞,刺激性咳嗽,经抗生素治疗不缓解,疑为异物或肿瘤的病人。

3. 用于清除黏稠的分泌物、黏液栓或异物。

4. 原因不明的喉返神经麻痹、膈神经麻痹或上腔静脉阻塞。

5. 行支气管肺泡灌洗及用药等治疗。

6. 引导气管导管,进行经鼻气管插管。

【禁忌证】

1. 肺功能严重损害,重度低氧血症,不能耐受检查者。

2. 严重心功能不全、高血压、心律失常者。

3. 严重肝、肾功能不全,全身状态极度衰竭者。

4. 出凝血机制严重障碍者。

5. 哮喘发作或大咯血者,近期有上呼吸道感染或高热者。

6. 主动脉瘤有破裂危险者。

7. 对麻醉药物过敏,不能用其他药物代替者。

【操作前准备】

1. 病人准备 ①评估:评估病人对消毒剂、局麻药或术前用药是否过敏;评估有无高血压、心脏病病史,有无出血倾向、鼻息肉及鼻中隔偏曲。②解释:术前向病人及家属说明检查目的、意义、过程及配合的方法,以消除紧张情绪,取得合作。③病人签署知情同意书。④病人指导:指导病人术前 4~6 小时禁食、禁水,以防误吸。清洁口腔,取下活动性义齿。术中应听从医生指导做吞咽和深呼吸,全身放松,以减轻不适感。⑤术前用药:术前半小时遵医嘱肌内注射阿托品 0.5mg 和地西泮 10mg,以减少呼吸道分泌和镇静。

2. 环境准备 检查室安静、整洁、温度及湿度适宜,无对流风。

3. 用物准备 ①备好检查相关物品:纤维支气管镜、冷光源、喉头喷雾器、润滑剂、药物(生理盐水、局麻药、镇静药、止血药)、纱布、无菌手套等。②备好吸引器和复苏设备,以防术中出现喉痉挛和呼吸窘迫,或因麻醉药物的作用抑制病人的咳嗽和呕吐反射,使分泌物不易咳出。

【操作过程与护理配合】

1. 病人体位 常取去枕仰卧位,肩部垫一软枕,下颌略抬高。不能平卧者,可取坐位或半坐位。

2. 局部麻醉 先用 2% 利多卡因溶液做咽喉部及鼻腔喷雾麻醉,也可用 2%~4% 利多卡因雾化吸入;然后经纤维支气管镜滴入或经环甲膜穿刺注入 2% 利多卡因 2~5ml。

3. 插管途径 可经鼻或口插入,目前大多数采取经鼻插入。

4. 协助检查 可以直视下自上而下依次检查各叶、段支气管,支气管镜的末端可做一定角度的旋转,术者可依据情况控制角度调节钮。

5. 术中配合 护士按医生指示经纤维支气管镜滴入麻醉剂,按需配合医生做好吸引、灌洗、活检、治疗等相关操作。

6. 术中观察 严密观察病人面色、生命体征、PaO$_2$ 等变化,发现异常,及时告知医生。

7. 拔管 协助医生拔管,擦净病人口鼻部,扶持病人下检查台。

【操作后护理】

1. 病情观察 密切观察病人的生命体征和全身反应,如有无发热、胸痛、呼吸困难;观察分泌物的颜色和特征。鼓励病人轻轻咳出痰液和血液。向病人说明术后数小时内,特别是活检后会有少量咯血及痰中带血,不必担心,出血量多时应及时通知医生,并积极配合医生进行抢救。

2. 避免误吸 术后禁食、禁水 2 小时,待麻醉作用消失、咳嗽和呕吐反射恢复后方可进食、进水。开始进食时,以进温凉流质或半流质饮食为宜。

3. 减少咽喉部刺激 术后数小时内避免吸烟、谈话和咳嗽,使声带得以休息,以免声音嘶哑和咽喉部疼痛。

4. 整理、记录 清理用物,作初步消毒处理;及时送检标本;记录检查情况及病人的反应。

二、胸腔穿刺术

胸腔穿刺术是自胸膜腔内抽取积液或积气或行胸膜腔内给药的一项有创性操作。

【适应证】

1. 胸腔积液性质不明者,抽取积液检查,协助病因诊断。

2. 胸腔内大量积液或积气者,排除积液或积气,以缓解压迫症状,避免胸膜粘连增厚。

3. 脓胸抽脓灌洗治疗或恶性胸腔积液需胸腔内注入药物者。

【禁忌证】

出血性疾病及病情危重、体质衰弱、不能耐受操作者。

【操作前准备】

1. 病人准备 ①评估:评估病人病情、文化水平、合作程度及对检查的知晓程度等。②解释:向病人及家属解释穿刺目的、操作步骤及术中注意事项,以消除紧张情绪,取得合作。③病人签署知情同意书。④病人指导:指导病人练习穿刺体位,并告知病人操作过程中保持穿刺体位,不要随意活动,不要咳嗽或深呼吸,以免损伤胸膜或肺组织。⑤术前用药:必要时给予镇咳药。

2. 环境准备 安静、整洁、温度及湿度适宜,无对流风。

3. 用物准备 胸腔穿刺用物、急救药品和器械。

【操作过程与护理配合】

1. 安置体位 协助病人反坐于靠背椅上,两前臂平置于椅背上缘,前额伏于前臂上。不能下床者可取半卧位,患侧前臂上举抱于枕部。抽气时协助病人取半卧位。

2. 确定穿刺点 胸液多时一般选择肩胛线或腋后线第 7~8 肋间,必要时也可选腋中线第 6~7 肋间或腋前线第 5 肋间;气胸者取患侧锁骨中线第 2 肋间或腋前线第 4~5 肋间进针(图 2-5)。

3. 消毒、铺孔巾、局部麻醉 常规消毒穿刺点皮肤。术者戴无菌手套、覆盖消毒孔巾,用 2% 利多卡因在穿刺点部位下位肋骨的上缘自皮肤至胸膜壁层进行局部麻醉。

4. 穿刺 术者以左手示指、中指固定穿刺部位皮肤,右手持穿刺针在局麻部位沿下位肋骨上缘缓慢刺入胸壁直达胸膜腔。

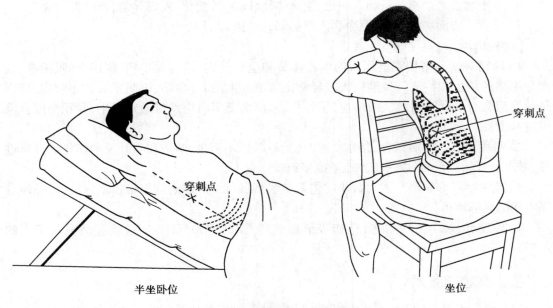

半坐卧位   坐位

图 2-5　胸腔穿刺体位及穿刺点

5. 抽液、排气或胸腔内注药　连接注射器,护士协助抽取胸腔积液或气体。抽液完毕后,如治疗需要可注射药物。每次抽液、抽气不宜过快、过多。首次排液量不宜超过 600ml,抽气量不超过 1000ml,以后每次抽液量不应超过 1000ml;诊断性胸穿,抽液 50~100ml 即可。穿刺过程中应严格无菌操作,避免损伤脏层胸膜,防止空气进入胸膜腔。

6. 拔针　术毕拔出穿刺针,再次消毒穿刺点后,覆盖无菌纱布,稍用力压迫穿刺部位片刻,护士协助用胶布固定后嘱病人静卧。

7. 术中观察　术中密切观察病人反应,如出现头晕、面色苍白、出冷汗、心悸、胸闷或剧痛、昏厥等胸膜过敏反应;或出现连续性咳嗽、气短、咳泡沫痰等现象时,立即停止抽液,并遵医嘱皮下注射 0.1% 肾上腺素 0.3~0.5ml 或进行其他对症处理。

【操作后护理】

1. 监测病人穿刺后反应　嘱病人平卧或半卧位休息,注意观察呼吸、脉搏及血压等情况,及时发现并发症,如血胸、气胸及肺水肿等。观察穿刺部位情况,如出现红、肿、热、痛,体温升高或液体溢出等及时通知医生。

2. 记录、送检标本　记录穿刺时间、抽液抽气量、胸水的颜色及性状以及病人在术中的状态,按需要留取标本并及时送检。

3. 胸腔内注药护理　术中注射药物者,嘱病人稍作活动,使药液在胸腔内混匀,并观察病人对注入药物的反应。

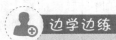

实践 4　呼吸系统常用诊疗技术及护理

4. 一般护理　术后鼓励病人深呼吸,促进肺膨胀;如无其他并发症,术后 1 小时可恢复活动,24 小时后方可洗澡,以免穿刺部位感染。

(崔郁玲　邹春杰)

思考题

1. 李先生,男,75岁。反复咳嗽、咳痰30余年,活动后心悸、气促15年,加重伴发热3天。吸烟史50余年,每日20支。护理体检:T 38.1℃,P 104次/分,R 22次/分,BP 130/80mmHg。神志清晰,精神萎靡,半卧位,口唇发绀。颈静脉怒张,肝颈静脉回流征阳性。桶状胸,叩诊呈过清音,双肺呼吸音减弱,可闻及散在湿啰音和哮鸣音。心率104次/分,节律规整,$P_2>A_2$,各瓣膜听诊区未闻及杂音。腹平软,肝脏右肋缘下2cm,剑突下3cm,轻触痛。双下肢凹陷性水肿。肺功能检查显示 $FEV_1<50\%$,$FEV_1/FVC<60\%$。初步诊断:慢性肺源性心脏病、慢性阻塞性肺疾病(急性加重期)。

请问:

(1) 导致该病人病情反复发作和不断加重的主要因素是什么?

(2) 如何对 COPD 病人实施氧疗?

(3) 应配合医生对该病人采取哪些护理措施?病情观察的重点是什么?

2. 王女士,35岁,职员。因咳大量脓痰、反复咯血5年,加重2天入院。5年前病人受凉后出现咳嗽、咳黄色脓痰,每日50~100ml,夜间体位变动或清晨起床时症状加重,伴咯血,在当地医院经抗生素治疗后好转。此后上述症状反复发作,经常自服抗菌药物。2天前淋雨后症状再度加重,痰有臭味,咯血3口,轻度胸闷,无发热。护理体检:T 37℃,P 88次/分,R 18次/分,BP 120/80mmHg。神志清,口唇无发绀。左下肺呼吸音粗,可闻及中等水泡音。心率88次/分,律齐。无杵状指(趾)。胸部X线显示左下肺纹理增多、粗乱。临床初步诊断为"支气管扩张症"。

请问:

1. 病人目前主要的护理诊断/问题有哪些?

2. 该病人目前病情监测的重点是什么?

3. 护士应采取哪些护理措施促进排痰,保持呼吸道引流通畅?

第三章 循环系统疾病病人的护理

第一节 循环系统疾病病人常见症状体征的护理

学习目标

1. 具有关心、理解病人疾苦,主动为病人缓解不适的职业意识和态度。
2. 掌握循环系统疾病病人常见症状体征的护理评估要点和主要护理措施。
3. 熟悉循环系统疾病病人常见症状体征的主要护理诊断/问题。
4. 了解循环系统疾病常见症状和体征的护理目标和护理评价。
5. 学会循环系统疾病常见症状和体征的评估方法,能正确实施护理措施。

循环系统由心脏、血管和调节血液循环的神经体液组成。循环系统的主要功能是为全身组织器官运输血液,将氧、营养物质和激素等供给组织,并将组织代谢废物运走,以保证人体正常新陈代谢的需要。循环系统疾病包括心脏和血管疾病,合称心血管病。心血管病病因复杂,包括先天发育异常、动脉粥样硬化、风湿热、高血压、感染、内分泌代谢功能异常、自主神经功能失调、理化因素、肿瘤、遗传及某些全身性疾病等。随着人民生活水平的提高,饮食结构的改变及人口老龄化,我国心血管病的发病率和死亡率不断上升,已成为居民死亡的首要原因,心血管病负担日益加重,成为重要公共卫生问题。因此,积极开展心血管疾病的防治和护理及危险因素的干预,具有重要意义。

循环系统疾病的常见症状有心源性呼吸困难、心源性水肿、心悸、心前区疼痛和心源性晕厥等。

一、心源性呼吸困难

心源性呼吸困难(cardiogenic dyspnea)是指各种心血管病引起的呼吸困难,病人呼吸时自觉空气不足,呼吸费力,并伴有呼吸频率、深度与节律异常。最常见的病因是左心衰竭,亦见于右心衰竭、心包积液和心脏压塞。左心衰竭所致的呼吸困难较为严重,其主要病变基础为肺淤血和肺泡弹性降低。右心衰竭引起的呼吸困难程度较左心衰竭轻,其主要病变基础为体静脉淤血。

【护理评估】

(一)健康史

询问病人既往有无原发性高血压、冠状动脉粥样硬化性心脏病、心脏瓣膜病、心肌炎及心包炎等病史;有无体力活动、精神紧张及感染等诱发因素;了解心源性呼吸困难的发作时间、起病特点、发展过程及与活动的关系、减轻或缓解方法等。

(二) 身体状况

心源性呼吸困难按程度不同,常表现为:

1. 劳力性呼吸困难 是左心衰竭最早出现的症状。特点是在体力活动时发生或加重,休息后缓解或消失。系因运动使回心血量增加,左心房压力升高,加重肺淤血。开始多发生在较重体力活动时,随着病情进展,轻微体力活动时即可出现。

2. 夜间阵发性呼吸困难 为左心衰竭的典型表现。病人入睡后突然因憋气而惊醒,被迫坐起,呼吸深快,大多于端坐休息后可自行缓解。重者可有哮鸣音,称之为"心源性哮喘"。其发生机制包括:睡眠平卧使血液重新分配,肺血流量增加;夜间迷走神经张力增加,小支气管收缩;横膈上抬,肺活量减少等。

3. 端坐呼吸 为严重肺淤血的表现。静息状态下病人仍觉呼吸困难,不能平卧,依病情轻重可表现为被迫采取高枕卧位、半坐卧位、端坐位,甚至双下肢下垂,使回心血量减少且横膈下移,减轻肺淤血,方可使憋气好转。

4. 急性肺水肿 是"心源性哮喘"的进一步发展,是左心衰竭呼吸困难最严重的形式。

(三) 心理 - 社会状况

随着心功能不全的发展,病人呼吸困难逐渐加重,影响日常生活及睡眠,可使病人产生紧张、焦虑,甚至悲观、恐惧的心理。

(四) 辅助检查

评估病人动脉血气分析结果,了解病人缺氧的程度、酸碱平衡失调的状况;评估病人胸部 X 线、超声心动图等检查结果,了解病人有无心脏病变、肺淤血及肺水肿等。

【常见护理诊断 / 问题】

1. 气体交换受损 与肺淤血、肺水肿或伴肺部感染有关。

2. 活动无耐力 与呼吸困难所致能量消耗增加和机体缺氧状态有关。

【护理目标】

病人呼吸困难减轻或消失;病人主诉活动耐力逐渐增加,活动时心率、血压正常,无明显不适。

【护理措施】

(一) 气体交换受损

1. 一般护理 保持病室安静、整洁,适当开窗通风,病人应衣着宽松,盖被轻软,以减轻憋闷感。病人有明显呼吸困难时,应卧床休息。劳力性呼吸困难者,应减少活动量,以不引起症状为度。夜间阵发性呼吸困难者,应采取高枕卧位或半卧位。端坐呼吸者,可协助病人伏于床上小桌休息,必要时双腿下垂,以减少回心血量和改善呼吸。

2. 氧疗护理 一般心脏病病人可给予中等流量(2~4L/min 或 3~5L/min)吸氧;肺心病病人则应予持续低流量(1~2L/min)、低浓度给氧;急性左心衰竭病人,应予高流量(6~8L/min)氧气吸入,湿化瓶中加入 20%~30% 的乙醇湿化,使肺泡内泡沫的表面张力降低而破裂,以利于改善肺泡通气。

3. 控制输液速度和总量 病人输液速度控制在 20~30 滴 / 分,24 小时输液总量控制在 1500ml 内为宜。

4. 病情观察 观察病人呼吸困难是否改善,发绀是否减轻,SaO_2、血气分析结果是否正常等,及时发现心功能变化情况,尤其应加强夜间巡视和床旁安全监护。若病情加重或 SaO_2

降低到 94% 以下,立即报告医生。

5. 心理护理 经常和病人交流,了解病人的心理动态,予以安慰和疏导,与病人家属一起鼓励病人保持良好的心态,树立战胜疾病的信心。病人对疾病困惑时,应及时给予解释,告知病人稳定的情绪可降低交感神经兴奋性,从而有利于缓解呼吸困难症状。

(二) 活动无耐力

1. 生活护理 病人卧床期间应加强生活护理,注意口腔清洁,协助大小便。进行床上主动或被动的肢体活动,以保持肌张力,预防静脉血栓形成。根据病人的活动耐力,鼓励病人尽可能生活自理。护士应为病人的自理活动提供方便和指导,如抬高床头,使病人容易坐起,将经常使用的物品放在病人容易取放的位置;指导病人使用病房中的辅助设备,如床栏杆、扶手等,以节省体力和保证安全;有些自理活动,如刷牙、洗脸等可坐着进行。

2. 活动训练 与病人及家属一起制订活动目标和计划,确定活动量和持续时间,循序渐进增加活动量。病人可遵循卧床休息→床边活动→病室内活动→病室外活动→上下楼梯的活动步骤。根据病人心功能分级和活动时的反应,确定活动的持续时间和频度。当病人活动耐力有所增加时,适当予以鼓励,以增强病人信心。

3. 病情观察 若病人在活动中或活动后出现心悸、心前区不适、呼吸困难、头晕眼花、面色苍白、出汗及极度疲乏等现象时,应停止活动,就地休息。若休息后症状仍不缓解,应立即报告医生协助处理。

【护理评价】

病人呼吸困难是否改善或消失;病人活动耐力是否逐渐增加,活动时心率、血压是否正常,活动时有无明显不适。

二、心源性水肿

心源性水肿(cardiogenic edema)是指心血管病引起的水肿,机体组织间隙有过多的液体积聚。最常见的病因是右心衰竭或全心衰竭,也可见于渗出性心包炎或缩窄性心包炎。其发生机制主要是:①有效循环血量不足,肾血流量减少,肾小球滤过率降低,继发性醛固酮增多,引起钠水潴留。②体循环静脉压及毛细血管静水压增高,组织液回吸收减少。③淤血性肝硬化导致蛋白质合成减少、胃肠道淤血导致食欲下降及消化吸收功能下降,继发低蛋白血症,血浆胶体渗透压下降。

【护理评估】

(一) 健康史

详细询问导致水肿的病因和诱因;了解水肿初始出现的部位、时间、程度及发展速度;了解水肿与饮食、体位及活动的关系,如病人饮水量、摄盐量、尿量、休息状况等;询问服用药物的名称、剂量、时间、方法及其疗效。

(二) 身体状况

1. 水肿的特点 心源性水肿的特点是首先出现在身体下垂部位,如足踝部、胫前,卧床者常见于腰骶部、会阴或阴囊部。水肿常为凹陷性,发展较缓慢,逐渐延及全身,严重者可出现胸、腹腔积液。水肿常于活动后加重,休息后减轻或消失。

2. 伴随症状 水肿部位因长期受压,皮肤易发生溃破、压疮及感染;因低盐饮食及食欲减退,可伴发营养不良;液体摄入过多或利尿剂使用不当,可导致水、电解质紊乱;此外,病人还可伴有尿量减少,近期体重增加等。

(三) 心理 - 社会状况

病人因水肿引起体态改变和躯体不适,可产生烦躁、忧郁等心理;因病情反复发作严重影响工作和生活,可出现悲观、绝望等心理。

(四) 辅助检查

评估病人血常规和血液生化检查结果,可了解病人有无低蛋白血症及电解质紊乱等。

【常见护理诊断 / 问题】

1. 体液过多 与体静脉淤血及钠水潴留有关。
2. 有皮肤完整性受损的危险 与水肿所致组织局部长期受压、营养不良有关。

【护理目标】

病人水肿减轻或消失;病人皮肤保持完整,无压疮发生。

【护理措施】

(一) 体液过多

1. 休息与活动 休息可增加肾血流量,提高肾小球滤过率,使尿量增加,减轻心脏负荷。因此,轻度水肿者应限制活动;重度水肿者,应卧床休息;伴胸腔积液或腹腔积液者宜采取半卧位。

2. 饮食护理 给予低盐、清淡、易消化饮食,少食多餐。病人每日的摄盐量在 5g 以下为宜。此外,也应限制其他含钠多的食品及饮料,如腌制食品、香肠、味精、罐头及碳酸饮料等。注意改善烹调技巧,以增进病人食欲。

3. 维持体液平衡 根据病情适当限制液体摄入,补液量以"量出为入"为原则,减慢输液速度,防止加重水肿。

4. 病情观察 记录 24 小时液体出入量,监测体重变化。观察病人颈静脉充盈、肺部啰音、肝脏大小、腹腔积液、胸腔积液及皮肤水肿消退情况。

(二) 有皮肤完整性受损的危险

1. 体位 嘱病人抬高下肢,以增加静脉回流,减轻下肢水肿。定时协助或指导病人变换体位,膝部、踝部及足跟处可垫软枕以减轻局部压力,避免腿部及踝部交叉重叠。变换体位时动作应轻巧,避免强行推、拉,以防擦伤皮肤。

2. 皮肤护理 保持床褥柔软、清洁、平整及干燥,严重水肿者可使用气垫床。保持皮肤清洁,嘱病人穿柔软、宽松的衣服,容易发生压疮的部位应经常给予按摩。保持会阴部皮肤清洁、干燥,男性病人可用托带支托阴囊部。用热水袋时水温不宜太高,防止烫伤。使用便盆时动作轻巧,防止擦伤皮肤。肌内注射时严密消毒后做深部注射,拔针后用无菌棉球按压避免药液外渗。

3. 观察皮肤情况 观察水肿部位及其他受压处皮肤有无发红、破溃,如有异常及时采取相应措施。

【护理评价】

病人水肿是否减轻并逐渐消失;病人皮肤有无破损,是否发生压疮。

三、心悸

心悸(palpitation)是指一种自觉心脏跳动的不适感或心慌感。常见的病因有心律失常,如心动过速、心动过缓、期前收缩及心房颤动等;心脏搏动增强,如各种器质性心血管病(如二尖瓣、主动脉瓣关闭不全)及全身性疾病(如甲状腺功能亢进症、贫血);心血管神经症。此外,生理性因素,如健康人剧烈运动、精神紧张或情绪激动、过量吸烟、饮酒、饮浓茶及咖啡,应用某些药物,如肾上腺素、麻黄碱、阿托品及氨茶碱等亦可引起心悸。

【护理评估】

(一)健康史

询问病人有无心血管病、贫血及甲状腺功能亢进症等病史;发作前有无明显诱因,如劳累、情绪激动、吸烟及饮酒等;既往发作情况、缓解方式,以及对日常生活、工作的影响。

(二)身体状况

1. 心悸的特点 心悸严重程度不一定与病情成正比。初发、突发的心律失常,心悸多较明显。慢性心律失常者,因逐渐适应可无明显心悸。紧张、焦虑、安静或注意力集中时心悸易出现。心悸时,心率可快、可慢,当心率加快时,病人感到心脏跳动不适,心率缓慢时则感到搏动有力。心率和心律正常者亦可有心悸。心悸一般无危险性,但少数严重心律失常所致者可发生猝死。

2. 伴随症状 伴胸痛及呼吸困难者,见于心肌梗死、心肌炎及心包炎等;伴晕厥或抽搐者,见于高度房室传导阻滞、心室颤动或阵发性室性心动过速等;伴发热者,见于急性传染病、风湿热及心肌炎等;伴贫血者,见于急性失血、慢性贫血等。

(三)心理 - 社会状况

心悸引起的不适可使病人产生紧张、焦虑、甚至恐惧等心理。

(四)辅助检查

心电图检查可了解有无心律失常、心肌缺血等情况。心肌酶谱、血红蛋白、血糖、血 T_3、T_4 测定、超声心动图及胸片等检查结果,可协助判断心悸的病因。

【常见护理诊断 / 问题】

活动无耐力 与心悸发作时心前区不适、胸闷等有关。

【护理目标】

病人活动耐力增加,不适感减轻或消失。

【护理措施】

1. 一般护理 心悸发作时,应适当休息,衣服宜宽松,避免左侧卧位。严重心律失常病人,应绝对卧床休息。饮食宜清淡,限制烟酒、咖啡及浓茶等。必要时给予中等流量氧气吸入。

2. 病情观察 伴有严重心律失常的心悸病人应注意监测心率、心律,必要时进行心电监护,发现异常或出现晕厥、抽搐时,立即报告医生并协助抢救。

3. 心理护理 向病人及家属介绍心悸产生的原因、防治方法及预后,使病人对心悸有正确的认识,减轻心理负担,缓解紧张、恐惧的心理。帮助病人学会自我调节情绪的方法,指导病人通过散步、读书及交谈等方式分散注意力。

【护理评价】

病人活动耐力是否增加,不适感是否减轻或消失。

四、心前区疼痛

心前区疼痛(precordial pain)是指由于各种原因引起的心前区或胸骨后的疼痛不适。最常见的病因是心绞痛及急性心肌梗死,也可由主动脉瓣狭窄及关闭不全、梗阻性肥厚型心肌

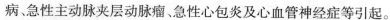

病、急性主动脉夹层动脉瘤、急性心包炎及心血管神经症等引起。

【护理评估】

（一）健康史

询问病人有无心血管病病史；有无糖尿病及高脂血症；发作是否与精神因素有关；有无心血管病家族史。

（二）身体状况

1. 疼痛的特点 注意评估疼痛的部位、性质、程度、持续时间、诱发因素和缓解因素。典型心绞痛位于胸骨后和心前区，呈阵发性压榨样痛，体力活动或情绪激动时诱发，休息或含服硝酸甘油后可缓解；急性心肌梗死多呈持续性剧痛，并有恐惧及濒死感，常无明显诱因，休息或含服硝酸甘油后多不能缓解；急性主动脉夹层动脉瘤病人可出现胸骨后或心前区撕裂性剧痛或烧灼痛；急性心包炎引起的疼痛呈刺痛，持续时间较长，可因呼吸或咳嗽而加剧；心血管神经症为短促的针刺样疼痛或持续性隐痛，多在休息时发生，活动后反而好转。

2. 伴随症状 伴大汗、血压下降或休克者，多见于心肌梗死、急性主动脉夹层动脉瘤等；伴有咳嗽、呼吸困难者，见于急性心包炎；伴失眠、多梦者，见于心血管神经症。

（三）心理-社会状况

心前区疼痛反复发作，严重影响工作和日常生活时，病人可出现忧郁、焦虑及恐惧等心理。

（四）辅助检查

了解心电图、超声心动图、X线检查等结果，可协助判断疼痛的原因。

【常见护理诊断/问题】

1. 疼痛：心前区疼痛 与冠状动脉供血不足、炎症累及心包或胸膜壁层有关。

2. 恐惧 与剧烈疼痛伴濒死感有关。

【护理目标】

病人疼痛减轻或消失；病人恐惧心理解除。

【护理措施】

（一）疼痛：心前区疼痛

1. 休息 疼痛发作时，立即协助病人卧床休息，安慰病人，减轻其紧张不安情绪，减少探视。避免过度体力劳动、用力排便、情绪激动、饱餐及寒冷等诱发因素，以免加重疼痛。

2. 减轻疼痛 遵医嘱给予镇痛剂、镇静剂及病因治疗。根据病情间断或持续中等流量给氧，改善心肌缺血。

3. 观察病情 观察疼痛发作的部位、性质、持续时间及诱因。观察病人是否伴有面色苍白、皮肤湿冷、脉搏细速等休克体征。

（二）恐惧

迅速、有效地缓解疼痛是消除恐惧的最佳措施。当病人胸痛剧烈时，护士应陪伴在病人身旁，增加病人的心理安全感，告知病人疼痛的可控性，消除病人的恐惧感，并指导病人采用放松技术如深呼吸、全身肌肉放松，以转移其注意力。病情允许时，可让病人收听广播、看电视，阅读报纸杂志等，必要时遵医嘱使用镇静剂。

【护理评价】

病人心前区疼痛是否减轻或消失；病人恐惧心理是否解除。

五、心源性晕厥

心源性晕厥（cardiogenic syncope）是指由于心排血量骤减、中断或严重低血压而引起脑供血骤然减少或停止而出现的短暂意识丧失，常伴有肌张力丧失而跌倒的临床征象。常见病因包括严重心律失常（如病态窦房结综合征、室性心动过速、房室传导阻滞）和器质性心脏病（如严重主动脉瓣狭窄、梗阻性肥厚型心肌病、急性心肌梗死、急性主动脉夹层动脉瘤、心脏压塞、左房黏液瘤）。大多数晕厥病人预后良好，反复发作的晕厥是病情危重和危险的征兆。

【护理评估】

（一）健康史

询问病人有无严重心律失常、器质性心脏病病史，发作前有无用力活动、奔跑等诱发因素。

（二）身体状况

1. 晕厥的特点 心源性晕厥多在用力活动、奔跑时发生。一般心脏供血暂停 3 秒以上即可出现一过性黑蒙，肌张力降低或丧失，但不伴意识丧失，称近乎晕厥；心脏供血暂停 5 秒以上可发生晕厥；心脏供血暂停超过 10 秒可出现抽搐，称阿 - 斯综合征（Adams-Stokes syndrome）。

2. 伴随症状 心源性晕厥发作时可伴有面色苍白、出冷汗、恶心、乏力、心率和心律明显改变等症状和体征。

（三）心理 - 社会状况

心源性晕厥发作多突然而迅速，病人常因惧怕突然死亡，担心不能胜任原来工作，而产生紧张、恐惧等心理。

（四）辅助检查

了解心电图、动态心电图、超声心动图等检查结果，有助于查找心源性晕厥的病因。

【常见护理诊断 / 问题】

有受伤的危险 与晕厥发作有关。

【护理目标】

病人晕厥发作次数减少或不再发作，发作时未受伤。

【护理措施】

1. 一般护理 晕厥发作频繁者应卧床休息，日常生活给予协助。嘱病人避免剧烈活动、快速变换体位和情绪激动，尽量避免独自外出。一旦出现头晕、黑蒙等先兆症状，立即下蹲或平卧，防止摔伤。

2. 治疗配合 晕厥发作时立即安置病人平卧于空气流通处，放低头部，松解衣领，注意保暖，必要时给予氧气吸入，氧流量 4~6L/min。准备好各种抢救药品及器械（如除颤器、临时起搏器），密切观察病人生命体征、神志、瞳孔及尿量的变化，一旦出现意识丧失、大动脉搏动消失、呼吸停止及抽搐，应立即配合医生抢救。

3. 健康指导 向病人及家属解释心源性晕厥产生的原因和控制方法，积极治疗原发病，预防和控制晕厥的发生。

【护理评价】

病人晕厥发作次数是否减少，发作时有无受伤。

（闫瑞芹）

第二节 心力衰竭病人的护理

 学习目标

1. 具有高度的责任感和团队合作意识,尊重和关爱病人。
2. 掌握心力衰竭病人的身心状况、心功能分级和主要护理措施。
3. 熟悉心力衰竭的病因、辅助检查、治疗要点及病人的常见护理诊断/问题。
4. 了解心力衰竭病人的护理目标和护理评价。
5. 学会运用护理程序对心力衰竭病人实施整体护理,协助医生实施急性心力衰竭的抢救措施,能正确进行心力衰竭病人的健康指导。

心力衰竭(heart failure)简称心衰,是由于各种心脏结构或功能异常导致心室充盈和(或)射血能力低下而引起的一组临床综合征,其主要临床表现是呼吸困难、疲乏和液体潴留。心力衰竭按照发生部位可分为左心衰竭、右心衰竭和全心衰竭,按照起病急缓可分为急性心力衰竭和慢性心力衰竭,按照生理功能可分为收缩性心力衰竭和舒张性心力衰竭。随着心血管病发病率的增高及人口趋于老龄化,心力衰竭的发病率逐渐上升,是临床常见的危重病症。

一、慢性心力衰竭

慢性心力衰竭是大多数心血管病的最终归宿,也是最主要的死亡原因。慢性心力衰竭的基本病因是原发性心肌损害和心脏负荷增加,基本病因导致心室扩张、心肌肥厚、心室重塑、神经内分泌激活及血流动力学异常,在诱发因素的作用下,引发心力衰竭。在我国,引起慢性心衰的病因以冠状动脉粥样硬化性心脏病居首位,高血压有明显上升,而风湿性心脏瓣膜病则明显下降。

【护理评估】

(一)健康史

询问病人有无下列原发性心肌损害或病史,包括缺血性心肌损害如冠心病心肌缺血或心肌坏死、心肌炎和心肌病、心肌代谢障碍性疾病如糖尿病心肌病、继发于甲状腺功能减退的心肌病等;有无下列心脏负荷增加病史,如高血压、心脏瓣膜病、肺栓塞、先天性心脏病、慢性贫血、甲状腺功能亢进症;是否存在诱发因素,如感染、过度劳累与情绪激动、严重心律失常、血容量增加、妊娠和分娩、治疗不当如不恰当停用利尿药物或降压药物等,其中呼吸道感染是最常见和最重要的诱因;询问病人既往和目前的检查与治疗情况。

(二)身体状况

1. **左心衰竭** 以肺淤血和心排血量降低表现为主。

(1)症状

1)呼吸困难:程度不同的呼吸困难是左心衰竭最主要的症状。最早出现的是劳力性呼吸困难,最典型的是夜间阵发性呼吸困难,晚期出现端坐呼吸,急性肺水肿是左心衰竭呼吸困难最严重的形式。

2)咳嗽、咳痰和咯血:咳嗽、咳痰是肺泡和支气管黏膜淤血所致,开始常发生在夜间,坐位或立位时可减轻或消失。痰多呈白色浆液性泡沫状,偶见痰中带血丝。长期慢性肺淤血引起肺静脉压力升高,导致肺循环和支气管血液循环之间形成侧支,在支气管黏膜下形成扩张的血管,此种血管一旦破裂可引起大咯血。

3)心排血量降低症状:可出现疲倦乏力、头晕、心悸、失眠、嗜睡及少尿等。

(2)体征:除原有心血管病体征外,可有肺部湿啰音、交替脉、血压下降、心脏扩大、心率加快、舒张期奔马律、肺动脉瓣区第二心音亢进等体征。其中肺部湿啰音是左心衰竭的主要体征,以双肺底部多见,并可随体位改变而移动,有时伴有哮鸣音。

2. 右心衰竭 以体静脉淤血表现为主。

(1)症状:主要为脏器淤血的表现。胃肠道与肝淤血可出现食欲减退、恶心、呕吐、腹痛及腹胀等症状,肾淤血可出现尿量减少和夜尿增多等症状。

(2)体征

1)颈静脉征:颈静脉充盈或怒张是右心衰竭的主要体征,肝-颈静脉反流征阳性更具特征性。

2)肝大和压痛:肝脏因淤血而肿大,常伴有压痛,长期淤血性肝大可发展为心源性肝硬化,晚期出现黄疸、肝功能损害及腹腔积液。

3)水肿:发生于颈静脉充盈和肝大之后,是右心衰竭的典型体征。其特征为对称性、下垂性、凹陷性水肿,重者可延及全身。活动后加重,休息后减轻。

4)心脏体征:除原有心血管病的相应体征外,右心衰竭时可因右心室显著扩大而出现三尖瓣相对关闭不全的反流性杂音。

3. 全心衰竭 临床常先有左心衰,而后出现右心衰,此时病人同时出现肺淤血及体静脉淤血的表现。由于右心排血量减少,可使左心衰竭的肺淤血减轻,症状改善。扩张型心肌病合并全心衰竭时,肺淤血常不明显,这时左心衰竭主要表现为心排血量减少的症状和体征。

4. 心功能分级 美国纽约心脏病协会(NYHA)1928年提出的心功能分级标准一直沿用至今,按诱发心力衰竭症状的活动程度将心功能分为4级(表3-1)。

表3-1 心功能分级(NYHA,1928)

心功能分级	依据及特点
Ⅰ级	心脏病病人日常活动量不受限制,平时一般活动不引起疲乏、心悸、呼吸困难或心绞痛等症状,即心功能代偿期
Ⅱ级	心脏病病人体力活动轻度受限,休息时无自觉症状,但平时一般活动可出现上述症状,休息后很快缓解,亦称Ⅰ度或轻度心衰
Ⅲ级	心脏病病人体力活动明显受限,休息时无症状,低于平时一般活动量即可引起上述症状,休息较长时间后症状方可缓解,亦称Ⅱ度或中度心衰
Ⅳ级	心脏病病人不能从事任何体力活动,休息时亦有心衰的症状,体力活动后加重,亦称Ⅲ度或重度心衰

临床上,也常采用"6分钟步行试验"评定慢性心力衰竭病人的运动耐力、心脏的储备功能和治疗效果。该试验要求病人在平直走廊里尽可能快地行走,测定其6分钟的步行距离,依此为依据将心衰划分为轻、中、重3个等级:426~550m为轻度心衰;150~425m为中度心衰;<150m为重度心衰。

(三)心理-社会状况

慢性心力衰竭往往是心血管病发展至晚期的表现,病人由于长期的疾病折磨和体力活

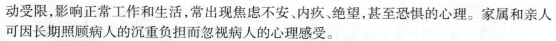

动受限,影响正常工作和生活,常出现焦虑不安、内疚、绝望,甚至恐惧的心理。家属和亲人可因长期照顾病人的沉重负担而忽视病人的心理感受。

(四) 辅助检查

1. X线检查 左心衰竭病人可出现肺门阴影增大、肺纹理增粗等肺淤血表现;右心衰竭病人常有右心室增大,偶伴有胸腔积液征。

2. 超声心动图 可显示心腔大小、心瓣膜结构及血流动力学状况,射血分数可反映心室的收缩功能,正常射血分数 >50%。

3. 有创性血流动力学检查 通过漂浮导管测定肺小动脉楔压(PCWP)、心排出量(CO)、心脏指数(CI)及中心静脉压(CVP),了解血流动力学状况。心脏指数和肺小动脉楔压可反映左心功能,正常时 CI>2.5L/(min·m^2),PCWP<12mmHg。右心衰竭时,中心静脉压可明显增高。

(五) 治疗要点

慢性心力衰竭的治疗原则是采取长期的综合性治疗措施,防止和延缓心衰的发生,缓解心衰症状,提高运动耐量和生活质量,改善其远期预后,降低死亡率。治疗措施包括对原发病的病因治疗、消除诱因、药物治疗、运动锻炼、心脏再同步化治疗、室性心律失常与猝死的预防等。常用药物有利尿剂、血管紧张素转换酶抑制剂、洋地黄类药物及 β 受体拮抗剂等。

【常见护理诊断 / 问题】

1. 气体交换受损 与左心衰竭致肺淤血有关。
2. 活动无耐力 与心排血量下降有关。
3. 体液过多 与右心衰竭致体静脉淤血、水钠潴留、低蛋白血症有关。
4. 潜在并发症:洋地黄中毒。

【护理目标】

病人呼吸困难明显改善或消失;病人活动耐力增加;病人水肿减轻或消失;并发症得到有效防治。

【护理措施】

(一) 一般护理

1. 休息与体位 休息是减轻心脏负荷的重要方法,休息的方式与时间可根据心功能分级而定。心功能Ⅰ级者,不限制一般体力活动,适当参加体育锻炼,但应避免剧烈运动和重体力劳动;心功能Ⅱ级者,适当限制体力活动,增加午睡时间,不影响轻体力劳动或家务劳动;心功能Ⅲ级者,严格限制一般的体力活动,以卧床休息为主,但应鼓励病人日常生活自理或在协助下自理;心功能Ⅳ级者,绝对卧床休息,生活由他人照顾。有明显呼吸困难者可协助病人采取高枕卧位或半卧位,端坐呼吸者可指导病人使用床上小桌,必要时双腿下垂。下肢水肿而无明显呼吸困难者,可抬高下肢,利于静脉回流。长期卧床的病人,应进行被动和主动运动,以促进血液循环,防止压疮和血栓形成。

2. 饮食护理 给予低盐、清淡、易消化饮食,少食多餐,不宜过饱。限制钠盐摄入,每天食盐摄入量在 5g 以下,此外,其他含钠多的食品,如发酵面食、腌或熏制品、海产品、味精、酱油及碳酸饮料等也应限制。避免食用产气、辛辣刺激性食物和饮用浓茶、咖啡等刺激性饮料。注意改善烹饪技巧,以增进病人的食欲,保证营养摄入。

3. 吸氧 遵医嘱给予病人氧气吸入,一般氧流量为 2~4L/min,肺心病病人氧流量应为

1~2L/min。

4. 排便护理 指导病人养成按时排便的习惯,饮食中增加粗纤维食物,如粗粮、芹菜及水果等以预防便秘。长期卧床病人,训练其床上排便的习惯,尽可能使用床边便椅,并鼓励其做被动或主动的下肢运动,变换体位,每天按顺时针方向腹部按摩数次。告知病人排便时避免过度用力,以免增加心脏负荷,必要时可遵医嘱适量应用缓泻剂,如开塞露、镁乳等。

(二)病情观察

观察病人呼吸困难、咳嗽、咳痰、乏力、恶心及腹胀等心力衰竭症状的变化情况;监测呼吸的频率、节律以及心率、心律的变化;监测发绀的程度及肺部啰音的变化;观察水肿出现或变化的时间、部位、性质及程度等,每日测量体重和腹围,准确记录 24 小时出入液量;同时观察水肿局部皮肤有无感染及压疮的发生。夜间应加强巡视,一旦发现病情加重,及时报告医生,配合处理及抢救。

(三)用药护理

1. 利尿剂 是心力衰竭治疗中最常用的药物,通过排钠排水减轻心脏的容量负荷,从而改善心功能。常用利尿剂的作用部位、剂量和给药途径见表 3-2。

表 3-2 常用利尿剂的作用部位、剂量和给药途径

类别	药名	作用部位	每日剂量(mg)	给药途径
排钾类	氢氯噻嗪	远曲小管近端	25~100	口服
	呋塞米	Henle 袢升支	20~100	口服/静脉注射
保钾类	螺内酯	远曲小管远端	20~100	口服
	氨苯蝶啶	远曲小管远端	100~300	口服
	阿米洛利	远曲小管远端	5~10	口服

应用利尿剂时应注意:①记录 24 小时出入液量,定期测量体重及腹围,以判断利尿剂的效果和指导补液。②利尿剂容易导致水电解质紊乱,如噻嗪类利尿剂和袢利尿剂容易引起低钾血症,保钾类利尿剂容易引起高钾血症,大量强效利尿时可致血容量不足,应用时注意监测血钾等水电解质的变化。③服用排钾利尿剂时,宜多进食含钾丰富的食物(如柑橘、香蕉、枣、杏、无花果、马铃薯、新鲜蔬菜等),必要时遵医嘱补充钾盐。口服补钾时宜在饭后,以减轻胃肠道不适;静脉补钾时,液体中含钾浓度不超过 0.3%。④噻嗪类利尿剂可引起高尿酸血症及高血糖等不良反应,痛风及糖尿病者慎用;肾功能减退、少尿或无尿者慎用保钾类利尿剂。⑤非紧急情况下,利尿剂宜在早晨或日间应用,避免夜间排尿过频而影响病人的休息。

2. 血管紧张素转换酶抑制剂(ACEI) 是目前治疗慢性心衰的首选药物,可扩张血管,降低交感神经兴奋性,改善和延缓心室重塑,维护心肌功能,延缓心衰进展,降低远期死亡率。常用药物有卡托普利(12.5~25mg,每天 2 次)、培哚普利(2~4mg,每天 1 次)、贝那普利(5~10mg,每天 1 次)等。其主要不良反应包括干咳、低血压、头晕、肾损害、高钾血症、血管神经性水肿等,用药期间需监测血压,避免突然改变体位,监测血钾和肾功能。若病人出现不能耐受的咳嗽或血管神经性水肿应停止用药,遵医嘱改用血管紧张素Ⅱ受体拮抗剂(ARB),如氯沙坦、缬沙坦、厄贝沙坦等。

3. 洋地黄类药物 为最常用的强心药物,可增强心肌收缩力,抑制心脏传导系统减慢心率,对抗心衰时交感神经兴奋的不良影响。常用洋地黄制剂的用法及适应证见表3-3。

表 3-3 常用洋地黄制剂的用法及适应证

种类	药名	适应证	用法
速效	毛花苷丙	急性心衰或慢性心衰加重时,尤其适用于心衰伴快速心房颤动者	每次 0.2~0.4mg 稀释后静注,10 分钟起效,1~2 小时达高峰,每日总量 0.8~1.2mg
	毒毛花苷 K	急性心衰	每次 0.25mg 稀释后静注,5 分钟起效,0.5~1 小时达高峰,每日总量 0.5~0.75mg
中效	地高辛	中度心衰的维持治疗	0.125~0.25mg 口服,每天 1 次,7 天后血浆浓度可达有效稳态,70 岁以上或肾功能不良的病人宜减量

(1) 用药注意事项:①洋地黄治疗量与中毒量接近,易发生过量中毒,应严格遵医嘱给药,必要时监测血清药物浓度。②洋地黄用量个体差异很大,老年人、心肌缺血缺氧、重度心力衰竭、低钾低镁血症、肾功能减退等情况对洋地黄敏感,使用时应严密观察病人用药后反应。③与奎尼丁、维拉帕米、胺碘酮、阿司匹林等药物合用时,可增加中毒机会,同时应用时应慎重,给药前询问既往用药史。④给药前应首先评估病人脉搏,若脉率低于 60 次 / 分或节律不规则,应暂停给药并报告医生。静脉给药时,务必稀释后缓慢推注(10~15 分钟),并同时监测心率、心律及心电图变化。

(2) 洋地黄中毒反应:①最重要的反应是各类心律失常,最常见者为室性期前收缩,多呈二联律或三联律,其他可出现房性期前收缩、心房颤动、房室传导阻滞等。②胃肠道表现,如食欲下降、恶心、呕吐及腹胀等。③神经系统反应,如头痛、头晕、视力模糊,黄视和绿视等。

(3) 洋地黄中毒的处理:①遵医嘱立即停用洋地黄制剂。②停用排钾利尿剂,低血钾者可口服或静脉补充钾盐。③纠正心律失常,对室性心律失常者可给予利多卡因或苯妥英钠治疗,一般禁用电复律,因易致心室颤动;有传导阻滞及缓慢性心律失常者,可用阿托品静脉注射或安置临时心脏起搏器。

4. β 受体拮抗剂 为病情稳定的心衰病人长期维持应用的药物(有禁忌证者除外),可拮抗代偿机制中交感神经兴奋性增强的效应,抑制心室重塑,提高病人运动耐量,改善预后,降低死亡率,尤其是猝死率。常用药物有美托洛尔、比索洛尔及卡维地洛,用药期间应注意监测心率和血压,当病人心率低于 50 次 / 分或低血压时,应停止用药并报告医生。有支气管哮喘、心动过缓、二度及以上房室传导阻滞者禁用 β 受体拮抗剂。

(四)心理护理

护理人员给予病人足够的关注和精神安慰,鼓励病人说出内心感受,缓解病人的紧张、焦虑和恐惧情绪,告知病人不良情绪可加重病情,指导病人进行自我心理调整,保持情绪稳定,并教育家属给予病人积极的心理支持。必要时遵医嘱应用镇静剂,减少交感神经兴奋对心脏带来的不利影响。

(五)健康指导

1. 疾病知识指导 向病人及家属介绍心衰的疾病有关知识,指导病人积极治疗原发病,避免各种诱发因素,如上呼吸道感染、过度劳累、情绪激动、输液过多过快等。指导病人寻求轻松的生活方式,保持心情舒畅。指导病人根据心功能状态进行体力活动锻炼,合理安排休息与活动。育龄女性应在医生指导下决定是否可以妊娠及自然分娩。

2. 饮食指导 向病人及家属强调低钠饮食的重要性,给予低盐、清淡、易消化及富含纤维素的食物,少食多餐,每餐不宜过饱,每日食盐摄入量在 5g 以内,多食蔬菜、水果以防便秘,排便时不可用力,以免增加心脏负荷而诱发心力衰竭。

3. 用药指导 向病人及家属介绍常用药物的名称、作用、剂量、用法、不良反应等相关知识,告知病人严格遵医嘱服药,不得随意增减或撤换药物。服用洋地黄者,嘱病人按时、按量服用,如偶尔一次漏服,不应补服,以免导致中毒,并教会病人自测脉搏和识别洋地黄中毒反应的方法,告知病人一旦出现异常及时就诊。服用血管扩张剂者,告知病人起床动作宜缓慢,防止发生体位性低血压。

4. 自我监护指导 教会病人及家属检查足踝部有无水肿的方法,指导病人每天测量体重,定期随访。告知病人若夜间平卧时出现咳嗽、气急加重、夜尿增多、厌食等表现时,提示心力衰竭复发,应立即就诊。

【护理评价】

病人呼吸困难是否减轻或消失;病人活动耐力是否增加;病人水肿是否减轻或消失;并发症是否得到有效防治。

二、急性心力衰竭

急性心力衰竭是指心衰的症状和体征急性发作或急性加重的一种临床综合征。临床上以急性左心衰竭较为常见,主要表现为急性肺水肿,严重者可伴心源性休克。急性左心衰的病因包括急性心肌坏死和(或)损伤、急性血流动力学障碍和慢性心衰急性加重,这些心脏解剖结构或功能的突发异常,导致心脏收缩力突然严重减弱,或左室瓣膜急性反流,使心排血量急剧减少,左室舒张末压迅速升高,肺静脉回流不畅,引起肺静脉压和肺毛细血管压快速升高,使血管内液体渗入到肺间质和肺泡内,形成急性肺水肿。

【护理评估】

(一)健康史

询问病人有无急性心肌梗死、急性重症心肌炎、急性瓣膜大量反流或瓣膜严重狭窄、高血压急症、慢性心力衰竭等心血管病史;有无急性感染、严重心律失常、过度疲劳、情绪激动、静脉输液过多过快等诱发因素。

(二)身体状况

1. 症状 发病急骤,主要表现为突发严重的呼吸困难伴窒息感,端坐呼吸,极度烦躁不安,频繁咳嗽,咳大量粉红色泡沫痰。

2. 体征 呼吸频率 30~40 次 / 分,面色苍白或发绀,大汗淋漓,皮肤湿冷,双肺满布湿啰音及哮鸣音,心率快,心尖区可闻及舒张期奔马律,严重者出现心源性休克体征。

(三)心理 - 社会状况

病情突然而严重,病人会出现恐惧心理,甚至有濒死感。由于抢救气氛紧张、病人不熟悉监护室环境,可加重恐惧心理。

【常见护理诊断 / 问题】

1. 气体交换受损 与急性肺水肿有关。

2. 恐惧 与突然病情加重、产生窒息感和担心预后有关。

3. 潜在并发症:心源性休克。

【护理措施】

(一) 一般护理

1. 体位 安置病人于危重监护病房,立即协助病人取坐位,双腿下垂,以利于呼吸和减少静脉回流,减轻心脏负荷。

2. 氧疗 给予高流量(6~8L/min)鼻导管吸氧,湿化瓶中加入 20%~30% 的乙醇湿化,使肺泡内泡沫的表面张力减低而破裂,以利于改善肺泡通气。病情特别严重者可用面罩呼吸机持续加压(CPAP)或双水平气道正压(BiPAP)给氧。

(二) 病情观察

为病人连接心电监护仪进行持续心电监护,严密监测血压、呼吸、血氧饱和度、心率及心电图的变化,并做详细记录。观察病人意识、皮肤颜色、温度及肺部啰音等有无变化,并注意检查血电解质、血气分析有无异常。如出现血压下降、四肢厥冷、意识障碍等休克表现,应立即报告医生,配合抢救。

(三) 抢救配合

迅速开放两条静脉通道,遵医嘱正确使用药物,观察疗效与不良反应。

1. 吗啡 静脉注射吗啡 3~5mg,使病人镇静并减轻其心脏负荷,必要时每间隔 15 分钟重复应用 1 次,共 2~3 次。用药后观察病人有无呼吸抑制、心动过缓或血压下降等不良反应。

2. 快速利尿剂 静脉注射呋塞米 20~40mg,以迅速利尿减轻心脏负荷,4 小时后可重复 1 次。用药后观察病人尿量和血压变化。

3. 血管扩张剂 应用硝普钠、硝酸甘油静滴,有条件者用输液泵控制滴速,严格按医嘱定时测量血压,根据血压调整药物剂量,维持收缩压在 90~100mmHg。①硝普钠:可扩张动脉和静脉,减轻心脏前后负荷。一般剂量为 12.5~25μg/min。硝普钠见光易分解,应现配现用,避光输入,溶液的保存与应用不超过 24 小时,因其代谢产物含氰化物和硫氰酸盐,连续使用 1 周及以上者应警惕中毒。②硝酸甘油:可扩张小静脉,减少回心血量。一般从 10μg/min 开始,每 10 分钟调整 1 次,每次增加 5~10μg。

4. 洋地黄制剂 适用于快速心房颤动或已知有心脏增大伴左心室收缩功能不全的病人。可用毛花苷丙稀释后静注,首剂 0.4~0.8mg,2 小时后可酌情再给 0.2~0.4mg。

5. 氨茶碱 可解除支气管痉挛,适用于伴支气管痉挛的病人。0.25g 加入 5% 葡萄糖 20ml 内缓慢静脉注射。

(四) 心理护理

向病人介绍疾病的知识、监护室的环境及使用监测设备的必要性,鼓励病人说出内心感受,分析产生恐惧的原因,帮助病人解除顾虑,并与病人及家属保持密切接触,提供情感支持。医护人员在抢救时应保持镇静自若,工作忙而不乱,使病人产生信任感和安全感。避免在病人面前谈论病情,以减少误解。

(五) 健康指导

向病人及家属介绍急性心力衰竭的病因和诱因,嘱病人积极治疗原发性心血管病。告知病人在静脉输液前主动向护士说明自己有心血管病史,以便静脉输液时控制输液量和速度。定期复查,如有异常应及时就诊。

(闫瑞芹)

第三节 心律失常病人的护理

学习目标

1. 具有高度的责任感、团队合作意识和沉着冷静的心理素质。
2. 掌握心律失常病人的身心状况和主要护理措施。
3. 熟悉常见心律失常的病因、心电图特征、治疗要点及病人的常见护理诊断／问题。
4. 了解心律失常病人的护理目标和护理评价。
5. 学会运用护理程序对心律失常病人进行整体护理,能正确识别常见心律失常的典型心电图特点,配合医生实施严重心律失常病人的抢救措施,能正确进行常见心律失常病人的健康指导。

心律失常(cardiac arrhythmia)是指心脏冲动的起源部位、频率、节律、传导速度或激动次序的异常。

【分类】

(一) 按其发生机制分为冲动形成异常和冲动传导异常

1. 冲动形成异常

(1) 窦性心律失常:①窦性心动过速。②窦性心动过缓。③窦性心律不齐。④窦性停搏。

(2) 异位心律

1) 被动性异位心律:①逸搏(房性、房室交界区性、室性)。②逸搏心律(房性、房室交界区性、室性)。

2) 主动性异位心律:①期前收缩(房性、房室交界区性、室性)。②阵发性心动过速(房性、房室交界区性、室性)。③心房扑动、心房颤动。④心室扑动、心室颤动。

2. 冲动传导异常

(1) 生理性:干扰和房室分离。

(2) 病理性:①窦房传导阻滞;②房内传导阻滞;③房室传导阻滞;④束支或分支阻滞(左、右束支及左束支分支传导阻滞)或室内阻滞。

(3) 房室间传导途径异常:预激综合征。

(二) 按发生时心室率的快慢分为快速性心律失常和缓慢性心律失常

1. 快速性心律失常 包括期前收缩、心动过速、扑动和颤动等。
2. 缓慢性心律失常 包括窦性心动过缓、房室传导阻滞等。

【常见心律失常】

1. 窦性心律失常 正常心脏起搏点位于窦房结,由窦房结发出冲动引起的心律称窦性心律,成人频率为 60~100 次／分。心电图显示:P 波在Ⅰ、Ⅱ、aVF 导联直立,aVR 导联倒置,PR 间期 0.12~0.20 秒,PP 间期之差 <0.12 秒(图 3-1)。窦性心律失常主要有 4 种:①窦性心动过速:成人窦性心律的频率超过 100 次／分。②窦性心动过缓:成人窦性心律的频率低于 60 次／分。③窦性停搏或窦性静止:窦房结在一个不同长短的时间内不能产生冲动。④病态窦房结综合征(SSS):简称病窦综合征,窦房结病变导致功能减退,从而产生多种心律失常

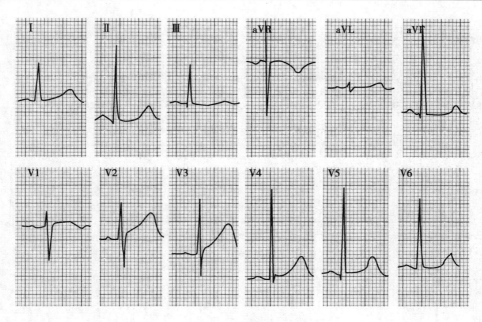

图 3-1 正常窦性心律

的综合表现。

（1）病因：健康人可在吸烟、饮茶或咖啡、饮酒、体力活动或情绪激动等情况下发生窦性心动过速；健康的青年人、运动员以及睡眠状态可出现窦性心动过缓。发热、甲状腺功能亢进症、贫血、心肌缺血、心力衰竭、休克以及应用肾上腺素或阿托品等药物可引起窦性心动过速；窦房结硬化、退行性变、淀粉样变性、纤维化、脂肪浸润、动脉供血减少等病变、急性下壁心肌梗死、颅内疾患、严重缺氧、甲状腺功能减退症、迷走神经张力增高、颈动脉窦过敏以及应用 β 受体拮抗剂、洋地黄、乙酰胆碱、胺碘酮等药物时可发生窦性心动过缓、窦性停搏或病窦综合征。

（2）症状与体征：窦性心动过速病人可无症状或有心悸；窦性心动过缓病人可有头晕、乏力及胸闷等心排血量下降的表现；窦性停搏时间过长而无逸搏，病人可发生头晕、黑蒙、晕厥，严重者可发生阿 - 斯综合征甚至死亡；病窦综合征病人可出现与心动过缓有关的心排血量下降的症状，严重者可发生晕厥，如有心动过速发作则可出现心悸、心绞痛等症状。

（3）心电图特征：①窦性心动过速：窦性心律，PP 间期 <0.60 秒，成人频率大多为100~150 次 / 分（图 3-2）。②窦性心动过缓：窦性心律，PP 间期 >1.0 秒。常伴窦性心律不齐，即最长与最短的 PP 间期之差 >0.12 秒（图 3-3）。③窦性停搏：比正常 PP 间期显著长的时间内无 P 波发生或 P 波与 QRS 波群均不出现，长的 PP 间期与基本的窦性 PP 间期无倍数关系（图 3-3）。④病态窦房结综合征：包括持续而显著的窦性心动过缓、窦性停搏与窦房传导阻滞、

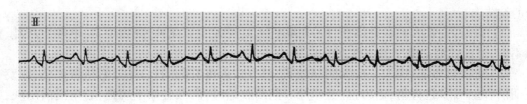

图 3-2 窦性心动过速

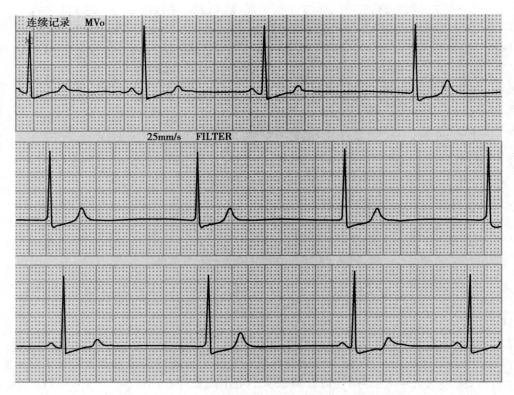

图 3-3　窦性心动过缓,窦性停搏,房室交界区性逸搏与心律

监护导联连续记录,示窦性心动过缓,频率约 43 次 / 分,第 3 个与第 4 个 P 波之间长达 9.2 秒,出现房室交界区性逸搏心律,频率 35 次 / 分,第 4 个与第 5 个 P 波之间亦有长达 3.44 秒的间歇,期间可见一次房室交界区性逸搏

窦房传导阻滞与房室传导阻滞并存、心动过缓 - 心动过速综合征(即快 - 慢综合征,指心动过缓与房性快速性心律失常交替发作)、房室交界区性逸搏心律等(图 3-3)。

(4)治疗要点:窦性心动过速病人治疗应针对病因和去除诱发因素,必要时可应用 β 受体拮抗剂或非二氢吡啶类钙通道阻滞剂减慢心率。窦性心动过缓病人无症状者通常无需治疗,有心排血量不足症状者可应用阿托品、麻黄碱或异丙肾上腺素等药物治疗,必要时可考虑心脏起搏治疗。窦性停搏和病态窦房结综合征病人无症状时不必治疗,但需定期随诊观察,有症状时应接受起搏器治疗;快 - 慢综合征病人应用起搏器治疗后仍有心动过速发作,可联合应用抗心律失常药物。

2. 期前收缩　指激动起源于窦房结以外心肌任何部位的一种主动性异位心律。依起源部位不同,可分为房性、房室交界区性和室性期前收缩,其中室性期前收缩是一种最常见的心律失常。

(1)病因:正常人和各种器质性心脏病病人均可发生。此外,药物中毒、电解质紊乱、精神不安、过量饮酒亦能诱发室性期前收缩。

(2)症状与体征:病人一般无明显症状,部分病人可有胸闷、心悸或心跳暂停感,频发室性期前收缩可引起头晕、乏力,甚至晕厥。期前收缩时,病人心律不规则,心搏提前出现,第一心音增强,第二心音减弱,之后有一较长的代偿间歇,可有脉搏短绌。

（3）心电图特征：①**房性期前收缩**：提前出现的房性异位 P 波，其形态与同导联窦性 P 波有所不同；PR 间期 >0.12 秒；P 波后的 QRS 波群可与窦性心律的 QRS 波群相同，也可呈现宽大畸形的 QRS 波群（室内差异性传导），还可呈现提前出现的 P 波后无 QRS 波群；多为不完全性代偿间歇（即期前收缩前后窦性 P 波之间的时限常短于 2 个窦性 PP 间期）（图 3-4）。②**房室交界区性期前收缩**：提前出现的 QRS 波群，其形态与同导联窦性心律 QRS 波群基本相同；逆行 P′ 波（Ⅰ、Ⅱ、aVF 导联倒置，aVR 导联直立）可位于 QRS 波群之前，P′-R 间期 <0.12 秒，也可位于 QRS 波群之后，R-P′ 间期 <0.20 秒，还可包埋于 QRS 波群中，QRS 波群之前后均看不见 P′ 波；多为完全性代偿间歇（即期前收缩前后窦性 P 波之间的时限等于 2 个窦性 PP 间期）（图 3-5）。③**室性期前收缩**：提前出现的 QRS 波群宽大畸形，时限 >0.12 秒；QRS 波群前无相关的 P 波；T 波方向与 QRS 波群主波方向相反；多为完全性代偿间歇（即期前收缩前后窦性 R 波之间的时限等于 2 个窦性 RR 间期）（图 3-6）。

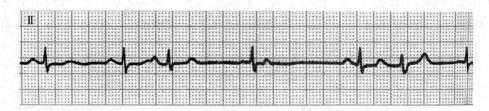

图 3-4 房性期前收缩

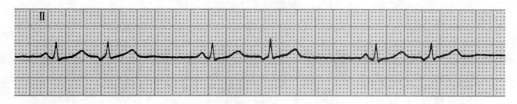

图 3-5 交界区性期前收缩

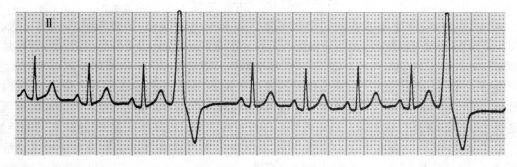

图 3-6 室性期前收缩

（4）治疗要点：无症状的期前收缩通常无需治疗，有明显症状时可应用 β 受体拮抗剂、普罗帕酮、胺碘酮、美西律等药物治疗。

3. **阵发性心动过速** 心脏的异位起搏点连续出现 3 次或 3 次以上的期前收缩，称为阵发性心动过速。临床常见阵发性室上性心动过速和室性心动过速，前者简称室上速，后者简称室速。

（1）病因：室上速病人通常无器质性心脏病表现，大多由折返机制引起，不同性别与年龄均可发生。室速常发生于各种器质性心脏病病人，最常见为冠心病，尤其是心肌梗死，其次是心肌病、心力衰竭、二尖瓣脱垂、心脏瓣膜病等。

（2）症状与体征：室上速病人多表现为心悸、乏力及胸闷，重者可出现头晕、黑蒙、晕厥、心绞痛及心力衰竭，听诊心律规则，第一心音强弱一致。室速发作时，病人多有晕厥、呼吸困难、低血压，甚至抽搐及心绞痛，听诊心率略不规则，第一心音强弱不一致。

（3）心电图特征：①阵发性室上性心动过速：连续 3 个或 3 个以上快速匀齐的 QRS 波群，形态与时限和窦性心律 QRS 波群相同，如发生室内差异性传导或原有束支传导阻滞时，QRS 波群宽大畸形；心率 150~250 次 / 分，节律规则；P 波往往不易辨认；常伴有继发性 ST-T 改变（图 3-7）。②阵发性室性心动过速：3 个或 3 个以上的室性期前收缩连续出现；QRS 波群宽大畸形，时限 >0.12 秒；T 波方向与 QRS 波群主波方向相反；心室率通常为 140~200 次 / 分，心律规则或略不规则；P 波与 QRS 波群无固定关系，形成房室分离，偶尔个别或所有心室激动逆传夺获心房，出现逆行 P 波；心室夺获与室性融合波（图 3-8）。

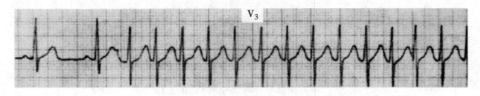

图 3-7　阵发性室上性心动过速

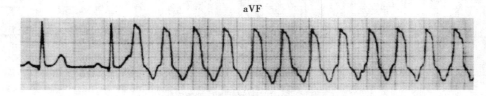

图 3-8　阵发性室性心动过速

（4）治疗要点：室上速发作时可尝试刺激迷走神经终止发作，如刺激咽后壁诱导恶心、Valsalva 动作（深吸气后屏气，再用力做呼气动作）、按摩颈动脉窦（病人仰卧，先按摩右侧，每次约 5~10 秒，切勿双侧同时按摩）、按压眼球（高度近视及青光眼禁用）、将面部浸入冰水等，也可应用腺苷 6~12mg 快速静注。室速发作时可选用胺碘酮、利多卡因或普鲁卡因胺静注，同时持续静滴，药物治疗无效时同步直流电复律，若病人已发生低血压、休克、心绞痛、脑部血流灌注不足等症状应迅速施行电复律。近年来采用导管射频消融治疗效果明显，可达到根治的目的。

4. 扑动与颤动　可发生在心房或心室，是一种较阵发性心动过速频率更快的主动性异位心律。心房颤动是临床上最常见的心律失常之一。心室扑动与心室颤动为致命性心律失常。

（1）病因：心房扑动与颤动多发生于原有心血管疾病者，如冠心病、高血压性心脏病、风湿性心脏瓣膜病、心肌病、肺源性心脏病、慢性心力衰竭等，正常人在情绪激动、运动或急性乙醇中毒时亦可发生。心室扑动与颤动常见于缺血性心脏病，应用某些抗心律失常药物、严重缺氧、电击伤等亦可引起。

（2）症状与体征：心室率不快时，心房扑动与颤动可无症状，但多数病人有心悸、乏力及胸闷，心室率超过 150 次 / 分时可引起心力衰竭、心绞痛和晕厥。心室扑动与心室颤动时，病人可立即出现意识丧失、抽搐、呼吸停止甚至死亡。体检:心房扑动时可有颈静脉扑动;心房颤动时,第一心音强弱不等,心室律绝对不规则,脉搏短绌;心室扑动与颤动时,触诊大动脉搏动消失,听诊心音消失,血压无法测到。

(3) 心电图特征:①心房扑动:P 波消失,代之以每分钟 250~350 次、间隔均匀、形状相似的锯齿状心房扑动波(F 波);F 波与 QRS 波群成某种固定的比例,最常见的比例为 2:1 房室传导,有时比例关系不固定,则引起心室律不规则;QRS 波群形态一般正常,伴有室内差异性传导者 QRS 波群增宽、变形(图 3-9)。②心房颤动:P 波消失,代之以大小不等、形态不一、间期不等的心房颤动波(f 波),频率为 350~600 次/分;RR 间期绝对不等;QRS 波群形态通常正常,当心室率过快,发生室内差异性传导时,QRS 波群增宽、变形(图 3-10)。③心室扑动:P-QRS-T 波群消失,代之以每分钟 150~300 次波幅大而较规则的正弦波(室扑波)图形(图 3-11)。④心室颤动:P-QRS-T 波群消失,代之以形态、振幅与间隔绝对不规则的颤动波(室颤波),频率为 150~500 次/分(图 3-12)。

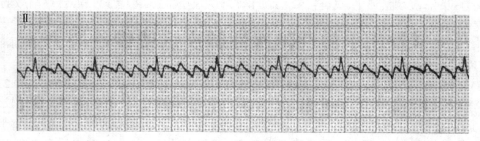

图 3-9　心房扑动

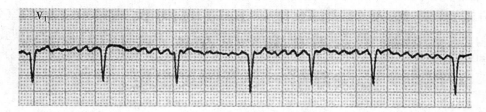

图 3-10　心房颤动

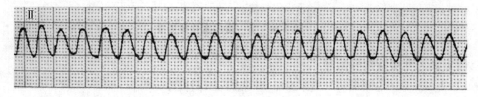

图 3-11　心室扑动

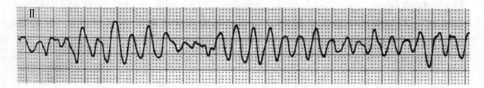

图 3-12　心室颤动

(4) 治疗要点：房扑应针对原发病进行治疗，终止发作最有效的方法是同步直流电复律。房颤发作频繁或症状明显者，可选用胺碘酮、普罗帕酮、索他洛尔等药物治疗，持续发作伴血流动力学障碍者宜首选同步直流电复律。心室扑动与颤动发生时，首选非同步直流电复律治疗，出现心脏骤停时，应立即行心肺复苏。

5. 房室传导阻滞（AVB） 又称房室阻滞，指冲动从心房传到心室的过程中，冲动传导的延迟或中断。按阻滞程度分为三类：①一度房室传导阻滞，指传导时间延长。②二度房室传导阻滞，指心房冲动部分不能传入心室（心搏脱漏）。③三度房室传导阻滞或称完全性房室传导阻滞，指心房冲动全部不能传入心室。

(1) 病因：急性心肌梗死、冠状动脉痉挛、病毒性心肌炎、心肌病、原发性高血压等心血管疾病以及电解质紊乱、药物中毒时均可出现。正常人或运动员也可出现文氏型房室阻滞，常发生在夜间，与迷走神经张力增高有关。

(2) 症状与体征：一度房室传导阻滞常无症状，听诊第一心音减弱。二度房室传导阻滞可有乏力、头晕、心跳停顿感或短暂晕厥，听诊常有心搏脱漏，Ⅰ型者第一心音逐渐减弱，Ⅱ型者强度恒定。三度房室传导阻滞可出现心绞痛、心力衰竭和脑缺血等症状，严重者表现为阿-斯综合征，甚至猝死，听诊心率慢而规则，第一心音强弱不等，间或可听到响亮而清晰的第一心音（大炮音）。

(3) 心电图特征：①一度房室传导阻滞：PR 间期延长，成人 >0.20 秒（老年人 >0.21 秒）；每个 P 波后均有 QRS 波群（图 3-13）。②二度房室传导阻滞：Ⅰ型 P-R 间期进行性延长，相邻的 RR 间期进行性缩短，直至 P 波后 QRS 波群脱漏；心室脱漏造成的长 RR 间期小于两个 PP 间期之和（图 3-14）。Ⅱ型 PR 间期固定不变（正常或延长）；数个 P 波之后有 1 个 QRS 波群脱漏，形成 2：1、3：1、3：2 等不同比例房室传导阻滞；QRS 波群形态一般正常，亦有异常（图 3-15）。③三度房室传导阻滞：P 波与 QRS 波群各自独立，互不相关，呈完全性房室分离；心房率 > 心室率；QRS 波群形态和时限取决于阻滞部位，如阻滞位于希氏束及其附近，心室率约 40~60 次 / 分，QRS 波群正常，如阻滞部位在希氏束分叉以下，心室率 <40 次 / 分，QRS 波群宽大畸形（图 3-16）。

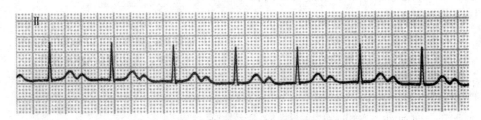

图 3-13 一度房室传导阻滞

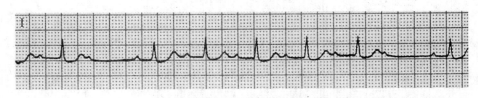

图 3-14 二度房室传导阻滞Ⅰ型

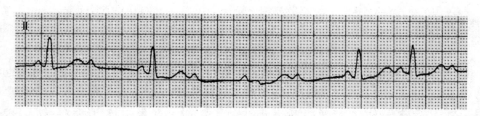

图 3-15 二度房室传导阻滞Ⅱ型

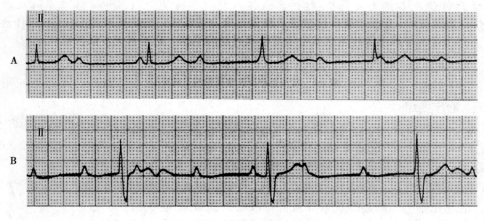

图 3-16 三度房室传导阻滞

（4）治疗要点：一度和二度Ⅰ型房室阻滞心室率不太慢者无需治疗，二度Ⅱ型和三度房室阻滞如心室率慢伴有明显症状或血流动力学障碍，应给予心脏起搏治疗，无起搏条件者可应用阿托品、异丙肾上腺素治疗。

【护理评估】

（一）健康史

询问病人既往有无心血管病病史和药物中毒、甲状腺功能亢进等其他严重疾病病史；是否服用洋地黄、肾上腺素等易致心律失常的药物；近期有无心脏手术、心导管检查等经历；有无情绪激动、精神紧张、过度疲劳及大量吸烟、饮酒、喝浓茶或咖啡、饱餐等诱发因素。

（二）身体状况

心律失常的表现取决于心律失常的类型、心室率的快慢、发作持续时间的长短及对血流动力学的影响，也和引发心律失常的基础疾病的严重程度有关。评估时询问病人的自觉症状，判断有无血流动力学障碍的表现，注意评估病人脉搏频率、节律及心率、心律和心音的变化。

（三）心理 - 社会状况

心律失常发作时，病人常因胸闷、心悸及乏力等不适而出现烦躁、焦虑等不良情绪。期前收缩病人易过于注意自己脉搏，思虑过度而情绪低落。严重心律失常病人可有濒死感，从而产生恐惧心理。

（四）辅助检查

1. 心电图　是诊断心律失常最重要的无创性检查技术。

2. 动态心电图　亦称 Holter 心电图，可检测到常规心电图检查不易发现的心律失常。

临床应用

动态心电图

动态心电图检查使用一种小型便携式记录器,连续记录病人24~72小时的心电图,病人日常活动与工作均不受影响。临床应用这项检查可以提高非持续性心律失常(尤其是一过性心律失常)或短暂心肌缺血的检出率,便于了解心悸、晕厥等症状的发生是否与心律失常有关,明确心律失常或心肌缺血发作与日常活动的关系及昼夜分布特征,协助评价抗心律失常药物、起搏器或植入型心律转复除颤器等的疗效以及是否出现功能障碍,对于指导临床采取措施预防猝死有重要意义。检查时,嘱病人保持日常活动,正常参加工作,注意记录症状出现的时间及当时所从事的活动。

3. 其他检查　食管心电图、临床心电生理检查等有助于鉴别复杂的心律失常。

(五)治疗要点

心律失常的治疗,主要取决于其对血流动力学的影响。对血流动力学影响较小者,无需治疗。症状明显,有严重血流动力学障碍的心律失常,应积极采取有效的治疗措施,如治疗原发病,去除诱因,应用抗心律失常药物,进行心脏电复律、安置人工心脏起搏器等。

【常见护理诊断 / 问题】

1. 活动无耐力　与心律失常导致心悸或心排血量减少有关。
2. 有受伤的危险　与心律失常引起的头晕或晕厥有关。
3. 焦虑　与心律失常反复发作、疗效欠佳有关。
4. 潜在并发症:猝死、心力衰竭、脑栓塞。

【护理目标】

病人活动耐力增加;病人未因头晕、晕厥而受伤;病人焦虑情绪减轻或消失;并发症得到有效防治。

【护理措施】

(一)一般护理

1. 休息与体位　无症状或症状较轻的心律失常病人,鼓励其正常工作和生活,注意劳逸结合。症状明显的病人采取高枕卧位、半卧位或其他舒适体位,尽量避免左侧卧位,以免不适感加重。阵发性室性心动过速、二度Ⅱ型及三度房室传导阻滞等严重心律失常发作时,应绝对卧床休息。

2. 生活护理　给予低热量、低脂、易消化、富含营养的饮食,少量多餐,避免过饱,戒烟酒,避免刺激性食物、咖啡、浓茶。心动过缓的病人避免屏气用力的动作,如用力排便等,以免因迷走神经兴奋而加重病情。

(二)病情观察

观察心悸、乏力、胸闷及头晕等心律失常的症状有无变化,定时测量脉率、心率及心律。房颤病人应同时测量心率和脉率,时间不少于1分钟。严重心律失常病人应连续心电监护,严密观察其心率、心律变化并做好记录,发现频发(>5次/分)、多源性、联律出现的室性期前收缩或R on T现象、阵发性室性心动过速、二度Ⅱ型或三度房室传导阻滞、心室扑动、心室颤动等时,应立即报告医生,做好抢救准备。

（三）治疗配合

1. 用药护理　严格遵医嘱按时按量给予抗心律失常药物，静脉注射时速度宜慢（腺苷除外），一般 5~15 分钟内注完，静脉滴注药物时尽量用输液泵调节速度。严密观察病人意识状态和生命体征，必要时监测心电图，注意用药前、用药过程中及用药后的心率、心律、PR 间期及 QT 间期等变化，以判断疗效及不良反应。常用抗心律失常药物适应证、不良反应及注意事项见表 3-4。

表3-4　常用抗心律失常药物适应证、不良反应及注意事项

药名	适应证	主要不良反应	注意事项
奎尼丁	各种快速型心律失常	可引起窦性停搏、房室传导阻滞、QT 间期延长、晕厥、低血压等心脏毒性反应	给药前要测量血压、心率、心律，避免夜间给药；白天给药剂量较大时，夜间应注意观察血压
普罗帕酮	各种室性心律失常	可引起恶心、呕吐、眩晕、视力模糊及窦房结抑制、房室传导阻滞、加重心力衰竭	餐时或餐后服用可减少胃肠道刺激；增加剂量时要监测血药浓度
利多卡因	室性快速性心律失常	少数引起窦房结抑制、室内传导阻滞，可出现眩晕、感觉异常、意识模糊、昏迷等	用药期间监测血压、心电图及血清电解质，过敏、肝肾功能障碍者禁用
普萘洛尔	窦性心动过速	可引起低血压、心动过缓、心力衰竭等，并加重哮喘与慢性阻塞性肺疾病，糖尿病病人可能引起低血糖、乏力	给药前测量病人心率，当心率低于 50 次 / 分时及时停药，用药后观察血压、心率变化
胺碘酮	房性心律失常	可致转氨酶升高、心动过缓、肺纤维化、胃肠道反应等，久服影响甲状腺功能及光过敏、角膜色素沉着	静脉给药时选择大血管，浓度不宜过高，严密观察穿刺局部情况；用药期间观察血压、心电图、肝功能、肺功能、甲状腺功能及眼科检查
维拉帕米	阵发性室上性心动过速的首选药	可引起低血压、心动过缓、房室传导阻滞等，偶有肝毒性	严重心衰、高度房室传导阻滞及低血压者禁用，肝肾功能障碍者慎用
腺苷	迅速终止折返性室上性心动过速	可引起短暂窦性停搏、室性期前收缩、非持续性室性心动过速等，面部潮红、呼吸困难、胸部压迫感通常持续短于 1 分钟	使用时需静脉快速注射给药

2. 介入治疗的护理　行心脏电复律、人工心脏起搏等手术时，做好相应的护理。

（四）心理护理

精神紧张或情绪激动，可导致自主神经功能紊乱，诱发或加重心律失常，因此护士应及时向病人说明心律失常的可治性，解除其思想顾虑，病情允许时，鼓励家属多探视病人，帮助树立战胜疾病的信心。护理操作及特殊治疗前向病人做必要的解释，指导病人采用放松技术，如全身肌肉放松、缓慢深呼吸，鼓励病人参加力所能及的活动或适当的娱乐，以分散其注意力。经常巡视病房了解病人的需要，帮助其解决问题，使其保持情绪稳定。

（五）健康指导

1. 疾病知识指导　向病人及家属讲解心律失常的常见病因、诱因及防治知识，积极配合治疗及护理。有晕厥史的病人避免从事驾驶、高空作业等有危险的工作，有头晕、黑蒙时立即平卧，以免晕厥发作时摔伤。

2. 生活指导　指导病人改变不良的生活习惯，少食多餐，戒烟酒，避免摄入刺激性食物

及饮料,如咖啡、浓茶等;避免精神过度紧张,保持乐观稳定的情绪;学会分散注意力,不要过分注意心悸的感受。根据心功能情况合理安排休息与活动,注意劳逸结合;保持大便通畅,避免用力排便而加重心律失常。

3. 用药指导 告知病人遵医嘱用药,不可擅自增减药量或撤换药物。教会病人观察药物疗效和不良反应,如有异常,及时就诊。

4. 病情监测指导 教会病人及家属测量脉搏的方法,至少每日 1 次,每次在 1 分钟以上,并做好记录;教会病人家属徒手心肺复苏的方法,以备紧急时应用。告诉病人和家属如有以下情形及时就诊:①脉搏过缓,低于 60 次 / 分,并有头晕、目眩或黑蒙。②脉搏过快,超过 100 次 / 分,休息及放松后仍不减慢。③脉搏节律不齐,出现漏搏、期前收缩每分钟超过 5 次。④原本节律整齐的脉搏,出现强弱不等,快慢不等现象。⑤应用抗心律失常药物后出现不良反应等。

边学边练

实践 5 心力衰竭和心律失常病人的护理

【护理评价】

病人活动耐力是否增加;病人是否因头晕、晕厥而受伤;病人焦虑情绪是否减轻;并发症是否得到有效防治。

(闫瑞芹)

第四节 心脏瓣膜病病人的护理

学习目标

1. 具有认真负责的工作态度,尊重和关爱病人,给予病人人文关怀。
2. 掌握心脏瓣膜病病人的护理评估要点和主要护理措施。
3. 熟悉心脏瓣膜病病人的常见护理诊断 / 问题。
4. 学会对心脏瓣膜病病人实施整体护理,能正确为病人及家属进行健康指导。

心脏瓣膜病(valvular heart disease)指由于炎症、黏液样变、退行性变、先天性畸形、缺血性坏死及创伤等原因引起的单个或多个瓣膜(包括瓣叶、瓣环、腱索或乳头肌)的功能或结构异常,导致瓣口狭窄或关闭不全,产生血流动力学显著改变的一组疾病。风湿性心脏瓣膜病(rheumatic valvular heart disease)简称风心病,是风湿性炎症过程所致瓣膜损害,主要累及 40 岁以下人群,女性多于男性,目前仍然是我国常见的心脏病之一。本节重点介绍风湿性心脏瓣膜病。

风湿性心脏瓣膜病的发生与 A 族 β 溶血性链球菌反复感染有关。病人感染后对链球菌产生免疫反应,使心脏结缔组织发生炎症病变,在炎症的修复过程中,心脏瓣膜增厚、变硬、畸形、相互粘连导致瓣膜的开放受限,阻碍血液正常流通,称为瓣膜狭窄;如心脏瓣膜增厚、缩短而不能完全闭合,称为关闭不全。最常受累的瓣膜是二尖瓣,其次是主动脉瓣。

【护理评估】

(一)健康史

询问病人有无风湿热及反复链球菌感染所致的咽、扁桃体炎或咽峡炎等病史;近期有无呼吸道感染、风湿活动、心律失常、妊娠及使病情加重的其他诱发因素。

（二）身体状况

1. 二尖瓣狭窄

（1）症状：一般在二尖瓣中度狭窄时方有明显症状。①呼吸困难：为最常见的早期症状，多先有劳力性呼吸困难，随狭窄加重，出现阵发性夜间呼吸困难和端坐呼吸。②咯血：多为血性痰或血丝痰，严重狭窄时可突然咯大量鲜血。③咳嗽：常为卧床时干咳，冬季明显。④声音嘶哑：较少见。

（2）体征：重度二尖瓣狭窄病人呈"二尖瓣面容"，心尖区可触及舒张期震颤，听诊心尖区第一心音亢进，可闻及低调的舒张期中、晚期隆隆样杂音，若闻及二尖瓣开瓣音，提示瓣膜尚有弹性。右心衰竭时出现体循环淤血的体征，如颈静脉怒张、肝大及下肢水肿等。

（3）并发症：①充血性心力衰竭：是晚期常见的并发症及主要死亡原因。②心律失常：以心房颤动最常见。③栓塞：大多数发生在伴有心房颤动的病人，心房内栓子脱落后引起动脉栓塞，其中以脑栓塞最多见。④急性肺水肿：为重度二尖瓣狭窄的严重并发症，如不及时抢救，可危及生命。⑤肺部感染：较常见，可诱发或加重心衰。⑥感染性心内膜炎：较少见。

2. 二尖瓣关闭不全

（1）症状：早期无症状，严重反流时心排血量减少，首发症状为疲乏无力，呼吸困难等肺淤血症状出现较晚。

（2）体征：心尖搏动呈抬举性，向左下移位。心尖部第一心音减弱，可闻及全收缩期粗糙高调的吹风样杂音，向左腋下、左肩胛下传导。

（3）并发症：与二尖瓣狭窄相似，但感染性心内膜炎的发生率比二尖瓣狭窄高，而体循环栓塞比二尖瓣狭窄少见。

3. 主动脉瓣关闭不全

（1）症状：早期多无症状，或仅有心悸、心前区不适及头部动脉搏动感等，病变严重时出现左心衰竭的表现。心绞痛较主动脉瓣狭窄时少见，常有体位性头晕。

（2）体征：心尖搏动向左下移位，可呈抬举样。胸骨左缘第3、4肋间可闻及舒张期高调叹气样杂音，坐位前倾和深呼气后屏气易听到。严重主动脉瓣关闭不全时，收缩压升高、舒张压降低，脉压增大，可出现周围血管征，如颈动脉搏动明显、随心脏搏动的点头征、毛细血管搏动征、水冲脉及股动脉枪击音。

（3）并发症：左心衰竭为其主要并发症之一，此外还有亚急性感染性心内膜炎、室性心律失常，其他与二尖瓣狭窄相似。

4. 主动脉瓣狭窄

（1）症状：出现较晚，劳力性呼吸困难、心绞痛和晕厥为典型主动脉瓣狭窄常见的三联征。

（2）体征：心尖搏动相对局限、呈抬举样。主动脉瓣第一听诊区可触及收缩期震颤，并可闻及粗糙而响亮的喷射样全收缩期杂音，向颈部传导。脉搏平而弱、收缩压和脉压均下降。

（3）并发症：可有心律失常、心源性猝死、感染性心内膜炎及体循环栓塞等。

5. 多瓣膜病 是指同时累及2个或2个以上瓣膜的疾病，又称联合瓣膜病，临床主要以二尖瓣狭窄合并主动脉瓣关闭不全为常见。

（三）心理-社会状况

随着瓣膜损害的加重，病人可出现心力衰竭、心律失常及栓塞等各种并发症，影响病人的活动、休息及睡眠，易产生烦躁、焦虑心理。当病情进展、疗效不明显时，病人会产生悲观、厌世等心理。

(四)辅助检查

1. 超声心动图　是诊断心脏瓣膜病最有价值的方法,二维和多普勒超声可见瓣膜狭窄、关闭不全及血液反流的程度等。

2. X线检查　二尖瓣狭窄可见左心房及右心室增大,心影呈梨形,肺淤血征象;二尖瓣关闭不全可见左心房及左心室增大;主动脉瓣关闭不全可见左心室增大,心影呈靴形;主动脉瓣狭窄可见左心室增大和主动脉瓣钙化影。

3. 心电图　二尖瓣狭窄时,主要为左心房及右心室肥大,出现二尖瓣型 P 波;二尖瓣关闭不全时,主要表现为左心室肥厚及非特异性 ST-T 改变;主动脉瓣关闭不全和狭窄时,可见左心室肥大。此外,可有各种心律失常的心电图表现。

(五)治疗要点

治疗原则为预防风湿热和感染性心内膜炎,改善心功能、减轻症状及预防并发症,控制病情进展。有风湿活动的病人甚至需终身应用苄星青霉素;无症状者注意预防感染,避免剧烈运动及体力活动,定期复查。手术及介入治疗为有效的治疗方法,如人工瓣膜置换术、经皮球囊瓣膜成形术等。

【常见护理诊断 / 问题】

1. 体温过高　与风湿活动、并发感染有关。

2. 有感染的危险　与机体抵抗力下降有关。

3. 知识缺乏:缺乏风心病的预防保健知识。

4. 潜在并发症:心力衰竭、栓塞、心律失常、感染性心内膜炎。

【护理措施】

(一)一般护理

1. 休息与活动　风湿活动时应卧床休息,限制活动量,病情好转后逐渐增加活动。左房内有巨大附壁血栓者应绝对卧床休息,以防血栓脱落造成栓塞。出汗多者勤换衣裤、被褥,以防受凉。

2. 饮食护理　给予高热量、高蛋白、富含维生素的清淡易消化饮食,少食多餐,每餐不宜过饱,心力衰竭时适当限制钠盐摄入。多食新鲜蔬菜、水果,保持排便通畅。

(二)病情观察

1. 监测生命体征　发热病人每 4 小时测量体温 1 次,体温超过 38.5℃时,给予物理降温或遵医嘱药物降温,半小时后测量体温并记录降温效果。测量脉搏、心率和心律,及时发现心律失常。

2. 观察风湿活动的表现　观察病人有无皮下环形红斑、皮下结节、关节红肿及疼痛等表现。

3. 观察并发症　观察病人有无呼吸困难、乏力、食欲减退、尿少、体重变化和水肿等心力衰竭的征象。观察病人有无栓塞征象,如肾栓塞可有腰痛、血尿和蛋白尿,脾栓塞时突感左上腹剧痛并出现脾大,肺栓塞出现突然剧烈胸痛、气急、发绀、咯血及休克等,脑栓塞可引起偏瘫、失语、感觉障碍等表现,四肢动脉栓塞可引起肢体剧痛、动脉搏动消失、局部皮肤苍白、发凉、发绀甚至坏死,一旦发生栓塞,立即报告医生配合处理。

(三)用药护理

遵医嘱应用抗生素、利尿剂、洋地黄、抗心律失常药及抗凝药等药物,密切观察疗效和药物不良反应。

（四）健康指导

1. **疾病知识指导** 告知病人及家属本病的病因和病程进展特点，鼓励病人树立信心，做好长期与疾病做斗争的思想准备。避免重体力劳动、剧烈运动和情绪激动等诱发因素。育龄妇女要根据心功能情况、在医生指导下选择好妊娠与分娩时机。有手术适应证者劝其把握最佳手术时机尽早择期手术，提高生活质量。坚持遵医嘱用药，定期门诊复查。

2. **自我护理指导** 居住环境应温暖、通风、干燥，预防上呼吸道感染、咽炎、扁桃体炎等。日常生活中适当锻炼，加强营养，提高机体抵抗力。做拔牙、内镜检查、导尿术、分娩及人工流产等手术操作前，应告知医生风心病病史，以便预防性使用抗生素。学会自我护理和观察病情的方法，有异常时及时就诊。

（闫瑞芹）

第五节　原发性高血压病人的护理

学习目标

1. 具有高度的责任感、团队合作意识和沉着冷静的心理素质。
2. 掌握原发性高血压病人的身心状况和主要护理措施。
3. 熟悉原发性高血压的分类、病因与发病机制、辅助检查、治疗要点及病人的常见护理诊断/问题。
4. 了解原发性高血压病人的护理目标和护理评价。
5. 学会正确实施血压监测，能协助医生实施高血压急症的抢救措施，能正确为病人和家属进行健康指导。

工作情景与任务

导入情景：

会计老王，58岁，高血压病史5年，间断服用降压药，月底单位账目汇总经常加班熬夜，一日加班时老王突然感到剧烈头痛、恶心、视物模糊，继而晕倒在单位，同事拨打120急诊入院，测血压200/135mmHg。初步诊断为：原发性高血压，高血压急症。医嘱：持续监测血压，吸氧，静脉滴注硝普钠、20%甘露醇。

工作任务：

1. 妥善安置病人，持续监测血压。
2. 遵医嘱为病人静脉滴注硝普钠，观察药物疗效及不良反应。
3. 指导病人建立健康的生活方式。

原发性高血压（primary hypertension）是以血压升高为主要临床表现的综合征，简称高血压。高血压是最常见的慢性病之一，也是多种心、脑血管疾病的重要病因和危险因素，影响重要脏器如心、脑、肾的结构与功能，最终可导致这些器官的功能衰竭。此外，在血压升高的病人中,约 5% 为继发性高血压,即由某些明确而独立的疾病引起的血压升高。我国高血压患病率存在地区差异,北方高于南方,东部高于西部,城市高于农村。目前我国高血压病人超过 2 亿,每 5 个成人中有 1 人患高血压,因而高血压防治任务十分艰巨。

目前我国采用国际上统一的高血压诊断标准,即收缩压≥140mmHg 和(或)舒张压≥90mmHg 即诊断为高血压。根据血压升高的水平,又进一步将高血压分为 1、2、3 级(表 3-5)。

表 3-5 血压水平的分类和定义

分类	收缩压(mmHg)		舒张压(mmHg)
正常血压	<120	和	<80
正常高值	120~139	和(或)	80~89
高血压	≥140	和(或)	≥90
1 级高血压(轻度)	140~159	和(或)	90~99
2 级高血压(中度)	160~179	和(或)	100~109
3 级高血压(重度)	≥180	和(或)	≥110
单纯收缩期高血压	≥140	和	<90

注:当收缩压与舒张压分属不同级别时,以较高的级别作为标准。以上标准适用于任何年龄的成年男性和女性

原发性高血压的病因和发病机制尚未完全明了,目前认为可能与遗传因素、饮食(如高盐、低钙、低钾、高蛋白质饮食及饮酒)、精神应激(如长期精神紧张、焦虑、环境噪声)以及其他因素如肥胖、服用避孕药、阻塞性睡眠呼吸暂停综合征等有关。在一定的遗传背景下多种因素综合作用,通过交感神经系统活动亢进、肾性水钠潴留,肾素 - 血管紧张素 - 醛固酮系统激活、胰岛素抵抗、细胞膜离子转运异常等机制,导致血压调节机制失代偿,使血压升高。

【护理评估】

(一)健康史

询问病人有无高血压家族史;有无摄盐过多、摄钙和摄钾过少、摄入高蛋白质饮食和摄饱和脂肪酸过多的习惯;有无烟酒嗜好;了解病人个性特征、职业、人际关系,是否从事脑力劳动,或从事精神紧张度高的职业和长期噪声环境中工作;有无肥胖、心脏病、肾脏疾病、糖尿病、高脂血症及痛风等病史及用药情况。

(二)身体状况

1. 症状　大多数病人起病缓慢,早期常无症状,偶于体检时发现血压升高,少数病人则在发生心、脑、肾等并发症时才被发现。常见症状有头痛、头晕、颈项板紧、疲劳、心悸及耳鸣等,但并不一定与血压水平成正比。可因过度疲劳、激动、紧张、失眠等加剧,休息后多可缓解。典型的高血压头痛在血压下降后即可消失。

2. 体征　高血压时一般体征较少,除血压升高外,心脏听诊可闻及主动脉瓣区第二心音亢进。左心室扩大时出现二尖瓣相对关闭不全,可在心尖部闻及收缩期杂音。

3. 并发症　随病程进展,血压持久升高可导致心、脑、肾等靶器官损害,是高血压病人致残或死亡的主要原因。

(1)心脏并发症:①高血压性心脏病:血压长期升高使左心室后负荷过重,左心室肥厚、扩张,表现为活动后心悸、气促,心尖搏动呈抬举样,最终导致心力衰竭、心律失常等。②急性左心衰竭:多在持续高血压的基础上,因感染等诱因而诱发,典型表现为急性肺水肿。③冠

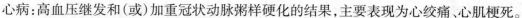

心病:高血压继发和(或)加重冠状动脉粥样硬化的结果,主要表现为心绞痛、心肌梗死。

(2)脑血管并发症:最常见。高血压可促进脑动脉粥样硬化的发生,导致脑微小动脉瘤破裂出血,从而引发短暂性脑缺血发作、脑血栓形成、脑出血等脑血管疾病。血压急剧升高还可引起高血压脑病,病人常有头痛、头晕等表现。

(3)肾脏并发症:长久血压升高可引起高血压肾病及慢性肾衰竭,早期表现为夜尿增多、轻度蛋白尿、镜下血尿或管型尿等,晚期可出现氮质血症及尿毒症。

(4)其他并发症:高血压可引起眼底改变及视力视野异常、鼻出血、主动脉夹层等。

(5)心血管风险分层:高血压病人的预后和治疗不仅要考虑血压水平,还要考虑到心血管疾病的危险因素(吸烟、高脂血症、糖耐量受损或空腹血糖受损、男性大于 55 岁、女性大于 65 岁、早发心血管疾病家族史、肥胖)、靶器官损害(左心室肥厚、颈动脉内膜增厚或动脉粥样斑块、肾小球滤过率降低、血肌酐轻度升高、微量白蛋白尿)及伴临床疾患情况(心脏疾病、脑血管病、肾脏疾病、外周血管病、视网膜病变、糖尿病),根据这几项因素合并存在时对心血管事件绝对危险的影响,将心血管风险分为低危、中危、高危和很高危 4 个层次(表 3-6)。

表 3-6　高血压病人心血管风险水平分层

其他危险因素和病史	1 级高血压	2 级高血压	3 级高血压
无	低危	中危	高危
1~2 个其他危险因素	中危	中危	很高危
≥3 个其他危险因素或靶器官损害	高危	高危	很高危
伴临床疾患	很高危	很高危	很高危

4. 高血压急症和亚急症

(1)高血压急症:指原发性或继发性高血压病人,在某些诱因作用下,血压突然和显著升高(一般超过 180/120mmHg),同时伴有进行性心、脑、肾等重要靶器官功能不全的表现。高血压急症包括高血压脑病、颅内出血、脑梗死、急性左心衰竭、急性冠状动脉综合征、主动脉夹层动脉瘤、子痫等。高血压急症时,如不能及时控制血压,短时间内缓解病情,将对脏器功能产生严重影响,甚至危及生命,但应注意血压水平的高低与急性靶器官损害的程度并非成正比。

(2)高血压亚急症:指血压显著升高但不伴靶器官损害,病人可有血压明显升高引起的症状,如头痛、胸闷、鼻出血、烦躁不安等。

(三)心理-社会状况

高血压是一种慢性病,病程迁延不愈,需终身用药,且并发症多而严重,给病人带来生活痛苦和精神压力,常使病人产生紧张、烦躁、焦虑及忧郁等不良心理。

(四)辅助检查

1. 常规检查　尿常规、血糖、血脂、血清电解质、肾功能、胸部 X 线、心电图、超声心动图、眼底检查等,有助于发现相关的危险因素和高血压对靶器官的损害情况。

2. 动态血压监测　通过小型便携式血压记录仪定时自动测量血压,每 15~30 分钟测量一次,连续监测 24 小时或更长时间的血压,有助于诊断白大衣高血压,发现隐蔽性高血压,判断高血压的程度及指导治疗。

（五）治疗要点

高血压治疗的目的是最大限度地降低心脑血管并发症发生与死亡的总体危险。

1. 改善生活行为　适用于各级高血压病人。包括减轻体重,减少钠盐摄入,补充钙和钾盐,减少脂肪摄入,戒烟、限制饮酒,增加运动及减少精神压力,保持心态平和等。

2. 降压药物治疗　目前常用降压药物有 5 类,即利尿剂、β 受体拮抗剂、钙通道阻滞剂（CCB）、血管紧张素转换酶抑制剂（ACEI）、血管紧张素Ⅱ受体拮抗剂（ARB）。高血压病人需要长期或终身降压治疗,治疗应从小剂量开始,逐步递增剂量,可单独或联合使用降压药物。

3. 高血压急症的治疗　持续监测血压,尽快静脉滴注有效降压药物控制性降压,一般数分钟至 1 小时内血压降低幅度不超过治疗前水平的 25%,其后 2~6 小时内将血压降至安全水平（160/100mmHg）,之后 24~48 小时逐步降至正常水平,并对靶器官损害进行相应的处理,常用降压药物有硝普钠、硝酸甘油及尼卡地平等,其中硝普钠为首选药。高血压脑病者应给予 20% 甘露醇或呋塞米进行脱水治疗。

4. 高血压亚急症的治疗　大多通过口服降压药控制性降压,可在 24~48 小时内将血压缓慢降至 160/100mmHg,避免过度治疗。

【常见护理诊断/问题】

1. 疼痛:头痛　与血压升高有关。

2. 有受伤的危险　与头晕、视力模糊、意识改变或发生直立性低血压有关。

3. 知识缺乏:缺乏疾病预防、保健知识和高血压用药知识。

4. 潜在并发症:高血压急症。

【护理目标】

病人头痛减轻或消失;病人未受伤;病人能描述高血压预防、保健知识,坚持合理用药;并发症得到有效防治。

【护理措施】

（一）一般护理

1. 休息与活动　合理安排休息与活动:①高血压初期可适当休息,保证充足的睡眠,根据年龄和身体状况选择合适的运动,如慢跑或步行、打太极拳、气功等,不宜登高、提取重物和剧烈运动等;血压较高、症状较多或有并发症的病人应增加卧床休息,协助生活料理。②保持病室安静,减少声光刺激,限制探视;护理操作动作要轻柔并集中进行,防止过多干扰病人;对因焦虑而影响睡眠的病人遵医嘱应用镇静剂。③避免受伤,如避免迅速改变体位、活动场所光线暗、病室内有障碍物、地面滑和厕所无扶手等危险因素。

2. 饮食护理　合理膳食,均衡营养:①减少钠盐摄入,每日食盐量不超过 6g 为宜。②补充钙和钾盐,多吃新鲜蔬菜、水果,多饮牛奶。③减少脂肪摄入,控制在总热量的 25%以下。④限制饮酒,饮酒量每日不可超过相当于 50g 乙醇的量。

（二）病情观察

定期监测血压,观察血压变化。密切观察并发症征象,一旦发现血压急剧升高,剧烈头痛、呕吐、烦躁不安、大汗、视力模糊、面色及神志改变和肢体运动障碍等症状,立即报告医生并协助处理。

（三）用药护理

嘱病人遵医嘱应用降压药物,监测血压的变化以判断疗效,密切观察药物不良反应。常用降压药物的用法及不良反应见表 3-7。

表 3-7 常用降压药物的用法及不良反应

种类	药名	用法	主要不良反应
利尿剂	氢氯噻嗪	12.5mg 口服,1~2 次 / 日	乏力、血钾和血钠降低、血尿酸及血糖增高
	氨苯蝶啶	50mg 口服,1~2 次 / 日	血钾增高、加重氮质血症
	呋塞米	20~40mg 口服,1~2 次 / 日	血钾降低、电解质紊乱
β 受体拮抗剂	普萘洛尔	10~20mg 口服,2~3 次 / 日	负性肌力作用、心动过缓
	美托洛尔	25~50mg 口服,2 次 / 日	
	比索洛尔	5~10mg 口服,1 次 / 日	
钙通道阻滞剂	硝苯地平	5~10mg 口服,3 次 / 日	疲劳、头痛、面部潮红、心悸、外周水肿
	硝苯地平控释剂	30~60mg 口服,1 次 / 日	
血管紧张素转换酶抑制剂	卡托普利	12.5~50mg 口服,2~3 次 / 日	刺激性干咳、血管神经性水肿、头晕、肾损害、高钾血症
	依那普利	10~20mg 口服,2 次 / 日	
	贝那普利	10~20mg 口服,1 次 / 日	
血管紧张素Ⅱ受体拮抗剂	氯沙坦	50~100mg 口服,1 次 / 日	轻微而短暂的头痛、眩晕、心悸、腹泻等
	缬沙坦	80~160mg 口服,1 次 / 日	
	厄贝沙坦	150~300mg 口服,1 次 / 日	

注:具体使用剂量及注意事项请参考药物使用说明书

用药注意事项:①应用降压药时不可随意增减药量、漏服、补服上次剂量或突然停药,以防血压过低或突然停药引发血压迅速升高。②应用降压药期间易出现体位性低血压,告知病人宜选择平静休息时服药,服药后继续休息一段时间再下床活动,起床或改变体位时动作不宜太快,洗澡水不宜过热,更不宜大量饮酒,下床活动时穿弹力袜,站立时间不宜过久,发生头晕时立即平卧,抬高下肢以增加回心血量和脑部供血,外出时应有人陪伴。

(四)高血压急症的护理

1. 体位与休息 安置病人于半卧位,抬高床头,绝对卧床休息,做好生活护理。避免不良刺激和不必要的活动,保持呼吸道通畅,吸氧。稳定病人情绪,必要时遵医嘱给予镇静剂。

2. 遵医嘱应用降压药 迅速建立静脉通道,遵医嘱正确给药,密切观察药物疗效和不良反应。应用硝普钠时应避光缓慢静脉滴注,开始剂量为 10~25μg/min,以后根据血压及时调整给药速度,使血压缓慢下降并保持在安全范围,如血压过低,或有血管过度扩张的征象,如出汗、烦躁不安、头痛、心悸、胸骨后疼痛及肌肉抽动,应立即停止输液,降低床头,并报告医生。

3. 病情监测 连接好心电、血压和呼吸监护仪,定期监测血压,每 5~10 分钟测血压 1 次,密切观察病情变化。

边学边练

实践 6 原发性高血压病人的护理

(五)心理护理

了解病人性格特征,指导病人学会自我调节,使用放松技术,如心理训练、音乐治疗和缓慢呼吸等,减轻精神压力,保持健康的心理状态。当病人出现情绪变化时,主动安慰病人,减少或排除引起不适的因素,消除病人顾虑,稳定病人情绪。指导家属给病人以理解、宽容与支持,保证病人有安静舒适的休养环境。

(六)健康指导

1. 疾病知识指导 向病人介绍高血压的有关知识和危害性,让病人了解控制血压的重要性和终身治疗的必要性,说明长期坚持治疗将血压控制在正常范围可预防和减轻靶器官损害。教会病人和家属正确测量血压的方法,按时测量和记录血压,长期监测血压变化。

2. 生活方式指导　指导病人建立健康积极的生活方式。①控制体重:有助于改善伴发的危险因素,增加降压药物疗效。减轻体重的方法是减少每天摄入的热量及适量增加体力活动。②合理膳食:低盐饮食,食盐摄入量每天应少于6g,多食含钾丰富的水果和蔬菜(香蕉、橘子、大枣、油菜、香菇等),减少膳食中脂肪摄入,适量补充优质蛋白质。③戒除不良嗜好:戒烟、戒酒或限制饮酒。④适当运动:每日适度运动,每次持续30~60分钟,以慢跑、散步、骑自行车、游泳、做体操、气功、太极拳等运动方式为宜,注意劳逸结合。⑤保持心态平和:适当调整工作和生活节奏,减轻精神压力,保持稳定情绪和良好心态。

3. 用药指导　强调长期药物治疗的重要性,详细告知病人降压药物的名称、作用、用法、剂量、疗效与不良反应的观察及应对方法,嘱病人遵医嘱服药,不可随意增减药量,或漏服、补服药物,或突然停药,强调规律服药的重要性。

4. 定期复查　定期门诊复查,根据危险度分层决定复诊时间。低危或中危者,每1~3个月随诊一次;高危者,至少每个月随诊一次。血压升高或病情异常时及时就诊。

【护理评价】

病人头痛是否减轻或消失;病人有无受伤;病人是否能描述高血压预防、保健知识,有无坚持合理用药;并发症是否得到有效防治。

(闫瑞芹)

第六节　冠状动脉粥样硬化性心脏病病人的护理

 学习目标

1. 具有高度的责任感、团队合作意识和沉着冷静的心理素质。
2. 掌握冠心病病人的身心状况和主要护理措施。
3. 熟悉冠心病病人的心电图特点、治疗要点及病人的常见护理诊断/问题。
4. 了解冠心病的病因与发病机制、临床类型及病人的护理目标和护理评价。
5. 学会正确实施心电监护,协助医生完成各项抢救措施;能正确对冠心病病人实施健康指导。

 工作情景与任务

导入情景:

王先生,56岁,冠心病、心绞痛病史5年,平日心绞痛发作时舌下含化硝酸甘油1~3分钟可止痛。今晨用力排便时出现心前区剧烈疼痛,舌下含化硝酸甘油3片未缓解,家人陪伴急送医院。心电图检查显示ST段抬高呈弓背向上型,血压90/60mmHg,心率108次/分,律齐。临床诊断冠心病,急性心肌梗死。医嘱:吸氧,心电监护,哌替啶肌内注射,尿激酶静脉滴注。

工作任务：

1. 为病人吸氧，实施心电监护。
2. 遵医嘱正确应用镇痛药与溶栓药，观察药物疗效及不良反应。
3. 指导病人正确休息与活动。

冠状动脉粥样硬化性心脏病（coronary atherosclerotic heart disease）指冠状动脉（冠脉）发生粥样硬化引起管腔狭窄或闭塞，导致心肌缺血缺氧或坏死而引起的心脏病，简称冠心病（coronary heart disease，CHD），亦称缺血性心脏病。冠心病是动脉粥样硬化导致器官病变的最常见类型，也是严重危害人类健康的常见病。据 WHO 2011 年资料显示，我国冠心病死亡人数已位列世界第二位。

本病病因尚未完全确定，目前认为是多种因素作用于不同环节所致，这些因素称为危险因素。主要危险因素有：①年龄与性别：多发于 40 岁以上成人，男性发病早于女性。②血脂异常：脂质代谢异常是动脉粥样硬化最重要的危险因素。③高血压：高血压病人患病率较血压正常者高 3~4 倍。④吸烟：与不吸烟者比较，吸烟者本病的发病率和病死率增高 2~6 倍，且与每日吸烟的支数呈正比。⑤糖尿病和糖耐量异常：糖尿病病人本病的发病率较非糖尿病者高出数倍，且病变进展迅速；本病病人糖耐量减低者也十分常见。⑥肥胖。⑦家族史：有冠心病、糖尿病、高血压和血脂异常家族史者，冠心病发病率增加。其他危险因素包括：①A 型性格者。②口服避孕药。③进食高热量、高动物脂肪、高胆固醇、高糖饮食。④微量元素摄入量的改变等。对于本病发病机制，近年多数学者支持"内皮损伤反应学说"，认为本病各种主要危险因素最终都损伤动脉内膜，而粥样硬化病变的形成是动脉对内皮、内膜损伤做出的炎症 - 纤维增生性反应的结果。

1979 年 WHO 曾将冠心病分为隐匿型或无症状型冠心病、心绞痛、心肌梗死、缺血性心肌病、猝死 5 型。近年趋向于根据发病特点和治疗原则不同分为两大类：①慢性冠脉病，也称慢性心肌缺血综合征，包括稳定型心绞痛、缺血性心肌病和隐匿性冠心病等。②急性冠状动脉综合征，包括不稳定型心绞痛、非 ST 段抬高型心肌梗死和 ST 段抬高型心肌梗死，也有将冠心病猝死包括在内。

本节重点介绍稳定型心绞痛和急性 ST 段抬高型心肌梗死。

一、稳定型心绞痛

稳定型心绞痛（stable angina pectoris）也称劳力性心绞痛，是在冠状动脉固定性严重狭窄基础上，由于心肌负荷的增加引起心肌急剧的、暂时的缺血缺氧的临床综合征。其特点为阵发性的前胸压榨性疼痛或憋闷感觉，主要位于胸骨后部，可放射至心前区和左上肢尺侧，常发生于劳力负荷增加时，持续数分钟，休息或服用硝酸酯制剂后疼痛消失。疼痛发作的程度、频度、性质及诱发因素在数周至数月内无明显变化。

本病的基本病因是冠状动脉粥样硬化。发病机制主要是冠状动脉存在固定狭窄或部分闭塞，其扩张性减弱，血流量减少，对心肌的供血量相对比较固定，如心肌的血液供应减低到尚能应付心脏平时的需要，则休息时可无症状。在劳力、情绪激动、饱食、寒冷等情况下，一旦心脏负荷突然增加，心肌氧耗量增加，而冠状动脉的供血却不能相应地增加以满足心肌对血液的需求时，即可引起心绞痛。产生疼痛感觉的直接因素，可能是在缺血、缺氧的情况下，心脏内积聚过多的代谢产物，刺激心脏内自主神经的传入纤维末梢所致。

【护理评估】

（一）健康史

询问病人有无高血压、高脂血症、吸烟、糖尿病及肥胖等危险因素；有无劳累、情绪激动、饱食、寒冷、吸烟等诱发因素；有无感染、甲状腺功能亢进症或心律失常等心肌氧耗增加因素；有无低血压等冠状动脉血流减少因素；有无贫血和低氧血症等血液携氧能力下降因素；有无不良生活方式；是否 A 型性格；有无冠心病家族史等。

（二）身体状况

1. 症状　心绞痛以发作性疼痛为主要临床表现，疼痛的特点为：

（1）部位：主要在胸骨体之后，可波及心前区，范围约手掌大小，甚至横贯前胸，界限不很清楚。常放射至左肩、左臂内侧达无名指和小指，或至颈、咽或下颌部。

（2）性质：胸痛常为压迫、发闷或紧缩性，也可有烧灼感，但不像针刺或刀扎样锐性痛，偶伴濒死的恐惧感觉。发作时，病人常被迫停止正在进行的活动，直至症状缓解。

（3）诱因：发作常由体力劳动或情绪激动所诱发，饱食、寒冷、吸烟、心动过速和休克等亦可诱发。疼痛多发生于劳力或激动的当时，而不是在劳力之后。典型的心绞痛常在相似的条件下重复发生，但有时同样的劳力只在早晨而不在下午引起心绞痛，提示与晨间交感神经兴奋性增高等昼夜节律变化有关。

（4）持续时间：多为 3~5 分钟，很少超过半小时。

（5）缓解方式：一般在停止原来诱发症状的活动后即可缓解；舌下含用硝酸甘油等硝酸酯类药物也能在几分钟内使之缓解。

2. 体征　平时一般无异常体征。心绞痛发作时常有心率增快、血压升高、表情焦虑、皮肤冷或出汗，有时出现第四或第三心音奔马律。可有暂时性心尖部收缩期杂音。

🔍 **知识拓展**

三种临床表现的不稳定型心绞痛

1. 静息型心绞痛　发作于休息时，持续时间通常 >20 分钟。

2. 初发型心绞痛　通常在首发症状 1~2 个月内，很轻的体力活动可诱发。

3. 恶化型心绞痛　在相对稳定的劳力性心绞痛基础上心绞痛逐渐增强（疼痛更剧烈、时间更长或更频繁）。

（三）心理 - 社会状况

心绞痛发作时，病人多有紧张或恐惧等心理；反复发作，或病情加重影响体力活动，病人易产生焦虑、烦躁、担忧等心理。

（四）辅助检查

1. 心电图检查　是发现心肌缺血、诊断心绞痛最常见的检查方法。约半数病人静息时心电图正常。心绞痛发作时，绝大多数病人可出现暂时性心肌缺血引起的 ST 段压低（≥0.1mV），发作缓解后恢复，有时出现 T 波倒置。运动负荷试验和心电图连续动态监测，可显著提高缺血性心电图的检出率。

2. 放射性核素检查　可提示心肌供血不足或血供消失，对心肌缺血诊断较有价值。

3. 冠状动脉造影　可发现狭窄性病变的部位并估计其程度，目前仍然是诊断冠心病较准确的方法。

(五) 治疗要点

稳定型心绞痛的治疗原则是改善冠脉血供和降低心肌耗氧以改善病人症状,提高生活质量,同时治疗冠脉粥样硬化,预防心肌梗死和死亡,以延长生存期。

1. 发作时治疗 ①休息:发作时立即休息,一般病人在停止活动后症状即逐渐消失。②药物治疗:较重的发作,可使用作用较快的硝酸酯制剂,扩张冠状动脉,降低阻力,增加冠脉循环的血流量;还通过对周围血管的扩张作用,减少静脉回流心脏的血量,减轻心脏前后负荷和心肌的需氧,从而缓解心绞痛。常用硝酸甘油或硝酸异山梨酯。

2. 缓解期治疗 ①调整生活方式:宜尽量避免各种确知足以诱导发作的因素。②药物治疗:使用改善缺血、减轻症状的药物,如β受体拮抗剂、硝酸酯类药、钙通道阻滞剂等;使用预防心肌梗死、改善预后的药物,如阿司匹林、氯吡格雷、他汀类药物、血管紧张素转换酶抑制剂等。③血管重建治疗:如经皮冠状动脉介入治疗、冠状动脉旁路移植术等。

【常见护理诊断/问题】

1. 疼痛:胸痛 与心肌缺血、缺氧有关。

2. 活动无耐力 与心肌氧的供需失调有关。

3. 知识缺乏:缺乏控制诱发因素及预防心绞痛发作的知识。

4. 潜在并发症:心肌梗死。

【护理目标】

病人疼痛症状减轻或消失;活动耐力增强,活动后无不适反应;能说出心绞痛发作的原因和诱因,并采取有效的自我救护措施;并发症得到有效防治。

【护理措施】

(一) 一般护理

心绞痛发作时应立即停止活动,就地休息,必要时遵医嘱吸氧。疼痛缓解后,与病人一起分析引起心绞痛发作的诱因。保持排便通畅,切忌用力排便,以免诱发心绞痛。

(二) 病情观察

心绞痛发作时应注意观察病人胸痛的部位、性质、程度、持续时间及缓解方式等,给予心电监测,描记疼痛发作时心电图,严密监测心率、心律和血压变化,观察病人有无面色苍白、大汗、恶心、呕吐等,发现异常变化立即通知医生并协助处理。

(三) 用药护理

遵医嘱正确用药,注意观察药物疗效和不良反应。①稳定型心绞痛发作时给予硝酸甘油0.5mg舌下含化,1~2分钟起效,约半个小时后作用消失;或硝酸异山梨酯5~10mg舌下含化,2~5分钟见效,作用维持2~3小时。延迟见效或完全无效时提示病人并非患冠心病或为严重的冠心病。②硝酸甘油不良反应有头痛、面色潮红、心率反射性加快和低血压等,应告知病人及家属第一次含用硝酸甘油时,应注意可能发生体位性低血压。③心绞痛发作频繁者,遵医嘱给予硝酸甘油静滴,注意控制液体的滴速,并告知病人及家属不可擅自调节滴速,以防低血压发生。④应用他汀类药物时,应严密监测转氨酶及肌酸激酶等生化指标,及时发现药物可能引起的肝脏损害和肌病。

(四) 心理护理

心绞痛发作时应专人守护病人,给予心理安慰,增加安全感。解释疾病过程与治疗配合,解除紧张不安情绪,以减少心肌耗氧量。指导病人采取放松技术,缓解焦虑和恐惧。

(五) 健康指导

1. 疾病知识指导 生活方式的改变是冠心病治疗的基础,应指导病人:①合理膳食:宜摄入低热量、低脂、低胆固醇、低盐饮食,多食蔬菜、水果和粗纤维食物,宜少食多餐,一次进食不宜过饱。②戒烟、限酒。③适量运动:建议稳定型心绞痛病人每天有氧运动30分钟,每周运动5天。注意个体差异,避免过度劳累,以不致发生疼痛症状为度,必要时需要在监测下进行。④自我心理调适:调整心态,减轻精神压力,逐渐改变急躁易怒性格,保持心理平衡。

2. 用药指导 指导病人遵医嘱服药,学会监测药物疗效和不良反应。嘱病人外出时随身携带硝酸甘油以备急需,硝酸甘油见光易分解,应放在棕色瓶内存放于干燥处,以免潮解失效。药瓶开封后每6个月更换1次,以确保疗效。

3. 病情监测指导 教会病人及家属心绞痛发作时的缓解方法。一旦心绞痛发作频繁、程度加重、持续时间延长、硝酸甘油疗效差,应及时就医,警惕心肌梗死的发生。告知病人定期复查心电图、血压、血糖、血脂及肝功能等。

【护理评价】

病人心前区疼痛是否减轻或消失;活动耐力是否增强;是否能陈述控制诱发因素及预防心绞痛发作的知识;并发症是否得到有效防治。

二、急性 ST 段抬高型心肌梗死

急性 ST 段抬高型心肌梗死(ST-segment elevation myocardial infarction,STEMI)是指急性心肌缺血性坏死,大多是在冠脉病变的基础上,发生冠脉血供急剧减少或中断,使相应的心肌严重而持久地急性缺血所致。临床特点为持久的胸骨后剧烈疼痛、发热、白细胞计数和血清心肌坏死标志物增高以及心电图进行性改变,可发生心律失常、休克及心力衰竭等。

本病的基本病因是冠状动脉粥样硬化,造成一支或多支血管管腔狭窄和心肌血供不足,而侧支循环尚未充分建立。在此基础上,一旦血供急剧减少或中断,使心肌严重而持久地急性缺血达 20~30 分钟以上,即可发生急性心肌梗死。研究证明,绝大多数的急性心肌梗死是由于不稳定的粥样斑块溃破,继而出血和管腔内血栓形成,而使管腔闭塞。少数情况下粥样斑块内出血或血管持续痉挛,也可使冠状动脉完全闭塞。

【护理评估】

(一) 健康史

询问病人有无冠心病危险因素及心绞痛发作史;有无饱餐特别是进食多量脂肪致血脂增高,血黏稠度增高的诱因;有无重体力劳动、情绪过分激动、用力排便及血压剧升使心肌氧耗骤增,冠脉供血明显不足等诱因;有无休克、脱水、出血、外科手术或严重心律失常使心排血量骤降,冠脉灌注量锐减等诱因。

(二) 身体状况

1. 先兆 约半数以上病人在发病前数日有乏力、胸部不适、活动时心悸、气急、烦躁及心绞痛等前驱症状,其中以新发生心绞痛或原有心绞痛加重最为突出。心绞痛发作较以往频繁、程度加重、持续时间长、硝酸甘油疗效差、诱发因素不明显。同时心电图示 ST 段一过性明显抬高或压低,T 波倒置或增高等情况。如及时住院处理,可使部分病人避免发生心肌梗死。

2. 症状

(1) 疼痛:是最早出现、最突出的症状,多发生于清晨。疼痛部位和性质与心绞痛相似,但诱因多不明显,且常发生于安静时,程度较重,持续时间较长,可达数小时或更长,休息和含服硝酸甘油片多不能缓解。病人常烦躁不安、出汗、恐惧或有濒死感。少数病人无疼痛,一开始即表现为休克或急性心力衰竭。部分病人疼痛位于上腹部,被误认为胃穿孔、急性胰腺炎等急腹症;部分病人疼痛放射至下颌、颈部、背部上方,被误认为骨关节痛。

(2) 全身症状:一般在疼痛发生后 24~48 小时出现,表现为发热、心动过速、白细胞增高及红细胞沉降率增快等,由坏死物质吸收所引起。体温一般在 38℃ 左右,很少超过 39℃,持续约 1 周。

(3) 胃肠道症状:疼痛剧烈时常伴恶心、呕吐、上腹部胀痛,重者可发生呃逆。

(4) 心律失常:见于 75%~95% 的病人,多发生在起病 1~2 天,24 小时内最多见。各类心律失常中以室性心律失常最多,尤其是室性期前收缩,如室性期前收缩频发(每分钟 5 次以上)、成对出现或呈短阵室性心动过速、多源性或落在前一心搏的易损期(R on T),常为心室颤动的先兆。心室颤动是急性心肌梗死早期,特别是入院前的主要死因。下壁心肌梗死易发生房室传导阻滞及窦性心动过缓;前壁心肌梗死易发生室性心律失常,如发生房室传导阻滞表明梗死范围广泛、情况严重。

(5) 低血压和休克:疼痛期中血压下降常见,未必是休克。如疼痛缓解而收缩压仍低于 80mmHg,病人烦躁不安、面色苍白、皮肤湿冷、脉细而快、大汗淋漓、尿量减少、神志迟钝、甚至昏厥者,则为休克表现。休克多在起病后数小时至数日内发生,见于约 20% 的病人,主要是心源性,为心肌广泛(40% 以上)坏死,心排血量急剧下降所致。

(6) 心力衰竭:发病率约为 32%~48%,主要是急性左心衰竭,可在起病最初几日内发生,或在疼痛、休克好转阶段出现,为梗死后心脏舒缩力显著减弱或不协调所致。

3. 体征 心率多增快也可减慢。心尖区第一心音减弱,可出现舒张期奔马律。10%~20% 病人在起病第 2~3 天出现心包摩擦音,为反应性纤维性心包炎所致。除极早期血压可增高外,几乎所有病人都有血压降低;起病前有高血压者,血压可降至正常,且可能不再恢复到起病前水平。可有与心律失常、休克或心力衰竭相关的其他体征。

4. 并发症 ①乳头肌功能失调或断裂。②心脏破裂。③栓塞。④心室壁瘤。⑤心肌梗死后综合征。

(三)心理 - 社会状况

急性 ST 段抬高型心肌梗死时胸痛程度剧烈,病人可有濒死感,或行紧急溶栓、介入治疗,易产生恐惧心理。因入住冠心病监护病房,面对一系列检查、治疗和护理,加之心肌梗死使病人活动耐力和自理能力下降,对预后的担心、对工作与生活的顾虑等,病人易产生焦虑和悲观情绪。

(四)辅助检查

1. 心电图 有定性和定位诊断价值。特征性改变为:①ST 段抬高呈弓背向上型,在面向坏死区周围心肌损伤区的导联上出现。②宽而深的 Q 波(病理性 Q 波),在面向透壁心肌坏死区的导联上出现。③T 波倒置,在面向损伤区周围心肌缺血区的导联上出现。心电图动态性改变呈超急性期、急性期、亚急性期及慢性期改变过程。ST 段抬高性心肌梗死的定位和定范围可根据出现特征性改变的导联数来判断(表 3-8)。

2. 实验室检查

(1) 血液检查:起病 24~48 小时后,白细胞可增至 $(10~20) \times 10^9/L$,中性粒细胞增多,红细胞沉降率增快,C 反应蛋白增高,均可持续 1~3 周。

表 3-8　ST 段抬高性心肌梗死的心电图定位诊断

部位	特征性改变的导联	部位	特征性改变的导联
前间隔	V_1、V_2、V_3	广泛前壁	V_1、V_2、V_3 V_4、V_5
局限前壁	V_3、V_4、V_5	下壁	Ⅱ、Ⅲ、aVF
前侧壁	V_5、V_6、V_7、Ⅰ、aVL	高侧壁	Ⅰ、aVL

（2）血清心肌坏死标记物

1）心肌肌钙蛋白 I（cTnI）或 T（cTnT）：特异性很高，是诊断心肌梗死的敏感指标，在起病 3~4 小时后升高，cTnI 于 11~24 小时达高峰，7~10 天降至正常，cTnT 于 24~48 小时达高峰，10~14 天降至正常。

2）肌酸激酶同工酶（CK-MB）：在起病后 4 小时内升高，16~24 小时达高峰，3~4 日恢复正常。其增高的程度能较准确地反映梗死的范围，其高峰出现时间是否提前有助于判断溶栓治疗是否成功。

3）肌红蛋白：在急性心肌梗死后出现最早，也十分敏感，但特异性不是很强。于起病后 2 小时内升高，12 小时内达高峰，24~48 小时内恢复正常。

3. 其他检查　放射性核素检查、超声心动图有助于确定梗死的部位和范围。

（五）治疗要点

对急性 ST 段抬高型心肌梗死，强调及早发现、及早住院，并加强住院前的就地处理。治疗原则是尽快恢复心肌的血液灌注（到达医院后 30 分钟内开始溶栓或 90 分钟内开始介入治疗）以挽救濒死的心肌、防止梗死扩大或缩小心肌缺血范围，保护和维持心脏功能，及时处理严重心律失常、泵衰竭和各种并发症，防止猝死，使病人不但能度过急性期，且康复后还能保持尽可能多的有功能的心肌。

1. 监护和一般治疗　急性期卧床休息。在冠心病监护室进行心电图、血压和呼吸的监测，除颤仪应随时处于备用状态。必要时吸氧。

2. 解除疼痛　心肌再灌注治疗开通梗死相关血管、恢复缺血心肌的供血，是解除疼痛最有效的方法，但在再灌注治疗前可选用下列药物尽快解除疼痛。①吗啡 2~4mg 静脉注射或哌替啶 50~100mg 肌内注射。②硝酸酯类药物。③β 受体拮抗剂：无心力衰竭、低心输出量状态、心源性休克危险性增高、其他使用 β 受体拮抗剂禁忌证者，应在发病 24 小时内尽早常规口服 β 受体拮抗剂。

3. 抗血小板治疗　除非有禁忌证，STEMI 病人均需要联合应用包括阿司匹林和血小板二磷酸腺苷（ADP）受体拮抗剂在内的口服抗血小板药物，负荷剂量后给予维持剂量。

4. 抗凝治疗　常用的抗凝药包括普通肝素、低分子肝素和比伐卢定等。

5. 再灌注心肌治疗　于起病 3~6 小时最多在 12 小时内进行，使闭塞的冠状动脉再通，心肌得到再灌注。①紧急经皮冠状动脉介入治疗（PCI）。②溶栓疗法：常用药物有尿激酶、链激酶或重组链激酶、重组组织型纤维蛋白溶酶原激活剂及新型的选择性纤溶酶原激活剂包括替奈普酶、阿替普酶和来替普酶。③紧急冠状动脉旁路搭桥术。

6. 其他治疗　如血管紧张素转换酶抑制剂或血管紧张素受体拮抗剂、调脂治疗、抗心律失常和传导障碍治疗、抗休克治疗、抗心力衰竭治疗、极化液疗法等。

【常见护理诊断／问题】

1. 疼痛：胸痛　与心肌缺血坏死有关。

2. 活动无耐力 与心肌氧的供需失调有关。

3. 有便秘的危险 与进食少、活动少、不习惯床上排便有关。

4. 恐惧 与剧烈胸痛伴濒死感有关。

5. 潜在并发症:猝死、心力衰竭、心源性休克。

【护理目标】

病人胸痛减轻或消失;活动耐力逐渐提高;病人能描述预防便秘的措施,无便秘发生;恐惧感减轻或消失,情绪平稳;并发症得到有效防治。

【护理措施】

（一）一般护理

1. 休息与活动 急性期 12 小时卧床休息,保持病室安静、舒适,减少探视,避免不良刺激。翻身、进食、洗漱及排便等均由护理人员帮助料理。若病情稳定无并发症,24 小时内应鼓励病人在床上行肢体活动;若无低血压,第 3 天就可在病房内走动;梗死后 4~5 天,逐步增加活动,直至每天 3 次步行 100~150m。

2. 饮食护理 起病 4~12 小时内给予流质饮食,以减轻胃扩张。之后逐渐过渡到低脂、低胆固醇清淡饮食,提倡少量多餐。

3. 给氧 对有呼吸困难和血氧饱和度降低者,最初几日间断或持续通过鼻导管、面罩吸氧,氧流量为 2~5L/min,以增加心肌氧的供应,减轻缺血和疼痛。

4. 保持大便通畅 了解病人日常的排便习惯、排便次数、性状及排便难易程度等。指导病人采取通便措施。如养成每日定时排便的习惯,合理饮食,多食蔬菜和水果等富含纤维素的食物;无糖尿病者每日清晨给予蜂蜜 20ml 加温开水同饮;适当腹部按摩以促进肠蠕动;无腹泻者遵医嘱常规应用缓泻剂,以防止便秘时用力排便导致病情加重;必要时遵医嘱使用开塞露或低压盐水灌肠。

（二）病情观察

监测心电图、血压和呼吸。严重心力衰竭者还需监测肺毛细血管压和静脉压。密切观察心律、心率、血压和心功能的变化,为适时采取治疗措施、避免猝死提供客观资料。监测人员必须极端负责,既不放过任何有意义的变化,又保证病人的安静和休息。

（三）治疗配合

1. 用药护理 ①遵医嘱给予吗啡或哌替啶缓解疼痛时,应注意有无呼吸抑制、脉搏加快及血压下降等不良反应。②给予硝酸酯类药物时,应随时监测血压变化,严格控制静脉输液量和滴速,维持收缩压在 100mmHg 以上。③使用阿司匹林、肝素等抗血小板治疗和抗凝治疗过程中应严密观察有无出血倾向。④溶栓治疗前,应询问病人有无溶栓禁忌证,协助医生做好溶栓前血常规、出凝血时间和血型等检查,建立并保持静脉通道畅通,遵医嘱正确应用溶栓药物;溶栓过程中应注意观察有无寒战、发热、皮疹等过敏反应,有无低血压及出血等,一旦出血,应紧急处理。溶栓是否成功的判断标准:根据冠状动脉造影观察血管再通情况直接判断,或根据:①心电图抬高的 ST 段于 2 小时内回降大于 50%。②胸痛 2 小时内基本消失。③2 小时内出现再灌注性心律失常。④血清 CK-MB 酶峰值提前出现(14 小时内)等间接判断血栓是否溶解。

2. 经皮冠状动脉介入治疗护理 对需施行直接 PCI 治疗者,边遵医嘱给予常规治疗和做术前准备,边将病人送入心导管室。具体护理详见本章第十节“三、经皮冠状动脉介入治疗”。

（四）心理护理

疼痛发作时应有专人陪伴,鼓励病人表达内心感受,给予心理支持。向病人讲明住进冠心病监护室后,病情的任何变化都在医护人员的严密监护下,并能得到及时的治疗,以缓解病人的恐惧心理。简要地解释疾病过程与治疗配合,说明不良情绪会增加心肌耗氧量,不利于病情的控制。医护人员进行各项抢救操作时,应紧张有序,避免忙乱带给病人不信任感和不安全感。及时向家属通告病人的病情和治疗情况,解答家属的疑问,协助病人和家属提高应对疾病的能力,维持病人和家属的心理健康。

边学边练

实践7 冠状动脉粥样硬化性心脏病病人的护理

(五) 健康指导

除参见"心绞痛"病人的健康指导外,还应注意:

1. 疾病知识指导 指导病人积极做到全面综合的二级预防,预防再次梗死和其他心血管事件。牢记冠心病二级预防 ABCDE 5 项原则:A. 抗血小板、抗心绞痛治疗和 ACEI;B. β 受体拮抗剂预防心律失常,减轻心脏负荷等;控制血压;C. 控制血脂和戒烟;D. 控制饮食和糖尿病治疗;E. 健康教育和运动。

2. 心理指导 心肌梗死后病人焦虑情绪多来自对今后工作能力和生活质量的担心,应予以充分的理解并指导病人保持乐观、平和的心态,正确对待病情,告诉家属对病人要积极配合和支持,当病人出现紧张、焦虑或烦躁等不良情绪时应予以理解并设法疏导,必要时争取病人工作单位领导和同事的支持。

3. 康复指导 加强运动康复教育,与病人和家属一起制订个体化运动处方,指导病人出院后的运动康复训练,逐步作适当的体育锻炼,有利于体力和工作能力的增进。经 2~4 个月的体力活动锻炼后,酌情恢复部分或轻工作,以后部分病人可恢复全天工作,但应避免过重体力劳动或精神过度紧张。

4. 用药指导与病情监测 指导病人按医嘱服药,列举不遵医行为导致严重后果的病例,让病人认识到遵医嘱用药的重要性;告知药物的用法、作用和不良反应,教会病人定时测脉搏、血压,随身携带药物和用药手册等,定期电话随访,帮助病人提高用药依从性。教会病人及家属识别病情变化及紧急自救措施,若胸痛发作频繁、程度较重、时间较长、服用硝酸酯制剂疗效较差时,提示急性心血管事件,应及时就医。

【护理评价】

病人胸痛是否减轻或消失;活动耐力是否增强;大便是否通畅;情绪是否稳定;并发症是否得到有效防治。

(林梅英)

第七节 感染性心内膜炎病人的护理

学习目标

1. 具有认真负责的工作态度,尊重和关爱病人,给予病人人文关怀。
2. 掌握感染性心内膜炎病人的护理评估要点和主要护理措施。
3. 熟悉感染性心内膜炎病人的常见护理诊断/问题。
4. 学会正确采集血培养标本,对病人实施正确的健康指导。

感染性心内膜炎(infective endocarditis,IE)是心脏内膜表面的微生物感染,伴赘生物形成。赘生物为大小不等、形状不一的血小板和纤维素团块,内含大量微生物和少量炎症细胞。根据病程,分为急性感染性心内膜炎和亚急性感染性心内膜炎。根据获得途径,可分为卫生保健相关性、社区获得性和静脉毒品滥用。根据瓣膜材质可分为自体瓣膜心内膜炎和人工瓣膜心内膜炎。

急性感染性心内膜炎常因化脓性细菌侵入心内膜引起。常见致病菌有金黄色葡萄球菌、溶血性链球菌。病原菌来自皮肤、肌肉、骨骼或肺等部位的活动性感染灶,细菌数量大、毒力强,具有高度侵袭性和黏附能力。

亚急性感染性心内膜炎主要发生于心脏瓣膜病变尤其是二尖瓣和主动脉瓣,其次是先天性心血管病,如室间隔缺损、动脉导管未闭和法洛四联症。最常见的病原体为草绿色链球菌,其次为 D 族链球菌和表皮葡萄球菌。细菌在咽炎、扁桃体炎、上呼吸道感染或拔牙、扁桃体摘除术、泌尿系统器械检查或心脏手术时侵入血流,黏附于心脏或血管损害部位,继之血小板聚集,形成血小板血栓和纤维蛋白沉着,成为微生物滋生的基础,细菌在局部滋生繁殖。当赘生物破裂时,细菌又被释放进入血流。

【护理评估】

（一）健康史

询问病人有无心脏瓣膜病、先天性心脏病、心肌病等病史。近期内有无上呼吸道感染、咽峡炎、扁桃体炎及身体其他部位感染;是否做过拔牙、导尿、泌尿系器械检查、心导管检查及心脏手术;是否为静脉药瘾者。

（二）身体状况

1. 症状与体征

（1）发热:是感染性心内膜炎最常见的症状。亚急性者起病隐匿,可有乏力、食欲减退、体重减轻等非特异性症状。可有弛张性低热,一般 <39℃,多于午后和晚上高。头痛、背痛和肌肉关节痛常见。急性者呈暴发性败血症过程,有高热、寒战。突发心力衰竭者较为常见。

（2）心脏杂音:80%~85% 病人可闻及心脏杂音,可由基础心脏病和(或)心内膜炎导致瓣膜损害所致。急性者比亚急性者更易出现杂音强度和性质的变化,或出现新的杂音。

（3）周围体征:多为非特异性,近年已不多见,原因可能是微血管炎或微血栓。包括:①瘀点:以锁骨以上皮肤、口腔黏膜和睑结膜多见。②指(趾)甲下线状出血。③Osler 结节:为指和趾垫出现的豌豆大的红或紫色痛性结节。④Janeway 损害:是位于手掌或足底直径 1~4mm 无压痛出血红斑,主要见于急性心内膜炎。⑤Roth 斑:为视网膜的卵圆形出血斑,中心呈白色。

（4）动脉栓塞:赘生物引起动脉栓塞占 20%~40%。栓塞可发生在机体的任何部位,如脑栓塞、脾栓塞、肾栓塞、肠系膜动脉栓塞、四肢动脉栓塞和肺栓塞等。脑栓塞的发生率为15%~20%,在有左向右分流的先天性心脏病或右心内膜炎时,肺栓塞常见。

（5）非特异性体征

1）脾大:占 15%~50%,见于病程 >6 周的病人,急性者少见。

2）贫血:较常见,多见于亚急性感染性心内膜炎,伴有多汗。多为轻、中度贫血,晚期可有重度贫血。

2. 并发症

（1）心脏并发症:心力衰竭是最常见的并发症,其他有心肌脓肿、急性心肌梗死、化脓性心包炎和心肌炎等。

（2）细菌性动脉瘤:受累动脉依次为近端主动脉、脑、内脏和四肢动脉,一般见于病程晚期。

（3）迁移性脓肿：多发生在肝、脾、骨髓和神经系统。

（4）神经系统：1/3 病人有神经系统受累的表现，如脑栓塞、脑细菌性动脉瘤、脑出血、中毒性脑病、脑脓肿、化脓性脑膜炎等。

（5）肾脏：大多数病人有肾损害，如肾动脉栓塞和肾梗死、局灶性和弥漫性肾小球肾炎、肾脓肿等。

（三）心理 - 社会状况

由于症状逐渐加重，病人烦躁、焦虑；当病情进展且疗效不佳时，往往出现精神紧张、悲观、绝望等心理反应。

（四）辅助检查

1. 血液检查 病人可出现进行性贫血，白细胞计数正常或升高，血沉增快。

2. 尿液检查 常有镜下血尿和轻度蛋白尿。

3. 免疫学检查 80% 的病人血清出现免疫复合物。25% 的病人有高丙种球蛋白血症。病程 6 周以上的亚急性病人中 50% 类风湿因子阳性。

4. 血培养 是诊断菌血症和感染性心内膜炎的最重要方法，药物敏感试验可为治疗提供依据。

5. 超声心动图 可探查赘生物，观察瓣叶、瓣环、室间隔及心肌脓肿等。

（五）治疗要点

抗微生物药物治疗是最重要的治疗措施。在连续多次采集血培养标本后应早期、大剂量、长疗程地应用杀菌性抗生素，以静脉给药方式为主，联合用药可增强杀菌能力，疗程至少 6~8 周。病原菌未培养出时，急性病人可选用奈夫西林、苯唑西林等药物，亚急性者首选青霉素，青霉素过敏时可选头孢曲松或万古霉素。已培养出病原菌时应根据药物敏感试验结果选择用药。对抗生素疗效不佳的高危病人应考虑手术治疗。

【 常见护理诊断 / 问题 】

1. 体温过高 与微生物感染引起心内膜炎有关。

2. 营养失调：低于机体需要量 与长期发热导致机体消耗过多有关。

3. 焦虑 与发热、病情反复、疗程长、出现并发症有关。

4. 潜在并发症：栓塞、心力衰竭。

【 护理措施 】

（一）一般护理

1. 休息与活动 急性感染性心内膜炎病人应卧床休息，限制活动；亚急性者可适当活动，避免剧烈运动和情绪激动。

2. 饮食 给予高热量、高蛋白、高维生素、低胆固醇、清淡、易消化的半流质或软食，以补充发热引起的机体消耗。鼓励病人多饮水，做好口腔护理。有心力衰竭征象者按心力衰竭病人饮食进行指导。

3. 发热护理 高热病人给予物理降温如冰袋、温水擦浴等，及时记录体温变化。病人出汗多时及时更换衣服，以增加舒适感。

（二）病情观察

密切观察病人的体温变化情况，每 4~6 小时测量体温 1 次并记录；注意观察皮肤瘀点、甲床下出血、Osler 结节、Janeway 结节等皮肤黏膜病损及消退情况；观察有无脑、肾、脾、肺、冠状动脉、肠系膜动脉及肢体动脉栓塞，一旦发现立即报告医生并协助处理。

（三）用药护理

遵医嘱给予抗生素治疗,注意观察药物疗效及不良反应。告知病人抗生素是治疗本病的关键,病原菌隐藏在赘生物内和内皮下,需坚持大剂量长疗程的抗生素治疗才能杀灭。严格按时间、剂量准确用药,以确保有效的血药浓度。注意保护静脉,可使用静脉留置针,避免多次穿刺增加病人的痛苦。

（四）正确采集血培养标本

采集血培养标本时应注意:①对未经治疗的亚急性病人,应在第 1 天间隔 1 小时采血 1 次,共 3 次;如次日未见细菌生长,重复采血 3 次后,开始抗生素治疗。②已用过抗生素者,停药 2~7 天后根据体温情况进行采血。③急性病人应在入院后立即安排采血,在 3 小时内每隔 1 小时采血 1 次,共取 3 次血标本后,按医嘱开始治疗。④本病的菌血症为持续性,无需在体温升高时采血。⑤每次采血 10~20ml,同时做需氧和厌氧菌培养。

（五）心理护理

加强与病人的沟通,耐心解释治疗目的与意义,给予心理支持,使其积极配合治疗与护理。

（六）健康指导

1. 疾病知识指导 向病人及家属讲解本病的病因与发病机制、致病菌侵入途径。嘱病人平时注意防寒保暖,少去公共场所,避免感冒。加强营养,增加机体抵抗力,合理安排休息。勿挤压痤疮、疖、痈等感染病灶,减少病原体入侵的机会。良好的口腔卫生习惯和定期的牙科检查是预防感染性心内膜炎最有效的措施。

2. 用药指导 指导病人坚持大剂量、长疗程的抗生素治疗。在施行口腔手术如拔牙、扁桃体摘除术、上呼吸道手术或操作,泌尿、生殖、消化道侵入性诊治或其他外科手术治疗前,应说明自己有心内膜炎病史,预防性使用抗生素,防止心内膜炎的发生。

3. 病情监测 教会病人自我监测体温变化;观察有无栓塞表现,定期门诊随访。

（胡春玲 刘淑琴）

第八节 心肌疾病病人的护理

学习目标

1. 具有认真负责的工作态度,尊重和关爱病人,给予病人人文关怀。
2. 掌握心肌疾病病人的护理评估要点和主要护理措施。
3. 熟悉心肌疾病病人的常见护理诊断／问题。
4. 学会正确对心肌疾病病人进行健康指导。

心肌病(cardiomyopathy)是一组异质性心肌疾病,由不同病因(遗传性病因多见)引起的心肌病变导致心肌机械和(或)心电功能障碍,常表现为心室肥厚或扩张。由其他心血管疾病继发的心肌病理改变不属于心肌病范畴,如冠心病、高血压性心脏病、心脏瓣膜病、先天性心脏病、肺源性心脏病等所致的心肌损害。目前心肌病的分类如下:①遗传性心肌病:包括肥厚型心肌病、右心室发育不良心肌病等。②混合性心肌病:包括扩张型心肌病、限制型心肌病。③获得性心肌病:包括感染性心肌病、心动过速心肌病、心脏气球样变、围生期心肌病。

本节重点阐述扩张型心肌病和肥厚型心肌病。

扩张型心肌病(dilated cardiomyopathy,DCM)是一类以左心室或双心室扩大伴收缩功能障碍为特征的心肌病。临床主要表现为心脏扩大、心力衰竭、心律失常、血栓栓塞及猝死。该病较为常见,我国发病率为(13~84)/10万,好发于青中年男性。本病预后差,确诊后5年存活率约50%。扩张型心肌病病因迄今未明,部分病人有家族遗传史,可能的病因包括感染(以病毒感染最常见)、非感染的炎症、中毒(包括酒精等)、内分泌和代谢紊乱、遗传、精神创伤等。

肥厚型心肌病(hypertrophic cardiomyopathy,HCM)是一种遗传性心肌病,以心室非对称性肥厚为解剖特点,是青少年运动猝死的最主要原因之一。根据左心室流出道有无梗阻可分为梗阻性及非梗阻性HCM。我国调查显示患病率为180/10万。本病为常染色体显性遗传疾病,儿茶酚胺代谢异常、高血压、高强度体力活动是本病促进因素。

【护理评估】

(一)健康史

询问病人有无心肌病家族遗传史;发病前有无病毒等病原体感染、酒精中毒及代谢异常等情况;有无情绪激动、高强度运动、高血压等诱因。

(二)身体状况

1. 扩张型心肌病 起病隐匿,病程可分为三个阶段:①无症状期:心脏可有轻度扩大。②有症状期:病人出现极度疲劳、乏力、心悸及气促等症状。③晚期:端坐呼吸、肝大、水肿或胸腔、腹腔积液等心力衰竭症状和体征。多数病人常合并有各种心律失常。部分病人可发生血栓栓塞或猝死。

2. 肥厚型心肌病 最常见的症状为劳力性呼吸困难和乏力。1/3病人可有劳力性胸痛。最常见的持续心律失常是心房颤动。部分病人有晕厥,常于运动时出现,与室性快速心律失常有关。该病是青少年和运动员猝死的主要病因。主要体征为心脏轻度扩大,流出道有梗阻的病人可在胸骨左缘第3~4肋间听到较粗糙的喷射性收缩期杂音,约半数病人心尖区可闻及吹风样收缩期杂音。

(三)心理-社会状况

扩张型心肌病由于长期的疾病折磨,影响工作和生活,病人出现焦虑、烦躁和忧郁,甚至绝望等心理反应。肥厚型心肌病一旦确诊,有猝死的危险,会出现焦虑、恐惧等心理;长期的疾病折磨及反复出现心衰、晕厥等症状,病人会出现紧张、忧郁、绝望等心理。

(四)辅助检查

1. X线检查 ①扩张型心肌病:心影明显增大,心胸比>50%,可出现肺淤血、肺水肿及肺动脉压力增高的X线表现。②肥厚型心肌病:心影可以正常大小或左心室增大。

2. 超声心动图 是诊断与评估最常用的重要检查手段。①扩张型心肌病:早期仅有左室大,后期各心腔均扩大,以左心室扩大为著,室壁运动普遍减弱,呈"大腔小口"样改变;可伴二、三尖瓣反流及附壁血栓。②肥厚型心肌病:心室不对称肥厚而无心室腔增大为特征。舒张期室间隔厚度达15mm或与后壁厚度之比≥1.3。

3. 心电图 ①扩张型心肌病:缺乏诊断特异性。常见ST压低和T波倒置。可见多种心律失常同时存在。②肥厚型心肌病:变化多端。主要表现为QRS波左心室高电压、倒置T波和异常q波。

此外,心脏磁共振、心肌核素显像、冠状动脉CT、冠状动脉造影和心导管检查以及心内膜心肌活检等检查均有助于诊断。

（五）治疗要点

1. 扩张型心肌病 治疗原则为阻止基础病因介导的心肌损害,阻断造成心力衰竭加重的神经体液机制,控制心律失常和预防猝死,预防栓塞,提高生活质量和延长生存。常用药物有 ACEI 或 ARB、β 受体拮抗剂和盐皮质激素受体拮抗剂(代表药螺内酯)。

2. 肥厚型心肌病 治疗原则是改善症状,减少合并症和预防猝死。通过减轻流出道梗阻、改善心室顺应性、防治血栓栓塞性事件、识别高危猝死病人。药物治疗为基础治疗,常用药物为 β 受体拮抗剂和非二氢吡啶类钙通道阻滞剂,其中 β 受体拮抗剂为梗阻性 HCM 的一线治疗药物。心力衰竭者给予针对性处理,对房颤病人给予抗凝治疗。严重流出道梗阻,可考虑室间隔切除术。目前美国和欧洲共识将手术列入合适病人的首选治疗。

【常见护理诊断/问题】

1. 气体交换受损 与心力衰竭肺淤血有关。

2. 活动无耐力 与心肌病变使心脏收缩力减弱,心排血量减少有关。

3. 疼痛:胸痛 与劳力负荷下肥厚心肌需氧量增加和供血供氧下降有关。

4. 有受伤的危险 与肥厚型梗阻性心肌病所致头晕及晕厥有关。

5. 潜在并发症:心力衰竭、栓塞、心律失常、猝死。

【护理措施】

（一）一般护理

1. 休息与活动 心肌病病人限制体力活动甚为重要,可减慢心率,减轻心脏负荷,增加心肌收缩力,改善心功能。有心力衰竭症状者,需绝对卧床休息,加强生活护理;心力衰竭控制后,仍应限制活动。肥厚型心肌病病人,应避免持重、屏气、剧烈运动,以免诱发晕厥或猝死。

2. 饮食护理 给予高蛋白、高维生素的清淡饮食,多食蔬菜、水果和粗纤维食物,少量多餐,避免饱餐和刺激性食物。心力衰竭时低盐饮食,限制水分摄入。

（二）病情观察

密切观察病人心率、心律、呼吸及血压,必要时进行心电监护;观察有无乏力、心悸、呼吸困难、胸痛、栓塞等表现;肥厚型心肌病要特别注意有无晕厥发生,注意识别高危猝死病人。

（三）用药护理

遵医嘱用药,观察药物疗效及不良反应。用药时注意:①扩张型心肌病对洋地黄耐受性差,用药期间应密切观察有无洋地黄毒性反应。②应用 β 受体拮抗剂或钙通道阻滞剂时,注意有无心动过缓等不良反应。③肥厚型梗阻性心肌病病人,心绞痛发作时不宜使用硝酸酯类药物,因其可减少静脉回心血量,加重流出道梗阻,导致胸痛症状加重。④应用抗心律失常药物时,要密切观察心率、心律及不良反应,发现异常立即报告医生并协助处理。

（四）晕厥护理

了解病人晕厥发作前有无恐惧、紧张、剧痛等诱因,晕厥发生的时间、体位、历时长短及缓解方式,发作时有无心率增快、血压下降、心音低钝或消失、抽搐等。发作时立即置病人于通风处,头低足高位,解松领口,及时清除口、咽中分泌物,以防窒息。

（五）心理护理

多与病人交谈,讲明心肌疾病反复发作的原因及治疗进展,帮助病人树立战胜疾病的信心,缓解焦虑不安情绪。病人出现晕厥时,医护人员应陪伴、安慰病人,保持情绪稳定,避免病人因情绪波动而加重病情。

（六）健康指导

1. 疾病知识指导　扩张型心肌病病人,应避免劳累、病毒感染及酗酒,合理休息,减轻心脏负担;肥厚型心肌病病人,应避免情绪激动、突然用力或提取重物及剧烈活动等,预防晕厥或猝死。有晕厥史者,避免单独外出,以免发生意外。

2. 生活指导　保持室内空气流通、阳光充足,预防上呼吸道感染。指导病人合理饮食,以促进心肌代谢,增强机体抵抗力。

3. 用药指导及病情监测　遵医嘱服用抗心力衰竭和纠正心律失常等药物,告知药物名称、剂量、用法、不良反应,嘱病人不能自行增减剂量,定期门诊随访,调整药物剂量,症状加重立即就诊。

（程　畅　刘淑琴）

第九节　心包疾病病人的护理

学习目标

1. 具有高度的责任感、团队合作意识,给予病人人文关怀。
2. 掌握心包疾病病人的护理评估要点和主要护理措施。
3. 熟悉心包疾病病人的常见护理诊断/问题。
4. 学会正确对心包疾病病人进行病情观察和健康指导。

心包疾病是由感染、肿瘤、代谢性疾病、尿毒症等引起的心包病理性改变。临床上按病程分为急性(病程 <6 周)、亚急性(病程 6 周至 6 个月)及慢性(病程 >6 个月);按病理性质分为纤维素性、渗出性、缩窄性、粘连性;按病因分为感染性、非感染性、过敏性或免疫性。感染性心包炎可由细菌、病毒、真菌等引起;非感染性心包炎可由急性心肌梗死、肿瘤、尿毒症等所引起。

急性心包炎(acute pericarditis)为心包脏层和壁层的急性炎症性疾病。可以单独存在,也可以是某种全身疾病累及心包的表现。本病最常见的病因为病毒感染。其他包括细菌、自身免疫病、肿瘤、尿毒症性及急性心肌梗死后。部分病人经检查仍无法明确病因,称为急性非特异性心包炎或特发性急性心包炎。

心包疾病或其他病因累及心包可以造成心包渗出和心包积液(pericardial effusion),当积液迅速或积液量达到一定程度时,可造成心输出量和回心血量明显下降而产生临床症状,即心脏压塞(cardiac tamponade)。各种病因的心包炎均可能伴有心包积液,最常见的三个原因是肿瘤、特发性心包炎和肾衰竭。

缩窄性心包炎(constrictive pericarditis)是指心脏被致密厚实的纤维化或钙化心包所包围,使心室舒张期充盈受限而产生一系列循环障碍的疾病,多为慢性。我国缩窄性心包炎的病因以结核性最为常见,其次为急性非特异性心包炎、化脓性或由创伤性心包炎后演变而来。近年来,放射性心包炎和心脏手术后引起者逐渐增多。

【护理评估】

（一）健康史

询问病人有无病毒感染、结核等病史;有无自身免疫性疾病(如风湿热、系统性红斑狼疮等)、肿瘤及尿毒症病史;有无外伤或接触放射线等物理因素及急性心肌梗死等邻近器官疾病。

（二）身体状况

1. 急性心包炎

（1）症状:胸骨后、心前区疼痛为急性心包炎的特征,常见于炎症变化的纤维蛋白渗出期。疼痛可放射至颈部、左肩、左臂,也可达上腹部,多呈尖锐性疼痛,常因咳嗽、深呼吸或变换体位而加重。部分病人可因心脏压塞而出现呼吸困难、水肿等症状。感染性心包炎可伴发热。

（2）体征:心包摩擦音是纤维蛋白性心包炎的典型体征,多位于心前区,以胸骨左缘第3~4肋间最为明显,收缩期和舒张期均可听到。一般持续数小时、数天甚至数周,当积液增多将两层心包分开时,摩擦音即消失。

2. 心包积液及心脏压塞 心脏压塞的临床特征为 Beck 三联征,即低血压、心音低弱、颈静脉怒张。

（1）症状:呼吸困难是心包积液最突出的症状,可能与支气管、肺、大血管受压引起肺淤血有关;呼吸困难严重时,病人呈端坐呼吸,身体前倾、呼吸浅快、面色苍白及发绀等;也可因压迫气管、喉返神经、食管而产生干咳、声音嘶哑及吞咽困难等。此外可有发冷、发热、乏力、烦躁及上腹胀痛等。

（2）体征:心尖搏动减弱或消失;心浊音界向两侧增大,随体位改变而改变;心率增快,心音遥远;积液量多时可于左肩胛骨下出现浊音,听诊闻及支气管呼吸音,称为心包积液征（Ewart 征）。大量心包积液可使收缩压下降,而舒张压变化不大,故脉压减小;可影响静脉回流,出现颈静脉怒张、肝大、水肿及腹腔积液等。

（3）心脏压塞:快速心包积液时可引起急性心脏压塞,表现为明显心动过速、血压下降、脉压变小和静脉压明显上升;如心排血量显著下降可引起急性循环衰竭、休克等;如积液缓慢积聚,可出现亚急性或慢性心脏压塞,表现为颈静脉怒张、Kussmaul 征即吸气时颈静脉充盈更明显等,常伴有肝大、腹腔积液和下肢水肿。由于动脉收缩压降低,舒张压变化不大而表现脉搏细弱、脉压减小,奇脉等。

3. 缩窄性心包炎

（1）症状:病人多有急性心包炎、复发性心包炎或心包积液等病史。主要症状与心搏出量降低和体循环淤血有关,表现为劳力性呼吸困难、活动耐力下降、疲乏、畏食、上腹胀满或疼痛。

（2）体征:心尖搏动减弱或消失,多数病人有收缩期心尖负性搏动;心浊音界正常或稍大;心音低而遥远,心率增快,可闻及心包叩击音;可见颈静脉怒张、Kussmaul 征、肝大、腹腔积液、胸腔积液和下肢水肿。

（三）心理 - 社会状况

由于呼吸困难、心前区疼痛症状逐渐加重,影响病人的活动、休息及睡眠,使病人产生焦虑心理;后期因病情迁延影响日常生活和工作,而丧失信心,甚至出现悲观、绝望心理。

（四）辅助检查

1. 血液检查 取决于原发病,感染者常有白细胞计数增加及血沉增快。

2. X 线检查 急性心包炎可无异常发现,心包积液量大时可见心影向两侧增大呈烧瓶状,心脏搏动减弱或消失。特别是肺野清晰而心影显著增大常是心包积液的有力证据。缩窄性心包炎心影偏小、正常或轻度增大。

3. 超声心动图检查　可确诊有无心包积液,判断积液量,协助判断临床血流动力学改变是否由心脏压塞所致。缩窄性心包炎可见心包增厚、室壁活动减弱及室间隔矛盾运动等。

4. 心电图检查　急性心包炎时,常规导联(除 aVR、V_1 外)呈弓背向下型 ST 段抬高,T 波低平或倒置。心包炎积液时可有 QRS 波群低电压,无病理性 Q 波。缩窄性心包炎可有 QRS 波群低电压,T 波低平或倒置。

5. 心包穿刺术　心包穿刺的主要目的是缓解心脏压塞,同时对积液性质和病因诊断也有帮助。

(五) 治疗要点

急性心包炎治疗包括病因治疗和对症治疗,如抗结核、抗生素、化疗药物及镇痛剂等。出现心脏压塞时行心包穿刺术,必要时可采用心包切开引流及心包切除术。缩窄性心包炎应早期施行心包切除术。

【 常见护理诊断 / 问题 】

1. 疼痛:胸痛　与心包炎症有关。
2. 气体交换受损　与肺淤血、肺或支气管受压有关。

【 护理措施 】

(一) 一般护理

1. 休息与体位　协助病人采取舒适体位,如半卧位或前倾坐位,提供床上小桌便于伏案休息。疼痛严重时卧床休息,不要用力咳嗽或突然改变体位,以免使疼痛加剧。

2. 饮食护理　给予高热量、高蛋白、高维生素、易消化的半流质或软食,适当限制钠盐摄入。

3. 吸氧　根据缺氧程度调节氧流量,注意观察氧疗效果。

(二) 病情观察

观察病人的生命体征、意识状态及胸痛的部位、性质及呼吸困难的程度,有无心脏压塞的表现。

(三) 治疗配合

1. 用药护理　遵医嘱给予解热镇痛药,注意观察有无胃肠道症状、出血等不良反应。疼痛剧烈者,可应用吗啡类药物。应用抗结核、抗生素、糖皮质激素及抗肿瘤等药物治疗时,应做好相应观察与护理。

2. 心包穿刺术的配合与护理　配合医生行心包穿刺或切开引流术,以达到缓解压迫症状或向心包内注射药物的治疗目的。

(1) 术前护理:①向病人和家属说明手术的意义和必要性,解除其思想顾虑,必要时遵医嘱用少量镇静剂。②术前常规行心脏超声检查,以确定积液量和穿刺部位。③操作前建立静脉通路,备好穿刺包、急救用品和器械。④连接心电监护仪,进行心电、血压监测。

(2) 术中配合:①嘱病人勿剧烈咳嗽或深呼吸,穿刺过程中有任何不适立即报告医生。②协助医生抽液。抽液过程中随时夹闭胶管,防止空气进入心包腔。抽液要缓慢,每次抽液量不超过 300ml,以防急性右室扩张,一般首次抽液量不宜超过 100ml,若抽出鲜血,应立即停止抽吸,密切观察有无心脏压塞症状。③记录抽液量、性质,按要求留取标本送检。

(3) 术后护理:穿刺后 2 小时内持续心电、血压监护,观察病人生命体征变化。心包引流者做好引流管的护理,待心包引流液每天小于 25ml 时拔出导管。

（四）心理护理

向病人介绍疾病的有关知识，告知病人除肿瘤性心包炎外，大多数病人预后良好，以消除病人的疑虑，鼓励其树立战胜疾病的信心。

（五）健康指导

1. 生活指导　嘱病人注意休息，加强营养，给予高热量、高蛋白、高维生素及易消化饮食，限制钠盐摄入；注意防寒保暖，防止呼吸道感染。

2. 用药与治疗指导　告知病人坚持足够疗程药物治疗（如抗结核治疗）的重要性，不要擅自停药，防止复发。注意观察药物不良反应，定期随访检查肝肾功能；对缩窄性心包炎病人，讲明行心包切除术的重要性，解除思想顾虑，尽早接受手术治疗。术后病人仍应休息半年左右。

（刘淑琴　周英华）

第十节　循环系统常用诊疗技术及护理

学习目标

1. 具有医疗安全、团队合作的职业意识和认真负责的职业态度，尊重和关爱病人。
2. 掌握心导管检查术、冠状动脉造影术和经皮冠状动脉介入治疗的操作前准备、术中护理配合和操作后护理。
3. 熟悉心导管检查术、冠状动脉造影术和经皮冠状动脉介入治疗的操作过程。
4. 了解心导管检查术、冠状动脉造影术和经皮冠状动脉介入治疗的适应证和禁忌证。
5. 学会与病人和家属进行有效沟通，正确解释操作目的、过程及注意事项。

一、心导管检查术

心导管检查是通过心导管插管术（cardiac catheterization）进行心脏各腔室、瓣膜与血管的构造及功能的检查，包括左右心导管检查与选择性左右心造影等，是一种非常有价值的诊断方法。其目的是明确诊断心脏和大血管病变的部位与性质、病变是否引起血流动力学改变及其程度，为采用介入性治疗或外科手术提供依据。

【适应证】

1. 需做血流动力学监测者，从静脉置入漂浮导管至右心及肺静脉。
2. 先天性心脏病，特别是有心内分流的先天性心脏病的诊断。
3. 心内电生理检查。
4. 室壁瘤需了解瘤体大小与位置，以决定手术指征。
5. 静脉及肺动脉造影、选择性冠状动脉造影。
6. 心肌活检术。

【禁忌证】

1. 感染性疾病，如感染性心内膜炎、败血症、肺部感染等。
2. 严重心律失常及严重的高血压未加控制者。
3. 电解质紊乱，洋地黄中毒。

4. 有出血倾向者,现有出血性疾病或正在进行抗凝治疗者。

5. 外周静脉血栓性静脉炎者。

6. 严重肝肾功能损害者。

【操作前准备】

1. 病人准备 ①向病人及家属介绍手术的方法和意义、手术的必要性和安全性,以消除其紧张情绪,必要时手术前晚遵医嘱口服镇静剂。②指导病人完成血常规、血型、出凝血时间、凝血酶原时间、肝肾功能检查,胸部 X 线检查及超声心动图等检查。③根据需要行双侧腹股沟及会阴部或上肢、锁骨下静脉穿刺术区备皮。④穿刺股动脉者训练病人术前进行床上排尿,检查两侧足背动脉搏动情况并标记,便于术中、术后对照观察。⑤告知病人术前不需禁食,术前一餐饮食以六成饱为宜。术前排空膀胱。

2. 环境准备 安静、整洁、温度及湿度适宜,无对流风。

3. 用物准备 根据病情备好器械导管、抢救药品及心肺复苏设备。

【操作过程与护理配合】

1. 操作过程 一般采用 Seldinger 经皮穿刺法,局部麻醉后自股静脉、上肢贵要静脉或锁骨下静脉(右心导管术)或股动脉(左心导管术)插入导管到达相应部位。连续测量压力并记录,必要时采血行血气分析。插入造影导管至相应部位,注入造影剂,进行造影。

2. 护理配合

(1) 术中严密监测生命体征、心律、心率变化,准确记录压力数据,出现异常及时通知医生并配合抢救。

(2) 因病人采用局麻,神志清醒,因此,应尽量陪伴病人,与病人交谈分散其注意力,缓解紧张焦虑情绪。

(3) 维持静脉通道通畅,准确及时给药并记录。

(4) 准确递送所需各种器械,完成术中记录。

【操作后护理】

1. 卧床休息,做好生活护理。

2. 静脉穿刺者肢体制动 4~6 小时;动脉穿刺者压迫止血 30 分钟后进行加压包扎,用 1kg 沙袋压迫伤口 6~8 小时,肢体制动 24 小时。观察动、静脉穿刺点有无出血与血肿。检查足背动脉搏动情况,比较两侧肢端颜色、温度、感觉与运动功能。

3. 监测病人生命体征、心率、心律变化,观察有无心律失常、空气栓塞、出血、感染、心脏压塞、心脏壁穿孔等并发症。

二、冠状动脉造影术

冠状动脉造影术(coronary arterial angiography,CAG)是将冠状动脉造影导管经动脉送至左、右冠状动脉开口部进行造影的方法,可以提供冠状动脉病变的部位、性质、范围、侧支循环状况等的准确资料,有助于选择最佳治疗方案。

【适应证】

1. 对药物治疗中心绞痛仍较重者,明确动脉病变情况以及考虑介入性治疗或旁路移植手术。

2. 胸痛似心绞痛而不能确诊者。

3. 中老年病人心脏增大、心力衰竭、心律失常,疑有冠心病而无创性检查未能确诊者。

4. 心肌梗死后再发心绞痛或运动试验阳性者。

5. 急性冠脉综合征拟行急诊手术者。

【操作前准备】

1. 病人准备 除与心导管检查术相同外,术前需训练连续咳嗽动作。术前6小时禁食、禁水,但可正常服药。

2. 用物准备 根据病情需要备好导管、抢救药品及心肺复苏设备。

3. 环境准备 安静、整洁、温度及湿度适宜,无对流风。

【操作过程与护理配合】

用特形的心导管经股动脉、肱动脉或桡动脉送至主动脉根部,分别插入左、右冠状动脉口,注入造影剂使冠状动脉及其主要分支显影。术中护理同心导管检查术。

【操作后护理】

经股动脉穿刺行冠状动脉造影术后,可即刻拔出鞘管,穿刺部位按压30分钟后,若穿刺点无活动性出血,可进行制动并加压包扎,术侧肢体制动24小时后拆除弹力绷带自由活动。其他同心导管检查术。

三、经皮冠状动脉介入治疗

经皮冠状动脉介入治疗(percutaneous coronary intervention,PCI)是用心导管技术疏通狭窄甚至闭塞的冠状动脉管腔,从而改善心肌血流灌注的一组治疗技术。包括经皮冠状动脉腔内成形术(PTCA)、冠状动脉内支架植入术、冠状动脉内旋切术、旋磨术和激光成形术等。其中,PTCA和支架植入术是目前冠心病治疗的重要手段。

PTCA是用一种特定大小的球囊扩张冠状动脉内径,解除其狭窄,改善心肌血流灌注的一种非外科治疗手法,是冠状动脉介入治疗的最基本手段。冠状动脉内支架植入术是将金属制成的支架,置入病变的冠状动脉内,支撑其血管壁,以保持管腔内血流通畅的方法,目的是防止和减少PTCA后急性冠状动脉闭塞和后期再狭窄。

【适应证】

1. 稳定型心绞痛经药物治疗后仍有症状,狭窄的血管供应中到大面积处于危险中的存活心肌的病人。

2. 有轻度心绞痛症状或无症状但心肌缺血的客观证据明确,狭窄病变显著,病变血管供应中到大面积存活心肌的病人。

3. 介入治疗后心绞痛复发、管腔再狭窄者。

4. 急性心肌梗死发病12小时以内属下列情况者:①ST段抬高和新出现的左束支传导阻滞(影响ST段的分析)的心肌梗死。②ST段抬高的心肌梗死并发心源性休克。③适合再灌注治疗而有溶栓治疗禁忌证者。④无ST段抬高的心肌梗死,但梗死相关动脉严重狭窄,血流≤TIMI Ⅱ级。

5. 急性心肌梗死溶栓治疗后仍有明显胸痛,抬高的ST段无明显降低,冠状动脉造影显示TIMI 0~Ⅱ者。

6. 主动脉-冠状动脉旁路移植术后复发心绞痛者。包括扩张旁路移植血管的狭窄,吻合口远端的病变或冠状动脉新发生的病变。

7. 不稳定型心绞痛经药物治疗病情未能稳定者;心绞痛发作时ST压低>1mm,持续时间>20分钟,或血肌钙蛋白升高者。

【操作前准备】

1. 病人准备　基本同冠状动脉造影术。但做 PTCA 及支架植入术前口服抗血小板聚集药物如阿司匹林、氯吡格雷等,停用抗凝剂如低分子肝素。

2. 用物准备　根据诊断结果备好导管、支架,抢救药品及心肺复苏设备。

3. 环境准备　安静、整洁、温度及湿度适宜,无对流风。

【操作过程与护理配合】

1. 操作过程　先作冠状动脉造影,再用指引导管将带球囊导管置入,通过细钢丝引至狭窄病变处,以 1∶1 稀释的造影剂注入球囊,加压使之扩张膨胀,待血管已经扩张后逐渐减压,回抽造影剂,将球囊抽成负压状态撤出。冠状动脉内支架置入术是在 PTCA 术后将金属支架置入病变的冠状动脉内,支撑其管壁。支架的大小依血管直径来选择。

2. 术中配合

(1) 告知病人,如术中有心悸、胸闷等不适,应立即告诉医生。球囊扩张时,病人可有胸闷、心绞痛发作的症状,应做好解释工作,并给予相应护理。

(2) 重点监测导管定位时、造影时、球囊扩张时及有可能出现再灌注心律失常时心电及血压的变化,发现异常及时报告医生并采取有效措施。

【操作后护理】

同心导管检查术外,应注意:

1. 持续心电、血压监护 24 小时,严密观察有无心律失常、心肌缺血、心肌梗死等急性期并发症。对血压不稳定者应每 15~30 分钟测量 1 次,直到血压稳定后改为每 1 小时测量 1 次。即刻做 12 导联心电图,与术前对比,有症状时再复查。

2. 经股动脉穿刺时因在术中追加肝素,需在拔出鞘管之前常规监测活化部分凝血激酶时间(APTT),APTT 降低到正常值的 1.5~2.0 倍范围内,可拔除鞘管;按压穿刺部位 30 分钟后,若穿刺点无活动性出血,再进行制动并加压包扎;并需用 1kg 沙袋压迫穿刺点 6~8 小时,制动 24 小时后可正常活动。经桡动脉穿刺者术后可立即拔除鞘管,对穿刺点局部压迫 4~6 小时后,可去除加压弹力绷带。

3. 术后鼓励病人多饮水,加速造影剂的排泄。

4. 术后常规给予低分子肝素皮下注射,注意观察有无出血倾向,如伤口渗血、牙龈出血等。植入支架的病人遵医嘱应用抗生素预防感染。

5. 做好术后负性效应如腰酸与腹胀、术区出血或血肿、腹膜后出血或血肿、假性动脉瘤和动 - 静脉瘘、穿刺动脉血栓形成或栓塞、尿潴留、低血压、造影剂反应、心肌梗死等的观察与护理。

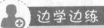

边学边练

实践 8　循环系统常用诊疗技术及护理

(胡春玲　刘淑琴)

思考题

1. 孙先生,70 岁,既往有冠心病史 20 余年,扩张型心肌病 3 年,2 周前受凉后出现发热、咳嗽,近 3 天来逐渐出现乏力、心慌、呼吸困难。护理体检:T 37.8℃,P 112 次/分,R 20 次/分,BP 100/70mmHg。病人神志清楚,端坐位,双肺底闻及少许湿啰音,心界扩大,心率 112 次/分,节律不齐,心音低钝,腹软,无压痛及反跳痛,肝脾肋下未及,双下肢凹陷性水肿。门诊以"慢性心力衰竭"收入院,入院后给予积极治疗。病人入院当天输液时突发极度呼吸困难,呼吸 36 次 / 分,大汗淋漓,面色发绀,频繁咳嗽,咳大量粉红色泡沫痰。

请问:

(1) 该病人可能发生了什么紧急情况?最可能的诱发因素是什么?

(2) 如何配合医生对该病人进行紧急处理?

2. 王女士,65 岁,退休教师。2 个月前上楼时出现心前区闷痛,休息约 5~10 分钟后缓解,无心悸、呼吸困难。之后间断出现上述症状,每次持续时间 3~5 分钟,休息后缓解。今日晨练时再次发作,疼痛较以往剧烈,休息 20 分钟方才缓解,伴大汗、气短,遂到医院急诊。护理体检:T 36.6℃,P 84 次 / 分,R 18 次 / 分,BP 100/70mmHg。病人神志清楚,表情痛苦,面色苍白,冷汗,口唇轻度发绀。双肺呼吸音正常,无干湿啰音。心界叩诊不大,心率 84 次 / 分,律齐,各瓣膜听诊区无病理性杂音。腹平软,肝脾肋下未及,双下肢无水肿。辅助检查:血白细胞 8×10^9/L,中性粒细胞 64%,淋巴细胞 33%。心电图检查:V_2~V_5 导联 ST 段下移 0.1~0.2mV。临床初步诊断为冠状动脉粥样硬化性心脏病,不稳定型心绞痛。

请问:

(1) 该病人目前有哪些主要的护理诊断 / 问题?

(2) 病人疼痛发作时应如何护理?

(3) 护士应如何指导病人和家属预防冠心病发作及其自救方法?

3. 李先生,63 岁,退休工人。4 年前在社区门诊测血压 170/110mmHg,之后间断服用降压药,其血压一直波动在 (160~140)/(110~100)mmHg。病人吸烟 40 余年,15~20 支 / 日,饮酒 30 余年,白酒 5~8 两 / 日。辅助检查显示心、脑、肾等脏器无器质性病变。母亲曾因"高血压脑病"去世。

请问:

(1) 该病人高血压的级别是多少?

(2) 按照高血压心血管风险分层,该病人属于何种危险程度?

(3) 护士应对该病人进行哪些健康指导?

第四章　消化系统疾病病人的护理

第一节　消化系统疾病病人常见症状体征的护理

学习目标

1. 具有关心、理解病人疾苦，主动为病人缓解不适的职业意识和态度。
2. 掌握消化系统疾病病人常见症状体征的护理评估要点和主要护理措施。
3. 熟悉消化系统疾病病人常见症状体征的主要护理诊断/问题。
4. 了解消化系统疾病病人常见症状体征的护理目标和护理评价。
5. 学会消化系统疾病病人常见症状体征的评估方法，能正确实施护理措施。

消化系统由消化管、消化腺以及腹膜、肠系膜、网膜等脏器组成。消化管包括口腔、咽、食管、胃、小肠、大肠；消化腺包括唾液腺、肝、胰和消化管内的黏膜腺。消化系统主要生理功能是摄取和消化食物、吸收营养及排泄废物，为机体新陈代谢提供物质和能量来源。肝脏是人体内最大的腺体，也是体内最大的消化腺，是体内物质代谢最重要的器官。胃肠道的运动、分泌功能受神经内分泌调节。此外，消化系统还具有防御和免疫功能。消化系统疾病属常见病，病因复杂，包括感染、理化因素、大脑皮质功能失调、营养缺乏、代谢紊乱、吸收障碍、肿瘤、自身免疫、遗传及医源性因素等。多呈慢性病程，易造成严重的消化和吸收功能障碍，当病情发展也可因发生急性变化，如出血、穿孔及肝衰竭等而危及病人的生命。近年来，随着现代科技进步及生命科学的发展，消化系统疾病的病因、发病机制、高科技诊断技术及治疗方法等方面均取得很大进展，不仅极大地提高了对本系统疾病的诊断和治疗水平，也对护理工作提出了更高的要求。

消化系统疾病的常见症状有恶心与呕吐、腹痛、腹泻与便秘、黄疸等。

一、恶心与呕吐

恶心（nausea）为上腹部不适、紧迫欲吐的感觉，可伴有迷走神经兴奋的症状，如皮肤苍白、出汗、流涎、血压降低及心动过缓等，是延髓呕吐中枢受到刺激的结果。呕吐（vomiting）是通过胃的强烈收缩迫使胃或部分小肠内容物经食管、口腔而排出体外的现象。两者均为复杂的反射动作，可单独发生，但多数病人先有恶心，继而呕吐。

呕吐可分为反射性呕吐与中枢性呕吐。反射性呕吐主要由消化系统疾病引起，也可由泌尿和心血管等系统疾病所致；中枢性呕吐见于颅内压增高、前庭功能障碍、代谢障碍及药物或化学毒物的影响等。

【护理评估】

（一）健康史

注意询问病人有无下列病史：①消化系统疾病，如胃炎、消化性溃疡、幽门梗阻、胃癌、胆囊炎、胰腺炎、肝炎、腹膜炎、肠梗阻及胃肠道功能紊乱等。②神经系统疾病，如颅内感染、脑血管疾病、颅脑损伤、癫痫及脑部肿瘤等。③全身性疾病，如尿毒症、甲状腺功能亢进症及糖尿病酮症酸中毒等。④前庭神经病，如梅尼埃病。⑤服用药物，如抗恶性肿瘤药及洋地黄等。⑥中毒，如乙醇、一氧化碳及有机磷农药等。⑦精神因素，如胃肠神经症。

（二）身体状况

1. 呕吐的特征　呕吐的时间、频度、方式、呕吐物的量与性状因病种而异。妊娠、尿毒症多为清晨空腹呕吐；幽门梗阻多在下午或晚间呕吐，量大，含酸性发酵宿食，不含胆汁；急性胰腺炎可出现频繁剧烈的呕吐，呕吐胃内容物甚至胆汁；上消化道出血时呕吐物呈咖啡色，甚至鲜红色；低位肠梗阻呕吐出现迟而少，呕吐物可呈粪样；颅内高压所致者，多无恶心先兆，呕吐呈喷射状，吐后无轻松感。

2. 呕吐与进食的关系　精神性呕吐，常在进食过程中或餐后即刻呕吐，量少，呕吐后可再进食；餐后较久或数餐后呕吐，见于幽门梗阻；餐后近期呕吐，特别是集体发病者，多由食物中毒所致。

3. 伴随症状　伴腹痛、腹泻者多见于急性胃肠炎和细菌性食物中毒等；伴右上腹痛、寒战、高热及黄疸者，多见于肝外胆管结石和急性梗阻性化脓性胆管炎；伴剧烈头痛、视神经乳头水肿者见于颅内高压症；伴眩晕、眼球震颤者多为前庭器官疾病；剧烈呕吐病人，可伴有水、电解质紊乱和代谢性碱中毒；意识障碍者，可出现吸入性肺炎和窒息。

（三）心理 - 社会状况

急性、剧烈的呕吐常使病人烦躁不安，焦虑。长期反复恶心与呕吐可产生恐惧心理。

（四）辅助检查

必要时做呕吐物毒物分析或细菌培养等检查。呕吐量大者，做血液生化检查等，有助于判断有无水、电解质紊乱及酸碱平衡失调。

【常见护理诊断 / 问题】

有体液不足的危险　与大量呕吐导致失水有关。

【护理目标】

病人生命体征恢复正常，无失水、电解质紊乱和酸碱失衡，呕吐减轻或停止，逐步恢复进食。

【护理措施】

1. 一般护理　呕吐时应帮助病人坐起或侧卧位，头偏向一侧，吐毕给予漱口。意识障碍病人应尽可能吸净口腔呕吐物，避免误吸，发生窒息；用纱布清洁口腔时，避免刺激舌、咽及上腭等，以防诱发呕吐。告知病人突然起身可能出现头晕和心悸等不适，坐起时应动作缓慢，以免发生体位性低血压。

2. 失水征象监测　对反复大量呕吐，持续时间较长者，应密切监测：

（1）生命体征：定时监测和记录生命体征直至病情稳定。血容量不足时可发生心动过速、呼吸急促及血压降低，特别是体位性低血压。

（2）失水征象：准确监测并记录每日的出入液体量、尿比重及体重。依失水程度不同，病人可出现软弱无力、口渴、皮肤黏膜干燥、弹性减低，尿量减少及尿比重增高，并可有烦躁、神志不清以至昏迷等表现。

(3) 实验室检查：注意监测血清电解质和酸碱平衡状态。持续性呕吐导致大量胃液丢失时，可引起代谢性碱中毒，病人呼吸变浅变慢。

3. 呕吐的观察与处理 观察并记录呕吐的时间、次数、方式、呕吐物的量、颜色、气味及成分等。遵医嘱应用止吐药物或配合针刺内关、足三里等穴位，促使病人逐步恢复正常饮食和体力。

4. 积极补充水分和电解质 非禁食者，可少量多次口服补液，以免引起恶心与呕吐。剧烈呕吐不能进食或严重水、电解质紊乱时，主要通过静脉输液给予纠正。

【护理评价】

病人生命体征是否稳定在正常范围，有无口渴、尿少、皮肤干燥及弹性减退等失水表现，呕吐是否减轻或消失。

二、腹痛

腹痛(abdominal pain)是局部的感觉神经纤维受到炎症、缺血、损伤及理化因子等因素刺激后，产生冲动传至痛觉中枢，所产生的疼痛感。多由腹部脏器疾病引起，亦可由腹腔外疾病及全身性疾病引起。临床上一般按起病急缓、病程长短将腹痛分为急性腹痛与慢性腹痛。

【护理评估】

(一) 健康史

询问病人有无下列腹部脏器、腹外脏器及某些全身性疾病病史：①腹腔内脏器炎症，如胃炎、肠炎、胰腺炎、胆囊炎及阑尾炎等。②空腔脏器阻塞或扩张，如肠梗阻、肠套叠、胆道结石、胆道蛔虫症及泌尿系统结石梗阻等。③脏器扭转或破裂，如肠扭转、肠绞窄、肝破裂及脾破裂。④胃、十二指肠溃疡。⑤胃癌、肝癌等腹部肿瘤。⑥腹外脏器疾病，如急性心肌梗死和下叶肺炎等。⑦某些全身性疾病病史，如糖尿病酮症酸中毒、腹型过敏性紫癜及尿毒症等。育龄妇女要询问有无停经史。

(二) 身体状况

1. 腹痛的特征 腹痛部位、性质和程度常与疾病有关。如急性胰腺炎多表现为中上腹持续性剧痛或阵发性加剧，可为钝痛、刀割样痛或绞痛，并向腰背部呈带状放射；肝外胆管结石多为剑突下及右上腹阵发性绞痛，剧烈难忍，可向右肩背部放射；输尿管结石可放射至同侧腹股沟及会阴部，并随着结石下移疼痛部位不断改变；胃、十二指肠溃疡穿孔多为突发的中上腹部刀割样剧痛；急性弥漫性腹膜炎表现为持续性、广泛性剧烈腹痛伴腹壁肌紧张或板样强直；胆道蛔虫症的典型表现是突发性剑突下阵发性钻顶样剧烈疼痛，可向右肩背部放射。

2. 影响疼痛的因素 消化性溃疡病人腹痛与进食有关，胃溃疡表现为餐后痛，十二指肠溃疡表现为饥饿痛，上腹痛常可在服用抗酸药后缓解；急性胰腺炎病人进食或饮酒后疼痛加重，取弯腰抱膝位疼痛可减轻；胆绞痛、肾绞痛及肠绞痛病人发作时，辗转不安，变换体位可使腹痛减轻；胆结石病人进食油腻食物可使腹痛加剧；急性腹膜炎病人深呼吸、咳嗽、转动体位时疼痛加重，故病人多不愿改变体位。

3. 伴随症状 伴发热、黄疸者见于急性胆囊炎、肝外胆管结石等；伴休克及贫血者可能是腹腔脏器破裂，无贫血者见于胃肠穿孔、绞窄性肠梗阻等；心肌梗死和肺炎等腹腔外疾病，也可有腹痛与休克，应特别警惕；伴呕吐量大者提示胃肠道梗阻；伴腹泻者见于肠道炎症、溃疡或肿瘤;伴血尿者见于泌尿系统结石等。

（三）心理 - 社会状况

急骤发生的剧烈腹痛可使病人产生紧张、焦虑等心理反应。持续存在或反复发作的慢性腹痛以及预后不良的癌性疼痛可使病人情绪低落、消极悲观,甚至产生恐惧心理。

（四）辅助检查

根据疾病不同进行相应的实验室检查,必要时需做 X 线钡餐检查、消化道内镜检查等。

【常见护理诊断 / 问题】

疼痛:腹痛 与胃肠道炎症、溃疡及肿瘤等病变累及脏器包膜、腹膜壁层或腹部(内脏)的感觉神经有关。

【护理目标】

病人学会缓解疼痛的方法,腹痛逐渐减轻或消失。

【护理措施】

1. 疼痛监测 详细了解病人腹痛的部位、性质及程度、发作时间及伴随症状,如疼痛性质突然发生改变,且经一般处理疼痛不能减轻,反而加重,需警惕并发症的发生,如溃疡穿孔、弥漫性腹膜炎等,应立即报告医生。

2. 教会病人非药物性缓解疼痛的方法 对疼痛,特别是有慢性疼痛的病人,采用非药物性止痛方法,可减轻其焦虑和紧张,提高其疼痛阈值和对疼痛的控制感。常用方法包括:①指导式想象:回忆一些有趣的往事可转移注意力,从而减轻疼痛。②合理饮食:消化性溃疡者禁食酸性食物,胆结石者禁食油腻食物。急性腹痛诊断未明确时,最好禁食,必要时进行胃肠减压。③局部热疗法:对疼痛局部可应用热水袋进行热敷,从而解除痉挛达到止痛的效果,但急腹症时不能热敷。④根据情况,还可选择针灸、气功、转移注意力及放松等方法缓解疼痛。

3. 用药护理 遵医嘱合理应用镇痛药。癌性疼痛应遵循按需给药的原则,有效控制病人的疼痛。观察药物不良反应,如口干、恶心、呕吐、便秘和用药后的镇静状态等。急性剧烈腹痛诊断不明时,不可随意使用镇痛药物,以免掩盖症状,延误病情。

【护理评价】

病人是否学会缓解疼痛的方法,腹痛是否减轻或消失。

三、腹泻与便秘

腹泻(diarrhea)是指排便次数增多,粪质稀薄,或带有黏液、脓血或未消化的食物。多由肠道疾病引起,其他原因有食物中毒、全身性疾病、药物、过敏和心理因素等。发生机制为肠蠕动亢进、肠分泌增多或吸收障碍。腹泻可分为急性与慢性两种,超过 2 个月者属慢性腹泻。

便秘(constipation)是指排便次数减少,1 周内排便次数少于 2~3 次,排便困难,大便干结。便秘按病程或起病方式分为急性便秘和慢性便秘,按有无器质性病变分为器质性便秘和功能性便秘。器质性便秘多见于结肠、直肠、肛门疾病以及全身性疾病等。功能性便秘常由于进食量少或食物中缺乏纤维素、年老体弱或活动过少、不良排便习惯、药物或长期滥用泻药等引起。

【护理评估】

（一）健康史

腹泻者应注意询问有无下列病史:①肠道感染,如细菌性痢疾、霍乱、病毒性肠炎和阿米巴痢疾等。②急性中毒,如毒蕈、河豚、砷、磷等中毒。③服用某些药物,如利血平、新斯的明及洋地黄类药物等。④变态反应性肠炎、溃疡性结肠炎、肠道肿瘤、胰腺疾病及肝胆疾病等。⑤全身性疾病,如甲状腺功能亢进症、糖尿病性肠病、尿毒症及神经功能性腹泻等。⑥不洁饮食史。

便秘者应询问病人有无下列病史或情况:①结肠良性或恶性肿瘤以及各种原因引起的肠梗阻、肠粘连等。②直肠、肛门疾病,如肛裂、肛瘘、痔疮、肛周脓肿等。③全身性疾病,如甲状腺功能减退症、糖尿病、尿毒症等。④进食量过少、食物中缺乏纤维素及水分、活动量少、环境改变、精神紧张、长期服用泻药等。

(二) 身体状况

1. 腹泻

(1) 腹泻起病及病程:急性腹泻起病急骤,病程较短,多为感染或食物中毒所致;慢性腹泻起病缓慢,病程较长,多见于慢性感染、非特异性炎症、肠道肿瘤或神经功能紊乱等。

(2) 腹泻的特征:急性感染性腹泻,每天排便次数可多达 10 次以上,如为细菌感染,常有黏液血便或脓血便;阿米巴痢疾的粪便呈暗红色或果酱样。慢性腹泻,每天多排便数次,可为稀便,也可带黏液和脓血,常见于慢性细菌性痢疾、炎症性肠病、结肠癌及直肠癌等。小肠病变引起的腹泻,粪便呈糊状或水样,可含有未完全消化的食物成分,大量水泻易导致脱水 和电解质丢失。结肠病变引起的腹泻,粪便中含较多黏液,量少、次数较多。

(3) 伴随症状:伴发热者见于急性细菌性痢疾、伤寒及肠结核等;伴里急后重者见于急性细菌性痢疾、直肠炎症或肿瘤等;伴明显消瘦者多见于胃肠道恶性肿瘤、溃疡性结肠炎及肠结核等;伴重度失水者见于霍乱、细菌性食物中毒及尿毒症等。

2. 便秘

(1) 便秘的特点:急性便秘多有腹痛、腹胀,甚至恶心、呕吐等症状。慢性便秘常因肠道毒素吸收出现口苦、食欲缺乏、头昏、乏力等全身症状,但一般不重。排出的粪便坚硬如羊粪,排便时可有左腹部或下腹部痉挛性疼痛与下坠感。如粪便过于坚硬,排便时可致肛门疼痛或肛裂。便秘还可造成直肠、肛门过度充血,久之易致痔疮。慢性习惯性便秘多发生于中老年人,尤其是经产妇女,与腹肌、盆底肌张力降低有关。

(2) 伴随症状:伴呕吐、腹痛、腹胀者可能为各种原因引起的肠梗阻;伴腹部包块者可能为肠肿瘤、肠结核;便秘与腹泻交替进行应注意肠结核、溃疡性结肠炎、肠易激综合征;伴生活环境改变、精神紧张,多为功能性便秘。

(三) 心理 - 社会状况

长期腹泻与便秘可使病人产生忧虑、紧张等心理。频繁腹泻常影响病人正常的工作和社会活动,还可使病人产生自卑心理。

(四) 辅助检查

腹泻病人应采集新鲜粪便标本做显微镜检查,必要时做病原学检查;做血液生化检查,可有助于判断有无水、电解质紊乱及酸碱平衡失调。器质性便秘病人可根据不同病因做相应的实验室或器械检查。

【 常见护理诊断 / 问题 】

1. 腹泻 与胃肠道疾病或全身疾病有关。

2. 有体液不足的危险 与严重腹泻导致体液丢失有关。

3. 便秘 与肠道疾病或食物中纤维素量过少、运动量过少、体液摄入不足、排便环境改变、长期卧床、精神紧张等有关。

【护理目标】

病人的腹泻及其不适减轻或消失;生命体征、尿量及血生化指标在正常范围;病人便秘减轻或消失。

【护理措施】

(一) 腹泻

1. 病情监测 严格记录病人排便次数、粪便性状、颜色和量。记录病人每日摄入量。注意监测伴随症状、全身状况、血生化指标及粪便常规等。

2. 饮食护理 以少渣、低脂、易消化及低纤维素食物为主,避免生冷、硬及辛辣等刺激性食物。急性腹泻应遵医嘱给予禁食、流质、半流质或软食。嘱病人多饮水,以防频繁腹泻引起脱水。

3. 休息与活动 急性起病,全身症状明显的病人应卧床休息,注意腹部保暖,可用暖水袋腹部热敷,以减弱肠道运动,减少排便次数,缓解腹痛症状。慢性、轻症者可适当活动。

4. 肛周皮肤护理 排便频繁时,因粪便的刺激,可使肛周皮肤损伤,引起糜烂及感染。排便后应用温水清洗肛周,保持清洁干燥,涂无菌凡士林或抗生素软膏以保护肛周皮肤,促进损伤处愈合。

5. 用药护理 腹泻的治疗以病因治疗为主。遵医嘱用药时注意观察药物不良反应及疗效。

6. 心理护理 向病人解释精神紧张、情绪变化会影响肠道运动引起腹泻,故应避免精神刺激,减轻焦虑和恐惧心理。通过解释、鼓励来提高病人配合检查和治疗的认识,稳定病人情绪。

(二) 有体液不足的危险

动态观察病人的液体平衡状态,遵医嘱补充水分和电解质。具体护理措施详见本章第一节"一、恶心与呕吐"。

(三) 便秘

1. 休息与活动 嘱病人适当增加活动量,可促进直肠供血及肠蠕动。腹肌、盆底肌张力降低的病人可用排便动作,即正常排便时的一收一放的动作,锻炼肛提肌的收缩。卧床病人要定时给予腹部按摩,由护士操作或指导病人自己进行,用双手示指、中指、无名指重叠在腹部,按结肠位置做腹部环形按摩,以增加腹内压,刺激肠蠕动。

2. 饮食护理 向病人和家属说明饮食与排便、饮食与疾病康复的关系,根据病情制订合理的饮食。鼓励病人多饮水,保证每日液体摄入量达2000~3000ml,睡前喝一杯蜂蜜水,每天清晨可饮一杯温开水或盐水。多食蔬菜(如韭菜、芹菜、豆角、白菜等)、水果(如香蕉)以及其他富含纤维素的食物(如笋类、麦片、麸皮等)。

3. 培养病人定时排便的习惯 指导病人有规律的生活,养成定时排便的习惯。嘱病人尽可能在每天早餐后排便,因早餐后易引起胃-结肠反射,此时训练排便易建立条件反射。即使无便意,也应坚持定时去蹲坐10~20分钟,日久便可建立定时排便的习惯。如因排便环境改变引起便秘者,可为其提供隐蔽的环境及充裕的排便时间。

4. 用药护理 指导或协助病人正确使用简易通便法,如使用开塞露、甘油栓等。指导病人正确使用缓泻剂,但应告知病人长期使用缓泻剂的危害。必要时给予灌肠、人工掏便等方法辅助排便。

【护理评价】

病人腹泻及其伴随症状是否减轻或消失;生命体征是否正常,有无失水、电解质紊乱及酸碱失衡表现;便秘是否减轻或消失。

四、黄疸

黄疸(jaundice)是由于血清中胆红素浓度升高,致使皮肤黏膜和巩膜发黄的症状和体征。常分为溶血性黄疸、肝细胞性黄疸、胆汁淤积性黄疸。

【护理评估】

(一)健康史

应重点询问病人有无以下病史:①溶血性黄疸,如遗传性球形红细胞增多症、珠蛋白生成障碍性贫血、自身免疫溶血性贫血、新生儿溶血、不同血型输血及毒蛇咬伤等。②肝细胞性黄疸,如病毒性肝炎、肝硬化、肝癌等。③胆汁淤积性黄疸,如毛细胆管型病毒性肝炎、原发性胆汁性肝硬化及胆总管结石、炎症、肿瘤及蛔虫阻塞等。

(二)身体状况

1. 黄疸的特征　黄疸出现的部位主要是软腭、巩膜及皮肤,以巩膜最明显。①溶血性黄疸:黄疸程度较轻,皮肤呈浅柠檬色,不伴皮肤瘙痒,尿呈酱油色,粪便颜色加深。②肝细胞性黄疸:皮肤、黏膜呈浅黄至深黄色,可伴有皮肤轻度瘙痒,尿色加深,粪便颜色改变不明显。③胆汁淤积性黄疸:皮肤呈暗黄色,完全阻塞者颜色更深,甚至呈黄绿色,并有皮肤瘙痒及心动过速,尿色深,粪便颜色变浅或呈白陶土色。

2. 伴随症状　伴寒战、发热、头痛、呕吐、腰痛、贫血,多为急性溶血;伴脾大、贫血,多见于慢性溶血;伴恶心、呕吐、食欲缺乏、肝区不适等,多见于病毒性肝炎;伴腹水,多见于肝硬化、肝癌腹膜转移;短期内肝脏缩小者,见于急性或亚急性重型肝炎;伴寒战、高热、右上腹部剧烈疼痛,见于急性梗阻性化脓性胆管炎、肝脓肿等。

(三)心理 - 社会状况

黄疸导致病人皮肤黏膜颜色异常,使病人容颜发生改变,易出现焦虑、抑郁等负性情绪。同时,原发病给病人带来的不适和痛苦常使上述不良情绪加重,甚至出现悲观、恐惧等心理反应。

(四)辅助检查

血液生化和尿常规检查可初步判断黄疸的类型。B 型超声波检查、X 线检查、经内镜逆行胰胆管造影(ERCP)、上腹部 CT 扫描及磁共振成像(MRI)等对黄疸的病因诊断有较大帮助。

【常见护理诊断 / 问题】

有皮肤完整性受损的危险　与胆盐沉着刺激皮肤神经末梢引起瘙痒有关。

【护理目标】

病人黄疸减轻或消失,能正确应对皮肤瘙痒,未发生皮肤损害。

【护理措施】

1. 休息　嘱病人卧床休息,保持室内安静。

2. 饮食护理　给予清淡、易消化、富含维生素的饮食。蛋白质摄入量应根据肝功能情况而定。禁烟、酒及刺激性食物。

3. 病情观察　密切观察病人皮肤黏膜颜色、尿色、粪便颜色的变化及原发病的治疗与护理情况。

4. 皮肤护理 向病人讲解皮肤瘙痒发生的原因,教会病人进行皮肤自我护理的方法。嘱病人应穿着布制、柔软、宽松的内衣裤,经常换洗,并保持床单清洁、干燥,使皮肤有舒适感,以减轻瘙痒。每日用温水擦拭全身皮肤一次,避免使用热水、肥皂擦洗,不使用化妆品。避免用手搔抓,以防止皮肤破损而发生感染。瘙痒严重者可遵医嘱给予局部涂擦止痒剂或服用抗组胺药。

【护理评价】

病人黄疸是否减轻或消失,是否掌握皮肤瘙痒的护理方法,皮肤是否保持完整。

(胡春玲)

第二节 胃炎病人的护理

学习目标

1. 具有认真负责的工作态度,尊重和关爱病人,给予病人人文关怀。
2. 掌握胃炎病人的护理评估要点和主要护理措施。
3. 熟悉胃炎病人的常见护理诊断/问题。
4. 学会指导病人建立良好的生活方式。

胃炎(gastritis)是胃黏膜对胃内各种刺激因素的炎症反应,生理性炎症是胃黏膜屏障的组成部分之一,但当炎症使胃黏膜屏障及胃腺结构受损,则可出现中上腹疼痛、消化不良、上消化道出血甚至癌变。根据其常见的病理生理和临床表现,胃炎可大致分为急性胃炎、慢性胃炎和特殊类型胃炎。

一、急性胃炎

急性胃炎(acute gastritis)也称糜烂性胃炎、出血性胃炎、急性胃黏膜病变,在胃镜下可见胃黏膜糜烂和出血。应激、药物、酒精、创伤和物理因素、十二指肠-胃反流、胃黏膜血液循环障碍等均可导致急性胃炎的发生。

【护理评估】

(一)健康史

询问病人有无严重创伤、大手术、多器官功能衰竭、败血症、大面积烧伤、颅脑病变、休克及不良精神刺激等应激因素;是否服用非甾体抗炎药(NSAIDs),如阿司匹林、吲哚美辛等,是否服用某些抗肿瘤药、铁剂和氯化钾口服液等,其中 NSAIDs 是最常引起胃黏膜炎症的药物;有无大量饮酒;有无放置鼻胃管、胃镜下止血以及大剂量放射线照射等创伤和物理因素;有无十二指肠-胃反流疾病病史,如上消化道动力异常、幽门括约肌功能不全等;有无肝性、肝前性门静脉高压导致的胃底静脉曲张等病史。

(二)身体状况

主要表现为上腹痛、饱胀不适、恶心、呕吐和食欲减退等。重症可有呕血、黑粪、脱水、酸中毒或休克;轻症病人可无症状,仅在胃镜检查时发现。门静脉高压性胃病应有门静脉高压或慢性肝病的症状和体征。上腹部压痛是常见体征。

（三）心理 - 社会状况

因起病急，上腹部不适，或有呕血和（或）黑粪，易使病人紧张不安，尤其是急性应激导致的出血，病人及家属常出现焦虑、恐惧等心理。

（四）辅助检查

1. 粪便检查　粪便隐血试验阳性。

2. 胃镜检查　确诊依靠急诊胃镜检查。一般应在大出血后 24~48 小时内进行。镜下可见胃黏膜多发性糜烂、出血灶和浅表溃疡，表面附有黏液和炎性渗出物。一般应激所致的胃黏膜病损以胃体、胃底为主，而 NSAIDs 或乙醇所致者则以胃窦为主。

（五）治疗要点

针对病因和原发疾病采取防治措施。药物引起者应立即停药。常用 H_2 受体拮抗剂、质子泵抑制剂抑制胃酸分泌，或硫糖铝和米索前列醇等保护胃黏膜。有急性应激者在积极治疗原发病的同时，可给予抑制胃酸分泌的药物。发生上消化道大出血时应采取综合性措施进行抢救。

【常见护理诊断 / 问题】

1. 知识缺乏：缺乏胃病的病因及防治知识。

2. 潜在并发症：上消化道出血。

【护理措施】

（一）一般护理

1. 休息与活动　病人应注意休息，减少活动，急性应激引起者应卧床休息。

2. 饮食护理　进食应定时、有规律、忌暴饮暴食。一般可给予少渣、温凉、半流质饮食。如有少量出血可给予牛奶、米汤等以中和胃酸，有利于胃黏膜的修复。急性大出血或呕吐频繁时应禁食，可静脉补充营养。

（二）病情观察

观察病人有无上腹痛、饱胀不适、恶心、呕吐和食欲减退等消化不良的表现。密切注意上消化道出血的征象，如有无呕血和（或）黑粪等，同时监测粪便隐血检查，以便及时发现病情变化。

（三）上消化道出血的护理

具体措施详见本章第八节"上消化道出血病人的护理"。

（四）用药护理

指导病人正确使用阿司匹林、吲哚美辛等对胃黏膜有刺激的药物，必要时应用抑酸剂和胃黏膜保护剂预防疾病的发生。

（五）心理护理

紧张、焦虑可使血管收缩，胃黏膜缺血，诱发或加重病情，所以护理人员应向病人耐心说明有关急性胃炎的基本知识，说明及时治疗和护理能获得满意疗效，帮助病人寻找并及时去除发病因素，控制病情进展，从而安心配合治疗，减轻紧张、焦虑心理，利于疾病康复。

（六）健康指导

向病人及家属介绍急性胃炎的护理要点和预防方法。根据病人的具体情况进行指导，如避免使用对胃黏膜有刺激性的药物，必须使用时应同时服用制酸剂；嗜酒者应戒酒，因乙醇具有亲脂性和溶脂能力，高浓度乙醇可直接破坏黏膜屏障，引起上皮细胞损害、黏膜出血和糜烂；进食要有规律，避免过冷、过热、辛辣等刺激性食物及浓茶、咖啡等饮料；生活要有规律，保持轻松愉快的心情。

二、慢性胃炎

慢性胃炎(chronic gastritis)指各种病因引起的胃黏膜慢性炎症。胃黏膜呈非糜烂的炎性改变,如黏膜色泽不均、颗粒状增殖及黏膜皱襞异常等;组织学以显著炎症细胞浸润、上皮异常增殖、胃腺萎缩及瘢痕形成等为特点。本病是胃部最常见的疾病之一,发病率在胃疾病中为首位,而且随年龄的增长而增加。幽门螺杆菌(Hp)感染是最常见的病因。

在慢性胃炎的病程中,炎症细胞浸润仅在胃小凹和黏膜固有层的表层,腺体没有被损害,称为慢性非萎缩性胃炎(以往称浅表性)。如累及到腺体并发生萎缩、消失,胃黏膜变薄,称为慢性萎缩性胃炎。如腺细胞发生肠上皮化生或假性幽门腺化生、增生,增生的上皮和肠化的上皮发育异常,形成异型增生,又称不典型增生。异型增生是胃癌的癌前病变。

【护理评估】

(一)健康史

详细询问病人有无桥本甲状腺炎、白癜风等自身免疫性疾病;有无恶性贫血,家庭成员中有无萎缩性胃炎、低酸或无酸、维生素 B_{12} 吸收不良的病人;有无十二指肠液反流;是否长期摄食粗糙或刺激性食物、酗酒、高盐饮食;有无长期服用 NSAIDs 等药物;有无慢性右心衰竭、肝硬化门静脉高压症等引起的胃黏膜淤血缺氧的疾病。

(二)身体状况

大多数病人无明显症状,有症状者主要表现为中上腹痛或不适,也可出现食欲减退、饱胀、嗳气、反酸、恶心等消化不良症状。恶性贫血者常有全身衰弱、乏力、厌食、体重减轻,一般消化道症状较少。体征多不明显,有时可有上腹轻压痛。

(三)心理-社会状况

慢性胃炎因病程迁延,症状有时不明显,有时又持续存在,易使病人产生烦躁、焦虑等不良情绪。少数病人因出现明显畏食、贫血、体重减轻及害怕癌变而存在恐惧心理。

(四)辅助检查

1. 胃镜及胃黏膜活组织检查　是诊断慢性胃炎最可靠的方法。慢性非萎缩性胃炎可见红斑(点、片状或条状)、黏膜粗糙不平、出血点/斑;慢性萎缩性胃炎可见黏膜呈颗粒状,黏膜血管显露,色泽灰暗,皱襞细小。

2. 幽门螺杆菌检测　可通过侵入性(快速尿素酶试验、胃黏膜组织切片染色镜检等)和非侵入性(^{13}C- 或 ^{14}C- 尿素呼气试验等)进行检测。

3. 血清学检查　自身免疫性胃炎时,抗壁细胞抗体和抗内因子抗体可呈阳性,血清促胃液素水平明显升高。多灶萎缩性胃炎时,血清促胃液素水平正常或偏低。

4. 胃液分析　自身免疫性胃炎时,胃酸缺乏;多灶萎缩性胃炎时,胃酸分泌正常或偏低。

(五)治疗要点

慢性非萎缩性胃炎为生理性黏膜免疫反应,不需要药物治疗。如慢性胃炎波及黏膜全层或呈活动性,出现癌前状态时可给予短期或长期间歇治疗。幽门螺杆菌感染引起者常采用以质子泵抑制剂或胶体铋剂为基础加上两种抗菌药物组成的三联治疗方案。胆汁反流者,可用氢氧化铝凝胶吸附,或予以硫糖铝及胃动力药。NSAIDs 引起者,应停药并给予抗酸药;自身免疫性胃炎伴有恶性贫血者,可注射维生素 B_{12} 纠正。对药物不能逆转的局灶中、重度不典型增生,若无淋巴转移,可在胃镜下行黏膜下剥离术;对药物不能逆转的灶性重度不典型增生伴有局部淋巴结肿大者应手术治疗。

【常见护理诊断／问题】

1. 疼痛:腹痛　与胃黏膜炎性病变有关。

2. 营养失调:低于机体需要量　与畏食、消化吸收不良等因素有关。

【护理措施】

(一) 一般护理

1. 休息与活动　急性发作或伴有消化道出血病人,应卧床休息。病情缓解后,可进行适当锻炼,避免过度劳累。

2. 饮食护理

(1) 饮食原则:急性发作期病人可给予无渣、半流质的温热饮食。呕吐剧烈、呕血的病人应禁食,进行静脉补充营养。恢复期给予高热量、高蛋白、高维生素及易消化的饮食,避免摄入过咸、过甜及过辣的刺激性食物。鼓励病人养成良好的饮食习惯,定时定量,少量多餐,细嚼慢咽。

(2) 食物选择:向病人及家属说明摄取足够营养素的重要性。指导病人及家属根据病情选择易于消化的食物种类,如胃酸低者可酌情食用浓肉汤、鸡汤、山楂及食醋等刺激胃酸分泌;高胃酸者应避免进浓肉汤及酸性食品,可用牛奶、面包及菜泥等。改善烹饪技巧,增强病人食欲。

(二) 病情观察

观察病人腹痛的部位、性质,呕吐物和粪便的颜色、量及性状,用药前后病人症状是否改善,及时发现病情变化。

(三) 对症护理

腹痛病人应卧床休息,并可用转移注意力,做深呼吸等方法缓解疼痛。也可用热水袋热敷胃部,以减轻胃痉挛,减轻疼痛。具体护理措施详见本章第一节"二、腹痛"。

(四) 用药护理

遵医嘱应用根除幽门螺杆菌感染治疗时,应注意观察药物疗效及不良反应,具体护理措施详见本章第三节"消化性溃疡病人的护理"。硫糖铝在餐前1小时与睡前服用效果最好,如需同时需要抑酸药,抑酸药应在硫糖铝服前半小时或服后1小时给予。多潘立酮及西沙必利具有刺激胃窦蠕动,促进胃排空的作用,应在饭前服用,不宜与阿托品等解痉剂合用。

(五) 心理护理

向病人说明忧虑、焦急的情绪会诱发和加重病情。告知病人本病经过正规治疗是可以逆转的,对于胃黏膜异型增生者,经严密随访,即使有恶变,及时手术也可获得满意的疗效,帮助病人树立信心,消除焦虑、恐惧心理,配合治疗。

(六) 健康指导

1. 疾病知识指导　向病人及家属介绍本病的有关病因和预后,指导病人避免诱发因素,保持良好的心理状态,日常生活要有规律,注意劳逸结合,合理安排工作和休息时间。坚持定期门诊复查。

2. 饮食指导　向病人及家属说明饮食调理对预防慢性胃炎反复发作的意义,指导病人加强饮食卫生和饮食营养,切实遵循饮食治疗的计划和原则。

3. 用药指导　向病人及家属介绍药物应用知识,如常用药物的名称、作用、服用的剂量、用法、不良反应及注意事项。指导病人遵医嘱服药,如有异常及时复诊。

(胡春玲)

第三节 消化性溃疡病人的护理

学习目标

1. 具有高度的责任感和团队合作意识,尊重和关爱病人,给予病人人文关怀。
2. 掌握消化性溃疡病人的身心状况和主要护理措施。
3. 熟悉消化性溃疡病人的常见护理诊断 / 问题。
4. 了解消化性溃疡的病因与发病机制、辅助检查、治疗要点及病人的护理目标和护理评价。
5. 学会指导病人正确应用降低胃酸的药物、胃黏膜保护药、抗幽门螺杆菌药物;学会与病人及家属进行有效沟通,开展心理护理和健康指导。

工作情景与任务

导入情景:

朱先生,38 岁,近 1 年常于餐后 2~3 小时出现上腹部烧灼样疼痛,伴反酸、嗳气,进食可缓解。昨晚大量饮酒,今晨发现黑便,门诊做粪便隐血试验阳性,以"消化性溃疡,上消化道出血"收入院。医嘱:急诊胃镜检查,奥美拉唑静脉滴注。

工作任务:

1. 遵医嘱正确用药,监测生命体征,观察出血情况。
2. 做好胃镜检查的术前准备。
3. 指导病人避免诱发消化性溃疡的因素,建立合理的饮食方式和结构。

消化性溃疡(peptic ulcer,PU)指胃肠道黏膜被自身消化而形成的溃疡,可发生于食管、胃、十二指肠、胃 - 空肠吻合口附近以及含有胃黏膜的 Meckel 憩室。胃溃疡(GU)和十二指肠溃疡(DU)最为常见。临床特点为慢性过程、周期性发作、节律性上腹部疼痛。消化性溃疡是全球常见病,约 10% 的人在其一生中患过本病。本病可发生于任何年龄,好发于男性,十二指肠溃疡多见于青壮年,胃溃疡多见于中老年,后者的发病年龄比前者约迟 10 年。临床上十二指肠溃疡多于胃溃疡。

消化性溃疡是一种多因素疾病,溃疡的发生是由于黏膜自身防御 / 修复因素与黏膜侵袭因素之间失去平衡的结果。黏膜自身防御 / 修复因素包括:黏液 / 碳酸氢盐屏障、黏膜屏障、丰富的黏膜血流、上皮细胞更新、前列腺素和表皮生长因子等。黏膜侵袭因素包括:幽门螺杆菌(Hp)感染、NSAIDs、胃酸和胃蛋白酶的消化作用、胆盐及乙醇等。其中 Hp 感染是消化性溃疡最主要的病因,胃酸在溃疡形成中起关键作用。其他尚有遗传、吸烟、应激和心理因素、胃十二指肠运动异常及不良的饮食行为习惯等因素。任何原因使黏膜自身防御 / 修复因素减弱及(或)侵袭因素增强,则会损害胃肠黏膜,导致溃疡发生。胃溃疡和十二指肠溃疡在发病机制上有不同之处,前者主要是防御 - 修复因素减弱,后者主要是侵袭因素增强。

知识窗

幽门螺杆菌的发现和研究

20世纪80年代,Robin Warren 和临床医生 Barry Marshall 在微氧的条件下培养出幽门螺杆菌,并确认幽门螺杆菌是慢性胃炎和消化性溃疡的主要病因、胃癌的高危因素、胃黏膜相关组织淋巴瘤的重要病因。其中,十二指肠球部溃疡病人的 Hp 感染率高达90%~100%,胃溃疡为80%~90%,根除 Hp 可加速溃疡的愈合,显著降低消化性溃疡的复发率。

【护理评估】

(一) 健康史

询问病人是否长期服用阿司匹林、布洛芬、吲哚美辛等 NSAIDs;有无长期精神紧张、焦虑或过度劳累;是否遭受严重的创伤、烧伤、颅内疾病及不良精神刺激;既往有无慢性胃炎、肝硬化及慢性肾衰竭等病史;有无长期饮浓茶、咖啡、食用过冷、过热及过于粗糙的食物;有无高盐饮食、嗜烟酒习惯;有无家族患病史。

(二) 身体状况

1. 症状 上腹痛是消化性溃疡的主要症状,但部分病人可无症状,或以出血、穿孔等并发症为首发症状。典型的消化性溃疡有如下临床特点:

(1) 慢性过程:腹痛长期反复发作,病史可达数年至十数年。

(2) 周期性发作:发作与缓解期相交替,发作期可为数天、数周或数月,继以较长时间的缓解,以后又复发。发作常有季节性,多在秋冬或冬春之交发病。

(3) 节律性疼痛:多数病人上腹痛具有节律性,节律性的消失提示可能发生并发症。消化性溃疡疼痛特点(表4-1)。

表4-1 胃溃疡和十二指肠溃疡上腹痛特点的比较

鉴别项目	胃溃疡	十二指肠溃疡
疼痛的部位	中上腹或剑突下偏左	中上腹或中上腹偏右
疼痛的时间	常在餐后约1小时发生,经1~2小时后逐渐缓解,较少发生夜间痛	常在两餐之间,至下次进餐后缓解,故又称空腹痛、饥饿痛,部分病人于午夜发生,称夜间痛
疼痛的性质	多呈灼痛、胀痛或饥饿样不适感	多呈灼痛、胀痛或饥饿样不适感
疼痛的节律性	进食—疼痛—缓解	疼痛—进食—缓解

此外,病人常伴反酸、嗳气、上腹胀、食欲减退等消化不良症状;还可有失眠、缓脉、多汗等自主神经功能失调的表现。

2. 体征 溃疡活动期上腹部可有局限性轻压痛,缓解期无明显体征。

3. 并发症

(1) 出血:是消化性溃疡最常见的并发症,也是上消化道出血最常见的病因。出血引起的临床表现取决于出血的速度和量,轻者仅表现为

边学边练

实践9 消化性溃疡病人的护理

黑粪、呕血,重者可出现周围循环衰竭,甚至低血容量性休克。

(2) 穿孔:溃疡病灶向深部发展穿透浆膜层则并发穿孔,临床上分为急性、亚急性和慢性三种类型,以急性最为常见。急性溃疡穿孔常位于十二指肠前壁或胃前壁,发生穿孔后胃肠道的内容物渗入腹腔而引起急性弥漫性腹膜炎,是消化性溃疡最严重的并发症。主要表现为突发的剧烈腹痛,多自上腹开始迅速蔓延至全腹,腹肌强直,有明显压痛和反跳痛,肝浊音界缩小或消失,肠鸣音减弱或消失,部分病人出现休克。

(3) 幽门梗阻:主要由十二指肠溃疡或幽门管溃疡引起。急性梗阻多因炎症水肿和幽门部痉挛所致,梗阻为暂时性,随炎症好转而缓解;慢性梗阻主要由于溃疡愈合后瘢痕收缩而呈持久性。幽门梗阻使胃排空延缓,病人可感上腹饱胀不适,常在餐后加重,且有反复大量呕吐,呕吐物为含酸腐味的宿食,大量呕吐后症状可以缓解。严重频繁呕吐可致脱水和低钾低氯性碱中毒,常继发营养不良。清晨空腹时检查腹部有振水音、胃蠕动波以及空腹抽出胃液量 >200ml 是幽门梗阻的特征性表现。

(4) 癌变:少数胃溃疡可癌变。对长期胃溃疡病史,年龄在 45 岁以上,经严格内科治疗 4~6 周症状无好转,粪便隐血试验持续阳性者,应警惕癌变,需进一步检查和定期随访。

(三) 心理 - 社会状况

消化性溃疡有周期性发作和节律性疼痛的特点,易使病人产生焦虑、急躁情绪;当合并上消化道出血等并发症时,病人可表现为紧张、恐惧等心理;慢性经过,反复发作及担心溃疡癌变,易使病人产生焦虑、抑郁、恐惧等心理。

(四) 辅助检查

1. 胃镜及胃黏膜活组织检查 是确诊消化性溃疡首选检查方法,胃镜检查可直接观察溃疡的部位、病变大小、性质,并可在直视下取活组织作组织病理学检查和幽门螺杆菌检测。

2. X 线钡餐检查 适用于对胃镜检查有禁忌或不愿接受胃镜检查者。溃疡的 X 线直接征象是龛影,对溃疡诊断有确诊价值。

3. 幽门螺杆菌检测 是消化性溃疡的常规检测项目。其结果可作为选择根除幽门螺杆菌治疗方案的依据。

4. 粪便隐血试验 隐血试验阳性提示溃疡有活动性,如胃溃疡病人持续阳性,提示有癌变可能。

(五) 治疗要点

治疗原则是消除病因、缓解症状、促进溃疡愈合、防止复发和防治并发症。治疗药物包括降低胃酸的药物(包括抗酸药和抑制胃酸分泌的药物)、保护胃黏膜药物及根除幽门螺杆菌治疗的药物。抗酸药常用碱性抗酸药如氢氧化铝、铝碳酸镁及其复方制剂等;抑制胃酸分泌的药物有 H_2 受体拮抗剂和质子泵抑制剂;胃黏膜保护剂包括硫糖铝、枸橼酸铋钾和前列腺素类药物。根除幽门螺杆菌治疗目前推荐以质子泵抑制剂或胶体铋为基础加上克拉霉素、阿莫西林、甲硝唑和呋喃唑酮等抗生素中的两种,组成三联治疗方案。对于大量出血经内科治疗无效、急性穿孔、瘢痕性幽门梗阻、胃溃疡疑有癌变及正规内科治疗无效的顽固性溃疡可选择手术治疗。

【 常见护理诊断 / 问题 】

1. 疼痛:腹痛 与胃酸刺激溃疡面引起化学性炎症反应有关。

2. 营养失调:低于机体需要量 与疼痛致摄入量减少及消化吸收障碍有关。

3. 焦虑 与溃疡反复发作,病程迁延有关。

4. 知识缺乏:缺乏有关消化性溃疡病因及预防知识。

5. 潜在并发症:上消化道出血、穿孔、幽门梗阻、癌变。

【护理目标】

病人能运用缓解疼痛的方法和技巧,腹痛减轻或消失;能建立合理的饮食习惯和结构;焦虑情绪缓解;能说出可能导致疾病复发和加重的主要因素和应对措施;并发症得到有效防治。

【护理措施】

（一）一般护理

1. 休息与活动　溃疡活动期,症状较重或有并发症者,应卧床休息几天至 1~2 周,可使疼痛等症状缓解;溃疡缓解期,鼓励病人适当活动,劳逸结合,以不感到劳累和诱发疼痛为原则,避免餐后剧烈活动。

2. 饮食护理

（1）进餐方式:指导病人规律进食,在溃疡活动期,应做到少食多餐（每天进餐 4~5 次）、定时定量、细嚼慢咽、避免过饱,避免餐间零食和睡前进食。一旦症状得到控制,应尽快恢复正常的饮食规律。

（2）食物选择:①应选择营养丰富,易于消化的食物,如牛奶、鸡蛋及鱼等,在溃疡活动期,除并发出血或症状较重以外,一般无需规定特殊食谱。症状较重的病人以面食为主,不习惯面食者则以软饭、米粥替代。适量摄取脱脂牛奶,可中和胃酸,宜安排在两餐之间饮用,但牛奶中的钙质可刺激胃酸分泌,不宜多饮。脂肪摄取也应适量。②避免食用对胃黏膜有较强刺激的生、冷、硬食物及粗纤维多的蔬菜、水果,如洋葱、芹菜及韭菜等,忌用强刺激胃酸分泌的食品和调味品如浓肉汤、油炸食物、浓咖啡、浓茶、醋及辣椒等。

（二）病情观察

注意观察疼痛的规律和特点,监测生命体征及腹部体征的变化,以及时发现并纠正并发症。若上腹部疼痛节律发生变化或加剧,或者出现呕血、黑粪时,应立即就医。

（三）对症护理

病人出现腹痛,除按常规给予相应护理外,还应注意:①帮助病人认识和去除病因,对服用 NSAIDs 者,若病情允许,应立即停药;避免暴饮暴食和进食刺激性食物,以免加重对胃黏膜的损伤;对嗜烟酒者,应与病人共同制订切实可行的戒烟酒计划,并督促其执行。②指导病人缓解疼痛的方法,如十二指肠溃疡表现为空腹痛或夜间痛时,应指导病人进食碱性食物（如苏打饼干）,或遵医嘱服用制酸剂;也可采用局部热敷或针灸止痛等方法。

（四）用药护理

遵医嘱用药,注意观察疗效及药物的不良反应。

1. 降低胃酸药物（表 4-2）。

表 4-2　降低胃酸药物的不良反应和注意事项

药物种类	常用药物	不良反应	注意事项
碱性抗酸剂	氢氧化铝 铝碳酸镁	骨质疏松、食欲不振、软弱无力、便秘	餐后 1 小时和睡前服用,服用片剂时应嚼服,乳剂给药前应充分摇匀,避免与奶制品同服;避免与酸性食物及饮料同服

续表

药物种类	常用药物	不良反应	注意事项
H$_2$受体拮抗剂	西咪替丁 雷尼替丁 法莫替丁 尼扎替丁	偶有精神异常、性功能紊乱、一过性肝损害、头痛、腹泻、皮疹等	餐中或餐后即刻服用，或将一日剂量在睡前服用，与抗酸药联用时，两药间隔1小时以上。静脉给药应控制速度，避免低血压和心律失常
质子泵抑制剂	奥美拉唑 兰索拉唑 泮托拉唑	头晕 荨麻疹、皮疹、瘙痒及头痛等 偶有头痛和腹泻	避免从事高度集中注意力的工作 发生较为严重不良反应时应及时停药

2. 保护胃黏膜药物（表 4-3）。

表 4-3 保护胃黏膜药物的不良反应和注意事项

药物种类	常用药物	不良反应	注意事项
硫糖铝	硫糖铝	便秘、口干、皮疹、眩晕、嗜睡	宜在进餐前1小时服用、不能与多酶片同服，以免降低两者的效价
前列腺素类药物	米索前列醇	腹泻、子宫收缩	孕妇忌用
胶体铋	枸橼酸铋钾	舌苔发黑、便秘、粪便呈黑色、神经毒性	餐前半小时口服，吸管直接吸入，不宜长期使用

3. 根治幽门螺杆菌治疗 阿莫西林服用前应询问病人有无青霉素过敏史，服用过程中注意有无迟发性过敏反应的出现，如皮疹；甲硝唑可引起恶心、呕吐等胃肠道反应，应在餐后半小时服用，可遵医嘱用甲氧氯普胺等拮抗胃肠道反应；呋喃唑酮可引起周围神经炎和溶血性贫血等不良反应，用药过程中应密切观察。

（五）并发症的护理

当病人发生急性穿孔和瘢痕性幽门梗阻时，应立即遵医嘱做好各项术前准备。急性幽门梗阻时，注意观察病人呕吐量、性质、气味，准确记录出入液量，指导病人禁食水、行胃肠减压，保持口腔清洁，遵医嘱静脉输液，做好解痉药和抗生素的用药护理。上消化道出血的护理详见本章第八节"上消化道出血病人的护理"。

（六）心理护理

紧张、焦虑的心理可增加胃酸分泌，诱发和加重溃疡，所以要向病人和家属说明，经过正规治疗，溃疡是可以痊愈的，帮助病人树立治疗信心；指导病人采取转移注意力、听轻音乐等放松技术，使其保持良好心态，缓解焦虑、急躁情绪。

（七）健康指导

1. 疾病知识指导 向病人及家属讲解引起和加重溃疡病的相关因素。指导病人生活要有规律，工作宜劳逸结合，避免过度紧张和劳累，选择合适的锻炼方式，提高机体抵抗力。指导病人养成良好的饮食习惯及卫生习惯，戒除烟酒，避免摄入刺激性食物。

2. 用药指导 指导病人遵医嘱服药，学会观察药物疗效和不良反应，不随意停药或减量，避免复发。慎用或勿用阿司匹林、泼尼松、咖啡因等。

3. 病情监测 定期复诊，并指导病人了解消化性溃疡及其并发症的相关知识和识别方法，若上腹疼痛节律发生变化或加剧，或出现呕血、黑粪时，应立即就诊。

【护理评价】

病人腹痛是否缓解;能否建立合理的饮食方式和结构,营养指标是否在正常范围内;焦虑情绪是否缓解;能否说出可能导致疾病复发和加重的主要因素和应对措施;并发症是否得到有效防治。

（王 兵）

第四节 溃疡性结肠炎病人的护理

学习目标

1. 具有认真负责的工作态度,尊重和关爱病人,给予病人人文关怀。
2. 掌握溃疡性结肠炎病人的护理评估要点和主要护理措施。
3. 熟悉溃疡性结肠炎病人的常见护理诊断/问题。
4. 学会对溃疡性结肠炎病人进行健康指导。

溃疡性结肠炎(ulcerative colitis,UC)是一种病因不明的直肠和结肠慢性非特异性炎症性疾病。病变主要限于大肠的黏膜与黏膜下层。临床表现为腹泻、黏液脓血便和腹痛,病情轻重不一,病程漫长,多反复发作。本病多见于 20~40 岁,男女发病率无明显差异。

溃疡性结肠炎的病因不明,目前认为可能与环境因素如饮食、吸烟、应激事件、重大精神创伤、劳累等以及遗传因素、感染、免疫机制异常等有关,上述因素相互作用导致本病发生。

【护理评估】
(一)健康史

询问病人有无饮食失调、吸烟、精神创伤、劳累等诱因;家族中有无类似病人;了解病人发病前有无感染病史。

(二)身体状况

1. 症状

(1)消化系统表现:主要表现为腹泻、黏液脓血便与腹痛。①腹泻和黏液脓血便:大多数病人有腹泻症状。黏液脓血便是本病活动期的重要表现。排便次数和便血程度可反映病情程度,轻者每日排便 2~4 次,粪便呈糊状,混有黏液、脓血,便血轻或无;重者腹泻次数每日可达 10 次以上,大量脓血,粪便甚至呈血水样。②腹痛:轻者或缓解期病人多无腹痛或仅有腹部不适,活动期有轻或中度腹痛,为左下腹或下腹的阵痛,亦可涉及全腹,有疼痛—便意—便后缓解的规律,常伴有里急后重。若并发中毒性巨结肠或腹膜炎,则腹痛持续且剧烈。③其他症状:可有恶心、呕吐、食欲缺乏、腹胀等。

(2)全身表现:中、重型病人活动期可有低热或中等度发热,高热多提示有并发症或急性暴发型。重症病人可出现衰弱、消瘦、贫血、低清蛋白血症、水与电解质平衡紊乱等表现。

2. 体征 病人呈慢性病容,精神差,消瘦、贫血貌。轻病人可有左下腹轻度压痛;重者常有明显腹部压痛和鼓肠。若出现反跳痛、腹肌紧张、肠鸣音减弱等应注意中毒性巨结肠和肠穿孔等并发症。

3. 并发症 可并发中毒性巨结肠、直肠结肠癌变、大出血、肠梗阻、肠穿孔等。

4. 临床分型 临床上按其病程、程度、范围及病期进行综合分型。其中按病情程度分为轻、中、重型。轻型者腹泻<4次/日,便血轻或无,无发热,贫血无或轻,血沉正常;重型者腹泻>6次/日,明显黏液脓血便,有发热、脉速等全身症状,血沉加快、血红蛋白下降;中型介于轻型和重型之间。

(三) 心理-社会状况

由于病因不明,病情反复发作,迁延不愈,进行性加重,常给病人带来痛苦,尤其是排便次数的增加,给病人的精神和日常生活带来很多困扰,易产生自卑、忧虑,甚至恐惧心理。

(四) 辅助检查

1. 血液检查 红细胞和血红蛋白减少。血清清蛋白下降。活动期白细胞计数增高。红细胞沉降率增快和C反应蛋白增高是活动期的标志。

2. 粪便检查 粪便肉眼检查常有黏液、脓血,显微镜检查可见红细胞和脓细胞,急性发作期可见巨噬细胞。

3. 结肠镜检查 是本病诊断的最重要手段之一,可直接观察病变肠黏膜并进行活检。

4. X线钡剂灌肠检查 可见黏膜粗乱或有细颗粒改变,也可呈多发性小龛影或小的充盈缺损,有时病变肠管缩短,结肠袋消失,肠壁变硬,可呈铅管状。重型和暴发型一般不宜做此检查,以免加重病情或诱发中毒性巨结肠。

(五) 治疗要点

治疗目的在于控制急性发作,缓解病情,减少复发,防治并发症。具体治疗措施以药物治疗为主。治疗药物主要有氨基水杨酸制剂、糖皮质激素、免疫抑制剂。并发大出血、肠穿孔、中毒性巨结肠、结肠癌或经积极内科治疗无效且伴有严重毒血症状者可选择手术治疗。

【常见护理诊断/问题】

1. 腹泻 与炎症导致肠黏膜对水钠吸收障碍以及炎症导致结肠蠕动增加有关。

2. 疼痛:腹痛 与肠道炎症、溃疡有关。

3. 营养失调:低于机体需要量 与长期腹泻及吸收障碍有关。

4. 潜在并发症:中毒性巨结肠、大出血、肠梗阻、肠穿孔。

【护理措施】

(一) 一般护理

1. 休息与活动 轻症者注意休息,减少活动量,防止劳累。重症者应卧床休息,以减少病人的胃肠蠕动及体力消耗。

2. 饮食护理 指导病人食用质软、易消化、少纤维素又富含营养、有足够热量的食物,以利于吸收、减轻对肠黏膜的刺激并供给足够的热量,以维持机体代谢的需要。避免食用生、冷食物及水果、多纤维素的蔬菜和其他刺激性食物,忌食牛乳和乳制品。急性发作期病人,应进流质或半流质饮食,病情重者应禁食,遵医嘱给予静脉高营养,以改善病人的营养状况。

(二) 病情观察

观察病人腹泻的次数、性质,粪便的量、性状及病人皮肤的弹性、有无脱水表现等,监测粪便检查结果、血清电解质及血清清蛋白的变化。观察腹痛的部位、性质以及生命体征的变化,以了解病情的进展情况。如腹痛性质突然改变,应注意是否发生中毒性巨结肠、大出血、肠梗阻、肠穿孔等并发症,应及时报告医生,采取积极抢救措施。

（三）对症护理

1. 腹泻的护理　由于病人腹泻次数较多，里急后重症状严重，应将病人安排至离卫生间较近的房间，或室内留置便器。协助病人做好肛门及周围皮肤的护理，具有护理措施详见本章第一节"三、腹泻与便秘"。

2. 腹痛的护理　除注意观察腹痛的部位、性质等有无变化外，应指导病人采取缓解腹痛的方法。具有措施详见本章第一节"二、腹痛"。

（四）用药护理

遵医嘱用药，注意观察疗效及药物不良反应。

1. 氨基水杨酸制剂　柳氮磺吡啶（SASP）是治疗本病的首选药物，适用于轻型、中型或重型经糖皮质激素治疗已有缓解者。主要不良反应为恶心、呕吐、皮疹、粒细胞减少及再生障碍性贫血等，应嘱病人餐后服药，服药期间定期复查血象。

2. 糖皮质激素　对急性发作期有较好的疗效。适用于对氨基水杨酸制剂疗效不佳的轻、中型病人，特别是重型活动期病人及急性暴发型病人。用药期间应注意激素不良反应，病情好转后逐渐减量至停药，不可随意停药，防止反跳现象。

3. 免疫抑制剂　硫唑嘌呤或巯嘌呤可用于对糖皮质激素治疗效果不佳或对糖皮质激素依赖的慢性持续性病人。主要不良反应为骨髓抑制，用药期间应注意监测白细胞、血小板计数。

（五）心理护理

多与病人交流，了解其心理状态。鼓励病人树立信心，以平和的心态对待疾病，自觉地配合治疗。同时，告知病人和家属，精神因素可诱发或加重本病，不利于疾病的修复，从而树立起战胜疾病的信心和勇气。

（六）健康指导

1. 疾病知识指导　向病人介绍本病发生的相关因素，说明良好的心态和认真的自我护理对缓解症状、控制病情有极其重要的意义。指导病人合理安排休息与活动，合理饮食，以提高机体抗病能力。

2. 用药指导　嘱病人出院后仍坚持治疗，定期门诊复查，遵医嘱用药，不要随意更换药物或停药。教会病人识别药物不良反应，出现异常情况如疲乏、头痛、发热、手脚发麻、排尿不畅等应及时就诊。

（胡春玲）

第五节　肝硬化病人的护理

 学习目标

1. 具有高度的责任感和团队合作意识，尊重和关爱病人，给予病人人文关怀。
2. 掌握肝硬化病人的身心状况和主要护理措施。
3. 熟悉肝硬化的病因、辅助检查及病人的常见护理诊断／问题。
4. 了解肝硬化的治疗要点及病人的护理目标和护理评价。
5. 学会指导病人合理饮食，能正确进行病情监测和健康指导。

工作情景与任务

导入情景:

李先生,43 岁。肝炎病史 7 年,曾多次住院治疗。近 3 个月出现消瘦、乏力、食欲减退、恶心、厌油腻、腹胀、牙龈出血,到医院就诊,肝功能检查显示异常,腹部 B 超显示肝硬化、腹水。门诊以"肝硬化"收住入院。医嘱:低盐饮食,螺内酯、氢氯噻嗪口服。

工作任务:

1. 指导病人合理饮食。
2. 遵医嘱应用利尿剂,正确测量和记录出入液量、腹围及体重。

肝硬化(hepatic cirrhosis)是由一种或多种原因引起的、以肝组织弥漫性纤维化、假小叶和再生结节为组织学特征的进行性慢性肝病。早期无明显症状,后期因肝脏变形硬化、肝小叶结构和血液循环途径显著改变,临床以门静脉高压和肝功能减退为特征,常并发上消化道出血、肝性脑病、继发感染等而死亡。本病以青壮年男性多见,35~50 岁为发病高峰年龄。

引起肝硬化的病因很多,如病毒性肝炎、慢性酒精中毒、胆汁淤积、循环障碍、药物或化学毒物、免疫紊乱、血吸虫病、遗传和代谢性疾病以及隐源性肝硬化等。我国以病毒性肝炎最为常见,尤其是乙型肝炎病毒感染,国外以酒精中毒居多。

【护理评估】

(一)健康史

询问病人有无乙型、丙型和丁型肝炎病毒感染史,尤其是乙型和丙型或丁型肝炎病毒重叠感染的病史;有无输血史;是否长期大量饮酒;有无持续肝内胆汁淤积或肝外胆管阻塞史;有无慢性充血性心力衰竭、缩窄性心包炎等循环障碍性疾病;是否长期服用对肝脏有损害的药物,如双醋酚丁、甲基多巴、异烟肼等,或长期反复接触化学毒物,如四氯化碳、磷、砷等;有无免疫紊乱以及长期或反复感染血吸虫等病史;有无遗传和代谢性疾病,如肝豆状核变性、血色病等。

(二)身体状况

肝硬化起病隐匿,病程发展缓慢,可潜伏 3~5 年甚至 10 年以上。临床上根据是否出现腹水、上消化道出血或肝性脑病等并发症,分为代偿期和失代偿期肝硬化。

1. 代偿期肝硬化 症状较轻,以乏力、食欲减退较为突出,可伴有上腹不适、恶心、厌油腻、腹胀及腹泻等非特异性症状。症状常因劳累或伴发病而出现,经休息或治疗可缓解。病人营养状况一般或消瘦,肝脏是否肿大取决于不同类型的肝硬化,脾轻至中度大。肝功能多在正常范围或轻度异常。

2. 失代偿期肝硬化 主要表现为肝功能减退和门静脉高压的症状和体征。

(1)肝功能减退的表现

1)全身表现:一般状况与营养状况较差,消瘦乏力,精神不振,皮肤干枯,面色暗无光泽(肝病面容),可有不规则发热,夜盲及水肿等。

2)消化道症状:食欲减退为最常见症状,甚至畏食,进食后常感上腹饱胀不适、恶心和呕吐,对脂肪和蛋白质耐受性差,稍进油腻肉食易引起腹泻。上述症状的产生与肝硬化门静脉高压时胃肠道淤血水肿、消化吸收障碍和肠道菌群失调等有关。半数以上病人有轻度黄疸,少数有中、重度黄疸,提示肝细胞有进行性或广泛性坏死,黄疸时可出现皮肤瘙痒。

3）出血倾向和贫血：常有鼻腔、牙龈出血、皮肤紫癜和胃肠道出血等倾向，女性病人常有月经过多，与肝合成凝血因子减少、脾功能亢进等有关。营养不良、肠道吸收障碍和脾功能亢进等因素可引起不同程度的贫血。

4）内分泌失调：①性激素代谢：雌激素增多，雄激素减少。前者与肝对雌激素的灭活减少有关，后者与升高的雌激素反馈抑制垂体促性腺激素释放，从而引起睾丸间质细胞分泌雄激素减少有关。男性病人常有性功能减退、不育、男性乳房发育等；女性病人可出现月经失调、闭经及不孕等。部分病人出现蜘蛛痣，主要分布在面部、颈部、上胸、肩背和上肢等上腔静脉分布的区域；手掌大、小鱼际和指端腹侧皮肤发红，称为肝掌。②肾上腺皮质功能：肝硬化时，合成肾上腺皮质激素重要的原料胆固醇酯减少，肾上腺皮质激素合成不足；促皮质素释放因子受抑，肾上腺皮质功能减退，促黑素细胞激素增加。表现为面部和其他暴露部位皮肤色素沉着。③抗利尿激素：肝功能减退时，肝对醛固酮和抗利尿激素的灭活作用减弱，可引起水钠潴留而导致尿量减少和水肿。

（2）门静脉高压的表现

1）脾大：多为轻、中度增大，与长期脾淤血有关。晚期出现脾功能亢进，导致白细胞、血小板和红细胞计数减少。

2）侧支循环的建立和开放：门静脉高压时，正常消化器官和脾的回心血液流经肝脏受阻，使门静脉系统许多部位与腔静脉之间建立门 - 腔侧支循环（图 4-1）。临床上重要的侧支

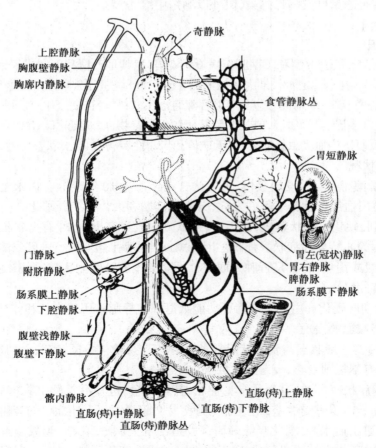

图 4-1 门静脉回流受阻时，侧支循环血流方向示意图

循环有：①食管下段和胃底静脉曲张：常因门静脉压力明显增高、粗糙食物机械损伤或恶心、呕吐、剧烈咳嗽等使腹内压突然升高，导致曲张的静脉破裂出血。②腹壁静脉曲张：在脐周和腹壁可见迂曲的静脉。③痔静脉扩张：可扩张形成痔核，破裂时引起便血。

3）腹水：是肝硬化失代偿期最突出的临床表现，失代偿期病人75%以上有腹水。腹水时病人常有腹胀，尤以饭后明显，大量腹水使腹部膨隆，呈蛙腹状，膈显著抬高，可出现呼吸困难和脐疝。腹水形成的主要因素有：①门静脉压力增高，组织液回吸收减少而漏入腹腔。②有效循环血容量不足引起交感神经兴奋、肾素-血管紧张素-醛固酮系统激活及抗利尿激素分泌增多，导致肾小球滤过率降低和水钠重吸收增加，发生水钠潴留。③低清蛋白血症致血浆胶体渗透压降低，血管内液外渗。④肝脏对醛固酮和抗利尿激素的灭活作用减弱，导致继发性醛固酮增多和抗利尿激素增多，引起水钠潴留。⑤肝淋巴液生成过多，超过胸导管引流能力，淋巴液自肝包膜和肝门淋巴管渗出至腹腔。

（3）肝脏体征：早期肝脏增大，表面尚平滑，质地稍硬；晚期缩小，表面可呈结节状，质地坚硬；一般无压痛，在肝细胞进行性坏死或并发肝炎和肝周围炎时可有压痛与叩击痛。

3. 并发症

（1）上消化道出血：是本病最常见的并发症。常在恶心、呕吐、咳嗽等使腹内压突然升高，或因粗糙食物机械损伤、胃酸反流腐蚀损伤时，引起突然大量的呕血和黑粪，可引起失血性休克或诱发肝性脑病，死亡率高。部分肝硬化病人上消化道大出血可由其他原因如消化性溃疡和急性出血性糜烂性胃炎、门脉高压性胃病引起。

（2）胆石症：肝硬化病人胆结石发生率增高，约为30%，且随肝功能失代偿期程度加重，胆石症发生率升高。

（3）感染：由于抵抗力低下、门腔静脉侧支循环开放等因素，易并发感染，如自发性细菌性腹膜炎、胆道感染、肺部、肠道及尿路感染等。

 知识窗

自发性细菌性腹膜炎

自发性细菌性腹膜炎是腹腔内无脏器穿孔的腹膜急性细菌性感染，住院的腹腔积液病人中发生率为10%~30%。发生的主要原因是肝硬化时单核-吞噬细胞的噬菌作用减弱，肠道内细菌异常繁殖并经由肠壁进入腹膜腔，带菌的淋巴液漏入腹腔以及腹水抗菌能力下降引起感染，致病菌多为革兰阴性杆菌。常表现为短期内腹腔积液迅速增加，伴腹痛、腹泻、腹胀及发热等，少数病人伴血压下降、肝功能恶化或门腔分流性脑病加重。体检可发现轻重不等的全腹压痛和腹膜刺激征。

（4）门静脉血栓形成或海绵样变：门静脉血栓形成的临床表现变化较大，当血栓缓慢形成，局限于门静脉左、右支或肝外门静脉，多无明显症状。急性或亚急性发展时，表现为中、重度腹胀痛或突发剧烈腹痛、脾大、顽固性腹水、肠坏死、消化道出血及肝性脑病等。门静脉海绵样变是指肝门部或肝内门静脉分支部分或完全慢性阻塞后，在门静脉周围形成细小迂曲的血管，也可视为门静脉的血管瘤。

（5）电解质和酸碱平衡紊乱：常见有低钠血症，与长期低钠饮食、长期利尿或大量放腹水有关；低钾、低氯血症与代谢性碱中毒，与摄入不足、呕吐、腹泻、利尿及继发性醛固酮增多有关。

（6）肝肾综合征：又称功能性肾衰竭，是肝硬化终末期最常见的严重并发症之一。常在难治性腹水、进食减少、呕吐、腹泻、利尿剂应用不当、自发性细菌性腹膜炎及肝功能衰竭时诱发，表现为少尿或无尿、氮质血症、稀释性低钠血症和低尿钠，但肾脏无明显器质性损害。

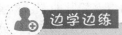

边学边练

实践 10　肝硬化病人的护理

（7）肝性脑病：是晚期肝硬化最严重的并发症，也是最常见的死亡原因。

（8）原发性肝癌：若肝脏进行性增大、肝表面出现肿块，持续性肝区疼痛、腹水增加且为血性及不明原因的发热等，应怀疑并发原发性肝癌。

（三）心理 - 社会状况

肝硬化病人常因疾病带来生活上的限制，影响工作或学习，易产生角色适应不良；失代偿期易产生焦虑、紧张、抑郁及恐惧等心理；因病程漫长，疗效不佳，预后不良，且长期治疗，家庭经济负担逐渐加重，常使病人及家属出现悲观失望等不良情绪；家属对病人的关心和支持不足及医疗费用保障不足，会使病人产生抑郁、绝望等心理；如果对病人实施过度的保护，又可使病人产生依赖心理。

（四）辅助检查

1. 血常规　代偿期多正常，失代偿期有轻重不等的贫血。合并感染时白细胞计数可升高。脾功能亢进时白细胞和血小板计数减少。

2. 肝功能检查　代偿期正常或轻度异常，失代偿期转氨酶常有轻、中度增高。清蛋白降低，球蛋白增高，清蛋白 / 球蛋白比值降低或倒置。凝血酶原时间延长。

3. 腹水检查　一般为漏出液，血清和腹水清蛋白梯度（SAAG）>11g/L 提示门静脉高压，并发自发性细菌性腹膜炎、结核性腹膜炎或癌变时腹水性质发生相应变化。

4. 影像学检查　食管吞钡 X 线检查显示食管静脉曲张呈现虫蚀样或蚯蚓状充盈缺损，胃底静脉曲张呈菊花样充盈缺损。超声显像、CT 和 MRI 检查可显示肝、脾、肝内门静脉、肝静脉形态改变及腹水征象。

5. 内镜检查　上消化道内镜检查可观察食管、胃底静脉有无曲张及曲张的程度和范围，并发出血者，还能明确出血的原因和部位，并进行止血治疗。腹腔镜检查可直接观察肝脾情况。

（五）治疗要点

肝硬化治疗应采取综合性措施。首先针对病因进行治疗，注意休息和饮食，使病情缓解，延长代偿期和保持劳动力。代偿期病人可服用抗纤维化的药物（如秋水仙碱）及中药，使用保护肝细胞药物（如还原型谷胱甘肽、S- 腺苷蛋氨酸、维生素），忌用对肝脏有损害的药物。失代偿期病人主要是对症治疗、改善肝功能和防治并发症，有手术适应证者慎重选择时机进行手术治疗。肝移植手术是治疗晚期肝硬化的新方法。

【常见护理诊断 / 问题】

1. 营养失调：低于机体需要量　与肝功能减退、门静脉高压引起食欲减退、消化和吸收障碍有关。

2. 体液过多　与肝功能减退、门静脉高压引起水钠潴留有关。

3. 活动无耐力　与肝功能减退、大量腹水有关。

4. 有皮肤完整性受损的危险　与营养不良、水肿、皮肤干燥、瘙痒及长期卧床有关。

5. 潜在并发症：上消化道出血、肝性脑病。

【护理目标】

病人能说出营养不良的原因，遵循饮食计划，营养状况改善；腹水和水肿减轻；能遵循休息和活动计划，活动耐力和生活自理能力增强；无皮肤破损或感染；并发症得到有效防治。

【护理措施】

（一）一般护理

1. 休息与活动　休息可以减少能量的消耗，减轻肝脏代谢的负担，增加肝脏的血流量，有助于肝细胞修复，改善腹水和水肿。但卧床过久易引起消化不良和情绪不佳，故应视病情安排适量的活动。代偿期病人宜适当减少活动量，可参加轻体力工作；失代偿期病人应以卧床休息为主，可适当活动，活动量以不感到疲劳、不加重症状为度。

2. 饮食护理

（1）饮食原则：给予高热量、高蛋白质、高维生素、易消化饮食，严禁饮酒，适当摄入脂肪，动物脂肪不宜摄入过多，并根据病情变化及时调整。避免进食刺激性强、粗纤维多和较硬的食物。必要时遵医嘱给予静脉补充足够的营养，如高渗葡萄糖液、复方氨基酸、清蛋白或新鲜血等。

（2）食物选择：热量以碳水化合物为主，蛋白质（肝性脑病除外）1~1.5g/（kg·d），以豆制品、鸡蛋、牛奶、鱼、鸡肉及瘦猪肉为主，以利于肝细胞修复和维持血浆清蛋白正常水平。肝功能显著损害或有肝性脑病先兆时，应限制或禁食蛋白质，待病情好转后再逐渐增加摄入量，并应选择植物蛋白，如豆制品，因其含蛋氨酸、芳香氨基酸和产氨氨基酸较少。多食新鲜蔬菜和水果。

3. 皮肤护理　黄疸病人皮肤瘙痒时，协助病人温水擦浴，外用炉甘石洗剂止痒，嘱病人不搔抓皮肤，以免引起皮肤破损、出血和感染。具体护理措施详见本章第一节"四、黄疸"。

（二）病情观察

准确记录24小时液体出入量，定期测量腹围和体重，以观察腹水消长情况。密切监测血清电解质和酸碱度的变化，及时发现水、电解质和酸碱平衡紊乱。注意有无呕血和黑粪，有无精神异常，有无腹痛、腹胀、发热及短期内腹水迅速增加，有无少尿、无尿及恶心等表现，及早发现上消化道出血、感染、胆石症、门静脉血栓形成或海绵样变、自发性细菌性腹膜炎、肝性脑病、肝肾综合征等。若出现异常，应立即报告医生并协助处理。

（三）腹水护理

1. 体位　轻度腹水尽量取平卧位，并可抬高下肢，以增加肝、肾血流量，改善肝细胞营养，提高肾小球滤过率，减轻水肿。大量腹水者可取半卧位，以使膈肌下降，有利于呼吸运动，减轻呼吸困难和心悸，同时应避免使腹内压突然剧增的因素，如剧烈咳嗽、打喷嚏及用力排便等。阴囊水肿者可用托带托起阴囊，以利水肿消退。

2. 限制水、钠摄入　遵医嘱限制钠的摄入（氯化钠1.2~2.0g/d）；进水量限制在每日1000ml左右，如有显著低钠血症，则应限制在每日500ml以内。向病人介绍各种食物的成分，尽量少食高钠食物，如咸肉、酱菜及罐头食品等。限钠饮食常使病人感到食物淡而无味，可适量添加柠檬汁、食醋等，改善口味，以增进食欲。腹水减退后，仍需限制钠的摄入，防止腹水再次出现。

3. 用药护理　利尿剂是目前临床应用最广泛的治疗腹水的方法，常用药物为螺内酯和呋塞米。其中螺内酯为首选,用药数日后加用呋塞米。用药期间应注意维持水、电解质和酸碱平衡,利尿速度不宜过快,每日体重减轻一般不超过 0.5kg,有下肢水肿者每天体重减轻不超过 1kg。

4. 协助医生做好经颈静脉肝内门腔分流术(TIPS)的治疗及护理。

 知识窗

经颈静脉肝内门腔分流术(TIPS)

TIPS 是一种以血管介入的方法在肝内门静脉属支与肝静脉间置入特殊覆膜的金属支架,建立肝内门 - 腔分流,降低门静脉压力,减少或消除由于门静脉高压所致的腹水和食管胃底静脉曲张出血。具有微创、精确、可重复和有效等优点。

5. 协助腹腔穿刺放腹水 用于不具备 TIPS 技术、对 TIPS 禁忌及失去 TIPS 机会时顽固性腹水的姑息治疗,一般每放 1000ml,输注清蛋白 80g。

(四) 心理护理

加强与病人的沟通,鼓励病人说出其内心的感受和忧虑,与病人一起讨论其可能面对的问题,在精神上给予病人真诚的安慰和支持;向病人及家属介绍治疗有效的病例,提供新的医疗信息,以增加治疗信心;指导病人家属在情感上关心和支持病人,减轻病人的心理压力;对表现出严重焦虑和抑郁的病人,应加强巡视并及时进行干预,以免发生意外;帮助病人家属与相关机构联系,为病人争取社会的经济支持及援助。

(五) 健康指导

1. 疾病知识指导 向病人及家属介绍肝硬化的基本知识,分析和消除不利于个人和家庭应对的各种因素,树立治疗信心,保持愉快心情,把护理计划落实到日常生活中。坚持定期门诊复查。

2. 休息与活动指导 肝硬化代偿期病人无明显精神、体力减退者,可参加轻工作或活动,避免劳累;失代偿期病人以卧床休息为主,可视病人情况适当活动,活动量以不加重疲劳感和其他症状为度。

3. 用药指导与病情监测 指导病人严格遵医嘱服药,不可擅自用药,以免服药不当而加重肝脏负担和肝功能损害。应向病人详细介绍所用药物的名称、作用、剂量、给药方法和注意事项,教会其观察药物疗效和不良反应。如服用利尿剂者,应记录尿量,若出现软弱无力、心悸等症状时,提示低钠、低钾血症,应及时就医。定期门诊随访。

4. 照顾者指导 指导家属理解和关心病人,给予精神支持和生活照顾。学会识别并发症的征兆,及早发现病情变化,如病人出现性格、行为改变等肝性脑病的前驱症状,或消化道出血等其他并发症时,应及时就诊。

【护理评价】

病人营养状况是否改善;腹水、水肿及其引起的身体不适是否减轻;能否按计划进行活动和休息,活动耐力和生活自理能力是否增加;有无皮肤破损和感染;并发症是否得到有效防治。

(胡春玲)

第六节 肝性脑病病人的护理

 学习目标

1. 具有高度的责任感和团队合作意识,尊重和关爱病人,给予病人人文关怀。
2. 掌握肝性脑病病人的身心状况和主要护理措施。
3. 熟悉肝性脑病的诱因、治疗要点及病人的常见护理诊断／问题。
4. 了解肝性脑病的病因与发病机制、辅助检查及病人的护理目标和护理评价。
5. 学会运用护理程序对肝性脑病病人实施整体护理,为病人及家属提供饮食指导、心理及社会支持。

肝性脑病(hepatic encephalopathy,HE)是由严重肝病或门 - 体分流引起的、以代谢紊乱为基础、中枢神经系统功能失调的综合征,临床表现轻者可仅有轻微的智力减退,严重者出现意识障碍、行为失常和昏迷。

肝硬化是引起肝性脑病最常见的病因,特别是各型肝炎后肝硬化,部分可由改善门静脉高压的门体分流手术引起,其他如重症肝炎、暴发性肝功能衰竭、原发性肝癌、严重胆道感染及妊娠期急性脂肪肝等肝病亦可引起肝性脑病。

肝性脑病的发病机制迄今尚未完全明了。一般认为本病产生的病理生理基础是在肝功能衰竭和存在门腔静脉分流时,来自肠道的、正常情况下能被肝有效代谢的毒性产物,未被肝解毒或清除便进入体循环,透过血脑屏障而至脑部,引起脑功能紊乱。关于肝性脑病的发病机制目前有多种假说,其中氨中毒学说是肝性脑病、特别是门体分流性肝性脑病的重要发病机制。

【护理评估】

（一）健康史

询问有无肝炎、肝硬化及肝癌等病史,近期是否行门腔静脉分流手术,是否长期使用损害肝脏的药物或嗜酒;有无上消化道出血、高蛋白饮食、大量排钾利尿、放腹水、使用镇静剂及麻醉药、便秘、感染、外科手术等肝性脑病的诱发因素。还应询问有无精神病病史。

（二）身体状况

肝性脑病常因原有肝病的性质、肝细胞损害的轻重缓急以及诱因的不同,临床表现很不一致。主要表现为高级神经中枢的功能紊乱以及运动和反射异常,其临床过程分为 5 期。

0 期（潜伏期） 又称轻微肝性脑病,无行为、性格的异常,无神经系统病理征,脑电图正常,只在心理测试或智力测试时有轻微异常。

1 期（前驱期） 焦虑、欣快激动或淡漠少言、睡眠倒错、健忘等轻度精神异常。可有扑翼样震颤,即嘱病人两臂平伸,肘关节固定,手掌向背侧伸展,手指分开时,可见到手向外侧偏斜,掌指关节、腕关节、甚至肘与肩关节的急促而不规则的扑击样抖动。脑电图多数正常。此期历时数日或数周。

2 期（昏迷前期） 嗜睡、行为异常(如衣冠不整或随地便溺)、言语不清、书写障碍及定向力障碍,甚至出现幻觉、躁狂等严重精神症状。此期病人有明显的神经系统体征,如腱反射亢进、肌张力增高、踝阵挛及锥体束征阳性。扑翼样震颤存在,脑电图有特征性异常。

3 期（昏睡期） 昏睡,但可唤醒,醒后能回答问话,但常有神志不清和幻觉。各种神经系统体征持续或加重。扑翼样震颤仍可引出,肌张力明显增高,锥体束征阳性。脑电图明显异常。

4期(昏迷期) 昏迷,不能唤醒。浅昏迷时,对疼痛等强刺激尚有反应,肌张力、腱反射仍亢进;深昏迷时,各种反射消失,肌张力降低。扑翼样震颤不能引出。脑电图明显异常。

(三) 心理 - 社会状况

本病发生在各类严重肝病的基础上,随病情发展而加重,病人逐渐丧失工作和自理能力,长期治疗又增加病人和家属的经济负担而出现焦虑、抑郁心理;昏迷后,家属往往出现紧张、恐惧心理。由于肝性脑病有精神症状,故评估时应鉴别病人是因疾病引起的心理问题,还是疾病导致的精神障碍表现。

(四) 辅助检查

1. 血氨 慢性肝性脑病尤其是门体分流性脑病血氨多增高;急性肝衰竭所致的脑病,血氨多数正常。

2. 血浆氨基酸 正常人血中支链氨基酸与芳香氨基酸的比值 >3,门腔分流性脑病病人的这一比值 <1。

3. 脑电图检查 典型改变为节律变慢,昏迷前期及昏睡期病人出现普遍性每秒 4~7 次的 δ 波或三相波;昏迷期表现为高波幅的 δ 波,每秒少于 4 次。

(五) 治疗要点

本病尚无特效疗法,常采用综合治疗。①消除诱因。②减少肠内毒物的生成和吸收:包括限制蛋白质摄入量;灌肠或导泻,以清除肠内积食、积血或其他含氮物;口服抗生素抑制肠道细菌生长,可选用利福昔明、甲硝唑、新霉素等,长期治疗者选用乳果糖或乳梨醇口服。③促进体内氨的代谢:可用降氨药物 L- 鸟氨酸 -L- 门冬氨酸、谷氨酸钾和谷氨酸钠、门冬氨酸钾镁、精氨酸等;④调节神经递质:应用 γ- 氨基丁酸 / 苯二氮䓬(GABA/BZ)复合受体拮抗剂,如氟马西尼;口服或静脉输注以支链氨基酸为主的氨基酸混合液等。⑤对症治疗:包括防治脑水肿,纠正水、电解质和酸碱平衡紊乱等。⑥人工肝及肝移植。

 知识窗

人 工 肝

目前临床上有多种人工肝支持治疗方式,如血浆置换、血液透析、血液灌流、分子吸附再循环系统(MARS)、生物人工肝等。MARS 可以清除肝性脑病病人血液中部分有毒物质,对肝性脑病有暂时的、一定程度的疗效,尤其适用于急性肝功能衰竭的病人,同时也为肝移植赢得时间。生物人工肝的研究近年有一定的进展,可望在体外代替肝的部分生物功能。

【常见护理诊断 / 问题】

1. 意识障碍 与血氨升高,干扰脑细胞能量代谢引起大脑功能紊乱有关。
2. 营养失调:低于机体需要量 与肝功能衰竭、消化吸收障碍、限制蛋白质摄入有关。
3. 有感染的危险 与长期卧床、营养失调、抵抗力低下有关。
4. 知识缺乏:缺乏预防肝性脑病的有关知识。

【护理目标】

病人意识逐渐恢复正常,生命体征平稳;能遵循饮食计划,保证每日热量摄入,促进肝功能恢复;无压疮及感染发生;能够描述正确的预防肝性脑病的知识。

【护理措施】

(一) 一般护理

1. 休息 安置病人于重症监护病房,绝对卧床休息,专人护理,保持室内空气新鲜,环境安静,限制探视

2. 饮食护理

(1) 给予高热量饮食:保证每日热量供应 5~6.7MJ(1200~1600kcal),防止因维持正氮平衡热量不够时,蛋白质分解代谢加强,氨基酸生成及产氨增多。每日入液总量以不超过2500ml 为宜,肝硬化腹水病人一般以尿量加 1000ml 为标准控制入液量。尽量减少脂肪的摄入,以免延缓胃排空。

(2) 蛋白质的摄入:肝性脑病对营养的要求,重点不在于限制蛋白质的摄入,而在于保持正氮平衡。蛋白质的摄入应遵循以下原则:①急性起病数日内禁食蛋白质(1~2 期肝性脑病可限制在 20g/d 以内),神志清楚后蛋白质从 20g/d 开始逐渐增加至 1g/(kg·d)。给予葡萄糖保证供应能量,昏迷者可给予鼻饲。②慢性肝性脑病病人无禁食蛋白质的必要。③口服或静脉使用支链氨基酸制剂,可调整芳香族氨基酸 / 支链氨基酸比值。④植物和奶制品蛋白优于动物蛋白,植物蛋白含甲硫氨基酸、芳香族氨基酸较少,含支链氨基酸多,还可提供纤维素,有利于维护结肠的正常菌群及降低结肠的 pH 值。

(3) 其他:禁用维生素 B_6,因其可使多巴在周围神经处转为多巴胺,影响多巴进入脑组织,减少中枢神经系统正常递质的传导。

3. 去除和避免诱发因素 ①积极预防和控制上消化道出血,因消化道出血可使肠道产氨增多,使血氨升高而诱发本病,故出血停止后应灌肠和导泻,清除肠道积血。②避免快速利尿和大量放腹水,以免有效循环血容量减少、大量蛋白丢失及水电解质紊乱而加重肝脏损害。③避免使用麻醉、止痛、安眠镇静及对肝脏有毒性的药物。因肝硬化时药物在体内的半衰期延长,廓清减少,大脑对上述药物的敏感性增加,直接抑制大脑和呼吸中枢。④防治感染,因感染可使组织分解代谢提高、产氨增多而加重肝性脑病。⑤保持大便通畅,以减少毒物的吸收。可采用灌肠和导泻的方法,灌肠时应使用生理盐水或弱酸性溶液(生理盐水1000~2000ml 加食醋 100ml),禁用碱性溶液灌肠。肠内保持偏酸环境,有利于血中 NH_3 逸入肠腔与 H^+ 合成 NH_4^+ 后随粪便排出。也可用 25% 硫酸镁口服或鼻饲导泻。对急性门体分流性脑病病人首选 66.7% 乳果糖灌肠。⑥防止大量输液,以免血液稀释、血钠过低而加重昏迷。

(二) 病情观察

密切观察肝性脑病的早期征象,判断病人意识障碍的程度。严密观察生命体征及瞳孔变化,定时或按需要测定肝肾功能、电解质及血氨,监测凝血因子和血糖有无变化。观察原发肝病的症状、体征有无加重及有无上消化道出血、休克、脑水肿及感染等迹象,一旦发现应及时报告医生并配合处理。

(三) 用药护理

遵医嘱用药,并观察药物疗效和不良反应。①L- 鸟氨酸 -L- 门冬氨酸:应检查肾功能,严重肾衰竭者慎用或禁用。静脉注射时应控制速度,避免出现恶心、呕吐等消化道不良反应。②谷 - 氨酸钾或谷氨酸钠:为碱性制剂,血 pH 值偏高者不宜使用。应用时根据血钾、血钠浓度进行调整,肝肾综合征、少尿及无尿时慎用或禁用谷氨酸钾,严重水肿、腹水、心力衰竭及脑水肿时慎用或禁用谷氨酸钠,并注意输液浓度。③精氨酸:为酸性制剂,不宜和碱性药物

配伍。静脉输液速度不宜过快,注意观察有无流涎、呕吐及面色潮红等不良反应。④新霉素:长期服用可出现听力或肾功能损害,使用不宜超过 1 个月,用药期间监测听力和肾功能。⑤乳果糖:可引起腹胀、腹绞痛、恶心、呕吐及电解质紊乱等,服用时从小剂量开始,保持每日排便 2~3 次,粪便 pH 值 5~6 为宜。⑥葡萄糖:静脉输入时要警惕低钾血症、心力衰竭和脑水肿等。

(四)昏迷病人的护理

详见第九章第一节"二、意识障碍"。

(五)心理护理

病人大多有长期慢性肝病史,家庭成员负担很重。一旦发生肝性脑病,照顾任务加重,可出现照顾角色紧张。护士应主动与照顾者交谈,了解其经济、时间及体力等方面存在的困难,提供有助于解决问题的各种信息。与照顾者共同讨论、制订切实可行的照顾计划。对清醒的病人应告知肝性脑病发生的原因,提供情感支持。

(六)健康指导

1. 疾病知识指导　向病人和家属介绍肝性脑病的有关知识,避免肝性脑病的诱发因素。教会家属识别肝性脑病的先兆症状,以便及时就诊。

2. 饮食指导　根据病情调整饮食,坚持合理的饮食原则,戒烟酒。

3. 用药指导　指导病人按医嘱规定的剂量、用法服药,告知药物的主要不良反应及应对方法,定期随访复诊。

【护理评价】

病人意识是否恢复正常,生命体征是否平稳;病人是否能遵循饮食计划,营养状况有无改善;是否有压疮或感染发生;病人能否正确描述预防肝性脑病的相关知识。

(胡春玲)

第七节　急性胰腺炎病人的护理

学习目标

1. 具有高度的责任感、团队合作意识和沉着冷静的心理素质。
2. 掌握急性胰腺炎病人的身心状况和主要护理措施。
3. 熟悉急性胰腺炎的病因、辅助检查、治疗要点及病人的常见护理诊断／问题。
4. 学会对重症急性胰腺炎病人进行病情判断,协助医生实施抢救措施;能正确进行急性胰腺炎病人的健康指导。

急性胰腺炎(acute pancreatitis,AP)是多种原因导致胰腺组织自身消化所致的胰腺水肿、出血及坏死等炎性损伤。临床上以急性上腹痛及血淀粉酶或脂肪酶升高为特点。病变程度轻重不等,轻者以胰腺水肿为主,临床多见,病情常呈自限性,预后良好,称为轻症急性胰腺炎;少数重者胰腺出血、坏死,常继发感染、腹膜炎及休克等多种并发症,死亡率高,称为重症急性胰腺炎。本病多见于青壮年,女性多于男性。

引起急性胰腺炎的病因较多,在我国胆道疾病是最常见的病因,国内报道约 50% 以上的急性胰腺炎并发于胆石症、胆道感染或胆道蛔虫等胆道系统疾病。其次是酗酒和暴饮暴食,导致胰液大量分泌及十二指肠乳头水肿或 Oddi 括约肌痉挛,使胰液排出受阻,引起急性胰腺炎。其他如胰管阻塞(胰管结石或蛔虫、胰管狭窄、肿瘤等)、十二指肠及周围疾病、腹部手术与创伤、内分泌与代谢疾病、某些急性传染病、药物如硫唑嘌呤、噻嗪类利尿剂及糖皮质激素等,都可诱发急性胰腺炎。

【护理评估】

(一)健康史

询问病人有无急、慢性胆道疾病及胰、十二指肠疾病史;有无酗酒和暴饮暴食等诱因;有无腹部手术与创伤、内分泌与代谢疾病及急性传染病病史;是否服用硫唑嘌呤、噻嗪类利尿剂及糖皮质激素等药物。

(二)身体状况

1. 症状

(1)腹痛:为本病的主要表现和首发症状。常在暴饮暴食或酗酒后突然发生,可为钝痛、刀割样痛、钻痛或绞痛,呈持续性、阵发性加剧,疼痛位于中上腹,常向腰背部呈带状放射,取弯腰抱膝位可减轻疼痛,一般胃肠解痉药物不缓解,进食加剧。轻症病人腹痛 3~5 天可缓解。重症急性胰腺炎病情发展迅速,腹痛持续时间较长,发生腹膜炎时疼痛波及全腹。

(2)恶心、呕吐与腹胀:多在起病后出现,呕吐物为食物和胆汁,呕吐后腹痛不减轻。多伴有腹胀,甚至出现麻痹性肠梗阻。

(3)发热:多有中度发热,一般 3~5 日后恢复,若体温超过 39℃ 持续不退,提示重症急性胰腺炎继发腹膜炎、胰腺脓肿或合并有胆道系统感染。

(4)低血压或休克:常见于重症急性胰腺炎。

(5)水、电解质、酸碱平衡及代谢紊乱:多有轻重不等的脱水,呕吐频繁者可有代谢性碱中毒。重症急性胰腺炎可有明显脱水和代谢性酸中毒,血钾、血镁及血钙降低,血糖增高。部分病人因严重低血钙而有手足抽搐,提示预后不良。

2. 体征 轻症急性胰腺炎腹部体征较轻,压痛仅限于上腹部,无明显肌紧张,可有肠鸣音减弱。重症急性胰腺炎常呈急性病容、脉搏增快、呼吸急促及血压下降。上腹或全腹压痛明显,有肌紧张和反跳痛。少数病人因胰酶、坏死组织及出血沿腹膜间隙与肌层渗入腹壁下,致两侧腰部皮肤呈暗灰蓝色,称 Grey Turner 征或脐周皮肤青紫 Cullen 征。胰头炎性水肿压迫胆总管时可出现黄疸。

3. 并发症 主要见于重症急性胰腺炎。局部并发症有胰腺脓肿、假性囊肿;全身并发症有急性呼吸窘迫综合征、急性肾损伤、心律失常与心力衰竭、消化道出血、败血症及糖尿病等,病死率极高。

(三)心理 - 社会状况

由于起病急,疼痛剧烈,病人常表现为痛苦呻吟、烦躁不安,加之对疾病认识不足和担心疾病的预后等可产生紧张、焦虑心理,甚至感到有死亡的威胁。

(四)辅助检查

1. 白细胞计数 多有白细胞增多及中性粒细胞核左移。

2. 血、尿淀粉酶测定 血清淀粉酶一般在起病后 6~12 小时开始升高,48 小时后开始下降,持续 3~5 日。血清淀粉酶超过正常值 3 倍即可诊断本病,但淀粉酶的高低不一定反映病情轻重。尿淀粉酶升高较晚,常在发病后 12~14 小时升高,持续 1~2 周逐渐恢复正常,但其受病人尿量的影响。

3. 血清脂肪酶 常在病后 24~72 小时开始升高,持续 7~10 日,其敏感性和特异性均略优于血淀粉酶。

4. 生化检查 暂时性血糖升高,可能与胰岛素释放减少和胰高血糖素释放增加有关,持久空腹血糖高于 10mmol/L 反映胰腺坏死,提示预后不良。血钙降低,其降低程度与临床严重程度平行,若低于 1.5mmol/L 则预后不良。

5. 影像学检查 B 型超声检查为常规初筛检查,还可以做腹部 CT 检查,对鉴别水肿型和坏死型病变有重要价值,并可了解胰腺周围病变。

(五)治疗要点

治疗原则为减轻腹痛、减少胰腺外分泌、防治并发症。

1. 轻症急性胰腺炎 ①减少胰腺外分泌:采用禁食、胃肠减压和药物治疗。常用药物有抗胆碱能药物如阿托品、山莨菪碱,H_2 受体拮抗剂如西咪替丁、雷尼替丁,或质子泵抑制剂如奥美拉唑。②静脉输液:补充血容量,维持水、电解质和酸碱平衡。③减轻疼痛:常用阿托品、山莨菪碱肌内注射,疼痛剧烈者可用哌替啶。④抗感染:因大多数急性胰腺炎与胆道疾病有关,故多应用抗生素,常用氧氟沙星、环丙沙星及头孢菌素类,与甲硝唑或替硝唑联合应用。

2. 重症急性胰腺炎 除上述治疗外,还应:①纠正休克和水、电解质平衡紊乱。②营养支持。③减少胰腺分泌:常用药物有生长抑素类药物如奥曲肽。④抑制胰酶活性:仅用于重症胰腺炎的早期,常用药物有抑肽酶、加贝酯等。⑤防治各种并发症。合并腹膜炎、脓肿及假性囊肿时需手术引流或切除。

【常见护理诊断/问题】

1. 疼痛:腹痛 与胰腺及周围组织炎症有关。

2. 体温过高 与胰腺炎症、坏死或继发感染有关。

3. 有体液不足的危险 与呕吐、禁食及胃肠减压或出血有关。

4. 恐惧 与起病急、腹痛剧烈及缺乏疾病的防治知识有关。

5. 潜在并发症:急性腹膜炎、休克、急性呼吸窘迫综合征、急性肾损伤。

【护理措施】

(一)一般护理

1. 休息与体位 绝对卧床休息,协助病人取弯腰、前倾坐位或屈膝侧卧位,以减轻疼痛。疼痛剧烈烦躁时,应做好安全防护,防止发生意外损伤。病情许可后可遵医嘱指导其下床活动。

2. 饮食护理

(1)禁食和胃肠减压:轻症胰腺炎病人经过 3~5 日禁食和胃肠减压,当疼痛减轻、发热消退、白细胞计数和血、尿淀粉酶降至正常后,可先给予少量无脂流质。

(2)加强营养支持:及时补充水分和电解质,保证有效血容量。早期一般给予全胃肠外营养(TPN),如无梗阻,宜早期行空肠插管,过渡到肠内营养(EN)。

(3)鼻空肠管护理:若病人禁食、禁饮超过 1 周以上,可考虑在 X 线引导下经鼻腔置空肠营养管,实施肠内营养。

(二)病情观察

严密观察体温、脉搏、呼吸、血压、意识及尿量的变化;观察腹部症状和体征的变化及胃

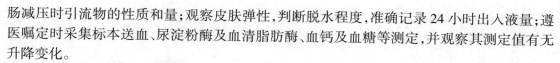

肠减压时引流物的性质和量；观察皮肤弹性，判断脱水程度，准确记录 24 小时出入液量；遵医嘱定时采集标本送血、尿淀粉酶及血清脂肪酶、血钙及血糖等测定，并观察其测定值有无升降变化。

（三）对症护理

腹痛、恶心与呕吐时给予相应的护理。腹痛病人禁用吗啡，以免引起 Oddi 括约肌痉挛，加重病情。疼痛剧烈者，在明确病因的前提下，可遵医嘱给予哌替啶，但需注意哌替啶反复使用可致成瘾。对发热病人进行物理降温，并观察降温效果。做好口腔、皮肤护理。

（四）用药护理

遵医嘱用药，并观察药物疗效及不良反应。①阿托品：不良反应有口干、心率加快、青光眼加重及排尿困难等。②西咪替丁：静脉给药时，偶有血压降低、呼吸心跳停止，给药时速度不宜过快。③奥曲肽：需持续静脉滴注给药，用药后在注射部位有疼痛或针刺感。④抑肽酶：可产生抗体，有过敏的可能。⑤加贝酯：静脉点滴速度不宜过快，勿将药液注入血管外，多次使用时应更换注射部位，药液应新鲜配制，对多种药物有过敏史者及妊娠孕妇和儿童禁用。

（五）重症急性胰腺炎的抢救配合

1. 病情监测　安置病人于重症监护病房，严密监测病人生命体征，观察有无多器官功能衰竭的表现，如呼吸急促、脉搏细速及尿量减少等。监测血、尿淀粉酶及血清脂肪酶、血电解质及血糖变化。

2. 备好抢救用物如静脉切开包、人工呼吸器及气管切开包等。

3. 维持有效血容量　迅速建立静脉通道，输入液体及电解质。禁食病人每天的液体入量需维持在 3000ml 以上，以维持有效循环血容量。

4. 防治低血容量性休克　出现低血容量性休克时，立即协助病人取平卧位，注意保暖，遵医嘱给予氧气吸入。迅速建立静脉通道，必要时静脉切开，遵医嘱输注液体、血浆或全血以补充血容量，根据血压随时调整输液速度，必要时监测中心静脉压以决定输液的量和速度。如血压仍不回升，遵医嘱给予血管活性药物。

5. 发生急性呼吸窘迫综合征时，立即遵医嘱高浓度吸氧，配合医生做好气管切开、机械通气的护理。

（六）心理护理

经常巡视并关心、安慰病人，及时解决病人的痛苦和护理要求。向病人和家属介绍本病的基本知识、治疗方法及效果，消除其紧张、恐惧心理。

（七）健康指导

1. 疾病知识指导　向病人和家属讲解胰腺炎的发病原因、诱发因素及疾病过程。对有胆囊及胆道疾病史的病人，应劝导其积极治疗。

2. 生活指导　指导病人建立良好的饮食习惯，避免暴饮暴食及刺激性食物。注意饮食卫生，防止蛔虫感染，戒除酗酒习惯。

（胡春玲）

第八节 上消化道出血病人的护理

学习目标

1. 具有高度的责任感、团队合作意识和沉着冷静的心理素质。
2. 掌握上消化道出血病人的身心状况和主要护理措施。
3. 熟悉上消化道出血的辅助检查、治疗要点及病人的常见护理诊断／问题。
4. 了解上消化道出血病人的护理目标和护理评价。
5. 学会对上消化道大出血病人进行病情判断，协助医生实施抢救措施。

上消化道出血(upper gastrointestinal hemorrhage)是指屈氏韧带以上的消化道，包括食管、胃、十二指肠、胰、胆道病变引起的出血，以及胃空肠吻合术后的空肠病变出血。上消化道大出血一般指在数小时内出血量超过 1000ml 或循环血容量的 20%，主要表现为呕血和(或)黑粪，并伴有血容量减少而引起的急性周围循环衰竭。它是临床常见的急症之一，若抢救不及时可危及生命。

上消化道出血的病因很多，其中消化性溃疡、食管胃底静脉曲张、急性糜烂出血性胃炎、胃癌是最常见的病因。其他病因有食管贲门黏膜撕裂伤、胆囊或胆管结石、胰腺癌等，某些全身性疾病如白血病、血友病、尿毒症等亦可引起。

【护理评估】

（一）健康史

询问病人有无消化性溃疡、肝硬化、胃癌、胰腺、胆道疾病病史及消化道手术史；有无饮食不当、过度劳累、精神紧张、长期嗜酒或服用损害胃黏膜的药物（如 NSAIDs、利血平、糖皮质激素等）；询问病人最近有无重大创伤、休克、严重心力衰竭及急性传染病病史；既往有无出血史及治疗情况。

（二）身体状况

上消化道出血的身体状况取决于出血病变的性质、出血量、部位及出血速度，并与病人出血前的全身状况如有无贫血及心、肝、肾功能有关。

1. **呕血与黑粪** 是上消化道出血的特征性表现。上消化道出血者均有黑粪，但不一定有呕血。出血部位在幽门以上者常有呕血和黑粪，幽门以下者可仅表现为黑粪。但出血量少而速度慢的幽门以上病变亦可仅见黑粪，而出血量大、速度快的幽门以下病变可因血液反流入胃而出现呕血。呕血与黑粪的颜色、性质亦与出血量、部位和出血速度有关。呕血时若出血量少，血液在胃内停留时间长，经胃酸作用形成正铁血红素，呈黑色或咖啡色；若出血量大，血液在胃内停留时间短，未经胃酸混合即呕出，则呈暗红色甚至鲜红色。上消化道出血时粪便以黑色或柏油样为主，是因血红蛋白中的铁与肠内硫化物作用形成硫化铁所致；如出血量多使肠蠕动加速时，则可呈暗红或鲜红色。

2. **失血性周围循环衰竭** 上消化道大出血时，由于循环血容量急剧减少，静脉回心血量不足，导致心排血量降低，常发生急性周围循环衰竭。早期病人可出现头昏、乏力、心悸、晕厥、口渴、黑蒙及出汗等组织缺血的表现。呈休克状态时，表现为血压下降、脉压变小、不同程度的意识障碍、心率加快、呼吸急促、口唇发绀、面色苍白、四肢湿冷、尿量减少。

3. 贫血及血象变化 上消化道大出血后,均有急性失血性贫血。出血早期血红蛋白浓度、红细胞计数与血细胞比容无明显变化,经 3~4 小时后,因组织液渗入血管内,使血液稀释,才出现失血性贫血的血象改变。贫血程度取决于失血量、出血前有无贫血、出血后液体平衡状态等因素。出血 24 小时内网织红细胞即见增高,出血停止后逐渐降至正常,如出血不止则可持续升高。白细胞计数在出血后 2~5 小时升高,血止后 2~3 日恢复正常。肝硬化脾功能亢进者白细胞计数可不升高。

4. 发热 部分病人于大量出血后 24 小时内出现发热,一般不超过 38.5℃,可持续 3~5 日。

5. 氮质血症 上消化道大量出血后,肠道中血液的蛋白质消化产物被吸收,使血中尿素氮浓度暂时升高,称为肠源性氮质血症。常在出血后数小时开始上升,24~48 小时达高峰,如无继续出血,3~4 日降至正常。另外,可出现因循环血容量降低而引起的肾前性功能不全所致的氮质血症或长期失血所致肾小管坏死引起的肾性氮质血症。

(三) 心理 - 社会状况

病人由于大量呕血、黑粪以及周围循环衰竭而产生恐惧、紧张、焦虑及烦躁心理。反复出血的病人可因工作能力下降、经济负担过重产生悲观情绪。

(四) 辅助检查

1. 实验室检查 测定红细胞、白细胞、血小板计数,血细胞比容,肝、肾功能,粪便隐血试验等,估计失血量及动态观察有无活动性出血,判断治疗效果及协助病因诊断。

2. 胃镜检查 是上消化道出血病因诊断的首选检查方法。多在出血后 24~48 小时内行急诊胃镜检查,可以直接观察到出血部位,明确出血原因,同时对出血灶进行止血治疗。

3. X 线钡餐造影检查 一般用于有胃镜检查禁忌证或不愿进行胃镜检查者,在出血停止数天和病情基本稳定后进行检查,有助于发现肠道憩室及较大的隆起或凹陷样肿瘤。

(五) 治疗要点

治疗原则是积极补充血容量、止血、去除病因、防治并发症。

1. 补充血容量 可用平衡液或葡萄糖盐水、右旋糖酐或其他血浆代用品,必要时输血。

2. 止血 ①非食管胃底静脉曲张出血:病因中以消化性溃疡最常见。使用抑制胃酸分泌药物如西咪替丁、雷尼替丁及奥美拉唑等,有活动性出血或暴露血管的溃疡可在内镜直视下止血及介入治疗。②食管胃底静脉曲张出血:尽早给予血管活性药物如生长抑素、奥曲肽、特利加压素及垂体加压素。生长抑素及奥曲肽因不伴全身血流动力学改变,短期使用无严重不良反应,成为治疗食管胃底静脉曲张出血最常用的药物。药物治疗无效的大出血时暂时使用三(四)腔二囊管压迫止血,必要时内镜直视下止血。大量出血内科治疗无效时,应考虑外科手术治疗。

【常见护理诊断 / 问题】

1. 体液不足 与上消化道出血有关。
2. 活动无耐力 与失血后贫血、急性期禁食等因素有关。
3. 有受伤的危险:创伤、窒息、误吸 与气囊长时间压迫食管胃底黏膜、气囊阻塞气道、血液或分泌物反流入气管有关。
4. 恐惧 与呕血、黑粪等因素有关。
5. 潜在并发症:失血性休克。

【护理目标】

病人组织灌注量改善,生命体征平稳;乏力改善,活动耐力增加;食管胃底黏膜未因气囊受压而损伤,呼吸道通畅,无窒息、误吸发生;恐惧减轻或改善;并发症得到有效防治。

【护理措施】

(一) 一般护理

1. 休息与体位　嘱病人适当休息,大出血时病人取平卧位并将下肢略抬高,以保证脑部供血。呕吐者头偏一侧,防止误吸,保持呼吸道通畅,必要时吸氧。

2. 饮食护理　少量出血无呕吐者可适当进流质。大量出血者暂时禁食,出血停止后24~48 小时,可给予温凉流质、半流质及易消化的软食,并应少量多餐。食管胃底静脉曲张出血的病人,止血后限制蛋白质和钠的摄入,以免诱发肝性脑病或加重水肿;忌食生、冷、硬、辛辣等刺激性食物,防止损伤曲张静脉而再次出血。禁用烟酒、浓茶、咖啡及过甜、过酸的饮料。呕血停止后协助病人漱口,保持口腔清洁。

(二) 病情观察

1. 病情监测　观察病人有无出血先兆,若出现头晕、心悸及恶心等症状是呕血先兆;出现肠鸣音增强、腹胀、强烈便意感是便血先兆。大出血时,每 15~30 分钟测脉搏、血压 1 次,观察生命体征、神志、皮肤色泽、末梢循环及尿量的变化,并记录 24 小时出入液量,必要时进行心电监护。当病人有头晕、心悸、出冷汗及血压下降等休克表现时,立即报告医生并协助处理。

2. 估计出血量　注意呕血与黑粪的颜色、性状、次数及量,以便估计出血量和速度。①粪便隐血试验阳性提示每日出血量在 5~10ml 以上。②出现黑粪提示出血量在 50~100ml 以上。③胃内积血量达 250~300ml 时出现呕血。④出血量不超过 400ml 时,一般不出现全身症状。⑤出血量超过 400~500ml,可出现头晕、心悸、乏力等症状。⑥出血量超过 1000ml,临床即出现急性周围循环衰竭的表现,严重者引起失血性休克。

3. 继续或再次出血的判断　肠道内积血一般需经数日(约 3 日)才能排尽,故不能以黑粪作为上消化道继续出血的指标。观察中出现下列迹象,提示有活动性出血:①反复呕血,甚至呕吐物由咖啡色转为鲜红色。②黑粪次数及量增多,或排出暗红色甚至鲜红色血便,伴肠鸣音活跃。③经积极输液、输血仍不能稳定血压和脉搏,或虽暂时好转而又继续恶化。④血红蛋白、红细胞计数与血细胞比容继续下降,网织红细胞计数持续增高。⑤在补液足量、尿量正常的情况下,血尿素氮持续或再次增高。⑥原有脾大门静脉高压的病人,在出血后常暂时性缩小,如不见脾恢复肿大亦提示有继续出血。

(三) 治疗配合

1. 用药护理　①立即建立静脉通道,遵医嘱尽快补充血容量,配合医生实施止血治疗,同时做好配血、备血及输血准备,观察治疗效果及不良反应。输液开始宜快,必要时根据中心静脉压调节输液量和速度,避免输血、输液量过多而引起急性肺水肿或诱发再次出血。②肝病导致出血者宜输新鲜血,因库存血含氨量高,易诱发肝性脑病。③用垂体加压素止血时,应注意滴速,观察有无恶心、腹痛、血压升高、心律失常、心绞痛等不良反应,高血压、冠心病、妊娠者禁用此药。老年病人应同时遵医嘱静滴或舌下含化硝酸甘油,以减轻该药的不良反应,并且可以协同降低门静脉的压力。

2. 三(四)腔二囊管压迫止血术的应用及护理　该法在药物治疗无效的大出血时可暂时使用。两个气囊分别为胃囊和食管囊,三个腔分别通往两个气囊和病人的胃腔,四腔管较三腔管多了一条在食管囊上方开口的管腔,用以抽吸食管内积蓄的分泌物或血液(图 4-2)。三(四)腔二囊管经鼻腔插入,注气入胃囊 150~200ml,至囊内压 50~70mmHg,向外加压牵引,

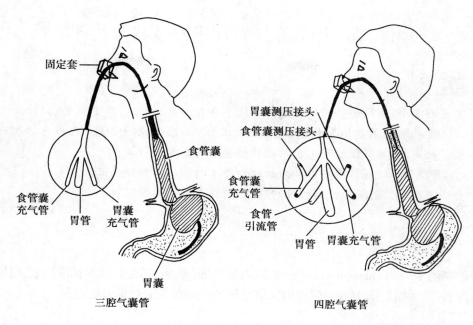

三腔气囊管

固定套

食管囊充气管
胃管
胃囊充气管

食管囊

胃囊

四腔气囊管

胃囊测压接头
食管囊测压接头

食管囊充气管

食管引流管

胃管
胃囊充气管

图 4-2 三（四）腔二囊管

用以压迫胃底；若未能止血，再注气入食管囊，至囊内压 35~45mmHg，用以压迫食管曲张静脉。管外端以绷带连接 0.5kg 沙袋，经牵引架做持续牵引。为防止黏膜糜烂，一般持续压迫时间不应超过 24 小时，放气解除压迫一段时间后，必要时可重复压迫。出血停止后，放松牵引，放出囊内气体，保留管道观察 24 小时，未再出血可考虑拔管。

（四）心理护理

观察病人的心理变化，解释各项检查、治疗措施，耐心细致地解答病人或家属的提问，消除他们的疑虑。说明情绪稳定有助于止血，而过度的精神紧张则可加重出血。帮助病人消除紧张、恐惧心理，使其产生安全感、信任感，保持稳定情绪，更好地配合治疗及护理。

（五）健康指导

1. 疾病知识指导　帮助病人和家属掌握上消化道出血的病因和诱因，预防、治疗及护理知识，减少再次出血的危险；教会病人和家属早期识别出血征象及应急措施，一旦出现异常应及时就诊。

2. 生活指导　指导病人保持良好的心境，避免长期精神紧张，合理安排休息与活动；注意饮食卫生，禁烟、浓茶、咖啡及刺激性食物，尤其在上消化道出血的好发季节更应注意。

【护理评价】

病人出血是否停止，生命体征平稳；活动耐力是否增加；食管胃底黏膜是否因气囊受压而损伤，有无窒息、误吸发生；恐惧是否减轻或改善；并发症是否得到有效防治。

（周英华）

第九节 消化系统常用诊疗技术及护理

学习目标

1. 具有医疗安全、团队合作的职业意识和认真负责的职业态度,尊重和关爱病人。
2. 掌握腹腔穿刺术、胃镜检查术和结肠镜检查术的术前准备、术中护理配合及术后护理。
3. 熟悉腹腔穿刺术、胃镜检查术和结肠镜检查术的操作过程。
4. 了解腹腔穿刺术、胃镜检查术和结肠镜检查术的适应证和禁忌证。
5. 学会向病人和家属解释操作的目的、操作过程及注意事项。

一、腹腔穿刺术

腹腔穿刺术(abdominocentesis)是为了诊断和治疗疾病,用穿刺技术抽取腹腔液体,以明确腹水性质,降低腹腔压力或向腹腔内注射药物,进行局部治疗的方法。

【适应证】

1. 腹腔积液原因不明,抽液检查协助诊断。
2. 大量腹水者适当放液缓解症状。
3. 腹腔内注射药物以配合治疗。
4. 施行腹水浓缩回输术。

【禁忌证】

1. 有肝性脑病先兆者,禁忌穿刺放腹水。
2. 广泛性腹膜粘连、卵巢囊肿、棘球蚴病(包虫病)。

【操作前准备】

1. 病人准备　①做普鲁卡因皮肤试验,并将皮试结果记录于病历上。②洗净腹部穿刺部位皮肤。③嘱病人排尿,为放腹水者测量腹围并记录。
2. 环境准备　清洁、安静、温度适宜,注意视觉隐蔽,如在病床上操作,则用屏风或床帘遮挡。
3. 用物准备　腹腔穿刺用物、急救药品和器械。

【操作过程与护理配合】

1. 安置体位　安置病人于舒适体位,一般坐在靠背椅上(图 4-3);体弱者在床上取坐位、半卧位,平卧位或侧卧位,暴露腹部。放腹水者,腹下部放置一次性医用垫。

2. 选择穿刺点　①左下腹部脐与髂前上棘连线中外 1/3 的交界点,此处不易损伤腹壁动脉。②脐与耻骨联合连线的中点上方 1cm,稍偏右或偏左 1.5cm,此处无重要器官且易愈合(图 4-4)。③侧卧位,在脐水平线与腋前线或腋中线之延长线相交处,此处常用于诊断性穿刺。

3. 消毒、铺孔巾、局部麻醉　常规消毒穿刺部位皮肤。打开腹腔穿刺包,术者戴手套、铺孔巾,护士用胶布固定孔巾两上角。打开 1% 普鲁卡因溶液或 2% 利多卡因安瓿,供术

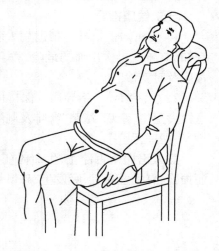

图 4-3　腹腔穿刺体位

者抽吸,在穿刺点自皮肤至腹膜壁层做局部麻醉。

4. 协助穿刺、放液、腹腔内注药　术者左手固定穿刺部位皮肤,右手持针垂直刺入腹壁,待进入腹腔后,用注射器抽取腹水标本。诊断性穿刺时,可直接用20ml或50ml注射器进行。如为腹腔内注药,待抽到腹水时即可将药液注入腹腔。大量放液时,可用8号或9号针头,并于针栓处接乳胶管,再用输液夹调整速度,引腹水于容器中。术中观察病人有无穿刺反应,若出现头晕、恶心、心悸、面色苍白等立即停止放液,并作相应的处理。大量放液后,束以多头腹带,以防腹内压骤降、内脏血管扩张引起血压下降或休克。

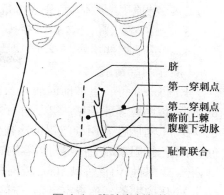

图 4-4　腹腔穿刺部位

5. 拔针　术毕,拔出针头,针孔处用2%碘酊消毒后覆盖无菌纱布,以手指压迫数分钟,再用胶布固定。

6. 测量、包扎　再次测量病人腹围,进行放液前后腹围比较,并用腹带进行腹部包扎。

7. 整理、记录、送检标本　护理病人休息后清理用物,并作初步消毒处理;及时送检标本;记录放液量及性质。

【操作后护理】

1. 体位及穿刺点护理　术后嘱病人平卧8~12小时,或卧向对侧,使穿刺针孔位于上方以免腹水继续漏出。如有腹水漏出时,可用蝶形胶布粘贴,及时更换浸湿的敷料、腹带。

2. 并发症观察与护理　密切观察血压、神志、尿量、穿刺点有无渗液及其他不良反应。对肝硬化放腹水病人应警惕诱发肝性脑病。

二、胃镜检查术

胃镜检查包括食管、胃、十二指肠的检查,是应用最广、进展最快的内镜检查(图4-5)。通过此项检查可直接观察食管、胃、十二指肠炎症、溃疡或肿瘤等病变的大小、部位及范围,同时,在胃镜直视下对急性出血者可止血,摘除小息肉等,并可行组织学或细胞学的病理检查。

【适应证】

适应证比较广泛,一般来说所有诊断不明的食管、胃、十二指肠疾病,均可行此项检查。主要适应证是:

1. 有明显消化道症状或上消化道出血,但原因不明者。

2. 疑有上消化道肿瘤,但X线钡餐检查不能确诊者。

3. 需要随访观察的病变,如溃疡病、萎缩性胃炎、胃手术后及药物治疗前后对比观察等。

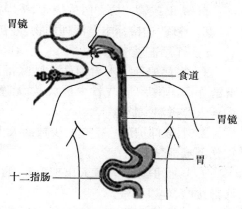

图 4-5　胃镜

4. 需做内镜治疗者,如摘取异物、急性上消化道出血的止血、食管静脉曲张的硬化剂注射与结扎、食管狭窄的扩张治疗等。

【禁忌证】

1. 严重心、肺疾病,如严重心律失常、心力衰竭、严重呼吸衰竭及支气管哮喘发作等。

2. 各种原因所致休克、昏迷等危重状态。

3. 急性食管、胃、十二指肠穿孔,腐蚀性食管炎的急性期。

4. 严重咽喉部疾病、主动脉瘤及严重的颈胸段脊柱畸形等。

【操作前准备】

1. 病人准备 ①术前向病人及家属说明检查的目的、意义、方法、如何配合及可能出现的不适,以消除紧张情绪。②了解有无麻醉药物过敏史。③检测乙肝病毒、丙肝病毒、梅毒、艾滋病标志,对阳性者用专门胃镜检查。④检查前禁食 8 小时,有胃排空延缓者,需禁食更长时间,有幽门梗阻者应先抽尽胃内容物,必要时洗胃。⑤术前半小时遵医嘱肌内注射或静脉注射地西泮 5~10mg,山莨菪碱 10mg 或阿托品 0.5mg 静脉注射,以镇静、减少胃蠕动和胃液分泌。

2. 环境准备 检查室清洁、安静、温度适宜。

3. 用物准备 胃镜检查用物、急救药品和器械、止血药物。

【操作过程与护理配合】

1. 麻醉 检查前 5~10 分钟用 2% 利多卡因咽喉喷雾 2~3 次。

2. 安置体位 协助病人取左侧卧位,双腿屈曲,头垫低枕,使颈部松弛,松开领口及腰带。病人口边置弯盘,嘱病人咬紧牙垫。

3. 协助插镜 协助医生将润滑油涂于胃镜弯曲部,配合医生将内镜从病人口腔缓缓插入。插镜过程中,护士应密切观察病人的反应,保持病人头部位置不动。当胃镜插入 14~16cm 到达咽喉部时,嘱病人做吞咽动作,但不可将唾液咽下以免呛咳,让唾液流入弯盘或用吸管吸出。如病人出现恶心不适,嘱病人深呼吸,肌肉放松;如恶心较重,可能是麻醉不足,应重新麻醉。配合医生处理插镜中可能遇到的问题。

4. 术中配合 当医生确定胃镜前端已通过贲门入胃,即配合医生向胃内注气,使胃壁充分舒展;当镜面被黏液、血迹、食物遮挡时,应注水冲洗。在医生直视检查的同时,护士应配合医生摄影、取活体组织标本及止血等工作。检查过程中随时观察病人面色、脉搏、呼吸等改变,由于插镜刺激迷走神经及低氧血症,病人可能发生心脏骤停、心肌梗死、心绞痛等,一旦发生应立即停止检查并积极抢救。

5. 协助拔管 协助医生拔管,擦净病人口鼻部,扶持病人下检查台。

6. 整理、送检标本 清理用物,做初步浸泡消毒;及时送检标本。

【操作后护理】

1. 饮食护理 术后因病人咽喉部麻醉作用尚未消退,嘱其不要吞咽唾液,以免呛咳。麻醉作用消失后,可先饮少量水,如无呛咳可进饮食。当天饮食以流质、半流质为宜,行活检的病人应进温凉饮食。

2. 咽喉部护理 检查后少数病人出现咽痛、咽喉部异物感,嘱病人不要用力咳嗽,以免损伤咽喉部黏膜。

3. 腹部护理 若病人出现腹痛、腹胀,多为术中注入胃内的气体进入小肠所致,可进行腹部按摩,促进排气。

4. 并发症观察与护理 检查后数天内应密切观察病人有无消化道穿孔、出血、感染等并发症,一旦发现及时报告医生进行处理。

三、结肠镜检查术

结肠镜检查是通过肛门插入内镜,在 X 线监视下操作,进行肠道的直视检查,不但可以清楚地发现肠道病变,还可对部分肠道病变进行治疗,是诊断和治疗大肠疾病安全有效的方法之一(图 4-6)。

【适应证】

1. 原因不明的慢性腹泻、便血及下腹疼痛,疑有结肠、直肠、末端回肠病变者。

2. 钡剂灌肠有可疑病变需进一步明确诊断者。

3. 炎症性肠病的诊断与随访。

4. 结肠癌术前诊断、术后随访,息肉摘取术后随访观察。

5. 需做止血及结肠息肉摘除等治疗者。

6. 大肠肿瘤的普查。

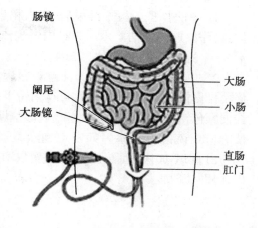

图 4-6 结肠镜

【禁忌证】

1. 严重心肺功能不全、休克及精神病病人。

2. 急性弥漫性腹膜炎、腹腔脏器穿孔、多次腹腔手术、腹内广泛粘连及大量腹水者。

3. 肛门、直肠严重狭窄者。

4. 急性重度结肠炎,如急性细菌性痢疾、急性重度溃疡性结肠炎及憩室炎等。

5. 月经期及妊娠妇女、极度虚弱者。

【操作前准备】

1. 病人准备 ①向病人详细讲解检查目的、方法、注意事项,解除其顾虑,取得配合。②嘱病人检查前 3 天进食无渣或少渣半流质饮食,检查前 1 天进流质饮食,检查当天清晨禁食。③作好肠道准备。肠道清洁有多种方法,现多用 20% 甘露醇 500ml(行高频电凝治疗时禁用甘露醇)和 5% 葡萄糖生理盐水 1000ml 混合液于检查前 4 小时口服,导致渗透性腹泻,此法对结肠黏膜无刺激作用。亦可口服 50% 硫酸镁 50~60ml,同时在 20 分钟内饮水 1000~1500ml 同样可达到清肠效果。④遵医嘱术前肌注地西泮 5~10mg。由于药物会使病人对疾病的反应性降低,发生肠穿孔等并发症时腹部症状可不明显,应予特别注意。术前半小时阿托品 0.5mg 肌注或山莨菪碱 10mg 肌注。

2. 环境准备 检查室清洁、安静、温度适宜。

3. 用物准备 结肠镜检查用物、急救药品和器械。

【操作过程与护理配合】

1. 安置体位 协助病人穿上检查裤后取左侧卧位,双腿屈曲,嘱病人尽量在检查中保持身体不要摆动。

2. 协助进镜 术前先作直肠指检,了解有无肿瘤、狭窄、痔疮、肛裂等,并扩张肛门。助手将镜前端涂上润滑剂(一般用硅油,不可用液状石蜡)后,嘱病人张口呼吸,放松肛门括约肌,以右手示指按物镜头,使镜头滑入肛门,此后按术者口令,遵照循腔进镜、配合滑进、少量注气、适当钩位、去弯取直、防袢及解袢等插镜原则逐渐缓慢插入肠镜。

3. 术中观察 检查过程中护士应密切观察病人反应,如病人出现腹胀不适,可嘱其做缓慢深呼吸;如出现面色、呼吸、脉搏改变应停止插镜,同时建立静脉通道以备抢救及术中用药。

4. 术中配合 根据内镜观察到的情况协助医生摄像、取活组织行细胞学检查等。

5. 协助退镜 检查结束退镜时,再次观察病变部位,尽量抽气以减轻腹胀。

6. 整理、送检标本　清理用物,清洗消毒;及时送检标本。

【操作后护理】

1. 一般护理　检查结束后,病人稍事休息,观察 15~30 分钟再离去。嘱病人注意卧床休息,作好肛门清洁。术后 3 日内进少渣饮食。如行息肉摘除、止血治疗者,再给予抗生素治疗、半流质饮食,适当休息 3~4 日。

2. 并发症观察与护理　注意观察病人腹胀、腹痛及排便情况。腹胀明显者,可行内镜下排气;观察粪便颜色,必要时行粪便隐血试验,腹痛明显或排血便者应留院继续观察。如发现剧烈腹痛、腹胀、面色苍白、心率加快、血压下降、粪便次数增多呈黑色,提示并发肠穿孔、肠出血,应及时报告医生,协助处理。

边学边练

实践 11　消化系统常用诊疗技术及护理

（周英华）

思考题

1. 张先生,47 岁。近 3 年反复出现食欲下降、呕吐、腹泻等消化不良症状,时感上腹闷痛或胀痛。护理体检:上腹部轻压痛。拟诊为慢性胃炎。

请问:

(1) 该病可能与哪种细菌感染有关?

(2) 为进一步明确诊断,应做哪些检查?

(3) 如病人确诊为慢性胃炎,如何对其进行饮食指导和健康指导?

2. 刘女士,37 岁。因"间断性腹痛、腹泻、黏液脓血便 4 年,加重 1 周"入院。病人 4 年前无明显诱因出现左下腹部疼痛,腹泻,每天排便 4 次,为黏液脓血便,伴里急后重,当地医院诊断为"溃疡性结肠炎",经治疗后好转。此后,上述症状反复发作,曾多次入院治疗。1 周前,进食生冷食物后又出现腹痛、腹泻,每日 6~7 次,均为黏液脓血便。护理体检:T 38.2℃ ,P 90 次 / 分,R 24 次 / 分,BP 110/70mmHg,左下腹部有压痛,无反跳痛及肌紧张,肠鸣音 7 次 / 分。粪便检查:肉眼可见黏液与脓血,镜检可见红细胞和脓细胞。

请问:

(1) 入院后遵医嘱要为病人行结肠镜检查术,该如何为病人进行术前护理?

(2) 病人目前存在哪些护理诊断 / 问题? 应该采取哪些护理措施?

(3) 病情缓解后应从哪些方面对病人进行健康指导?

3. 王先生,43 岁。进油腻食物后出现中上腹部持续性剧烈疼痛,伴恶心、呕吐 1 天入院。既往有胆结石病史 10 余年。护理体检:T 36.8℃ ,P 120 次 / 分,R 25 次 / 分,BP 100/60mmHg,痛苦面容,屈膝卧位,腹部膨隆,未见肠型和肠蠕动波,中上腹有压痛,无肌紧张和反跳痛,腹部叩诊呈鼓音,移动性浊音阴性,肠鸣音减弱。实验室检查:血淀粉酶 1264U/L,尿淀粉酶 7200U/L。临床诊断为急性胰腺炎。

请问:

(1) 急性胰腺炎发生的原因有哪些? 该病人符合哪种情况? 根据病史判断该病人为轻症急性胰腺炎还是重症急性胰腺炎?

(2) 对该病人应配合医生采取哪些护理措施? 病情观察的重点是什么?

(3) 病情缓解后对该病人进行健康指导的主要内容有哪些?

第五章 泌尿系统疾病病人的护理

第一节 泌尿系统疾病病人常见症状体征的护理

 学习目标

1. 具有关心、理解病人疾苦,主动为病人缓解不适的职业意识和态度。
2. 掌握泌尿系统疾病病人常见症状体征的护理评估要点和主要护理措施。
3. 熟悉泌尿系统疾病病人常见症状体征的主要护理诊断/问题。
4. 了解泌尿系统疾病病人常见症状体征的护理目标和护理评价。
5. 学会泌尿系统疾病病人常见症状体征的评估方法,能正确实施护理措施。

泌尿系统由肾脏、输尿管、膀胱、尿道及有关的血管和神经等组成。主要功能是生成和排泄尿液,并以此排泄人体的代谢废物,调节水、电解质和酸碱平衡,维持机体内环境的稳定。此外,肾脏还具有重要的内分泌功能,可分泌多种激素如肾素、前列腺素、促红细胞生成素、1α-羟化酶等,主要作用是调节血压、红细胞生成和骨骼生长等。引起泌尿系统疾病的原因很多,如免疫机制异常、感染、肾血管病变、药物、毒素、创伤、结石、肿瘤等因素。

近几十年来,慢性肾脏疾病的发病率逐年增长。目前全球肾脏疾病病人已超过 5 亿,成为继心脑血管疾病、恶性肿瘤、糖尿病之后又一个威胁人类健康的重要疾病。我国人群中慢性肾脏疾病的患病率为 11.8%~13.0%,患病人数超过 1 亿。疾病多呈久治不愈的慢性病程,持续发展可致肾衰竭,晚期肾衰竭病人必须进行肾脏替代治疗。因此,泌尿系统疾病的防治和护理十分重要。

泌尿系统疾病的常见症状体征有肾源性水肿、肾性高血压、尿异常和尿路刺激征等。

一、肾源性水肿

肾源性水肿(renal edema)是指肾脏病变引起人体组织间隙有过多的液体积聚而导致的组织肿胀。可见于各型肾炎和肾病的病人,是肾小球疾病最常见的症状。按发生机制可分为两类:①肾炎性水肿:如急、慢性肾小球肾炎引起的水肿,主要是由于肾小球滤过功能下降,而肾小管重吸收功能相对正常,导致水钠潴留而产生水肿。②肾病性水肿:如肾病综合征引起的水肿,主要是由于长期大量蛋白尿导致低蛋白血症,血浆胶体渗透压降低,液体从血管内进入组织间隙,产生水肿。

【护理评估】

(一)健康史

询问病人有无急性肾小球肾炎、慢性肾小球肾炎、肾病综合征、肾衰竭等肾脏疾病;既往

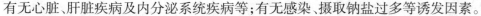

有无心脏、肝脏疾病及内分泌系统疾病等;有无感染、摄取钠盐过多等诱发因素。

(二) 身体状况

1. 水肿的特点 肾炎性水肿多从眼睑、颜面部开始,重者波及全身,指压凹陷不明显。肾病性水肿一般较严重,多从下肢部位开始,水肿常呈全身性、体位性、指压凹陷明显。

2. 伴随症状 肾炎性水肿常伴血尿、蛋白尿、管型尿及血压升高,重者可发生心力衰竭。肾病性水肿常伴蛋白尿、血尿、管型尿,重者可出现胸腔、腹腔和心包积液。

(三) 心理 - 社会状况

水肿带来的生活不便和身体不适易使病人产生紧张和焦虑;当水肿加重尤其是出现胸腔或腹腔积液时,病人会因呼吸困难、腹胀等出现烦躁、抑郁、悲观甚至恐惧心理。

(四) 辅助检查

尿液检查、肾功能及其他生化检查、影像学检查等可判断水肿的类型及原因。

【常见护理诊断 / 问题】

1. 体液过多 与肾小球滤过功能下降致水钠潴留、大量蛋白尿致血浆清蛋白浓度下降有关。

2. 有皮肤完整性受损的危险 与皮肤水肿、营养不良有关。

【护理目标】

病人的水肿减轻或完全消退;无皮肤破损或感染发生。

【护理措施】

(一) 体液过多

1. 休息与体位 严重水肿的病人应卧床休息,以增加肾血流量和尿量,减轻水肿。眼睑、面部水肿者,头部应稍抬高;下肢水肿者,休息时抬高下肢;阴囊水肿者,用吊带托起阴囊;胸腔积液者,宜取半卧位。水肿减轻后,病人可起床活动,但应避免劳累。

2. 饮食护理

(1) 限制钠盐摄入:低盐饮食,每日以 2~3g 为宜。避免进食含钠丰富的食物如腌制食品、罐头食品、啤酒、汽水、味精、面包等;蔬菜如海带、紫菜、菠菜、芹菜等;药物如碳酸氢钠等。指导病人用糖、醋和柠檬等增进食欲。

(2) 限制液体摄入:轻度水肿,每日尿量超过 1000ml 者,一般不需严格限水。严重水肿或每日尿量小于 500ml 者,需限制水的摄入,每日液体入量不超过前一日的尿量加上 500ml。

(3) 调节蛋白质的摄入:低蛋白血症所致水肿者,若无氮质潴留,可给予 0.8~1.0g/(kg·d) 的正常量的优质蛋白。有氮质血症的水肿病人,应限制蛋白质的摄入,一般给予 0.6~0.8g/(kg·d) 的优质蛋白。

(4) 补充足够热量及维生素:低蛋白饮食的病人,摄入的热量不应低于 126kJ/(kg·d) [30kcal/(kg·d)],以免引起负氮平衡,同时注意补充各种维生素。

3. 病情观察 监测病人尿量变化,准确记录 24 小时出入液量;定期测量病人体重,观察水肿的消长情况;观察有无急性心力衰竭和高血压脑病的表现。

4. 用药护理 长期使用利尿剂应观察有无低钾血症、低钠血症、低氯性碱中毒等表现。利尿不能过快过猛,以免引起有效血容量不足,出现恶心、直立性眩晕、口干、心悸等症状。此外,呋塞米可引起耳鸣、眩晕以及听力丧失,应避免同时使用具有耳毒性的氨基糖苷类抗生素。

（二）有皮肤完整性受损的危险

观察皮肤有无红肿、破损和化脓等,加强皮肤护理,以免发生压疮。具体护理措施详见第三章第一节"二、心源性水肿"。

【护理评价】

病人水肿是否减轻或消失;皮肤是否保持完整,有无压疮发生。

二、肾性高血压

肾脏疾病常伴有高血压,称为肾性高血压(renal hypertension)。按病因可分为肾实质性高血压和肾血管性高血压,前者多见;按发病机制可分为容量依赖型高血压和肾素依赖型高血压。

【护理评估】

（一）健康史

询问病人有无急性肾小球肾炎、慢性肾小球肾炎、慢性肾衰竭等肾实质性疾病;有无肾动脉狭窄等肾血管疾病;既往有无原发性高血压病史。

（二）身体状况

肾性高血压的程度与原发病的性质有关。急性肾小球肾炎病人,多为一过性轻、中度高血压;慢性肾小球肾炎病人,多有轻重不等的高血压,部分病人血压(特别是舒张压)持续中等以上程度升高;个别慢性肾衰竭病人可表现为恶性高血压;肾血管性高血压病人,高血压程度较重,容易进展为急进性高血压。

（三）心理 - 社会状况

病人可因头痛、头晕等症状而产生焦虑、情绪低落;出现心、脑血管等严重并发症时,容易出现恐惧心理;病人预感预后不良,对治疗失去信心,可出现抑郁。

（四）辅助检查

血常规检查、尿常规检查、肾功能检查及影像学检查等,有助于病因诊断。

【常见护理诊断 / 问题】

1. 疼痛:头痛　与血压增高有关。
2. 潜在并发症:高血压脑病。

【护理目标】

病人头痛减轻或消失,血压平稳;并发症得到有效防治。

【护理措施】

详见第三章第五节"原发性高血压病人的护理"。

【护理评价】

病人头痛是否消失或减轻,血压是否平稳;并发症是否得到有效防治。

三、尿异常

尿异常包括少尿、无尿、多尿、蛋白尿、血尿、白细胞尿、脓尿、菌尿及管型尿。

1. 少尿、无尿和多尿　正常成年人每日尿量为 1000~2000ml。①少尿和无尿:每日尿量少于 400ml 称为少尿,少于 100ml 称为无尿。原因有肾前性因素(如血容量不足)、肾性因素(如各种肾小球肾炎、肾衰竭等)和肾后性因素(如尿路梗阻)。②多尿:每日尿量超过 2500ml 称为多尿。多尿分为肾性和非肾性两类。前者见于各种原因所致的肾小管功能不全;后者多见于糖尿病、尿崩症和溶质性利尿（如应用甘露醇）等。③夜尿增多：指夜间尿量超过白天尿量或夜间尿量超过 750ml，提示肾小管浓缩功能减退。

2. 蛋白尿　每日尿蛋白含量持续超过 150mg，蛋白质定性试验呈阳性反应，称蛋白尿；若持续每日超过 3.5g，称大量蛋白尿。见于肾小球病变、肾小管病变、肾外疾病及功能性因素等，其中以肾小球病变引起的蛋白尿最常见。

3. 血尿　新鲜尿沉渣每高倍视野的红细胞计数超过 3 个或 1 小时尿红细胞计数超过 10 万，称为镜下血尿；尿外观呈血样或洗肉水样，称为肉眼血尿。主要见于泌尿系统疾病，如肾小球肾炎、肾盂肾炎、泌尿系统结石、结核、肿瘤等；也可由全身性疾病，如血液病和风湿病等引起。

4. 白细胞尿、脓尿和菌尿　新鲜离心尿液每高倍镜视野的白细胞计数超过 5 个，或 1 小时新鲜尿液白细胞计数超过 40 万，称为白细胞尿或脓尿。中段尿标本涂片镜检每高倍视野均可见细菌，或尿培养菌落计数超过 10^5/ml，称为菌尿。以上均见于泌尿系统感染。

5. 管型尿　管型是由蛋白质、细胞或其碎片在肾小管内凝集而成，正常人尿中偶见透明和颗粒管型。白细胞管型是活动性肾盂肾炎的特征，上皮细胞管型可见于急性肾小管坏死，红细胞管型见于急性肾小球肾炎，蜡样管型见于慢性肾衰竭。

【护理评估】

(一)健康史

询问病人有无肾前性因素导致的血容量不足；有无肾小球肾炎、尿路感染、肾衰竭、尿路梗阻等泌尿系统疾病；有无糖尿病、尿崩症等全身性疾病；是否使用溶质性利尿剂，如甘露醇等；有无剧烈运动、发热及饮酒等诱因。

(二)身体状况

1. 少尿、无尿和多尿　少尿和无尿病人可引起高钾血症、低钠血症及代谢性酸中毒等，常伴有水肿和高血压；多尿可引起低钾血症、高钠血症及脱水等；夜尿增多时，尿比重多数较低。

2. 蛋白尿和管型尿　可伴水肿、高血压、血尿、贫血及肾功能减退。

3. 血尿　肉眼血尿根据出血量多少而呈不同颜色。此外，肾脏出血时，尿与血混合均匀，呈暗红色；膀胱或前列腺出血，尿呈鲜红色，有血凝块。

4. 白细胞尿、脓尿和菌尿　常伴有尿频、尿急及尿痛等尿路刺激症状。

(三)心理-社会状况

尿异常尤其是少尿、无尿、肉眼血尿及尿路刺激征等，常使病人产生焦虑不安、恐惧及悲观等心理。

(四)辅助检查

血常规、尿常规、肾功能、血清电解质及泌尿系统影像学检查等，有助于病因诊断。

【常见护理诊断/问题】

1. 体液过多　与肾小球滤过率下降和尿量减少有关。

2. 有体液不足的危险　与肾衰竭和尿量过多有关。

3. 焦虑　与血尿有关。

【护理目标】

病人水肿减轻或消失；无脱水和电解质紊乱发生；焦虑减轻或消失。

【护理措施】

(一)体液过多

除按常规护理外,应特别注意有无烦躁、四肢无力及呼吸困难等高血钾的征象。

(二)有体液不足的危险

1. 一般护理 严重者应卧床休息为主,改变体位时速度宜慢。对自理能力下降的病人,应协助其生活护理。

2. 病情观察 观察生命体征的变化,准确记录 24 小时出入液量;观察有无脉压缩小、心率增快、面色苍白及出冷汗等休克的先兆表现;有无口渴、皮肤黏膜干燥、弹性减退及眼窝凹陷等脱水征象;有无血钾、血钠异常和代谢性酸中毒等征象。

3. 用药护理 原则上根据 24 小时出入液量决定补液量,根据血钾、血钠测定的结果决定液体和饮食中钠、钾的补充量。如大量补液后病人尿量不增加,肢体凹陷性水肿,脉率增快,提示心功能或肾功能受损,应及时报告医生处理。

(三)焦虑

向病人解释血尿发生的原因、治疗和护理内容,做好心理护理,以减轻和消除病人的焦虑和不安,劝慰病人保持良好心态,积极配合治疗。

【护理评价】

病人水肿有无减轻或消失;有无脱水和电解质紊乱发生;焦虑是否减轻或消失。

四、尿路刺激征

尿路刺激征(urinary irritation symptoms)是指膀胱颈和膀胱三角区受炎症或机械刺激而引起的尿频、尿急及尿痛,可伴有排尿不尽感和下腹坠痛。尿频是指单位时间内排尿次数增多;尿急是指一有尿意即迫不及待需要排尿,难以控制;尿痛指排尿时伴有会阴或下腹部疼痛。常见原因为尿路感染、理化因素、肿瘤及异物等对膀胱黏膜的刺激。

【护理评估】

(一)健康史

询问病人有无尿路感染、前列腺增生、膀胱肿瘤、泌尿系统畸形、结石等疾病;有无留置导尿和尿路器械检查史;有无糖尿病、妊娠、妇科炎症等;发作是否与饮水过少、性生活等因素有关。

(二)身体状况

尿路感染时,可出现尿频、尿急及尿痛,伴发热、尿浑浊、排尿不尽和下腹坠痛感;膀胱结石时,可出现尿痛伴血尿、排尿困难或尿流突然中断;膀胱肿瘤时,可出现尿频、尿急、尿痛伴血尿;前列腺增生时,可出现尿频、尿急伴排尿困难;精神因素和排尿反射异常时,常表现为白天尿频而夜间排尿次数不增加,尿急不伴尿痛。

(三)心理 - 社会状况

起病急,临床表现明显,病人常感到紧张、焦虑和烦躁不安;涉及外阴、性生活等方面的询问时,病人常有害羞感和精神负担。

(四)辅助检查

血液检查、尿液检查、肾功能检查、尿细菌学检查及泌尿系影像学检查等,可明确病因。

【常见护理诊断/问题】

排尿障碍:尿频、尿急、尿痛 与尿路感染所致的膀胱激惹状态有关。

【护理目标】

病人的尿频、尿急、尿痛有所减轻或消失。

【护理措施】

1. 休息与活动　急性发作期尽量卧床休息,宜取屈曲位,尽量勿站立或坐直。指导病人从事感兴趣的活动,分散病人注意力,减轻焦虑,缓解尿路刺激征。

2. 饮食护理　给予清淡、易消化及营养丰富的饮食,禁食辛辣刺激性食物。鼓励病人多饮水、勤排尿,以冲洗尿路,促进细菌和炎性分泌物的排泄。摄水量每日不应低于2000ml,保证每日尿量在 1500ml 以上,且每 2~3 小时排尿 1 次。避免睡前饮水量过多,以免影响休息。

3. 病情观察　观察体温变化、全身症状等;观察病人排尿的次数及尿急程度;观察尿痛的部位、性质和程度等;注意监测尿液的颜色、透明度、尿量等变化。

4. 对症护理　指导病人进行膀胱区热敷或按摩,以缓解局部肌肉痉挛,减轻疼痛。

5. 用药护理　嘱病人按疗程服用抗生素和碳酸氢钠。碳酸氢钠可碱化尿液,缓解尿路刺激征。尿路刺激征明显者,遵医嘱给予阿托品、丙胺太林(普鲁本辛)等抗胆碱能药物。

6. 皮肤护理　加强个人卫生,增加会阴清洗次数,减少肠道细菌侵入尿路而引起感染的机会。女病人月经期间尤需注意会阴部清洁。

【护理评价】

病人尿频、尿急、尿痛是否减轻或消失。

第二节　慢性肾小球肾炎病人的护理

学习目标

1. 具有认真负责的工作态度,尊重和关爱病人,给予病人人文关怀。

2. 掌握慢性肾小球肾炎病人的身心状况和主要护理措施。

3. 熟悉慢性肾小球肾炎的辅助检查、治疗要点及病人的常见护理诊断 / 问题。

4. 了解慢性肾小球肾炎病人的病因与发病机制、护理目标与护理评价。

5. 学会对病人及家属进行心理护理和健康指导。

慢性肾小球肾炎(chronic glomerulonephritis, CGN),简称慢性肾炎,是一组以蛋白尿、血尿、水肿、高血压为基本临床表现的肾小球疾病。本病病程长,起病初期常无明显症状,以后缓慢持续进行性发展,最终可导致慢性肾衰竭。本病可发生于任何年龄,以青、中年居多,男性多于女性。

本病仅有少数是由急性肾炎发展所致。慢性肾炎的病因和发病机制不尽相同,但起始因素多为免疫介导炎症。导致病程慢性化的机制除免疫因素外,非免疫非炎症性因素占重要作用。

【护理评估】

(一) 健康史

询问病人发病前有无呼吸道感染、皮肤感染、风湿热、关节炎及急性肾炎等病史;有无感染、劳累、妊娠、应用肾毒性药物、预防接种以及高蛋白、高脂或高磷饮食等诱因;询问发病时间、起病急缓、既往有无类似病史、诊疗经过及用药情况等。

(二) 身体状况

本病多数起病缓慢、隐匿,临床表现呈多样性,个体间差异较大,蛋白尿、血尿、水肿和高血压为基本表现。早期病人可无任何症状,或有乏力、疲倦、纳差、腰部疼痛;水肿时有时无,一般不严重;血压可正常或轻度升高;肾功能正常或轻度受损。病情时轻时重、迁延,肾功能逐渐恶化并出现相应的临床表现,最后进入终末期肾衰竭。部分病人血压(特别是舒张压)持续性中等以上程度升高,如血压控制不好,肾功能恶化较快,预后较差。

(三) 心理 - 社会状况

病人常因病程迁延,长期服药,疗效不佳,药物副作用较大,预后不良而产生焦虑、悲观和恐惧等心理。长期患病使病人的生活及工作能力下降,经济负担加重,进一步加重病人及家属思想负担。

(四) 辅助检查

1. 尿常规检查 多数尿蛋白 +~+++,尿蛋白定量常为 1~3g/d;尿沉渣镜检可见红细胞和红细胞管型。

2. 血常规检查 早期多正常或有轻度贫血。晚期可有红细胞计数和血红蛋白下降。

3. 肾功能检查 早期肾功能正常或轻度受损,晚期内生肌酐清除率下降,血肌酐及血尿素氮增高。

4. 超声检查 晚期双肾缩小,皮质变薄。

(五) 治疗要点

慢性肾炎治疗以防止或延缓肾功能进行性恶化,改善或缓解临床症状,防治严重并发症为主要目的,而不以消除尿红细胞或减轻尿蛋白为目标。

1. 控制高血压和减少尿蛋白 首选药物为血管紧张素转换酶抑制剂(ACEI)和血管紧张素 II 受体拮抗剂(ARB)。此两种药物不仅具有降压作用,还有减少蛋白尿和延缓肾功能恶化的肾脏保护作用。

2. 限制食物中蛋白和磷的摄入 肾功能不全病人应采用优质低蛋白、低磷饮食。

3. 糖皮质激素和细胞毒药物 此类药物是否应用宜区别对待,一般不主张积极应用。

4. 避免加重肾脏损伤的因素 如感染、劳累、妊娠及肾毒性药物等。

【常见护理诊断 / 问题】

1. 体液过多 与肾小球滤过率下降导致水钠潴留等因素有关。

2. 有营养失调的危险:低于机体需要量 与低蛋白饮食,长期蛋白尿致蛋白丢失过多有关。

3. 焦虑 与疾病的反复发作、预后不良有关。

4. 潜在并发症:慢性肾衰竭。

【护理目标】

病人水肿减轻或消失;食欲改善,进食量增加,营养状况逐步好转;能保持乐观情绪,积极配合治疗;并发症得到有效防治。

【护理措施】

(一) 一般护理

1. 休息与活动 保证充分的休息和睡眠,适度活动,可减轻肾脏负担,减少尿蛋白和水肿。

2. 饮食护理　肾功能减退者，应给优质低蛋白、低磷饮食，蛋白质为 0.6~0.8g/（kg·d），其中 50% 以上为优质蛋白质，以减轻肾小球毛细血管高灌注、高压力和高滤过状态，延缓肾功能减退。低蛋白饮食时，适当增加碳水化合物和脂肪饮食在热量中的比例，避免发生负氮平衡。有明显水肿和高血压者，需要低盐饮食（2~3g/d）。同时注意补充多种维生素及锌元素，因锌有刺激食欲的作用。

 知识窗

必需氨基酸与优质蛋白质

必需氨基酸是人体必须从食物中获得而不能在体内合成的氨基酸，共有 8 种。优质蛋白质是指富含必需氨基酸的动物蛋白，又称为高生物效价蛋白，如鸡蛋、牛奶、鱼类、猪肉、牛肉、羊肉、鸡肉等。非优质蛋白质是指含非必需氨基酸较多的植物蛋白，如花生、豆类及豆类制品等。

3. 皮肤护理　观察皮肤有无红肿、破损和化脓等，防止压疮。具体护理措施详见第三章第一节"二、心源性水肿"。

（二）病情观察

密切观察病人血压的变化；准确记录 24 小时出入液量，监测尿量、体重和腹围，观察水肿的消长情况；注意病人有无胸闷、气急、腹胀等胸、腹腔积液的征象；监测病人尿量及肾功能变化，及时发现肾衰竭。

（三）用药护理

使用利尿剂时应注意病人有无电解质、酸碱平衡紊乱；遵医嘱服用降压药时，嘱病人起床后稍坐几分钟，然后缓慢站起，以防体位性低血压；应用血管紧张素转换酶抑制剂控制血压时，应监测电解质，防止高血钾，并观察病人有无持续性干咳。

（四）心理护理

注意观察病人心理活动，及时发现病人不良情绪。鼓励病人说出其内心感受，对病人提出的问题给予耐心解答。帮助病人调整心态，正确面对现实，积极配合治疗及护理。

（五）健康指导

1. 疾病知识指导　向病人及家属讲解慢性肾炎治疗的关键在于防止或延缓肾功能进行性减退。讲解影响病情进展的因素如感染、劳累、妊娠和应用肾毒性药物等，使病人理解并避免这些因素。

2. 饮食指导　向病人解释优质低蛋白、低磷、低盐、高热量饮食的重要性，指导病人根据自己的病情选择合适的食物和量。

3. 用药指导与病情监测　指导病人遵医嘱服药，介绍各类降压药的疗效、不良反应及使用时的注意事项。不使用对肾功能有害的药物，如氨基糖苷类抗生素。慢性肾炎病程长，需定期随访肾功能、血压、水肿等的变化。

【护理评价】

病人水肿是否减轻或消失；食欲有无改善，营养状况是否好转；能否保持正常心态和乐观情绪，积极配合治疗和护理；并发症是否得到有效防治。

第三节 肾病综合征病人的护理

学习目标

1. 具有认真负责的工作态度,尊重和关爱病人,给予病人人文关怀。
2. 掌握肾病综合征病人的身心状况和主要护理措施。
3. 熟悉肾病综合征的辅助检查、治疗要点及病人的常见护理诊断/问题。
4. 了解肾病综合征的病因与发病机制及病人的护理目标和护理评价。
5. 学会对病人及家属进行心理护理和健康指导。

肾病综合征(nephrotic syndrome,NS)是以大量蛋白尿(尿蛋白超过 3.5g/d)、低蛋白血症(血浆清蛋白低于 30g/L)、水肿和高脂血症为临床表现的一组综合征,其中前两项为诊断的必备条件。

肾病综合征可分为原发性和继发性两大类。原发性肾病综合征指原发于肾脏本身的肾小球疾病,其发病机制为免疫介导性炎症所致的肾损害。继发性肾病综合征是指继发于全身性或其他系统的疾病。如系统性红斑狼疮、糖尿病、过敏性紫癜、多发性骨髓瘤、肾淀粉样变性等。本节仅讨论原发性肾病综合征。

【护理评估】

(一) 健康史

询问病人有无原发性肾疾病病史;有无用过激素、细胞毒药物及其他免疫抑制剂;有无感染、劳累、妊娠等诱因。

(二) 身体状况

1. 大量蛋白尿 是肾病综合征的起病根源。其发生机制是肾小球滤过屏障受损,肾小球对血浆蛋白(多以清蛋白为主)的通透性增加,尿蛋白增多,当超过肾小管的重吸收量时,形成大量蛋白尿。

2. 低蛋白血症 主要由大量蛋白自尿中丢失所致。此外,胃黏膜水肿致蛋白质吸收减少、肝代偿性合成清蛋白不足也是低蛋白血症的原因。

3. 水肿 是肾病综合征最突出的体征。其发生与低蛋白血症所致血浆胶体渗透压明显下降有关。严重水肿病人可出现胸腔、腹腔和心包积液。

4. 高脂血症 以高胆固醇血症最为常见,甘油三酯、低密度脂蛋白(LDL)、极低密度脂蛋白(VLDL)和脂蛋白(α)也常可增加,其发生与低清蛋白血症刺激肝脏代偿性地增加脂蛋白合成以及脂蛋白分解减少有关。

5. 并发症

(1) 感染:是肾病综合征的常见并发症,是导致本病复发和疗效不佳的主要原因。其发生与蛋白质营养不良、免疫功能紊乱和应用糖皮质激素治疗有关,常见感染部位顺序为呼吸道、泌尿道及皮肤感染。

(2) 血栓、栓塞:多数病人血液呈高凝状态,容易发生血栓和栓塞,其中以肾静脉血栓最常见。血栓、栓塞并发症是直接影响治疗效果和预后的重要原因。

(3) 急性肾损伤:见于少数病例,尤以微小病变型肾病者居多,发生多无明显诱因,表现为少尿甚或无尿,扩容利尿无效。

(4) 其他:长期高脂血症易引起动脉硬化、冠心病等心血管并发症;长期大量蛋白尿可导致严重的蛋白质营养不良;免疫球蛋白减少造成机体免疫力低下,易致感染;金属结合蛋白及维生素 D 结合蛋白丢失可致体内铁、锌、铜缺乏,以及钙磷代谢障碍。

(三) 心理 - 社会状况

本病病程长、易复发、部分病理类型预后较差,病人和家属可出现焦虑、悲观、恐惧情绪。因全身水肿或长期服用糖皮质激素等药物,引起容貌及体形变化,病人会出现少言寡语、社交障碍,对事业和人生失去信心。

(四) 辅助检查

1. 尿液检查 尿蛋白定性为 +++~++++,24 小时尿蛋白定量超过 3.5g,尿中可有红细胞和颗粒管型等。

2. 血液检查 血浆清蛋白低于 30g/L,血中胆固醇、甘油三酯增高。

3. 肾功能检查 肾衰竭时,血尿素氮和血肌酐升高,内生肌酐清除率降低。

4. B 超检查 早期双侧肾脏的大小正常,晚期缩小。

5. 肾脏穿刺活组织病理检查 可明确肾小球病变的病理类型,指导治疗及判断预后。

(五) 治疗要点

治疗原则以抑制免疫与炎症反应为主,同时防治并发症。

1. 抑制免疫与炎症反应 为肾病综合征的主要治疗方法。常用药物有糖皮质激素、细胞毒药物(如环磷酰胺、盐酸氮芥、苯丁酸氮芥等)、环孢素及麦考酚吗乙酯等。

2. 对症治疗 ①利尿消肿:常用噻嗪类利尿剂、保钾利尿剂、袢利尿剂、渗透性利尿剂及血浆或血浆清蛋白等。②减少尿蛋白:应用血管紧张素转换酶抑制剂和血管紧张素 Ⅱ 受体拮抗剂。③降脂治疗:常用药物有羟甲戊二酰辅酶 A 还原酶抑制剂(他汀类)、氯贝丁酯类。

3. 防治并发症 ①感染:一旦发生感染,应及时选用敏感、强效及无肾毒性的抗生素积极治疗。②血栓及栓塞:给予抗凝剂如低分子肝素,辅以抗血小板药物如双嘧达莫或阿司匹林等。③急性肾损伤:利尿无效且达到透析指征时,进行血液透析。

4. 中医中药治疗 如雷公藤总苷,有降低尿蛋白作用,可配合激素应用。

【 常见护理诊断 / 问题 】

1. 体液过多 与低蛋白血症致血浆胶体渗透压下降等有关。

2. 营养失调:低于机体需要量 与大量蛋白尿、摄入减少及吸收障碍有关。

3. 有感染的危险 与机体抵抗力下降、应用激素和(或)免疫抑制剂有关。

4. 有皮肤完整性受损的危险 与水肿、营养不良有关。

【 护理目标 】

病人水肿程度减轻或消失;能正常进食,营养状况逐步改善;无感染发生,或能及时发现并控制感染;皮肤无损伤或发生感染。

【 护理措施 】

(一) 一般护理

1. 休息与活动 需卧床休息至水肿消失,但长期卧床会导致血栓形成及压疮,故应保持适度的床上及床旁活动。病情缓解后,可逐步增加活动量,以不感到疲劳为宜。保持病室内环境的清洁,定期空气、物品消毒,防止呼吸道感染。

2. 饮食护理 ①蛋白质:一般给予正常量的优质蛋白,即0.8~1.0g/(kg·d),当肾功能不全时应根据肾小球滤过率调整蛋白质的摄入量。②供给足够的热量:不少于126~147kJ/(kg·d)[30~35kcal/(kg·d)]。③脂肪:应少进食富含饱和脂肪酸的食物如动物油脂,多吃富含不饱和脂肪酸的食物(如植物油、鱼油等),增加富含可溶性纤维的食物(如燕麦、豆类等)。④限制水、钠摄入:予低盐饮食。轻度水肿,每日尿量超过1000ml者,一般不需严格限水;严重水肿或每日尿量小于500ml者,需严格限制水的摄入。⑤补充各种维生素、微量元素如铁、锌等。

(二)病情观察

1. 密切观察病人的生命体征、体重、腹围、出入液量变化,观察水肿情况;定期测量血浆清蛋白、血红蛋白等指标,评估机体营养状态;监测血脂及血液黏稠度,判断有无高凝状态存在。

2. 并发症的观察 ①密切观察病人有无咳嗽、咳痰、肺部湿啰音、尿路刺激征、皮肤破溃、体温升高等表现,以判断可能发生的呼吸道、泌尿道及皮肤感染。②观察病人有无腰痛、下肢疼痛、胸痛、头痛等,以判断是否发生血栓、栓塞等并发症。③监测病人有无少尿、无尿及血尿素氮、血肌酐升高等,以判断是否发生急性肾损伤。

(三)用药护理

1. 糖皮质激素 常用泼尼松和甲泼尼龙。长期使用可出现水钠潴留、高血压、糖尿病、精神兴奋性增高、消化道出血、骨质疏松、继发感染、满月脸及向心性肥胖等不良反应。使用原则是起始足量、缓慢减药、长期维持。

2. 免疫抑制剂 ①环磷酰胺:使用过程中可出现恶心、呕吐、白细胞减少、肝功能损害、脱发、性腺抑制和出血性膀胱炎等不良反应。②环孢素:长期使用可出现肝肾毒性、多毛、牙龈增生、血压升高和高尿酸血症等。应用上述药物时,应定期进行血常规、尿常规、肝肾功能等检查。

3. 利尿剂 应用利尿剂时,以体重下降0.5~1.0kg/d为宜,不宜过快、过猛,以免引起有效循环血容量不足、加重血液高凝倾向,诱发血栓、栓塞。用药期间应准确记录24小时出入液量,定期复查电解质。

4. 抗凝药物 抗凝药物一般应持续半年以上。观察有无出血倾向,监测血常规、出凝血时间等,出现异常立即停药。

5. 中医中药 如雷公藤总苷,主要不良反应是性腺抑制、肝功能损害、外周白细胞减少等,及时停药后常可恢复。

(四)心理护理

向病人说明治疗经过及康复后可进行正常工作、生活和学习,从而减轻悲观心理,树立战胜疾病的信心,积极配合治疗与护理。

(五)健康指导

1. 疾病知识指导 向病人及其家属介绍本病的特点,讲解常见的并发症以及预防方法。注意休息,避免劳累,同时应适当活动,以免发生肢体血栓等并发症。

2. 饮食指导 告诉病人优质蛋白、高热量、高膳食纤维、低脂和低盐饮食的重要性,指导病人根据病情选择合适的食物。

3. 用药指导与病情监测 介绍各类药物的使用方法、注意事项以及可能的不良反应;尤其使用激素时,勿自行减量或停药,以免引起反跳。指导病人自我监测水肿、尿蛋白和肾功能变化,定期随访。

【护理评价】

病人水肿是否减轻或消失;食欲有无改善,营养状况有无好转;有无感染发生;皮肤有无损伤或发生感染。

第四节　尿路感染病人的护理

学习目标

1. 具有认真负责的工作态度,尊重和关爱病人,给予病人人文关怀。
2. 掌握尿路感染病人的身心状况和主要护理措施。
3. 熟悉尿路感染的辅助检查、治疗要点及病人的常见护理诊断/问题。
4. 了解尿路感染的病因与发病机制及病人的护理目标和护理评价。
5. 学会尿细菌培养留取尿标本的方法,开展心理护理和健康教育。

工作情景与任务

导入情景:

杨女士,26岁。旅行结婚2天,出现尿频、尿急、尿痛,伴高热、寒战、腰部不适,来医院就诊。测体温39.5℃,查尿常规显示白细胞(+++),以"尿路感染"收入院。医嘱:尿细菌学检查,左氧氟沙星静脉滴注。

工作任务:

1. 遵医嘱按疗程正确用药,观察疗效。
2. 正确采集尿细菌学检查的标本。
3. 指导病人避免尿路感染的易感因素。

尿路感染(urinary tract infection,UTI)是指各种病原微生物在尿路中生长、繁殖而引起的炎症性疾病,多见于育龄期妇女、老年人、免疫力低下及尿路畸形者。根据感染发生部位可分为上尿路感染和下尿路感染。上尿路感染指肾盂肾炎,下尿路感染主要指膀胱炎。

尿路感染最常见的致病菌是革兰阴性杆菌,以大肠埃希菌最常见,约占85%;其次为克雷伯杆菌、变形杆菌、肠球菌及铜绿假单胞菌等。

感染途径主要有:①上行感染:最常见,约占尿路感染的95%,病原菌经由尿道上行至膀胱,甚至输尿管、肾盂,引起感染。②血行感染:病原菌通过血运到达肾脏和尿路其他部位引起的感染。③直接感染:泌尿系统周围器官、组织发生感染时病原菌直接侵入到泌尿系统所致。④淋巴道感染:盆腔和下腹部的器官感染时,病原菌可从淋巴道感染泌尿系统。

正常情况下,细菌可进入膀胱,但并不都能引起尿路感染的发生。这与正常机体具有多种防止尿路细菌感染发生的机制有关,如排尿的冲刷作用、尿道和膀胱黏膜的抗菌能力等。但是下列易感因素可促进尿路感染的发生:①尿路梗阻:可导致尿液积聚,细菌不易被冲洗清除,而在局部大量繁殖引起感染。②膀胱-输尿管反流:可使尿液从膀胱逆流至输尿管,甚至肾盂,发生感染。③机体抵抗力低下。④神经源性膀胱:支配膀胱的神经功能障碍。⑤女性:女性因尿道短而直,尿道口离肛门近而易被细菌污染,尤其在月经期、妊娠期和性生活后较易发生感染。⑥医源性因素:可损伤尿路黏膜,将细菌带入泌尿道。⑦泌尿系统结构异常。⑧遗传因素。

【护理评估】

(一) 健康史

询问病人有无尿路结石、前列腺增生、狭窄、肿瘤等原因所致的尿路梗阻;有无膀胱 - 输尿管反流;有无长期使用免疫抑制剂、糖尿病、长期卧床、严重的慢性病和艾滋病等;有无脊髓损伤、多发性硬化等疾病;有无导尿或留置导尿管、膀胱镜和输尿管镜检查及尿道扩张等;有无肾发育不良、肾盂及输尿管畸形及多囊肾等;有无感染和外伤等。

(二) 身体状况

1. 症状

(1) 膀胱炎:占尿路感染的 60% 以上。一般无明显的全身感染症状,主要表现为尿频、尿急、尿痛、排尿不适、下腹部疼痛等,部分病人迅速出现排尿困难。一般无全身症状。约 30% 病人可出现血尿。

(2) 急性肾盂肾炎:①全身症状:起病急,常有发热、寒战、头痛、全身酸痛、恶心及呕吐等,体温多在 38℃ 以上,多为弛张热,也可呈稽留热或间歇热。②泌尿系统症状:尿频、尿急、尿痛、排尿困难、下腹部疼痛、腰痛等。急性肾盂肾炎反复发作,迁延不愈,病程超过半年就可转为慢性肾盂肾炎。

(3) 无症状细菌尿:是指病人有真性细菌尿,而无尿路感染的症状。20~40 岁女性无症状性细菌尿的发病率低于 5%,而老年女性及男性发病率为 40%~50%。

2. 体征　急性膀胱炎可有耻骨上膀胱区压痛。急性肾盂肾炎病人常有肋脊角、输尿管点压痛或(和)肾区叩击痛。

3. 并发症　肾乳头坏死常发生于伴有糖尿病或尿路梗阻的肾盂肾炎,为其严重并发症。肾周脓肿为严重肾盂肾炎直接扩展而至。

(三) 心理 - 社会状况

由于起病急,发热、疼痛,常引起病人烦躁、紧张及焦虑;涉及外阴及性生活等方面的询问时,病人有害羞感和精神负担;反复发作者,易产生焦虑和消极情绪。

(四) 辅助检查

1. 尿常规　尿液常混浊,可有异味。尿沉渣镜检白细胞 >5 个 /HP 称为白细胞尿,对尿路感染诊断意义较大;出现白细胞管型提示肾盂肾炎。部分病人有镜下血尿,少数可有肉眼血尿。尿蛋白常为阴性或微量。

2. 尿细菌学检查　新鲜清洁中段尿细菌定量培养 ≥ 10^5/ml,如临床上无尿路感染症状,则要求做两次中段尿细菌定量培养,细菌数均 ≥ 10^5/ml,且为同一菌种,称为真性菌尿,可确诊尿路感染;尿细菌定量培养 10^4~10^5/ml,为可疑阳性,需复查;如 <10^4/ml,可能为污染。耻骨上膀胱穿刺尿细菌定性培养有细菌生长,即为真性菌尿。

3. 影像学检查　如 B 超、X 线腹平片、逆行性肾盂造影等,以了解尿路情况,及时发现有无尿路结石梗阻、反流、畸形等导致尿路感染反复发作的因素。尿路感染急性期不宜做静脉肾盂造影检查,可做 B 超检查。

4. 血常规　急性肾盂肾炎时血白细胞计数常升高,中性粒细胞增多,核左移。

（五）治疗要点

治疗措施为去除易患因素、一般治疗和抗感染治疗。用药原则是：①在没有药物敏感试验结果前，应选用对革兰阴性杆菌有效的抗生素，尤其是首发尿路感染。治疗 3 天无症状改善，应按药敏结果调整用药。②抗生素在尿和肾内的浓度要高。③选用肾毒性小，副作用少的抗生素。④单一药物治疗失败、严重感染、混合感染、耐药菌株出现时应联合用药。⑤对不同类型的尿路感染给予不同治疗时间。常用喹诺酮类、半合成青霉素类、第三代头孢菌素类或磺胺类药物。氨基糖苷类抗生素肾毒性较大，应慎用。碳酸氢钠片可减轻尿路刺激症状。

急性膀胱炎初诊用药可用 3 日疗法，疗程完毕 7 日后复查。急性肾盂肾炎抗菌药物疗程通常为 10~14 日，其疗效评价的标准为：①治愈：症状消失，尿菌转阴，疗程结束后 2 周、6 周复查尿菌仍阴性。②治疗失败：治疗后尿菌仍阳性，或治疗后尿菌阴性，但 2 周或 6 周复查尿菌转为阳性，且为同一种菌株。

【常见护理诊断 / 问题】

1. 排尿障碍：尿频、尿急、尿痛。与尿路感染有关。
2. 体温过高 与急性肾盂肾炎有关。
3. 知识缺乏：缺乏预防尿路感染的知识。
4. 潜在并发症：肾乳头坏死、肾周脓肿。

【护理目标】

病人尿路刺激症状减轻或消失；体温恢复正常；了解预防尿路感染的相关知识；并发症得到有效防治。

【护理措施】

（一）一般护理

1. 休息与活动 增加休息和睡眠；尿频者提供床边小便用具；高热病人应卧床休息。体温超过 39℃时可采用冰敷、乙醇擦浴等措施进行物理降温。

2. 饮食护理 给予高蛋白、高维生素和易消化的清淡饮食。鼓励病人多饮水，每日饮水量不少于 2000ml，且每 2~3 小时排尿 1 次，以增加尿量，冲洗膀胱和尿道，促进细菌和炎性分泌物排出。

（二）病情观察

密切观察体温的变化；观察尿路刺激征、腰痛的情况；若高热持续不退或体温升高、伴腰痛加剧等，常提示肾周脓肿或肾乳头坏死等并发症，应及时报告医生并协助处理。

（三）用药护理

遵医嘱用药，向病人解释药物的作用、剂量、疗程及注意事项，注意观察药物疗效及不良反应。①喹诺酮类可引起轻度消化道反应、皮肤瘙痒等，儿童及孕妇忌用。②口服复方磺胺甲噁唑易引起胃肠道反应，宜饭后服药。服药期间嘱病人多饮水，同时服用碳酸氢钠。碳酸氢钠片可碱化尿液、减轻尿路刺激症状，并可增强磺胺类抗菌药物的疗效。③氨基糖苷类抗生素，对肾和听神经有损害，引起耳鸣、听力下降，甚至耳聋，肾功能减退者不宜使用。

（四）尿细菌学检查的护理

向病人解释检查的意义和方法。做尿细菌定量培养，留取尿标本时需注意：①在应用抗生素之前或停用抗生素 5 日后留取尿标本。②取清晨第一次（尿液在膀胱内停留 6~8 小时以上）清洁、新鲜的中段尿送检。③留取尿标本时，应执行无菌操作，充分清洗外阴或包皮，消毒尿道口，用无菌试管留取中段尿，并在 1 小时内作细菌培养，否则需冷藏保存。④尿标本中勿混入消毒药液,女性病人留尿时,注意避开月经期,防止阴道分泌物及经血混入。

(五)心理护理

向病人解释本病的特点及规律,说明紧张情绪不利于尿路刺激征的缓解,指导病人消除紧张情绪及恐惧心理。对反复发作、迁延不愈的病人,应与病人分析其原因,克服急躁情绪,树立战胜疾病的信心。

(六)健康指导

1. 疾病预防指导 ①保持规律生活,避免劳累,坚持体育运动,增加机体免疫力。②多饮水、勤排尿是预防尿路感染最简便而有效的措施。每日应摄入足够水分,以保证足够的尿量和排尿次数。③注意个人卫生,禁止盆浴。尤其是女性,要注意会阴部及肛周皮肤的清洁,特别是在月经期、妊娠期、产褥期。学会正确清洁外阴部的方法。④与性生活有关的反复发作者,应注意性生活后立即排尿。⑤膀胱-输尿管反流者,需要"二次排尿",即每次排尿后数分钟再排尿一次。

2. 疾病知识指导 告知病人尿路感染的病因、疾病特点和治愈标准,使其理解多饮水、勤排尿以及注意会阴部清洁的重要性,确保其出院后仍能严格遵守。教会病人识别尿路感染的临床表现,一旦发生尽快诊治。

3. 用药指导 嘱病人按时、按量及按疗程服药,勿随意停药或减量。遵医嘱定期随访,以达到彻底治愈目的,避免因治疗不彻底而演变为慢性肾盂肾炎。

【护理评价】

病人尿路刺激症状是否减轻或消失;体温是否恢复正常;是否知道预防尿路感染的知识;并发症是否得到有效防治。

第五节 急性肾损伤病人的护理

学习目标

1. 具有高度的责任感、团队合作意识和沉着冷静的心理素质。
2. 掌握急性肾损伤病人的身心状况和主要护理措施。
3. 熟悉急性肾损伤的治疗要点及病人的常见护理诊断/问题。
4. 了解急性肾损伤的病因及病人的护理目标和护理评价。
5. 学会正确实施病情监护,协助医生实施抢救措施;能正确进行急性肾损伤病人的健康指导。

急性肾损伤(acute kidney injury, AKI)以往称为急性肾衰竭(acute renal failure, ARF),是指由多种病因引起的肾功能快速下降而出现的临床综合征。本病主要表现为血肌酐和尿素氮升高,水、电解质和酸碱平衡失调及全身各系统并发症。

AKI病因多样,根据病因发生的解剖部位不同可分为三大类:肾前性、肾性和肾后性。肾前性 AKI 常见病因包括血容量减少(如各种原因引起的液体丢失和出血)、有效动脉血容量减少和肾内血流动力学改变等。肾后性 AKI 源于急性尿路梗阻,梗阻可发生在尿路从肾盂到尿道的任一水平。肾性 AKI 有肾实质损伤,包括肾小管、肾间质、肾血管和肾小球性疾病导致的损伤。肾小管性 AKI 的常见病因是肾缺血或肾毒性物质损伤肾小管上皮细胞,可

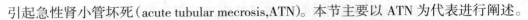

引起急性肾小管坏死（acute tubular mecrosis,ATN）。本节主要以 ATN 为代表进行阐述。

【护理评估】

（一）健康史

询问病人有无大出血、大面积烧伤、严重脱水、休克等肾前性因素；有无输尿管结石、肿瘤、前列腺增生、腹膜后肿瘤压迫等肾后性因素；有无肾毒性物质如生物毒素、化学毒素、抗生素、造影剂等接触史；有无急性间质性肾炎、肾小球或肾微血管疾病、肾大血管疾病等因素。

（二）身体状况

急性肾小管坏死是急性肾损伤最常见的类型，约占 75%~80%。典型病程可分为三期：

1. 起始期　此期尚未发生明显的肾实质损伤，经及时治疗可避免急性肾损伤的发生。此期历时约数小时至 1~2 日。但随着肾小管上皮发生明显损伤，肾小球滤过率突然下降，肾损伤的表现变得明显，则进入维持期。

2. 维持期　又称少尿期。典型者持续 7~14 天，也可短至几天，有时可长至 4~6 周。病人常出现少尿或无尿；也可尿量正常，称非少尿型急性肾损伤，其病情大多较轻，预后较好。临床上可逐渐出现一系列尿毒症表现。

（1）急性肾损伤的全身表现：①消化系统症状：常为首发症状，可有食欲减退、恶心、呕吐、腹胀和腹泻等，严重者可发生消化道出血。②呼吸系统症状：主要为容量过多导致的急性肺水肿和肺部感染，可出现呼吸困难、咳嗽、胸痛等症状。③循环系统症状：可出现高血压、心力衰竭、肺水肿、心律失常等表现。④神经系统症状：出现意识障碍、躁动、谵妄、抽搐及昏迷等尿毒症脑病症状。⑤血液系统症状：可有出血倾向及轻度贫血现象。⑥其他：常并发感染，是少尿期常见而严重的并发症，也是急性肾损伤的主要死亡原因之一。急性肾损伤还可合并多功能脏器衰竭，死亡率可高达 70% 以上。

（2）水、电解质和酸碱平衡紊乱：表现为代谢性酸中毒、高钾血症、低钠血症，此外还可有低钙和高磷血症等。以高钾血症和代谢性酸中毒最常见。高钾血症可导致四肢麻木、心率减慢，重者出现心室颤动或心脏骤停，是本病最严重的并发症之一，也是少尿期的首位死因。

3. 恢复期　是肾小管细胞再生、修复的过程。少尿型病人开始出现利尿，可有多尿表现，每日尿量可达 3000~5000ml，通常持续约 1~3 周后逐渐恢复正常。部分病人最终遗留不同程度的肾脏结构和功能损伤。

（三）心理 - 社会状况

因起病急，病情危重，会使病人产生恐惧心理；昂贵的医疗费用又会进一步加重病人及家属的心理负担，产生抑郁和悲观，甚至绝望的心理。

（四）辅助检查

1. 血液检查　可有轻度贫血、血肌酐和尿素氮进行性升高，血清钾浓度常高于 5.5mmol/L，血 pH 值常低于 7.35，可有低钠、低钙及高磷血症。

2. 尿液检查　尿液外观多混浊，尿色深。尿蛋白多为 +~++，可见上皮细胞管型、颗粒管型、少许红细胞和白细胞等。尿比重降低且固定，多在 1.015 以下；尿渗透浓度低于 350mmol/L，尿与血渗透浓度之比低于 1.1；尿钠增高，多在 20~60mmol/L。

3. 影像学检查　首选尿路 B 超检查，对排除尿路梗阻和慢性肾衰竭很有帮助。腹部 X 线平片有助于发现肾、输尿管和膀胱部位的结石。CT 检查对评估尿路梗阻更具优势。

4. 肾活组织检查　是重要的诊断手段。肾性的急性肾损伤，找不到明确致病原因的，如无禁忌证,都应尽早行肾活组织检查。

(五)治疗要点

急性肾损伤应尽早明确诊断,及时纠正可逆的病因是恢复肾功能的关键;维持水、电解质和酸碱平衡,特别注意防治高钾血症、纠正代谢性酸中毒;供给足够营养;选用对肾脏无毒或毒性较低的药物防治感染;防治尿毒症脑病、心力衰竭等各种并发症。重症病人倾向于早期进行透析治疗,可选择血液透析、腹膜透析。

【常见护理诊断／问题】

1. 营养失调:低于机体需要量 与病人食欲减退、限制蛋白质摄入、透析和原发疾病等因素有关。

2. 有感染的危险 与机体抵抗力降低及侵入性操作等有关。

3. 恐惧 与肾功能急剧恶化、病情危重有关。

4. 有皮肤完整性受损的危险 与体液过多、抵抗力下降有关。

5. 潜在并发症:水、电解质、酸碱平衡失调、高血压脑病、心力衰竭、心律失常、多脏器功能衰竭。

【护理目标】

病人食欲改善,有足够的营养物质摄入,营养状况好转;无感染发生;恐惧心理得到有效缓解;水肿减轻或消退,无皮肤破损;并发症得到有效防治。

【护理措施】

(一)一般护理

1. 休息与活动 维持期病人卧床休息,以减轻肾脏的负担。下肢水肿病人抬高下肢。当尿量增加、病情好转时,可逐渐增加活动量,以病人不感觉劳累为度。

2. 饮食护理

(1) 蛋白质及热量:①蛋白质:非透析病人给予优质蛋白质,蛋白质摄入量以 0.8g/(kg·d)为宜。行透析治疗的病人,因透析中会丢失部分氨基酸及小分子蛋白质,蛋白质摄入量可适当放宽。血液透析病人的蛋白质摄入量为 1.0~1.2g/(kg·d),腹膜透析病人的蛋白质摄入量为 1.2~1.3g/(kg·d)。②热量:给予高碳水化合物、高脂肪饮食,保证热量供给不低于147kJ/(kg·d)［35kcal/(kg·d)］,保持机体的正氮平衡。

(2) 电解质:尽可能减少钾、钠、氯的摄入量。避免摄取含钾量高的食物,如榨菜、紫菜、菠菜、香蕉、香菇、薯类、山药、坚果等。

(3) 液体:少尿期病人严格记录 24 小时出入液量,坚持"量出为入"的原则补充液体入量。恢复期病人应多饮水或遵医嘱及时补液和补充钾、钠等,防止脱水、低钾和低钠血症的发生。

 知识窗

常见的高钾食物

1. 蔬菜类 香菇、蘑菇、银耳、木耳;海带、紫菜、菠菜、黄花菜;山药、芋头、红薯、土豆等。

2. 水果类 香蕉、橘子、枣、葡萄干等。

3. 豆类 黄豆、黑豆、绿豆等。

4. 坚果类 核桃、榛子、花生仁、葵花籽等。

5. 其他 虾皮、榨菜、茶叶、巧克力等。

---

3. 皮肤及口腔护理　注意个人卫生,保持皮肤清洁,卧床病人应定时翻身,防止压疮和肺部感染。加强口腔护理。

（二）病情观察

密切观察病人有无四肢麻木、心率减慢、心电图改变等高钾血症的表现;有无深长呼吸、恶心、呕吐、疲乏及嗜睡等酸中毒的表现;有无水肿、乏力疲倦、意识障碍等水潴留和低钠血症的表现。监测病人生命体征、尿量、肾功能及血电解质的变化,发现异常,及时报告医生。

（三）高钾血症的治疗配合

高钾血症是临床危急表现,应密切监测血钾的浓度。当血钾超过 6.5mmol/L,心电图表现为 T 波高尖等明显变化时,应紧急协助医生处理:①10% 葡萄糖酸钙 10~20ml 稀释后静脉缓慢注射(不少于 5 分钟),以拮抗钾离子对心肌的毒性作用。②5% 碳酸氢钠 100~200ml 静脉滴注,以纠正酸中毒并促使钾离子向细胞内转移。③50% 葡萄糖溶液 50ml 加胰岛素 10U 静脉注射,以促进糖原合成,使钾离子向细胞内转移。④以上措施无效时,透析治疗是最有效的治疗,应尽早进行。钠型离子交换(降钾)树脂每次 15~30g 口服,每日 3 次,但起效慢,不能作为高钾血症的急救措施。此外,高钾血症病人限制摄入含钾高的食物,禁用库存血,停用含钾药物(如钾盐青霉素)。

（四）心理护理

在精神上给予病人安慰和支持,通过介绍治疗进展信息,解除病人恐惧心理。争取社会的经济支持,解除病人的经济忧患。加强护理,使病人具有安全感、信赖感和良好的心理状态。

（五）健康指导

1. 疾病预防指导　慎用氨基糖苷类抗生素等肾毒性药物;尽量避免需用大剂量造影剂的影像学检查;加强劳动防护,避免接触重金属、工业毒物等;误服毒物时,应立即进行洗胃或导泻,并采用有效解毒剂。

2. 疾病知识指导　恢复期病人应加强营养,增强体质,适当锻炼;避免妊娠、手术、外伤。叮嘱病人定期随访,强调监测肾功能、尿量的重要性,并教会其测量和记录尿量的方法。

【护理评价】

病人是否有足够的营养物质摄入,营养是否均衡;有无感染发生;恐惧心理是否得到有效缓解;水肿是否消退、皮肤是否保持完整;并发症是否得到有效防治。

第六节　慢性肾衰竭病人的护理

 学习目标

1. 具有高度的责任感、团队合作意识,尊重关爱病人,给病人以人文关怀。
2. 掌握慢性肾衰竭病人的身心状况和主要护理措施。
3. 熟悉慢性肾衰竭的治疗要点及病人的常见护理诊断／问题。
4. 了解慢性肾衰竭的病因与发病机制及病人的护理目标和护理评价。
5. 学会运用护理程序对慢性肾衰竭病人实施整体护理,为病人及家属提供饮食指导、心理和社会支持。

慢性肾衰竭(chronic renal failure,CRF)是指各种慢性肾脏病进行性进展引起 GFR 下降和肾功能损害,导致以代谢产物潴留,水、电解质及酸碱平衡紊乱和全身各系统症状为表现的一种临床综合征。根据肾损害的程度,我国将慢性肾衰竭分为肾功能代偿期、肾功能失代偿期、肾衰竭期和尿毒症期(表 5-1)。

表 5-1　慢性肾衰竭分期

分期	肌酐清除率(ml/min)	血肌酐(μmol/L)	临床症状
肾功能代偿期	50~80	133~177	无症状
肾功能失代偿期	25~50	178~450	轻度贫血、乏力和夜尿增多
肾衰竭期	10~25	451~707	中度贫血、消化道症状,夜尿增多,轻度水、电解质、酸碱平衡紊乱
尿毒症期	<10	≥707	明显贫血、消化道症状,严重水、电解质、酸碱平衡紊乱,神经系统症状

任何能破坏肾脏正常结构和功能的泌尿系统疾病发展到一定程度,均可引起慢性肾衰竭。我国常见的慢性肾衰竭病因依次是原发性肾小球肾炎、糖尿病肾病、高血压肾小动脉硬化、狼疮性肾炎、多囊肾及梗阻性肾病等,国外常见的病因依次是糖尿病肾病、高血压肾小动脉硬化、原发性肾小球肾炎和多囊肾等。有些病人由于起病隐匿,到肾衰竭的晚期才来就诊,此时双肾已固缩,往往不能确定病因。尿毒症各种症状的发生与水、电解质和酸碱平衡失调、尿毒症毒素、肾脏的内分泌功能障碍等有关。

【护理评估】

(一)健康史

询问病人有无原发性肾脏疾病病史,如慢性肾小球肾炎、慢性肾盂肾炎、多囊肾、泌尿系统结石或肿瘤等引起的梗阻性肾病;有无其他全身性疾病引起的肾脏损害,如高血压肾小动脉硬化、糖尿病肾病、狼疮性肾炎及多发性骨髓瘤等;有无感染、血容量不足、肾毒性物质、心力衰竭、高蛋白饮食等诱因。

(二)身体状况

慢性肾衰竭起病隐匿,早期常无明显临床症状或症状不典型,当发展至失代偿期时才出现明显症状,达尿毒症期时出现全身多个系统的功能紊乱。

1. 水、电解质和酸碱平衡失调　可出现高钾或低钾血症、高钠或低钠血症、水肿或脱水、低钙血症、高磷血症、高镁血症和代谢性酸中毒等。其中以代谢性酸中毒和水钠平衡紊乱最为常见。

2. 糖类、脂类、蛋白质代谢紊乱　可表现为糖耐量减低、低血糖症、高甘油三酯血症、高胆固醇血症和血浆清蛋白水平降低等。

3. 各系统表现

(1)胃肠道表现:食欲减退是最常见、最早期的表现,此外恶心、呕吐、腹胀及腹泻也很常见。尿毒症晚期,由于唾液中的尿素被分解成氨,呼气常有尿味。晚期病人多由于胃黏膜糜烂或消化性溃疡,而发生上消化道出血。

(2)心血管系统表现:心血管病变是慢性肾衰竭病人的常见并发症和最主要死因。①高血压和左心室肥大:多数病人存在不同程度的高血压,高血压可引起左心室肥厚、心力衰竭、动脉硬化并加重肾损害。②心力衰竭:是尿毒症病人最常见的死亡原因,其原因主要与水钠潴留、高血压有关。③心包炎:其表现同一般心包炎,但心包积液多为血性,可能与毛细血管破裂有关。④动脉粥样硬化:与高血压、脂质代谢紊乱有关,动脉粥样硬化发展迅速,也是主要的致死因素。

(3)血液系统表现:①贫血:几乎所有病人均有轻至中度贫血,且多为正常细胞、正常色素性贫血。主要原因为肾脏产生促红细胞生成素减少,故称为肾性贫血,引起贫血的其他原因包括铁摄入不足、营养不良、慢性失血、叶酸缺乏、红细胞寿命缩短等。②出血倾向:可表现为皮下瘀斑、鼻出血及月经过多等,与血小板功能障碍、凝血因子减少等有关。

(4)呼吸系统表现:常表现为气促,若发生代谢性酸中毒,可表现为深而长的呼吸。心力衰竭时可发生肺水肿,部分病人发生尿毒症性胸膜炎或胸腔积液。

(5)神经、肌肉系统表现:神经系统异常包括中枢和周围神经病变。中枢神经系统异常称为尿毒症脑病,早期常有疲乏、失眠、注意力不集中等,后期出现性格改变、抑郁、记忆力下降、谵妄、幻觉及昏迷等。晚期病人常有周围神经病变,出现肢体麻木、疼痛、深反射消失。尿毒症时可出现肌肉震颤、痉挛、肌无力和肌肉萎缩等。

(6)皮肤表现:尿素随汗液在皮肤排出,可形成尿素霜,刺激皮肤引起瘙痒,有时难以忍受。皮肤瘙痒是慢性肾衰竭最常见症状之一,与继发性甲状旁腺功能亢进有关。尿毒症病人因贫血出现面色苍白或色素沉着异常呈黄褐色,为尿毒症病人特征性的面容。

(7)肾性骨营养不良症:简称肾性骨病,可出现纤维囊性骨炎、骨软化症、骨质疏松症和骨硬化症等,较少引起骨痛、行走不便等。其发生与活性维生素 D_3 不足、继发性甲状腺旁腺功能亢进等有关。

(8)内分泌失调:小儿性成熟延迟。成年女性病人性欲减退、闭经、不孕,男性病人性欲缺乏和阳痿。

(9)感染:感染是慢性肾衰竭主要死因之一,与机体免疫功能低下和白细胞功能异常等有关,以肺部、尿路和皮肤感染常见。

(三)心理 - 社会状况

慢性肾衰竭病人因病程漫长、预后不佳、治疗费用昂贵,尤其当需要进行长期透析或做肾移植手术时,病人及家属心理压力大,可出现抑郁、恐惧、悲观和绝望等心理。

(四)辅助检查

1. 血常规检查　红细胞计数下降,血红蛋白浓度降低,白细胞计数升高或降低,血小板正常或减少。

2. 尿液检查　夜尿增多,尿比重降低,严重者尿比重固定在 1.010~1.012。尿液中可有蛋白、红细胞、颗粒管型及蜡样管型等。蜡样管型对本病有诊断意义。

3. 血生化检查　血肌酐及血尿素氮增高,内生肌酐清除率降低。血浆清蛋白降低;血钙降低、血磷增高,血钠和血钾增高或降低;可有代谢性酸中毒等。

4. 影像学检查　B超、X线平片、CT 等可见双肾缩小。

(五)治疗要点

治疗原则是按照慢性肾衰竭的不同阶段(肾衰竭分期),选择不同的防治策略。具体措施包括:

1. 早期防治　治疗原发疾病,消除引起慢性肾衰竭恶化的可逆因素,如使用肾毒性药物、尿路梗阻、感染、心力衰竭等。

2. 营养治疗　给予低蛋白、低磷、热量充足的饮食,适当加用必需氨基酸,可避免负氮平衡。

3. 药物治疗　①控制高血压和肾小球内高压力:ACEI、ARB、钙通道阻滞剂、β受体拮抗剂等均可选用。②纠正贫血:应用重组人促红细胞生成素(EPO)治疗肾性贫血。治疗期间,同时补充铁剂、叶酸和B族维生素。③纠正酸中毒和水、电解质失调:如碳酸氢钠纠正代谢性酸中毒,碳酸钙补钙,降低血磷,骨化三醇治疗肾性骨病等。④其他对症治疗:口服氧化淀粉、活性炭制剂或大黄制剂促进肠道清除尿毒症毒素。

4. 替代治疗　尿毒症病人经药物治疗无效时,应及早行透析治疗,必要时行肾移植。

 知识窗

肾 移 植

1954年,美国外科医生J. Murray完成了世界上首例单卵孪生兄弟间的活体肾移植,开创了器官移植的先河。到目前,全世界已经有超过500 000例的肾衰竭病人通过肾移植延续了他们的生命。成功的肾移植可全面恢复肾脏功能(包括内分泌和代谢功能),已成为终末期肾衰竭病人首选的治疗手段。

肾移植可有尸体供肾或活体供肾,后者的近、远期效果均更好。肾移植应选择ABO血型和人类白细胞抗原(HLA)配型合适的供肾者,并需常规使用免疫抑制剂以抑制排斥反应。肾移植病人最主要的死亡原因是心血管并发症、继发感染和肿瘤等。肾移植受者术后1年的存活率为95%以上,5年的存活率为80%以上,10年的存活率为60%以上,远高于维持性血液透析或腹膜透析病人。

【常见护理诊断/问题】

1. 营养失调:低于机体需要量　与食欲减退、消化吸收功能紊乱、长期限制蛋白质摄入等因素有关。

2. 活动无耐力　与并发高血压、心力衰竭、贫血、水、电解质和酸碱平衡紊乱等因素有关。

3. 有皮肤完整性受损的危险　与皮肤水肿、瘙痒、凝血机制异常、机体抵抗力下降有关。

4. 有感染的危险　与机体免疫功能低下、白细胞功能异常、透析等有关。

5. 潜在并发症:水、电解质、酸碱平衡失调。

【护理目标】

病人能保持足够的营养物质的摄入,身体营养状况有所改善;活动耐力增强;水肿减轻或消退,瘙痒缓解,皮肤清洁完整;住院期间未发生感染;并发症得到有效防治。

【护理措施】

(一) 一般护理

1. 休息与活动　以休息为主,避免过度劳累。①症状不明显者,可适量活动,以不出现疲乏、心慌、气喘及头晕为度。②症状明显,应卧床休息,协助病人做好各项生活护理。③对长期卧床者,应指导或帮助其进行适当的床上活动,防止压疮。

2. 饮食护理　饮食治疗在慢性肾衰竭的治疗中具有重要意义。饮食原则是给予优质低蛋白质、高热量、高维生素、低磷、高钙及易消化饮食,尽量少摄入植物蛋白,主食最好采用麦淀粉。

(1) 蛋白质:慢性肾衰竭病人应限制蛋白质的摄入,且饮食中约50%以上的蛋白质应为优质蛋白,如鸡蛋、牛奶、瘦肉等。由于植物蛋白中含非必需氨基酸多,因此应尽量减少摄人,如花生、豆类及其制品。米、面中所含的植物蛋白也要设法去除,可部分采用麦淀粉做主食。非透析病人,蛋白质的具体摄入量应根据病人的肾小球滤过率(GFR)来调整,一般为$0.4\sim0.8g/(kg\cdot d)$。血液透析病人的蛋白质摄入量为$1.0\sim1.2g/(kg\cdot d)$。因腹膜透析会造成大量蛋白质丢失,故腹膜透析的病人蛋白质摄入量为$1.2\sim1.3g/(kg\cdot d)$。

(2)热量及维生素:供给病人充足的热量,减少体内蛋白质消耗,主要由碳水化合物和脂肪供给。非透析病人供应的热量,每日为$126\sim147kJ/kg(30\sim35kcal/kg)$;透析病人供应的热量,每日为$147kJ/kg(35kcal/kg)$。可选用热量高、蛋白质含量低的食物,如麦淀粉、藕粉、粉丝、薯类(甜薯、芋头、马铃薯)等。食物应富含 B 族维生素、维生素 C 和叶酸。

(3)钙和磷:病人钙的摄入量应达到 2000mg/d,除膳食中的钙以外,一般要补充钙制剂(如碳酸钙)和活性维生素 D_3。磷的摄入量应控制在 $600\sim800mg/d$ 以下,避免含磷高的食物,如全麦面包、动物内脏、干豆类、坚果类、奶粉、乳酪、蛋黄、巧克力

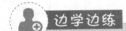

边学边练

实践 12 尿路感染和慢性肾衰竭病人的护理

等。烹调前先将食物浸泡、过沸水后捞出,可去除食物中的部分磷和钾。

3. 皮肤及口腔护理 指导病人勤换内衣、勤剪指(趾)甲,保护好水肿部位的皮肤。皮肤瘙痒时遵医嘱应用止痒剂,嘱病人切勿用力搔抓,以免被抓破或擦伤而引起皮肤感染。尿毒症病人口中常有尿素臭味,每日早晚用 3% 过氧化氢溶液冲洗口腔;进食后必须漱口,防止口腔及咽喉感染。

(二)病情观察

监测病人的生命体征、意识状态;准确记录 24 小时出入液量,每日定时测量体重,观察有无液体量过多的表现;有无各系统症状,如高血压脑病、心力衰竭等;有无电解质代谢紊乱和代谢性酸中毒表现;有无感染的征象,如体温升高、咳嗽、咳脓性痰、尿路刺激征及血白细胞计数增高等。

(三)治疗配合

1. 用药护理 遵医嘱用药,观察药物疗效及不良反应。

(1)降压药物:ACEI 和 ARB 可使血钾升高,并一过性升高血肌酐。若血肌酐大于 $264\mu mol/L$ 时谨慎使用,并严密观察血钾和血肌酐水平的变化。

(2)纠正贫血:应用重组人促红细胞生成素皮下注射时,要定期更换注射部位,注意观察病人有无头痛、高血压及癫痫发作等不良反应,每月定期监测血红蛋白。蔗糖铁属于静脉应用的铁剂,只能加入 0.9% 生理盐水静滴,第一次开始静滴时先给小剂量,备好心肺复苏设备。输血宜用新鲜血液,禁止输库存血。

(3)治疗肾性骨病:使用骨化三醇时,要随时监测血钙、血磷的浓度,防止内脏、皮下、关节、血管钙化和肾功能恶化。

(4)必需氨基酸疗法:必需氨基酸有口服制剂和静滴制剂。常用复方 α-酮酸片口服。若需静脉输入必需氨基酸,应注意控制输液速度。输液过程中若有恶心、呕吐应给予止吐剂,同时减慢输液速度。切勿在氨基酸液内加入其他药物,以免引起不良反应。

(5)抗生素:若病人合并感染,遵医嘱使用对肾无毒性或毒性低的抗生素。

2. 透析疗法 包括血液透析和腹膜透析。

(四)心理护理

护理人员应与病人及家属建立有效的沟通,鼓励家属理解并接受病人的改变,介绍本病

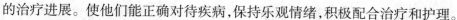

的治疗进展。使他们能正确对待疾病,保持乐观情绪,积极配合治疗和护理。

（五）健康指导

1. **疾病预防指导** 已有肾脏基础病变者,注意避免加速肾功能减退的各种因素,如血容量不足、肾毒性药物的使用、劳累、感染、尿路梗阻等。

2. **疾病知识指导** 向病人及家属讲解慢性肾衰竭的基本知识,使其理解本病虽然预后较差,但只要坚持积极治疗,可以延缓病情进展,提高生存质量。

3. **饮食指导** 教会病人在保证足够热量供给、限制蛋白质摄入的前提下,选择适合自己病情的食物品种及数量。限制水钠摄入和含钾量高的食物。

4. **病情监测指导** 指导病人准确记录每日的尿量和体重;每天定时测量血压;定期复查血常规、肾功能、血清电解质等;如出现气促加剧、严重水肿等,需及时就诊。

5. **治疗指导** 避免使用肾毒性药物;行血液透析者,应接种乙肝疫苗,并保护好动 - 静脉瘘管或中心静脉留置导管;行腹膜透析者保护好腹膜透析管道。

【护理评价】

病人的身体营养状况是否改善;活动耐力是否增强;水肿是否减轻或消退,瘙痒是否缓解,皮肤是否清洁完整;住院期间是否发生感染;并发症是否得到有效防治。

第七节 泌尿系统常用诊疗技术及护理

 学习目标

1. 具有医疗安全、团队合作的职业意识和认真负责的职业态度,尊重和关爱病人。
2. 掌握血液透析、腹膜透析的术前准备、术中配合与护理和术后护理。
3. 熟悉血液透析、腹膜透析的操作过程。
4. 了解血液透析、腹膜透析的适应证和禁忌证。
5. 学会向病人和家属解释操作的目的、操作过程及注意事项。

一、血液透析

血液透析(hemodialysis,HD)简称血透,是最常用的血液净化方法之一。血透是将病人血液与含一定化学成分的透析液分别引入透析器内半透膜的两侧,利用半透膜原理,通过溶质交换清除血液内的代谢废物、维持电解质和酸碱平衡,同时清除过多的液体。透析器又称为"人工肾",是血液透析溶质交换的场所。血液透析一般每周 3 次,每次 4~6 小时。血液透析时血液经血管通路(动脉端)进入体外循环,在血泵的推动下进入透析器(内含透析膜),与透析液发生溶质交换后再经血管通路(静脉端)回到体内(图 5-1)。

【适应证】

1. **急性肾损伤** 出现以下情况应尽快进行血液透析:心包炎、肺水肿、严重脑病、高钾血症、严重代谢性酸中毒、容量负荷过重且对利尿治疗无效者。

2. **慢性肾衰竭** 非糖尿病肾病 GFR<10ml/min,糖尿病肾病 GFR<15ml/min。如出现严重并发症,药物治疗未能有效控制者(如急性左心衰竭、顽固性高血压等),可提前开始透析。

3. **急性药物或毒物中毒** 如巴比妥类、砷、汞、有机磷、四氯化碳等中毒。

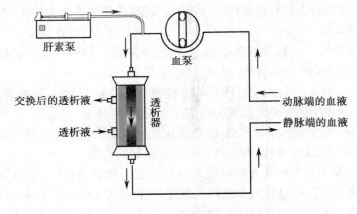

图 5-1 血液透析示意图

4. 其他疾病 如严重的水、电解质及酸碱平衡紊乱,常规治疗难以纠正者。

【禁忌证】

血液透析无绝对禁忌证。相对禁忌证有:颅内出血或颅内压升高、严重休克、心力衰竭、严重心律失常、活动性出血、极度衰弱病人以及精神病不合作者。

【血管通路的准备】

血管通路又称血液通路,即血液从人体内引出至透析器,进行透析后再返回到体内的通路。它是进行血液透析的必备条件,也是维持性血透病人的生命线。血管通路可分为临时性和永久性两类。临时性血管通路主要为中心静脉留置导管,永久性血管通路主要指自体动-静脉内瘘,少部分自体血管条件不好的病人,需要行移植血管内瘘。

1. 中心静脉留置导管 血液透析用的中心静脉导管有两个腔,动脉腔用于将血液引至透析器,静脉腔用于回血至病人体内。置管部位常选择颈内静脉、股静脉。血液透析病人中心静脉留置导管的护理:①保持局部皮肤清洁干燥,沐浴时避免导管出口处局部皮肤淋湿。②注意观察有无感染征象,如发热、置管部位红、肿、热、痛。③避免剧烈活动、牵拉等致导管脱出。④此静脉导管供透析专用,不可用于输液、输血、抽血等。

2. 自体动-静脉内瘘 是维持性血液透析病人最常用、最理想的血管通路。动-静脉内瘘成形术是指经外科手术将表浅毗邻的动脉和静脉(常用前臂的桡动脉和头静脉)做直接吻合,使静脉血管的血流量增加、管壁动脉化,形成皮下动静脉内瘘。内瘘成熟至少需要 1 个月,最好在术后 2~3 个月开始使用。自体动静脉内瘘的护理如下:

(1) 内瘘成形术前护理:慢性肾衰竭的病人在保守治疗期间,就应有意识地保护一侧上肢(多选择非惯用侧上肢)的静脉,避免静脉穿刺和输液,以备日后制作动静脉内瘘。

(2) 内瘘成形术后护理:抬高术侧的上肢至 30° 以上,以促进静脉回流,减轻肢体肿胀。术后 72 小时内密切观察内瘘处是否有震颤、手术部位有无出血或血肿、吻合口远端的循环情况。每 3 天换药 1 次,10~14 天拆线。

(3) 内瘘成形术后早期功能锻炼:目的是促进内瘘早日成熟。具体方法:内瘘术后第 7 天开始,每天做握拳运动或手握橡皮握力圈,每天 3~4 次,每次 10~15 分钟。

(4) 内瘘的保护:禁止在内瘘侧的肢体测量血压、抽血、静脉注射、输血或输液。避免内瘘侧肢体受压、负重、戴手表,勿穿紧袖的衣服。每天用手触摸内瘘的静脉端,若触及震颤,则提示内瘘通畅;若未触及震颤,需及时就诊。

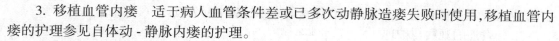

3. 移植血管内瘘 适于病人血管条件差或已多次动静脉造瘘失败时使用,移植血管内瘘的护理参见自体动 - 静脉内瘘的护理。

【操作前准备】

1. 病人准备

(1) 评估:测量体重、生命体征,检查出凝血时间、肾功能和电解质,选择合适的血管通路(如动 - 静脉内瘘或中心静脉留置导管)。

(2) 解释:对初次透析治疗的病人,向病人及家属解释血液透析的必要性,使其了解透析的目的、原理、过程、效果和可能出现的情况,以取得病人配合。

(3) 病人签署知情同意书。

(4) 病人指导:告知病人透析取仰卧位,而且病人动 - 静脉内瘘侧的肢体不能随意活动,以免穿刺针脱落。

(5) 术前用药:常用肝素,首次肝素剂量约为 0.3~0.5mg/kg,于透析前 10 分钟从瘘管的静脉端注入;或者透析开始时给予低分子肝素 60~80U/kg 一次性静脉注射。

2. 环境准备 透析室的环境必须达到国家相关规定要求,并保持安静、光线充足。

3. 用物准备 ①设备:如血液透析机、透析器、透析管路、穿刺针、体重秤、注射器、穿刺包、氧气瓶等。②药物:如透析液、肝素、急救药品和器械。

【操作过程与护理配合】

1. 操作过程 ①穿刺动 - 静脉内瘘或将中心静脉留置导管打开,接上透析器,将血液和透析液分别引入透析器中由半透膜隔开的血液区和透析液区。②透析开始时血液速度由慢到快,约需 15 分钟左右才能使血流量达到 200ml/min 以上。③血流量稳定后设定好各种报警阈值。

2. 透析中的护理 ①调整体位:因一次透析约需 4 小时,应定时帮助病人翻身,或将床头摇高或摇低,以增加舒适度。②透析液温度:维持在 38~40℃。③肝素用量:透析过程中,持续用肝素泵每小时追加 5~10mg,同时监测部分凝血活酶时间(APTT),以调整肝素用量。透析结束前 30~60 分钟停用肝素。若使用低分子肝素,透析过程中则无需追加剂量。④压力与流速:控制跨膜压(静脉压和透析液压的差值)不超过 300mmHg,透析液流速 500~600ml/min,血液流速 100~300ml/min。

3. 术中配合与护理 严密观察病人的意识状态及生命体征,密切观察血流量、静脉压及透析液颜色等。如发生分层、凝血,提示肝素用量不足,一般加大肝素剂量即可;透析液颜色变红说明发生了破膜,应立即停止透析并更换装置。准确记录透析时间、脱水量、肝素用量等。

【操作后护理】

1. 一般护理 透析结束后,对中心静脉留置导管或动 - 静脉内瘘进行消毒并包裹。透析结束后按压内瘘穿刺部位 10 分钟以上,以彻底止血,也可用弹力绷带加压包扎止血。对透析器进行清洁。测量生命体征、体重,并与透析前比较。留取血标本,查肾功能和电解质,了解透析效果。

2. 饮食护理 血液透析病人的营养问题直接影响病人的长期存活及生活质量的改善。蛋白质的摄入量为 1.0~1.2g/(kg·d),50% 以上为优质蛋白;能量的供给一般为 147kJ/(kg·d)〔35kcal/(kg·d)〕,其中脂肪供能占 35%~40%,其余由碳水化合物供给;限制钠、钾、磷的摄入,钠盐的摄入量一般控制在 2~3g/d;注意锌及多种维生素的补充。控制液体的摄入,两次透析之间,体重增长以不超过 5% 或者每日体重增加不超过 1kg 为宜。

3. 并发症的观察与护理

(1) 症状性低血压:是常见并发症之一。表现为恶心、呕吐、胸闷、面色苍白、出汗、意识障碍等。可能与脱水过多过快、心源性休克、过敏反应等有关。应立即减慢血流速度,通过透析管道补充生理盐水、清蛋白或血浆。对醋酸盐溶液不能耐受者改为碳酸氢盐透析液。

(2) 失衡综合征:可发生在透析结束前或透析后。表现为头痛、恶心、呕吐、血压升高、抽搐、昏迷等。应注意最初几次透析时间适当缩短,控制在 2~3 小时。发生失衡综合征时遵医嘱静注高渗糖、高渗盐水,必要时终止透析、静滴甘露醇等。

(3) 透析器反应:又称为首次使用综合征。常于第一次透析后 1 小时左右发生,病人畏寒不适、发热、头晕、头痛、恶心、呕吐,系内毒素进入体内所致。预防及处理措施:①严格无菌操作,做好透析前后器械及透析器的消毒。②出现透析器反应时,立即停止透析,并遵医嘱应用异丙嗪、地塞米松等。

(4) 出血:与应用肝素、血小板功能不良及高血压等有关。一旦发生,应立即协助医生处理。

二、腹膜透析

腹膜透析(peritoneal dialysis,PD)简称腹透,是利用人体内的腹膜作为自然半透膜,将适量透析液引入腹腔并停留一段时间,使腹膜毛细血管内的血液和透析液之间进行水和溶质交换,以清除体内代谢废物,纠正水、电解质和酸碱平衡紊乱。腹膜透析的方法较多,目前以双连袋可弃式"Y"形管道系统的持续性非卧床性腹膜透析(CAPD)在临床应用最广泛,适用于绝大多数病人。下面重点介绍 CAPD(图 5-2)。

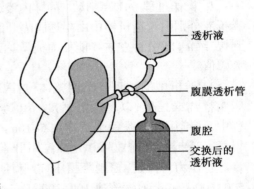

图 5-2　腹膜透析示意图

【适应证】

同血液透析。如有下列情况更适合腹膜透析:老年人、儿童、心血管功能不稳定、反复动静脉造瘘失败、凝血功能障碍及明显出血倾向。

【禁忌证】

腹膜炎、腹膜广泛粘连、腹部大手术不足 3 日、全身性血管疾病、腹腔巨大肿瘤、妊娠晚期、肠梗阻、肠麻痹及不合作者。

【腹透通路的准备】

腹腔插管的切口选择在旁正中线上,耻骨联合上 11~12cm 处,长 2~4cm。局部麻醉,切开皮肤,分离腹直肌到达腹膜,将壁腹膜切开;将透析用硅胶管的一端放入腹腔最低处的膀胱直肠凹陷内,缝合壁腹膜,另一端通过皮下隧道引出,接好钛接头和短管,用纱布和胶布固定好导管,腹带包扎腹部。

【操作前准备】

1. 病人准备　①评估:评估病人的健康状况、腹膜透析通路的情况。②解释:向病人说明腹膜透析的方法、目的、意义及注意事项,取得病人的合作。③病人签署知情同意书。④告知病人腹透时取仰卧位。⑤术前用药:必要时腹腔内给肝素或抗生素。

2. 环境准备　做好保护性隔离,透析前房间以紫外线照射 30 分钟,每日 3 次;用 0.1% 含氯制剂擦拭病人的床、桌等用物、地面;注意房间通风换气。

3. 用物准备　透析液(每袋 2000ml)、蓝夹子、碘附帽、专用秤、量杯、急救药品和器械。透析液要用干燥恒温箱干加热至 37℃。

【操作过程与护理配合】

1. 操作过程　打开透析管的包扎,乙醇消毒后与透析袋连接,抬高透析袋,使透析液在 10 分钟内流入腹腔,然后用蓝夹子夹紧管口。4~6 小时后将透析袋放在低于腹腔的位置,将腹腔内交换后的透析液引流入透析袋,更换透析袋。一般白天交换 3~4 次,夜间交换 1 次,夜间留腹 10~12 小时。

2. 透析护理　①连接各种管道前要严格消毒和无菌操作。②监测并记录病人的生命体征、体重及透析液每一次进出腹腔的时间、出入液量和颜色。③定期查肾功能、电解质及血糖,若出现异常,及时报告医生处理。

【操作后护理】

1. 一般护理　透析完毕,封闭透析管,以无菌敷料覆盖,每周更换 2 次。给予易消化、高热量、高维生素饮食。因腹膜透析会造成大量蛋白质丢失,故蛋白质摄入控制在 1.2~1.3g/(kg·d)为宜,其中 50% 以上为优质蛋白质。保护透析管及伤口不发生牵拉、扭曲、挤压、碰撞。

2. 并发症观察与护理

(1) 引流不畅:为常见并发症。主要为单向阻滞,即液体可进入,但流出不畅。处理方法:①鼓励病人走动,变换体位。②腹部按摩,使用泻药增强肠蠕动。③腹膜透析管内注入用生理盐水稀释的肝素或尿激酶,溶解堵塞的纤维块。④调整透析管的位置或重新置管。

(2) 腹膜炎:是腹膜透析的主要并发症,多由于在操作时接触污染、腹透管出口处或皮下隧道的感染引起,临床表现为发热、腹痛、透出液混浊等。处理方法:①及时留取透出液送常规检查和细菌、真菌培养。②用 2000ml 透析液连续腹腔冲洗 3~4 次。③腹膜透析液内加入抗生素及肝素,必要时全身应用抗生素。④若治疗后感染仍无法控制,应考虑拔除透析管。

(3) 腹痛:与透析液灌注或排出过快、透析管位置不合适、高渗透析液、温度过低、腹膜炎等有关。处理方法:应尽量去除上述诱因,在透析液中加入 1%~2% 的利多卡因 3~5ml,无效时减少透析次数或缩短留置时间。

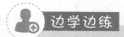

边学边练

实践 13　泌尿系统常用诊疗技术及护理

(4) 其他并发症:如脱水、低血压、腹腔出血、肠粘连等,遵医嘱给予相应处理。

(李士新)

 思考题

1. 孟先生,62 岁。因"水肿 1 年,加重 2 周"收入院。1 年前病人无明显原因出现晨起后轻微眼睑水肿,随后发现尿中泡沫增多,未予诊治。近 2 周来水肿明显加重,双下肢也出现水肿。病人紧张不安,来院就诊。护理体检:T 36.2℃,P 70 次 / 分,R 18 次 / 分,BP 150/90mmHg。精神欠佳,眼睑水肿。双肺呼吸音清,未闻及干湿性啰音。双肾区无叩击痛。双下肢重度水肿。实验室检查:血红蛋白 123g/L;尿蛋白(++),尿红细胞(+),24 小时尿蛋白定量 1.6g;血肌酐 96μmol/L,尿素氮 6.1mmol/L。B 超检查显示双肾大小正常,实质回声增强。

入院诊断为慢性肾炎、肾性高血压。

请问：

（1）该病人目前主要的护理诊断／问题有哪些？

（2）该病人目前的饮食该如何调整？

（3）病人应避免哪些加重肾损害的因素？

2. 郭女士，30岁，已婚。因"尿频、尿急、尿痛2天"收入院。病人于2天前过度劳累后出现明显的尿频、尿急、尿痛、发热，体温最高39.2℃，伴左侧腰背部酸痛，入院诊治。护理体检：T 38.5℃，P 96次／分，R 24次／分，BP 128/82mmHg。左肾区叩痛，左脊肋角压痛。血常规：白细胞 15.2×10^9/L，中性粒细胞86%。尿常规：蛋白(+)，红细胞8个/HP，白细胞(++++)。入院诊断考虑为急性肾盂肾炎。

请问：

（1）该病人最重要的护理诊断／问题是什么？应采取哪些护理措施？

（2）如何留取尿培养的尿液标本？

（3）如何为病人做好健康指导？

3. 杨女士，58岁。因"水肿6个月，加重伴喘憋5天"收入院。病人6个月前无明显诱因出现水肿，偶伴牙龈出血、鼻出血，未予诊治。5天前水肿加重，并出现喘憋、食欲缺乏，无恶心呕吐，尿量偏少。护理体检：T 36.8℃，P 92次／分，R 20次／分，BP 150/90mmHg。神志清，颜面水肿、面色苍白。心肺无异常。腹平软，无压痛，肝脾肋下未触及，移动性浊音阴性。双下肢凹陷性水肿。神经系统检查无异常。血常规：白细胞 5.9×10^9L，血红蛋白72g/L。血生化检查：血钾7.87mmol/L，碳酸氢根10.6mmol/L，尿素氮57.6mmol/L，肌酐 1050μmol/L。B超显示双肾体积变小。入院诊断为慢性肾衰竭（尿毒症期）、慢性肾小球肾炎、肾性贫血、高钾血症、代谢性酸中毒。

请问：

（1）该病人的主要护理诊断／问题有哪些？

（2）如何协助医生处理高钾血症？

（3）该病人应如何控制饮食？

第六章 血液系统疾病病人的护理

第一节 血液系统疾病病人常见症状体征的护理

学习目标

1. 具有关心、理解病人疾苦,主动为病人缓解不适的职业意识和态度。
2. 掌握血液系统疾病病人常见症状体征的护理评估要点和主要护理措施。
3. 熟悉血液系统疾病病人常见症状体征的主要护理诊断/问题。
4. 了解血液系统疾病病人常见症状体征的护理目标和护理评价。
5. 学会血液系统疾病病人常见症状体征的评估方法,能正确实施护理措施。

血液系统由血液和造血器官及组织所组成。血液由血浆及悬浮在其中的血细胞(红细胞、白细胞和血小板)组成。造血器官及组织包括骨髓、胸腺、肝脏、脾脏及淋巴结等。其中骨髓是人出生后主要的造血器官,由造血干细胞和造血微环境构成。造血干细胞是各种血细胞的起始细胞,具有不断自我更新、多向分化与增殖的能力。造血微环境对造血干细胞起调控、诱导和支持作用。成熟的红细胞具有结合与输送氧及二氧化碳的功能。白细胞具有变形、趋化、游走与吞噬等生理特性,是机体防御系统的重要组成部分。血小板则参与机体的止血与凝血过程,保持毛细血管内皮的完整性。血浆中含有多种物质如多种蛋白质、凝血因子、抗凝血因子、补体、抗体、酶、电解质、各种激素及营养物质。血液系统疾病(简称血液病)种类较多,包括红细胞疾病、白细胞疾病、出血性及血栓性疾病等。其共同特点多表现为外周血中的细胞和血浆成分的病理性改变,机体免疫功能低下,出、凝血机制的功能紊乱及骨髓、脾及淋巴结等造血组织和器官的结构和功能异常。

近年来,血液病在发病机制的阐明、诊断的确立、治疗策略的选择与制订、病情的监测、药物疗效的观察与评价以及治疗手段上达到更新的水平。在配合新技术及新疗法的实施过程中,血液病的专科护理水平也发展迅速,如饮食指导、心理护理、预防和控制感染、出血的护理、成分输血的护理、各种化疗药物的配制与应用等。护理水平的提高对控制疾病发展、减少病人痛苦、降低死亡率、延长生存期及改善生存质量发挥了重要作用。

血液系统疾病常见症状和体征有贫血、出血或出血倾向和发热。

一、贫血

贫血(anemia)是指单位容积外周血中血红蛋白(Hb)浓度、红细胞(RBC)计数和(或)血细胞比容(HCT)低于相同年龄、性别和地区正常范围下限的一种常见临床症状。其中以血红蛋白浓度降低最为重要。我国血液病专家认为在海平面地区,成年男性 Hb 低于 120g/L,成年女性(非妊娠)Hb 低于 110g/L,孕妇 Hb 低于 100g/L 就可诊断为贫血。

贫血按原因与发病机制可分为红细胞生成减少性贫血、红细胞破坏过多性贫血和失血性贫血;根据血红蛋白浓度分为轻、中、重及极重度贫血(表 6-1);根据红细胞形态特点分为大细胞性贫血、正常细胞性贫血及小细胞低色素性贫血(表 6-2);根据骨髓红系增生情况分为骨髓增生不良性贫血和骨髓增生性贫血。

表 6-1 贫血程度的划分标准

贫血程度	血红蛋白浓度(g/L)	临床表现
轻度	>90	症状轻微
中度	60~90	活动后感心悸气促
重度	30~59	静息状态下仍感心悸气促
极重度	<30	常并发贫血性心脏病

表 6-2 贫血的细胞形态学分类

类型	MCV(fl)	MCHC(%)	临床类型
大细胞性贫血	>100	32~35	巨幼细胞性贫血
正常细胞性贫血	80~100	32~35	再生障碍性贫血、急性失血性贫血、溶血性贫血
小细胞低色素性贫血	<80	<32	缺铁性贫血、铁粒幼细胞性贫血、珠蛋白生成障碍性贫血

【护理评估】

(一) 健康史

询问病人有无下列贫血的常见病因:①红细胞生成减少:常见于缺铁性贫血、巨幼细胞贫血、再生障碍性贫血及白血病等疾病。②红细胞破坏过多:常见于各种溶血性贫血,如遗传性球形红细胞增多症、红细胞葡萄糖 -6- 磷酸脱氢酶缺乏症、自身免疫性溶血性贫血及脾功能亢进症等疾病。③急、慢性失血:常见于消化性溃疡出血、痔出血、功能性子宫出血等疾病。

(二) 身体状况

贫血病人由于血红蛋白含量减少,血液携氧能力降低,引起全身各器官和组织缺氧与功能障碍,其临床表现与贫血发生发展的速度、贫血的严重程度、个体的代偿能力及其对缺氧的耐受性有关。

1. 一般表现 疲乏、困倦和软弱无力是贫血最常见和最早出现的症状;皮肤黏膜苍白是贫血最突出的体征,常为病人就诊的主要原因。一般以睑结膜、口唇、舌质、甲床及手掌等部位较明显。

2. 神经系统 因脑组织对缺氧很敏感,病人常出现头晕、头痛、耳鸣、眼花、失眠、多梦、记忆力减退及注意力不集中等症状,严重者可出现晕厥。

3. 呼吸系统 多见于中度以上贫血的病人,主要表现为呼吸加快以及不同程度的呼吸困难。

4. 循环系统 心悸、气短,活动后加重,是贫血病人心血管系统的主要表现。严重或长期贫血者,由于心脏超负荷工作而供血不足,会导致贫血性心脏病,表现为心率变化、心律失常、心脏扩大,甚至全心衰。

5. 消化系统 贫血时导致消化功能降低,出现食欲减退、腹胀、大便规律和性状的改变等。

6. 泌尿生殖系统 可出现血红蛋白尿、少尿、无尿、急性肾损伤等。女性可有月经失调或闭经,男性可表现为男性特征的减弱。

(三)心理 - 社会状况

由于缺血、缺氧引起的不适和乏力,影响学习和工作及社交活动,病人可产生烦躁、易怒等心理;原发于骨髓造血功能障碍所致的贫血,由于治疗难度大、费用高及预后不良,给病人及家属常带来严重的精神和经济负担。

(四)辅助检查

1. 血常规检查 血红蛋白及红细胞计数可以确定有无贫血及严重程度;血涂片检查可判断贫血的性质与类型;网织红细胞计数可反映骨髓红系增生情况和判断贫血的疗效。

2. 骨髓检查 是判断贫血病因的必要检查项目,可反映骨髓细胞的增生程度、细胞成分和形态变化等。包括骨髓细胞涂片分类和骨髓活检。

【常见护理诊断 / 问题】

1. 活动无耐力 与贫血导致机体组织缺氧有关。

2. 营养失调:低于机体需要量 与各种原因导致的造血物质摄入不足、消耗增加或丢失过多有关。

【护理目标】

病人的缺氧症状减轻或消失,日常活动耐力恢复正常;造血物质的缺乏得到纠正。

【护理措施】

(一)活动无耐力

1. 休息与活动 根据贫血的程度、发生的速度及原发疾病等情况,与病人共同制订休息与活动计划。轻度贫血者,应注意休息,避免过度劳累;中度贫血者,增加卧床休息时间,若病情允许,应鼓励病人生活自理,活动量以不加重症状为度。若脉搏≥100 次 / 分或出现明显心悸、气促时,应停止活动;重度贫血者,需卧床休息,采取舒适体位(如半坐卧位),做好生活护理,减少不必要的活动,以减轻心脏负荷及氧的消耗。改变体位时宜缓慢,避免体位性低血压致头晕或摔伤。

2. 给氧 严重贫血病人应予氧气吸入,以改善组织缺氧。

(二)营养失调:低于机体需要量

1. 饮食护理 给予高蛋白、高热量、丰富维生素及易消化食物。有造血原料缺乏者应做相应补充,以保证全面营养。

2. 输血或成分输血的护理 遵医嘱输全血或输浓缩红细胞,以缓解机体缺氧和减轻贫血症状。输血前,必须做好配型及查对工作;输血过程中应注意加强监测,控制输血速度,严重贫血者,输入速度应低于 1ml/(kg·h),以防止心脏负荷过重而诱发心力衰竭;及时发现和处理输血反应。

【护理评价】

病人的缺氧症状是否减轻或消失,日常活动耐力是否恢复正常;造血营养素的缺乏是否得到纠正。

二、出血或出血倾向

出血(bleeding,haemorrhage)或出血倾向(bleeding tendency)是指机体止血和凝血功能障碍引起的自发性出血或轻微创伤后出血不止的一种症状。血小板数目减少及其功能异常、毛细血管脆性或通透性增加、血浆中凝血因子缺乏以及循环血液中抗凝物质增加,均可导致出血。常见原因有:①血液系统疾病。②非血液系统疾病或某些急性传染病。③凝血功能障碍。

【护理评估】

(一)健康史

询问病人有无下列出血或出血倾向的常见原因:①血小板数量和(或)质量异常:如特发性血小板减少性紫癜、白血病、再生障碍性贫血、血小板无力症等。②血管壁异常:如遗传性出血性毛细血管扩张症、过敏性紫癜等。③凝血功能障碍:如血友病、严重肝病等。④某些传染病:如流行性脑脊髓膜炎、钩端螺旋体病、登革热以及肾综合征出血热等。⑤非血液系统疾病:如重症肝病、尿毒症等。⑥其他:如蛇毒咬伤、抗凝药或溶栓药过量、接触放射性物质和化学毒物等。

(二)身体状况

1. 出血部位 皮肤黏膜瘀点、紫癜及瘀斑,多见于血管性疾病及血小板异常;关节腔出血、软组织血肿和内脏出血等,多见于凝血机制异常;颅内出血最严重,多危及病人生命。

2. 出血程度 内脏出血量低于 500ml 为轻度出血,无明显症状;出血量达 500~1000ml 为中度出血,收缩压低于 90mmHg;出血量超过 1000ml 为重度出血,收缩压低于 60mmHg,心率每分钟 120 次以上。

3. 伴随症状 伴口腔黏膜血疱,提示血小板明显减少,是严重出血的征兆;伴呕血和黑粪者,提示消化道出血;突然出现视物模糊、呼吸急促、喷射性呕吐、颈项强直,甚至昏迷,提示颅内出血;伴贫血、肝脾淋巴结肿大及骨骼疼痛者,提示血液系统恶性肿瘤;伴头昏、乏力、心悸、心动过速、血压下降及大汗淋漓者,提示失血性休克。

(三)心理 - 社会状况

反复出血,尤其是大出血,病人可出现焦虑及恐惧等不良心理反应。慢性出血病人,因不易根治,易产生抑郁、悲观等不良心理反应。

(四)辅助检查

出血时间测定、凝血时间测定、血小板计数及束臂试验等检查有助于病因诊断。

【常见护理诊断/问题】

1. 有受伤的危险:出血 与止血、凝血机制障碍导致皮肤黏膜出血有关。

2. 恐惧 与反复出血尤其是大出血有关。

3. 潜在并发症:颅内出血。

【护理目标】

病人不发生出血或出血能被及时发现,并得到及时而有效的处理;病人恐惧程度减轻或消失,情绪稳定;并发症得到有效防治。

【护理措施】

(一)有受伤的危险:出血

1. 休息与活动 合理安排休息与活动,避免增加出血的危险或加重出血。若出血局限于皮肤黏膜且较轻微者,无需严格限制;若血小板计数低于 $50 \times 10^9/L$,应减少活动,增加卧床休息时间;严重出血或血小板计数低于 $20 \times 10^9/L$ 者,必须绝对卧床休息,协助病人做好各种生活护理。

2. 饮食护理 鼓励病人进食高蛋白、高维生素、易消化的软食或半流质,禁食过硬、粗糙及辛辣等刺激性食物。保持大便通畅,避免用力排便腹压骤增而诱发内脏出血,尤其颅内出血。便秘时可使用开塞露或缓泻剂。避免灌肠和测肛温等操作,以防刺破肠黏膜而引起出血。

3. 出血的预防及护理 重点在于避免人为的损伤而导致或加重出血。保持床单位平整,被褥衣着轻软;避免肢体的碰撞或外伤;勤剪指甲,避免搔抓皮肤;保持皮肤清洁,避免水温过高和用力擦洗皮肤;用软毛牙刷刷牙,忌用牙签剔牙,以防牙龈损伤;若牙龈出血时,可用凝血酶或 0.1% 肾上腺素棉球、明胶海绵贴敷牙龈或局部压迫止血;忌用手挖鼻痂,用液状石蜡滴鼻软化鼻痂,以防鼻出血;若鼻出血时,可用 0.1% 肾上腺素或凝血酶棉球填塞鼻腔并局部冷敷,后鼻腔出血不止时可用凡士林油纱条行后鼻腔填塞术。各项护理操作动作轻柔;尽可能减少注射次数;静脉输液时,避免用力拍打及揉擦局部,压脉带结扎不宜过紧、过久,选用小针头,拔针后适当延长按压时间,防止皮下出血。高热病人禁用乙醇或温水拭浴降温。

(二) 恐惧

加强与病人和家属的沟通,及时了解其需求与忧虑,给予必要的解释与疏导。向病人介绍治疗成功的病例,增强战胜疾病的信心,减轻恐惧感。当病人出血突然加重时,护士应保持镇静,迅速报告医生并配合做好止血、救治工作。及时清除血迹,安抚病人,避免引起紧张。

(三) 潜在并发症:颅内出血

密切观察病情变化,发现颅内出血征兆时,如头痛、视物模糊等,应立即报告医生,做好抢救配合。立即去枕平卧,头偏向一侧;保持呼吸道通畅,吸氧;体温 39℃ 以上时,头部置冰袋或戴冰帽;迅速建立 2 条静脉通道,遵医嘱给予脱水剂如 20% 甘露醇或 50% 葡萄糖等降低颅内压,同时进行成分输血;观察并记录生命体征、意识状态、瞳孔、尿量等变化。

【护理评价】

病人各部位的出血是否能被及时发现并得到处理,出血逐渐得到控制;病人恐惧感是否减轻或消失,情绪是否稳定;并发症是否得到有效防治。

三、发热

发热是指血液病病人由于成熟白细胞减少、白细胞功能缺陷、免疫抑制剂的应用以及贫血或营养不良等,使机体抵抗力下降,继发各种感染而发生的症状。具有持续时间长、热型不定、一般抗生素治疗效果不理想的特点。感染一般不易控制,是血液病病人常见的死亡原因之一。

【护理评估】

(一) 健康史

询问病人有无白血病、再生障碍性贫血、淋巴瘤及粒细胞缺乏症等病史;有无长期使用糖皮质激素及免疫抑制剂等药物;有无过度疲劳、受凉、进食不洁饮食、皮肤黏膜损伤、肛裂、感染性疾病接触史(如感冒等)、各种治疗与护理导管的放置(如导尿管、留置针)等诱发因素。

(二) 身体状况

1. 感染的部位及症状 发热是感染最常见的症状。感染部位以口腔、牙龈、咽峡最常见,其次是肺部感染、肛周炎及肛旁脓肿、皮肤或皮下软组织化脓性感染等,尿路感染以女性居多,严重时可发生败血症。

2. 伴随症状 / 体征 发热伴口腔黏膜溃疡或糜烂者,提示口腔炎;伴咽部充血、扁桃体肿大者提示细菌性咽 - 扁桃体炎;伴咳嗽、咳痰,肺部干湿啰音提示呼吸道感染;伴尿频、尿急和尿痛提示泌尿系感染;伴寒战、高热者多提示菌血症、败血症;伴肝、脾及淋巴结肿大者多提示白血病。

(三) 心理 - 社会状况
反复发热及治疗效果不佳,常使病人产生忧郁和焦虑心理。

(四) 辅助检查
外周血象检查及骨髓象检查有助于血液病病因的诊断。不同感染部位分泌物、渗出物或排泄物培养加药敏试验有助于明确致病菌。

【常见护理诊断 / 问题】
体温过高 与感染有关。

【护理目标】
病人体温恢复正常。

【护理措施】

1. 休息 卧床休息,协助病人采取舒适的体位,减少机体的消耗,必要时可吸氧。

2. 饮食护理 鼓励病人进食高蛋白、高热量、丰富维生素及易消化的食物,以补充机体的需要,增强机体抵抗力。鼓励病人多饮水,每日至少 2000ml 以上。必要时遵医嘱静脉输液,维持水和电解质平衡。对重症贫血和慢性心力衰竭病人,需限制液体输入量,并严格控制输液速度。

3. 降温 高热病人给予物理降温,有出血倾向者禁用乙醇擦浴,以免局部血管扩张而进一步加重出血。必要时遵医嘱应用药物降温,慎用解热镇痛药,因其可影响血小板数量及功能,诱发出血。

4. 口腔护理 餐前、餐后、睡前及晨起时,可用生理盐水、1% 过氧化氢、3% 碳酸氢钠或复方硼酸溶液交替漱口,口腔黏膜溃疡于漱口后可涂擦冰硼散或锡类散等;真菌感染时,可用 2.5% 制霉菌素液含漱或涂擦克霉唑甘油。

5. 皮肤护理 病人宜穿着透气的棉质内衣,勤洗澡勤换内衣。高热病人应及时擦洗和更换汗湿的衣裤及被褥,保持皮肤清洁。长期卧床者,应每日温水擦浴,按摩受压部位,协助其翻身,预防压疮。勤剪指甲,以免抓伤皮肤。

6. 肛周皮肤及会阴部护理 睡前及便后应洗净肛周皮肤,用 1∶5000 高锰酸钾溶液坐浴,每次 15 分钟以上,以防局部感染;女性病人每日清洗会阴 2 次,经期要增加清洗次数。

7. 预防感染 保持室温在 20~24℃,湿度 55%~60%,经常通风换气,定期进行空气消毒,用消毒液擦拭家具和地面。谢绝探视,以防止交叉感染。外出时应根据气候变化及时调整衣着,预防呼吸道感染。若病人白细胞数低于 1×10^9/L,中性粒细胞低于 0.5×10^9/L 时,应实行保护性隔离。

【护理评价】
病人体温是否下降或恢复正常。

(朱启华)

第二节 贫血病人的护理

学习目标

1. 具有认真负责的工作态度,尊重和关爱病人,给予病人人文关怀。
2. 掌握贫血病人的身心状况及主要护理措施。
3. 熟悉贫血的辅助检查、治疗要点及病人的常见护理诊断/问题。
4. 了解贫血的病因、铁的代谢及病人的护理目标和护理评价。
5. 学会对缺铁性贫血病人进行饮食指导,对贫血病人进行药物治疗的疗效观察。

工作情景与任务

导入情景:

　　张阿姨,42 岁。在郊区一家鞋厂上班,近 1 个月来自觉全身乏力、头晕、心慌、气短,刷牙时牙龈出血,到医院就诊。护理体检:面色苍白,肝、脾不大。血常规检查显示:血红蛋白 65g/L,白细胞 2.0×10^9/L,血小板 50×10^9/L,网织红细胞低于正常。为明确诊断,收入院。医嘱:骨髓穿刺术。

工作任务:

1. 做好骨髓穿刺术的术前准备。
2. 监测病人病情变化。
3. 指导病人预防感染和出血。

一、缺铁性贫血

　　缺铁性贫血(iron deficiency anemia,IDA)是体内贮存铁缺乏,使血红蛋白合成减少,导致红细胞生成障碍所引起的一种小细胞、低色素性贫血。缺铁性贫血是最常见的贫血,生长发育期的儿童和育龄妇女发病率较高。

　　缺铁性贫血的常见病因有:①需铁量增加而铁摄入不足:多见于婴幼儿、青少年、妊娠和哺乳期妇女,是妇女儿童缺铁性贫血的主要原因。②铁吸收障碍:常见于胃大部切除术后、慢性胃肠道疾病等。③铁丢失过多:慢性失血是成人缺铁性贫血最常见和最重要的病因。

　　【铁的代谢】

　　1. 铁的分布　正常成人男性体内含铁量约 50~55mg/kg,女性约 35~40mg/kg,其中血红蛋白铁约占 67%,贮存铁 29%(包括铁蛋白和含铁血黄素),其余 4% 为组织铁,存在于肌红蛋白、转铁蛋白及细胞内某些酶类中。

　　2. 铁的来源和吸收　正常成人每天造血约需 20~25mg 铁,主要来自体内衰老红细胞破坏后释放的铁,每天还需从食物中摄取铁约 1~2mg。食物中的铁以三价铁为主,在胃酸及还原剂(如维生素 C)的作用下还原成二价铁才易被吸收。铁的主要吸收部位在十二指肠及空肠上段。

3. 铁的转运和利用　经肠黏膜吸收入血的二价铁被铜蓝蛋白氧化成三价铁,与转铁蛋白结合成为血清铁,血清铁还原成二价铁参与血红蛋白的生成。

4. 铁的贮存及排泄　多余的铁以铁蛋白和含铁血黄素形式贮存于肝、脾、骨髓等器官的单核巨噬细胞系统。正常人每日排铁不超过 1mg,主要由粪便排泄。育龄妇女还会通过月经、妊娠、哺乳而丢失。

【护理评估】

(一) 健康史

询问病人有无慢性失血,如消化性溃疡出血、胃肠道肿瘤出血、痔出血、月经过多等病史;有无慢性胃肠道疾病,如长期不明原因腹泻、慢性肠炎、Crohn 病等和胃肠手术病史;有无铁的需要量增加而摄入不足的情况,对儿童、育龄妇女等尚需了解其饮食习惯及饮食状况。

(二) 身体状况

1. 一般贫血共有的表现　如皮肤黏膜苍白、乏力、易倦、头晕、头痛、耳鸣、眼花、心悸、气短等。

2. 缺铁性贫血的特殊表现

(1) 组织缺铁表现:皮肤干燥、角化、萎缩、无光泽、毛发干枯易脱落,指(趾)甲变平、不光整及脆薄易裂,甚至凹下呈勺状(匙状甲);黏膜损害表现为口角炎、舌炎、舌乳头萎缩,可有食欲减退、腹胀及恶心,严重者发生吞咽困难。

(2) 神经、精神系统异常:儿童较为明显,如烦躁、好动、易激惹、注意力不易集中、发育迟缓、体力下降等。少数病人可有异食癖,有喜吃生米、泥土、石子等表现。约 1/3 病人可发生末梢神经炎或神经痛,严重者可出现智能发育障碍等。

3. 缺铁原发病的表现　如消化性溃疡、慢性胃炎、胃肠道肿瘤、痔疮及功能性子宫出血等疾病相应的临床表现。

(三) 心理 - 社会状况

由于缺铁、缺氧引起的不适和活动无耐力,致使病人自觉工作能力和生活能力降低而忧虑不安,容易出现激动、焦虑和烦躁等不良心理反应。

(四) 辅助检查

1. 血象　呈小细胞低色素性贫血。血红蛋白减少较红细胞减少更为明显。血涂片中可见成熟红细胞体积小,中央淡染区扩大。网织红细胞计数正常或轻度升高。白细胞和血小板计数多正常。

2. 骨髓象　红系增生活跃或明显活跃,以中、晚幼红细胞为主,其体积小、核染色质致密、胞质少、有血红蛋白形成不良的表现,即"核老浆幼"现象。

3. 铁代谢的生化检查　血清铁低于 $8.95\mu mol/L$;血清总铁结合力大于 $64.44\mu mol/L$。血清铁蛋白低于 $12\mu g/L$,是早期诊断贮存铁缺乏的一个常用指标。骨髓铁染色反映单核 - 吞噬细胞系统中的贮存铁,可作为诊断缺铁的金指标。血清可溶性转铁蛋白受体(sTfR)测定是迄今反映缺铁性红细胞生成的最佳指标。

(五) 治疗要点

1. 病因治疗　是根治缺铁性贫血的关键。包括积极治疗原发病,改变不合理的饮食结构与方式,预防性增加含铁丰富的食物或铁强化食物。

2. **补铁治疗** 首选口服铁剂,常用药物有硫酸亚铁、右旋糖酐铁及富马酸亚铁等。多糖铁复合物(力蜚能)和琥珀酸亚铁(速力菲)为新型口服铁剂,目前临床上应用日趋普遍。有下列情况者可用注射铁剂治疗:①口服铁剂后,胃肠道反应严重而无法耐受者。②消化道疾病导致铁吸收障碍者。③病情要求迅速纠正贫血(如妊娠后期、急性大出血)者。右旋糖酐铁是最常用的注射铁剂。

【常见护理诊断/问题】

1. 营养失调:低于机体需要量 与铁摄入不足、吸收不良、需要量增加或丢失过多有关。
2. 活动无耐力 与贫血导致组织缺氧有关。
3. 口腔黏膜受损 与贫血导致营养素缺乏有关。
4. 知识缺乏:缺乏缺铁性贫血有关防治方面的知识。
5. 潜在并发症:贫血性心脏病。

【护理目标】

病人缺铁状况得到纠正,营养失调改善;病人的日常活动耐力恢复正常;黏膜损害得到修复;能描述引起缺铁的原因和预防措施;并发症得到有效防治。

【护理措施】

除按贫血的一般护理外,还应注意以下护理措施:

(一)饮食护理

指导病人保持均衡饮食,避免偏食和挑食;鼓励病人多吃含铁丰富且吸收率较高的食物,如瘦肉、动物血、肝脏、蛋黄、海带、黑木耳等;增加富含维生素C的蔬菜和水果,促进铁的吸收。

(二)病情观察

评估原发病及贫血的症状和体征;了解饮食疗法、药物应用的状况及不良反应;定期监测红细胞计数、血红蛋白浓度、网织红细胞计数及铁代谢有关指标的变化。

(三)用药护理

1. 口服铁剂 ①最常见的不良反应是恶心、呕吐、胃部不适和黑粪等胃肠道反应,故应嘱病人餐后或餐中服用。②避免与牛奶、浓茶及咖啡等同服,因茶中鞣酸与铁结合成不易吸收的物质,牛奶含磷较高,影响铁的吸收;避免同时服用抗酸药(碳酸钙和硫酸镁)及 H_2 受体拮抗剂。③为促进铁的吸收,可服用维生素C、乳酸或稀盐酸等酸性药物或食物。④口服液体铁剂时要用吸管,避免牙染黑。⑤服铁剂期间,粪便颜色会变黑,此为铁与肠内硫化氢作用而生成黑色硫化铁所致,应做好解释。⑥铁剂治疗有效者,于用药后1周左右,网织红细胞数开始上升;2周左右,血红蛋白开始升高,一般2个月左右恢复正常。为进一步补足体内贮存铁,在血红蛋白恢复正常后,仍需继续服用铁剂至少4~6个月。

2. 注射铁剂 ①注射铁剂的不良反应有:注射局部肿痛、硬结形成、皮肤发黑和过敏反应。过敏反应常表现为面色潮红、头痛、肌肉关节痛和荨麻疹,严重者可出现过敏性休克。②首次给药须用0.5ml的试验剂量进行深部肌内注射,同时备肾上腺素,做好急救准备。若1小时后无过敏反应,即可遵医嘱给予常规剂量治疗。③避免局部疼痛和硬结形成,应采取深部肌内注射,并经常更换注射部位。④为避免药液溢出而引起皮肤染色,不要在皮肤暴露部位注射;抽取药液后,更换注射针头;可采用"Z"形注射法或留空气注射法。

(四)心理护理

向病人及家属介绍本病的有关知识,解释缺铁性贫血是完全可以治愈的,且治愈后对身体无不良影响,说明缺铁性贫血可能出现的一些神经系统症状,并且这些症状是暂时的,在消除病因积极治疗后,会很快消失,以解除病人的心理压力。

(五)健康指导

1. 疾病知识指导　介绍缺铁性贫血的相关知识,特别是对易患人群进行预防缺铁的卫生知识教育。提高病人和家属对疾病的认识,从而积极配合治疗与护理;积极防治原发病,如消化性溃疡、月经过多及钩虫病等慢性失血性疾病。

2. 饮食指导　提倡均衡饮食,荤素结合,保证足够的热量、蛋白质、维生素及相关营养素的摄入。指导病人及家属选择含铁丰富的食物,改变不良的饮食习惯,做到不偏食,不挑食。生长发育期的青少年、月经期、妊娠期与哺乳期的女性,应增加含铁食物的补充,必要时可考虑预防性补充铁剂。

3. 病情监测指导　监测内容包括原发病的症状、贫血的一般症状及缺铁性贫血的特殊表现,静息状态下呼吸与心率变化、能否平卧、有无水肿及尿量变化等。一旦出现病情加重,应及时就医。

【护理评价】

病人缺铁状况是否得到纠正,营养失调改善;病人的日常活动耐力有无恢复正常;黏膜损害是否得到修复;能否描述引起缺铁的原因和预防措施;并发症是否得到有效防治。

二、再生障碍性贫血

再生障碍性贫血(aplastic anemia,AA)简称再障,是一种可能由不同病因和机制引起的骨髓造血功能衰竭症。主要表现为骨髓造血功能低下、全血细胞减少和贫血、出血、感染综合征。在我国再障的年发病率为 0.74/10 万人,可发生于各年龄段,老年人发病率较高,男、女发病率无明显差别。根据病人的病情、血象、骨髓象及预后,通常将该病分为重型再生障碍性贫血(SAA)和非重型再生障碍性贫血(NSAA)。

再障的病因不明确,可能与病毒感染、化学因素、物理因素及遗传因素等有关。再障发病机制尚未完全阐明,包括原发和继发性造血干祖细胞的缺陷("种子"学说)、造血微环境异常("土壤"学说)及免疫异常("虫子"学说)三种学说。

【护理评估】

(一)健康史

询问病人近期有无感染病毒性疾病,特别是各型肝炎;是否使用过对骨髓有明显抑制作用的药物,如氯霉素、抗肿瘤药物、磺胺类药物等;详细了解病人的职业、居住和工作环境,是否长期接触苯及其衍生物(如油漆、塑料、染料等);是否长期接触 X 射线及放射性核素等。

(二)身体状况

再障主要临床表现为进行性贫血、出血及感染,肝、脾及淋巴结多无肿大。

1. 重型再生障碍性贫血　起病急,进展快,病情重。早期即可出现出血和感染,贫血多呈进行性加重。常见口腔、牙龈、鼻腔黏膜及皮肤广泛出血;内脏出血以呼吸道及消化道出血常见,重者可发生颅内出血,常危及病人生命。感染以呼吸道感染最常见,致病菌以革兰阴性杆菌、金黄色葡萄球菌和真菌为主,常合并败血症。如不经治疗,多在 6~12 个月内死亡。

2. 非重型再生障碍性贫血　起病和进展较缓慢,以进行性贫血为主要表现。出血和感

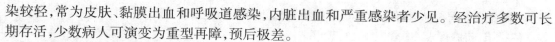

染较轻,常为皮肤、黏膜出血和呼吸道感染,内脏出血和严重感染者少见。经治疗多数可长期存活,少数病人可演变为重型再障,预后极差。

(三)心理-社会状况

重型再障因起病急、病情重及预后差,常使病人产生恐惧、紧张、情绪低落,甚至绝望等;女性病人由于使用雄激素引起男性化而烦恼。骨髓移植所需的高额医疗费用,使病人和家属产生巨大经济负担。

(四)辅助检查

1. 血象 呈全血细胞减少,属于正细胞正色素性贫血。网织红细胞绝对值降低。

2. 骨髓象 为确诊再障的主要依据。重型再障多部位骨髓增生重度减低,红系、粒系及巨核细胞显著减少,淋巴细胞和非造血细胞比例明显增高;非重型再障多部位骨髓增生减低,可见较多脂肪滴,粒、红系及巨核细胞减少,淋巴细胞、浆细胞及网状细胞比例增高。

(五)治疗要点

再障治疗原则是支持、对症治疗和针对不同发病机制的治疗。

1. 支持和对症治疗 ①保护措施:杜绝接触各类可能导致骨髓损伤或抑制的危险因素,禁用对骨髓有抑制的药物;注意饮食及环境卫生,重型再障需要保护性隔离,以预防感染;防止外伤及剧烈活动,避免出血。②纠正贫血:通常认为血红蛋白低于60g/L伴明显缺氧症状者,可输注浓缩红细胞,但需防止输注过多。③控制出血:根据病人出血情况选用不同的止血方法或药物。出血严重可输浓缩血小板或新鲜冷冻血浆。④控制感染:发生感染时,应早期使用强力抗生素,以防止感染扩散,必要时可输注白细胞混悬液。

2. 针对不同发病机制的治疗 ①免疫抑制疗法:包括抗胸腺细胞球蛋白或抗淋巴细胞球蛋白和环孢素,其中抗胸腺细胞球蛋白联合环孢素是目前治疗重型再障的一线方案。②促进骨髓造血:雄激素为目前治疗非重型再障的常用药;造血生长因子主要用于重型再障。③造血干细胞移植:主要用于重型再障,最佳移植对象是年龄40岁以下、无感染及其他并发症。

【常见护理诊断/问题】

1. 活动无耐力 与红细胞减少导致组织缺氧有关。
2. 有感染的危险 与粒细胞减少有关。
3. 有受伤的危险:出血 与血小板减少有关。
4. 悲伤 与疗效差、反复住院及经济负担重有关。
5. 知识缺乏:缺乏有关再障治疗及预防感染和出血的知识。

【护理目标】

病人的活动耐力恢复正常;无感染发生,或感染能够得到有效的控制;出血减轻或缓解;悲伤感减轻或消失,情绪稳定;能描述再障治疗及预防感染和出血的知识。

【护理措施】

(一)一般护理

贫血、出血及发热的护理,详见本章第一节"血液系统疾病病人常见症状体征的护理"。

(二)病情观察

监测体温,若体温升高多提示有感染存在,应仔细寻找感染灶;正确采集血、尿、痰等标本做细菌培养及药敏试验,找出致病菌。观察病人面色、呼吸、脉搏、心率及心律的变化,以判断贫血的严重程度;观察病人皮肤黏膜有无新增出血点及内脏出血的表现,一旦发生意识障碍、瞳孔改变等颅内出血征象,应立即报告医生并配合抢救。

(三) 用药护理

1. 免疫抑制剂 ①抗胸腺细胞球蛋白和抗淋巴细胞球蛋白:用药前需做过敏试验;用药过程中用糖皮质激素防治过敏反应;静脉输入抗胸腺细胞球蛋白时不宜过快,每日剂量应维持静脉滴注 12~16 小时;密切观察治疗过程中有无超敏反应、出血加重、血清病(如猩红热样皮疹、发热、关节痛)及继发感染等。②环孢素:配合医生监测病人的血象、骨髓象及 T 细胞免疫等恢复情况,血药浓度及药物不良反应(如肝、肾功能损害、牙龈增生及消化道反应)等,以调整用药剂量和疗程。

2. 雄激素 ①常见不良反应有男性化作用,如痤疮、毛发增多、女病人停经或男性化等,用药前应向病人说明,以消除顾虑;长期应用可损害肝脏,用药期间应定期检查肝功能。②丙酸睾酮为油剂,不易吸收,注射局部常可形成硬块,甚至发生无菌性坏死。故注射时取长针头做深部缓慢分层肌内注射,经常更换注射部位。若发现局部硬结,应及时处理,如局部理疗。

药物治疗有效者,于 1 个月左右,网织红细胞开始上升,随之血红蛋白升高,经 3 个月后红细胞开始上升,而血小板上升需要较长时间。因此定期监测血象,以了解血红蛋白、红细胞计数、网织红细胞计数的变化。

(四) 心理护理

关心和尊重病人,与病人及其家属建立相互信任的良好关系,注意观察病人的情绪反应及行为表现,鼓励其表达内心感受并给予有效的心理疏导。耐心解释病情,认真而坦诚地回答病人的询问,解释雄激素类药物应用的目的及主要不良反应,说明随药物剂量减少,不良反应会逐渐消失,以消除病人顾虑。介绍治疗成功的案例,使病人树立治疗信心,帮助病人认识到心境平和、精神乐观,有助于病情的好转。若病情允许,可适当进行户外活动,增强适应外界的能力。鼓励病人与亲人、病友多交谈,争取社会支持系统的帮助,以减少孤独感,增强康复的信心,积极配合治疗。

(五) 健康指导

1. 疾病知识指导 向病人及家属介绍再障的病因、表现及目前主要的诊疗方法,增强病人及家属信心,积极主动地配合治疗和护理。要提高防护意识,避免或减少接触与再障发病相关的药物和理化物质。加强锻炼,增强体质,预防感染。

2. 生活指导 向病人说明充足休息、睡眠以及合理膳食对疾病康复的重要意义。养成良好的卫生习惯,加强个人防护,避免感染和加重出血。

3. 心理指导 告知病人恐惧、紧张、抑郁、甚至绝望等负性情绪可影响治疗效果及预后。要学会自我调整,学会倾诉。家属要理解和支持病人,必要时请专业人士给予帮助。

4. 用药与随访指导 嘱病人在医生指导下按时、按量、按疗程用药,不可自行更改或停止用药。定期复查血象,以便了解病情变化及疗效。

【护理评价】

病人的活动耐力是否恢复正常;有无感染发生,或感染是否得到有效的控制;出血有无减轻或缓解;悲伤感是否减轻或消失,情绪稳定;能否描述再障治疗及预防感染和出血的知识。

(朱启华)

第三节 出血性疾病病人的护理

 学习目标

1. 具有高度的责任感、团队合作意识和沉着冷静的心理素质。
2. 掌握出血性疾病病人的护理评估要点和主要护理措施。
3. 熟悉出血性疾病病人的主要护理诊断/问题。
4. 学会指导病人对出血征象的自我监测,协助医生做好重症出血的抢救配合。

一、特发性血小板减少性紫癜

特发性血小板减少性紫癜(idiopathic thrombocytopenic purpua,ITP),又称原发性免疫性血小板减少症(immune thrombocytopenia,ITP),是一种复杂的多种机制共同参与的获得性自身免疫性疾病。因血小板受到免疫性破坏和血小板生成受抑制,出现血小板减少,伴或不伴皮肤黏膜出血。ITP 的发病率约为(5~10)/10 万,其中半数以上是儿童,男女发病率相近,育龄期女性发病率高于同年龄段男性。本病病因未明,目前认为与感染、免疫因素、肝、脾与骨髓作用及雌激素水平增高等有关。

【护理评估】

(一)健康史

询问病人起病前 1~2 周有无呼吸道感染史;有无应用对血小板有影响的药物;女性病人的月经情况等。

(二)身体状况

主要表现为出血倾向。成人 ITP 一般起病隐匿,多数出血较轻且局限,但易反复发生。常表现为皮肤、黏膜出血,如瘀点、紫癜、瘀斑及外伤后出血不止等,严重内脏出血较少见。但女病人月经过多较常见,甚至是部分病人唯一的临床症状,长期月经过多可出现失血性贫血。病情恶化时,可出现广泛、严重的皮肤黏膜及内脏出血。

(三)心理 - 社会状况

反复广泛出血或出血不止,病人易出现紧张、恐惧心理;随着病情迁延,病人常出现烦躁易怒、悲观、抑郁等心理状态。

(四)辅助检查

1. 血象　血小板计数减少、平均体积偏大,血小板的功能一般正常。

2. 骨髓象　骨髓巨核细胞正常或增加,但有血小板形成的巨核细胞显著减少,巨核细胞发育成熟障碍。

(五)治疗要点

治疗原则为控制出血,减少血小板破坏及提高血小板数量。药物治疗首选糖皮质激素,必要时行脾脏切除术或免疫抑制剂治疗。危重病人可输注血小板悬液、丙种球蛋白和大剂量甲泼尼龙。

【常见护理诊断/问题】

1. 有受伤的危险:出血　与血小板减少有关。

2. 有感染的危险　与糖皮质激素及免疫抑制剂治疗有关。

3. 恐惧　与血小板过低，随时有出血的危险有关。

4. 潜在并发症：颅内出血。

【护理措施】

(一) 一般护理

血小板计数 >50×10^9/L 时，可适当活动，避免外伤；血小板计数 <50×10^9/L 时，应减少活动，增加卧床休息时间；血小板计数 <20×10^9/L 时，应卧床休息。选用清淡、少刺激、易消化的流质、半流质或普食。

(二) 病情观察

观察出血部位、范围和出血量，及时发现新的出血病灶或内脏出血征象。监测血小板计数变化，一旦血小板计数 <10×10^9/L，出血严重而广泛，疑有或已发生颅内出血者，要及时通知医生并协助处理。

(三) 用药护理

长期使用糖皮质激素会引起身体外形的变化、胃肠道反应或出血、诱发感染、骨质疏松及高血压等，嘱病人餐后服药、自我监测粪便颜色、预防各种感染、监测骨密度及血压等。长春新碱可引起骨髓造血功能抑制、末梢神经炎，环磷酰胺可致出血性膀胱炎，用药期间应注意观察。使用免疫抑制剂、大剂量丙种球蛋白时，易出现恶心、头痛、寒战及发热等，应减慢滴速，保护局部血管，预防和及时处理静脉炎。

(四) 心理护理

安慰病人静心休养，稳定情绪。加强与病人和家属有效沟通。告知病人因药物的不良反应所带来的身体不适，可随着停药逐渐消失，消除病人顾虑，缓解其心理压力，树立战胜疾病的信心，积极配合治疗与护理。

(五) 健康指导

1. 疾病知识指导　向病人介绍本病的有关知识，指导病人避免人为损伤而诱发或加重出血；教会病人和家属识别出血征象，一旦发现严重的皮肤黏膜出血或内脏出血，应及时就诊。

2. 用药指导　告知病人遵医嘱按时、按量、按疗程服药，不可自行减量或停药，用药期间注意监测血压、尿糖、血象等。嘱病人避免服用阿司匹林等影响血小板功能的药物。

3. 生活指导　注意保暖，避免感冒。缓解期，积极锻炼身体，增强机体抵抗力。告知病人睡眠充足、情绪稳定和大小便通畅，是预防颅内出血的有效措施。

二、过敏性紫癜

过敏性紫癜(allergic purpura)是一种常见的血管变态反应性疾病。因机体对某些致敏物质产生变态反应，导致毛细血管脆性及通透性增加，血液外渗，引起皮肤、黏膜及某些器官出血。主要表现为皮肤紫癜、腹痛、便血、关节痛、血尿、荨麻疹等，多为自限性。本病多见于青少年，春秋季多发。目前认为本病是免疫因素介导的一种全身血管炎症，与感染、食物和药物等致敏因素有关。

【护理评估】

(一) 健康史

询问病人起病前有无细菌、病毒和寄生虫感染史；有无食物，如鱼、虾、蟹、蛋、鸡、牛奶等

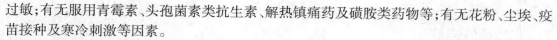

过敏;有无服用青霉素、头孢菌素类抗生素、解热镇痛药及磺胺类药物等;有无花粉、尘埃、疫苗接种及寒冷刺激等因素。

(二)身体状况

多数病人起病前 1~3 周有全身不适、低热、乏力及上呼吸道感染等前驱症状,之后出现典型临床表现。

1. 单纯型(紫癜型) 最常见的临床类型。主要表现为皮肤紫癜,局限于四肢,尤其是下肢及臀部。紫癜呈对称分布、分批出现、大小不等,初呈深红色,压之不褪色,数日内渐变成黄褐色、淡黄色,经 1~2 周逐渐消退。

2. 腹型 最具潜在危险和最易误诊的临床类型。除皮肤紫癜外,腹痛是最常见的症状,呈阵发性绞痛,多位于脐周、下腹或全腹,伴恶心、呕吐、呕血、腹泻、便血,肠鸣音亢进等。腹部症状、体征多与皮肤紫癜同时出现,偶可发生于紫癜之前。

3. 关节型 除皮肤紫癜外,可累及关节部位的血管,出现关节肿胀、疼痛、压痛及功能障碍等,多见于膝、踝、肘、腕等大关节,呈游走性、反复发作性,经数日而愈,不遗留关节畸形。

4. 肾型 最严重且预后相对较差的临床类型。在皮肤紫癜的基础上出现血尿、蛋白尿及管型尿。多数病人在 3~4 周内恢复,少数发展为慢性肾炎或肾病综合征。

5. 混合型 皮肤紫癜合并上述两种以上临床类型。

(三)心理-社会状况

病人反复出血,易出现焦虑、恐惧等心理反应;腹型、肾型因病情严重复杂,病人易产生悲观、抑郁等心理状态。

(四)辅助检查

本病缺乏特异性实验室检查。血小板计数、出血时间测定及各项凝血试验均正常,半数以上病人束臂试验阳性。肾型或混合型可有血尿、蛋白尿及管型尿,肾穿刺活组织检查有助于肾型的临床诊断、病情和预后的判断及指导治疗。

(五)治疗要点

1. 病因防治 寻找并去除各种致病因素,如消除感染病灶,避免再次接触可能引起过敏的药物及食物。

2. 药物治疗 遵医嘱应用抗组织胺类药物(如异丙嗪、氯苯那敏)、改善血管通透性药物(维生素 C、曲克芦丁、卡巴克络等)、糖皮质激素、免疫抑制剂等。

【常见护理诊断/问题】

1. 有受伤的危险:出血 与血管壁的通透性和脆性增加有关。

2. 疼痛:腹痛、关节痛 与局部过敏性血管炎性病变有关。

3. 知识缺乏:缺乏有关过敏性紫癜病因预防的知识。

4. 潜在并发症:慢性肾炎、肾病综合征。

【护理措施】

(一)一般护理

1. 休息与活动 对发作期各型过敏性紫癜病人,均应增加卧床休息时间,有助于症状的缓解,避免过早或过多的行走活动。腹痛者宜取屈膝平卧位,关节肿痛者注意局部关节的制动与保暖。

2. 饮食护理 避免摄入易引起过敏的食物,如鱼、虾、蟹等,多吃蔬菜、水果,选择清淡、少刺激、易消化的半流食、软食、普食。有消化道出血,避免过热饮食,必要时禁食。

(二) 病情观察

观察皮肤紫癜的分布、范围、有无增多或消退,及时发现新的出血病灶。有腹痛病人,注意评估疼痛的部位、性质、严重程度及持续时间;评估腹部有无压痛、反跳痛、腹壁紧张度及肠鸣音的变化等;注意粪便的颜色和性状。有关节痛的病人,评估受累关节的部位、数目、局部有无肿胀、压痛与功能障碍等。观察尿液的颜色变化,注意尿常规检查结果。

(三) 用药护理

遵医嘱正确、规律给药。应用糖皮质激素时,向病人或家属说明可能出现的不良反应,并加强护理,预防感染。嘱应用环磷酰胺的病人多饮水,并注意观察尿量及色泽的改变。

(四) 健康指导

1. 疾病知识指导 向病人介绍本病的有关知识,指导病人避免接触与发病有关的食物和药物,是预防过敏性紫癜的重要措施。花粉季节,过敏体质者宜减少外出,或外出时应戴口罩。对病人食用后曾发生过敏的食物,如鸡蛋、牛奶、鱼、虾、蟹及其他海产品等应绝对禁忌,过敏体质者应避免食用。指导病人参加体育锻炼,增强体质,避免上呼吸道感染。

2. 病情监测指导 教会病人加强出血情况、伴随症状或体征的自我监测。发现新的出血病灶、明显腹痛、便血、关节疼痛、血尿等,多提示病情复发或加重,应及时就诊。

三、血友病

血友病(hemophilia)是一组因遗传性凝血活酶生成障碍引起的出血性疾病。分为:①血友病 A,又称 F Ⅷ缺乏症,是临床上最常见的遗传性出血性疾病。②血友病 B,又称遗传性 F Ⅸ缺乏症。血友病以阳性家族史、幼年发病、自发或轻度外伤后出血不止、血肿形成及关节出血为特征。血友病 A 和 B 均属 X 连锁隐性遗传性疾病。

【护理评估】

(一) 健康史

询问病人起病年龄、性别特征、是否符合 X 连锁隐性遗传性疾病家族史;对有家族史的病人,询问是否做过婚前或产前检查。

(二) 身体状况

血友病的主要表现为出血和局部血肿形成所致的压迫症状与体征,其严重程度取决于血友病的类型及相关凝血因子缺乏的程度。

1. 出血 是本病最主要的表现,血友病 A 较血友病 B 出血严重。多为自发性出血或轻微外伤、小手术(如拔牙)后出血不止,且具备以下特征:①与生俱来,伴随终身。②常表现为软组织或深部肌肉内血肿。③负重关节,如膝、踝关节等反复出血甚为突出,最终可导致关节肿胀、僵硬、畸形,可伴骨质疏松、关节骨化及肌肉萎缩。

2. 血肿压迫症状及体征 血肿压迫周围神经可致局部疼痛、麻木;口腔底部、咽后壁、喉及颈部出血可致呼吸困难甚至窒息。

(三) 心理 - 社会状况

负重关节反复出血,影响学习、活动,病人易产生烦躁、易怒等心理反应。本病尚无法根治,且替代治疗的费用高,给病人及家属带来严重的精神和经济负担。

(四) 辅助检查

1. 筛选试验 出血时间、凝血酶原时间和血小板计数正常。部分凝血活酶时间(APTT)

延长。

2. 确诊试验　FⅧ活性测定辅以FⅧ：Ag测定和FⅨ活性测定辅以FⅨ：Ag测定可以确诊血友病A和血友病B。

（五）治疗要点

治疗原则是以替代治疗为主的综合治疗：①加强自我保护，预防损伤出血极为重要。②尽早有效地处理病人出血，避免并发症的发生和发展。③禁用非甾体类抗炎药及其他可能干扰血小板集聚的药物。④家庭治疗及综合性血友病诊治中心的定期随访。⑤出血严重病人提倡预防治疗。其中，补充缺失的凝血因子的替代疗法是防治血友病出血最重要的措施。

【常见护理诊断／问题】

1. 有受伤的危险：出血　与缺乏凝血因子有关。

2. 有失用综合征的危险　与反复多次关节腔出血有关。

3. 恐惧　与害怕出血不止、危及生命有关。

4. 潜在并发症：颅内出血。

【护理措施】

（一）一般护理

平日可适量活动，行走、慢跑时间不可过长，避免关节过度负重或进行剧烈的接触性运动（足球、篮球、穿硬底鞋或赤脚走路）。不食带骨、刺及油炸食物，避免刺伤消化道黏膜。

（二）病情观察

定期监测生命体征，观察肌肉、关节出血的严重情况。及时发现内脏出血尤其是颅内出血的征象，如有无呕血、咯血、头痛、呕吐、瞳孔不对称，甚至昏迷等，一旦发现，及时通知医生。

（三）出血的护理

预防出血，避免外伤。尽量避免肌肉、静脉注射及深部组织穿刺，必须穿刺时，须选小针头，拔针后延长按压时间（不少于5分钟），直至出血停止；禁止使用静脉留置套管针，以免针刺点出血。尽量避免手术，必须手术时，应根据手术大小调节补充凝血因子的用量。早期关节出血者宜卧床休息，并用弹力绷带加压包扎，局部冷敷，抬高患肢、制动并保持其功能位，出血停止后可作适当体疗以防关节畸形。

（四）用药护理

出血较重的病人遵医嘱尽快输注凝血因子，凝血因子取回后立即输注；输注冷冻血浆或冷沉淀物时，应在37℃温水中解冻、融化，并尽快输入。输注过程中密切观察有无输血反应。禁忌使用阿司匹林、双嘧达莫等抑制血小板聚集或使血小板减少的药物，以免加重出血。

（五）健康指导

重视遗传咨询、婚前检查和产前诊断，是减少血友病发病率的重要举措。指导病人日常、适度的运动是有益的，如游泳、散步、骑自行车等，但应避免剧烈的接触性运动。注意口腔卫生，防龋齿，防止因拔牙而引起出血。教会病人及家属出血的急救处理方法，一旦发生出血，常规处理效果不好或出血严重者，应及时就医。

四、弥散性血管内凝血

弥散性血管内凝血（disseminated intravascular coagulation,DIC）是由多种致病因素激活机体的凝血及纤溶系统，导致全身微血管血栓形成，凝血因子大量消耗并继发纤溶亢进，引起全身出血及微循环衰竭的临床综合征。本病起病急,进展快、死亡率高,是临床急重症之一。

许多疾病可导致 DIC 的发生。其中严重感染最多见,包括革兰阴性菌、革兰阳性菌、病毒、立克次体等感染。恶性肿瘤诱发的 DIC 近年来有上升趋势,病理产科,手术及创伤、输血反应、移植排斥也可导致 DIC。

【护理评估】

(一) 健康史

询问病人及家属起病前有无脑膜炎球菌、大肠埃希菌、金黄色葡萄球菌等严重细菌感染;有无流行性出血热、重症肝炎、斑疹伤寒、脑型疟疾、钩端螺旋体病等病史;有无恶性肿瘤,如急性白血病、淋巴瘤、肝癌等;有无羊水栓塞、感染性流产、死胎滞留、重度妊娠高血压综合征等病理产科;有无手术及创伤;有无毒蛇咬伤、输血反应、移植排斥等病史;有无恶性高血压、急性胰腺炎、糖尿病酮症酸中毒、系统性红斑狼疮等病史。

(二) 身体状况

除原发病的症状体征外,DIC 常见的临床表现有出血、休克、栓塞与溶血,具体表现因原发病、DIC 类型、分期不同而有较大差异。

1. 出血 发生率为 84%~95%。特点为自发性、多发性出血,可遍及全身,多见于皮肤、黏膜、伤口及注射部位;其次为某些内脏出血,如呕血、便血、咯血、阴道出血及血尿,严重者可发生颅内出血。

2. 低血压、休克或微循环障碍 轻症多表现为一过性或持续性血压下降,重症则出现休克或微循环障碍,早期即出现肾、肺、大脑等器官功能不全,表现为四肢皮肤湿冷、发绀、少尿或无尿、呼吸困难及神志改变等。休克程度与出血量不成比例。顽固性休克是 DIC 病情严重、预后不良的征兆。

3. 微血管栓塞 与全身微血管血栓形成有关。浅层的皮肤、消化道黏膜栓塞可使浅表组织缺血,但较少出现局部坏死和溃疡;内脏栓塞常见于肾、肺、脑等,可引起肾衰竭、呼吸衰竭、颅内高压等。

4. 微血管病性溶血 溶血一般较轻,早期不易察觉。可表现为进行性贫血,贫血程度与出血量不成比例,偶见皮肤、巩膜黄染。

(三) 心理 - 社会状况

突然发生的多发性出血,病人易出现焦虑、恐惧等心理反应;病人出现休克、肾衰竭、呼吸衰竭、颅内高压等表现预示病情严重而复杂,易产生悲观、绝望等心理状态。

(四) 辅助检查

1. 消耗性凝血障碍方面的检测 血小板计数减少;血浆纤维蛋白原含量下降;凝血酶原时间(PT)延长;部分凝血活酶时间(APTT)延长。

2. 继发性纤溶亢进方面的检测 血浆鱼精蛋白副凝试验(3P 试验)阳性;纤维蛋白(原)降解产物(FDP)明显增多;D- 二聚体水平升高或定性阳性。

(五) 治疗要点

DIC 治疗原则是序贯性、及时性、个体性及动态性。主要治疗措施是:

1. 治疗基础疾病及消除诱因 如控制感染,治疗肿瘤,治疗羊水栓塞、感染性流产、死胎滞留、重度妊娠高血压综合征等病理产科及外伤;纠正缺氧、缺血及酸中毒等。是终止 DIC 病理过程的最为关键和根本的治疗措施。

2. 抗凝治疗 是终止 DIC 病理过程,减轻器官损伤,重建凝血 - 抗凝平衡的重要措施。

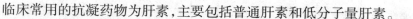

临床常用的抗凝药物为肝素,主要包括普通肝素和低分子量肝素。

3. 替代治疗　包括新鲜冷冻血浆等血液制品、血小板悬液、纤维蛋白原等。

4. 其他　如纤溶抑制药物、溶栓疗法、糖皮质激素等。

【常见护理诊断/问题】

1. 有受伤的危险:出血　与凝血因子被消耗、继发性纤溶亢进、肝素应用等有关。

2. 潜在并发症:休克、多发性微血管栓塞、呼吸衰竭、急性肾损伤。

【护理措施】

（一）一般护理

卧床休息,根据病情选择合适的体位,如休克病人取中凹位,呼吸困难者取坐位或半卧位;加强皮肤护理,预防压疮;协助排便,必要时留置导尿。遵医嘱进食流质或半流质,必要时禁食。遵医嘱吸氧。

（二）病情观察

严密观察病情变化,监测生命体征、神志和尿量的变化,记24小时出入液量;观察皮肤的颜色、温度与湿度,及时发现休克或重要器官功能衰竭。注意出血部位、范围及出血量的观察,持续、多部位的出血或渗血,尤其是伤口、穿刺点和注射部位,是DIC的特征。正确采集、及时送检各类标本,监测各项实验室指标,及时报告医生。

（三）抢救配合与护理

迅速建立两条静脉通道,维持静脉通路的通畅,及时补充液体。熟悉常用药物的名称、给药方法、主要不良反应及其预防和处理,遵医嘱正确配制和应用有关的药物,如肝素。肝素的主要不良反应是出血。在治疗过程中注意观察病人的出血状况;监测凝血功能有关的实验室指标,其中部分凝血活酶时间（APTT）为肝素应用最常见的临床监测指标,使其较正常参考值延长60%~100%为最佳剂量。若肝素过量而致出血,可用鱼精蛋白静注中和肝素。

（四）健康指导

向病人尤其是家属介绍本病的成因、主要表现、诊断及治疗情况、预后等。解释反复进行实验室检查的重要性和必要性,特殊治疗的目的、意义和不良反应。建议家属多关心、鼓励、支持病人,以缓解病人焦虑、悲观、绝望等负性情绪,提高战胜疾病的信心,并能主动配合治疗。保证充足的休息与睡眠,加强营养,循序渐进地增加运动,促进身体的康复。

（巫章华）

第四节　白血病病人的护理

 学习目标

1. 具有高度的责任感和团队合作意识,给予病人人文关怀。

2. 掌握白血病病人的身心状况及主要护理措施。

3. 熟悉白血病的治疗要点及病人的常见护理诊断/问题。

4. 了解白血病的分型、病因、辅助检查及病人的护理目标和护理评价。

5. 学会正确实施化疗指导,为病人提供心理支持和社会支持;能正确进行病情监测和健康指导。

白血病(leukemia)是一类造血干祖细胞的恶性克隆性疾病,其克隆中的白血病细胞增殖失控、分化障碍及凋亡受阻,而停滞在细胞发育的不同阶段。在骨髓和其他造血组织中白血病细胞大量增生累积,并浸润其他器官和组织,而正常造血受抑制。临床主要表现为进行性贫血、持续发热或反复感染、出血和组织器官浸润等,外周血中出现幼稚细胞为其特征。在我国白血病的发病率约为(3~4)/10万,以急性白血病多见,男性发病率略高于女性,各年龄组均可发病。在恶性肿瘤所致的死亡率中,白血病居第六位(男性)和第七位(女性),但在儿童及35岁以下成人中则居第一位。

根据白血病细胞的分化成熟程度和自然病程,白血病分为急性白血病和慢性白血病两大类。根据主要受累的细胞系列,急性白血病分为急性淋巴细胞白血病和急性髓系白血病;慢性白血病分为慢性髓系白血病、慢性淋巴细胞白血病及少见类型的白血病。

白血病的病因尚不完全清楚,认为与病毒感染(如人类T淋巴细胞病毒Ⅰ型)、电离辐射(如X射线、γ射线)、化学因素(如苯、乙双吗啉等)、遗传因素及其他血液病等有关。白血病的发生目前认为至少两类分子事件共同参与发病,即"二次打击"学说,其一为基因突变,其二为遗传学改变。

【护理评估】

(一)健康史

详细询问病人有无反复的病毒感染史;是否接触过放射性物质或化学毒物,如苯、油漆、橡胶、染料或亚硝胺类物质;是否用过易诱发本病的药物,如氯霉素、保泰松、乙双吗啉及抗肿瘤药物等;了解病人的职业、工作环境及家族史,是否患有其他血液系统疾病。

(二)身体状况

1. 急性白血病 起病急缓不一。急性者可以突然高热,类似"感冒",也可以是严重出血;缓慢者常面色苍白、皮肤紫癜、月经过多,或拔牙后出血不止就医时而被发现。

(1)贫血:部分病人因病程短,可无贫血。半数病人就诊时已有重度贫血,常为首发症状。其主要原因是骨髓中白血病细胞极度增生与干扰,造成正常红细胞生成减少。

(2)发热:半数病人以发热为早期表现,伴有畏寒、出汗等。虽然白血病本身可以发热,但高热往往提示有继发感染。感染可以发生在机体的任何部位,以口腔炎、牙龈炎及咽峡炎最常见,肺部感染及肛周皮肤感染亦常见,严重时可导致败血症。最常见的致病菌为革兰阴性杆菌,近年来革兰阳性杆菌的发病率有所上升,长期应用抗生素者也可出现真菌感染。

(3)出血:以出血为早期表现者近40%。出血可发生于全身任何部位,以皮肤瘀点、瘀斑、鼻出血、牙龈出血及女性病人月经过多较常见。眼底出血可致视力障碍,严重者发生颅内出血而致死亡。出血主要原因有血小板减少、凝血异常、白血病细胞浸润、感染细菌毒素对血管的损伤。

(4)器官和组织浸润的表现:①肝、脾和淋巴结:急性白血病有轻、中度肝、脾大,淋巴结肿大多见于急性淋巴细胞白血病。②骨骼和关节:常有胸骨下段局部压痛,可出现骨骼和关节疼痛,尤以儿童多见。③眼部:急性髓系白血病病人可在眼眶等部位形成绿色瘤。④口腔和皮肤:可有牙龈增生、肿胀;皮肤可出现蓝灰色斑丘疹、局部皮肤隆起、变硬,呈蓝紫色结节。⑤中枢神经系统白血病(CNSL):以急性淋巴细胞白血病最常见,多见于儿童。可发生在疾病的各个时期,尤其是治疗后缓解期,这是由于化疗药物难以通过血脑屏障,隐藏在中枢神经系统的白血病细胞不能被有效杀灭,因而引起中枢神经系统白血病,是白血病髓外复发的主要根源。临床上轻者表现为头痛及头晕,重者可有呕吐、颈项强直、抽搐及昏迷等。

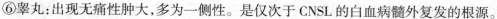

⑥睾丸:出现无痛性肿大,多为一侧性。是仅次于 CNSL 的白血病髓外复发的根源。

2. 慢性白血病

(1) 慢性髓系白血病(简称慢粒):①慢性期:起病缓慢,早期常无自觉症状,随病情发展可出现乏力、低热、多汗或盗汗及体重减轻等代谢亢进的表现。多数病人可有胸骨中下段压痛。巨脾为最突出的体征,半数病人肝脏中度肿大,浅表淋巴结多无肿大。此期可持续1~4年。②加速期:出现原因不明的高热、虚弱、体重下降,骨骼疼痛,逐渐出现贫血及出血;脾持续或进行性肿大;原来治疗有效的药物无效,此期维持数月至数年。③急变期:表现与急性白血病类似,多数为急粒变,少数为急淋变或急单变。急性变预后极差,往往在几个月内死亡。

(2) 慢性淋巴细胞白血病:多见于 50 岁以上病人,起病缓慢,多无自觉症状,淋巴结肿大常为就诊的首发表现,半数以上病人有肝、脾轻至中度肿大。晚期易发生出血、贫血、感染,尤其是呼吸道感染。

(三) 心理 - 社会状况

病人在明确诊断后会感到异常恐惧,难以接受;治疗效果不佳时,易出现忧心忡忡、悲观、愤怒和绝望;病房限制探视,使病人常感孤独;化疗药物不良反应引起的身体极度不适常使病人拒绝或惧怕治疗;沉重的精神和经济负担,对病人及家属均可造成严重的影响。

(四) 辅助检查

1. 血象　多数急性白血病病人白细胞计数增多,超过 $10 \times 10^9/L$ 者,可称为白细胞增多性白血病;少数白细胞计数正常或减少,低者可低于 $1.0 \times 10^9/L$,称为白细胞不增多性白血病。血涂片分类检查可见数量不等的原始和(或)幼稚细胞(白细胞不增多型除外);病人有不同程度的贫血,血小板减少。慢性白血病白细胞数显著增加,常超过 $20 \times 10^9/L$,可高达 $100 \times 10^9/L$,可见各阶段的幼稚细胞,以接近成熟的白细胞为主,原始细胞不超过 10%。晚期红细胞和血小板减少。

2. 骨髓象　是诊断急性白血病的主要依据和必做检查,对临床分型、指导治疗和疗效判断、预后估计等有重要意义。急性白血病增生极度或明显活跃,细胞分类以原始细胞为主;慢性白血病骨髓增生明显活跃,细胞分类与血象相似,成熟程度较血象幼稚。

3. 其他　细胞化学、免疫学、染色体和分子生物学等,有助于确定白血病的类型;95%以上的慢性髓系白血病细胞中出现 Ph 染色体。中枢神经系统白血病时,脑脊液检查可发现大量白血病细胞。

(五) 治疗要点

1. 急性白血病

(1) 一般治疗:包括紧急处理高白细胞血症、防治感染、成分输血支持、防治高尿酸血症肾病、维持营养等。

(2) 抗白血病治疗:抗白血病治疗可分为两个阶段,第一阶段是诱导缓解治疗,主要方法是联合化疗,目标是使病人迅速获得完全缓解,即病人的症状和体征消失,血象和骨髓象基本恢复正常,无髓外白血病;目前长春新碱(VCR)和泼尼松(P)组成的 VP 方案是急性淋巴细胞白血病的基础用药。急性髓系白血病最常用的是去甲氧柔红霉素(IDA)、阿糖胞苷(A)组成的 IA 方案和柔红霉素(DNR)、阿糖胞苷(A)组成的 DA 方案。第二阶段是缓解后治疗,主要方法为化疗和造血干细胞移植(详见本章第五节"二、造血干细胞移植的护理")。白血病病情复杂,应依据病人具体情况制订化疗方案。

2. 慢性白血病 慢粒明确诊断后,首选伊马替尼治疗,伊马替尼需终身服用,治疗目标为 18 个月内获得完全细胞遗传学反应(至少检查 20 个有丝分裂中期相,见不到 Ph 染色体);异基因造血干细胞移植是唯一可治愈慢粒的方法。氟达拉滨和苯丁酸氮芥是慢性淋巴细胞白血病常用的化疗药物。

知识窗

脐血干细胞移植

脐血中含有比骨髓中更丰富、更原始、更具有扩增能力的造血干细胞。脐血来源广泛,采集简单,是一个非常好的造血干细胞来源。近十年来脐血移植有了很大的发展,我国脐血库的建立提供了脐血移植的保障。

【常见护理诊断/问题】

1. 有受伤的危险:出血 与血小板减少和白血病细胞浸润等有关。

2. 活动无耐力 与贫血、发热及化疗有关。

3. 悲伤 与急性白血病治疗效果差,死亡率高有关。

4. 有感染的危险 与正常粒细胞减少及化疗有关。

5. 潜在并发症:化疗药物不良反应。

【护理目标】

病人能采取有效的措施,减少或避免出血;日常活动耐力逐渐恢复;能正确对待疾病,悲观情绪减轻或消除;未发生感染,或感染得到有效控制;化疗药物不良反应得到有效防治。

【护理措施】

(一) 一般护理

1. 休息与活动 病情轻或缓解期病人可适当休息;化疗及病情较重者,应绝对卧床休息;对实施保护性隔离的病人,加强生活照顾。

2. 饮食护理 给予高热量、高蛋白质、富含维生素、适量纤维素、清淡及易消化饮食,以半流质为主,少量多餐。尽可能满足病人的饮食习惯或对食物的要求,以增加食欲。避免进食高糖、高脂、产气过多和辛辣的食物;避免化疗前后 2 小时内进食;避免饭后立即平卧。

(二) 病情观察

密切观察病人的生命体征,有无口腔、咽喉、肺部感染和贫血加重及颅内出血征象。观察慢粒病人有无脾栓塞或脾破裂征象。监测白细胞计数及分类、尿量、血尿酸及骨髓象等变化,发现异常,及时报告医生并协助处理。

(三) 对症护理

白血病病人易发生感染。当粒细胞绝对值 $\leqslant 0.5 \times 10^9/L$ 时,实行保护性隔离,置病人于单人病房或无菌层流室。谢绝亲友探视。严格执行消毒隔离制度和无菌技术操作。一旦有感染,采集血液、尿液、粪便或伤口分泌物等标本做培养及药物敏感试验,遵医嘱应用有效抗生素。其他护理措施及出血和贫血的护理,详见本章第一节"血液系统疾病病人常见症状体征的护理"。

(四) 用药护理

1. 常用化疗药物及不良反应(表 6-3)。

表6-3 白血病常用化疗药物及主要不良反应

药名	缩写	主要不良反应
甲氨蝶呤	MTX	口腔及胃肠黏膜溃疡、肝损害、骨髓抑制
巯嘌呤	6-MP	骨髓抑制、胃肠反应、肝损害
氟达拉滨	FLU	神经毒性、骨髓抑制、自身免疫现象
阿糖胞苷	Ara-C	消化道反应、肝损害、骨髓抑制
环磷酰胺	CTX	骨髓抑制、脱发、出血性膀胱炎、恶心呕吐
苯丁酸氮芥	CLB	骨髓抑制、胃肠反应
长春新碱	VCR	末梢神经炎、脱发、腹痛、便秘
柔红霉素	DNR	骨髓抑制、胃肠反应、心脏损害
门冬酰胺酶	LASP	过敏反应、高尿酸血症、出血、高血糖、氮质血症、肝损害
泼尼松	P类	Cushing综合征、高血压、糖尿病
羟基脲	HU	胃肠反应、骨髓抑制
维A酸	ATRA	皮肤黏膜干燥、脱屑、口角破裂、胃肠反应、头晕、关节痛、肝损害

2. 静脉炎及组织坏死的预防与护理 多数化疗药物对组织刺激大,多次注射会引起静脉炎及周围组织炎症,表现为局部血管出现条索状红斑、触之温度较高、有硬结或压痛,严重者可致局部血管闭塞。若注射时药液渗漏,还会引起局部组织坏死。因此,化疗时应注意:①选择有弹性且粗直的静脉,最好采用中心静脉置管(如外周穿刺中心静脉导管、植入式静脉输液港)。②输注化疗药物前,先用生理盐水冲管,确定输液顺利无渗漏后,再给予化疗药物;输注化疗药过程中,推注速度要慢,边推边抽回血,确保针头在血管内;输注完毕再用生理盐水冲洗后拔针,按压数分钟。③一旦药物外渗,立即停止输注,边回抽边退针;局部用生理盐水加地塞米松皮下注射或遵医嘱给予利多卡因局部封闭治疗,也可冷敷。④发生静脉炎的局部血管禁止静脉注射,患处勿受压,尽量避免患侧卧位;可用多磺酸黏多糖乳膏(喜疗妥)等药物外敷,鼓励病人多做肢体运动,以促进血液循环。

3. 骨髓抑制的预防与护理 定期检查血象,每次疗程结束后要复查骨髓象,了解化疗效果和骨髓抑制程度。出现骨髓抑制,需加强贫血、感染和出血的预防、观察和护理,协助医生正确用药。

4. 消化道反应的预防与护理 减慢化疗药物输液速度;为病人提供良好的进餐环境,避免不良刺激;饮食宜清淡可口,少量多餐。当出现恶心及呕吐时,应暂缓或停止进食,及时清除呕吐物,保持口腔清洁;必要时,遵医嘱给予止吐药物;若症状严重,无法正常进食者,遵医嘱静脉补充高营养。

5. 口腔溃疡的护理 原则是减少溃疡面感染的概率,促进溃疡愈合。嘱病人不食用对口腔黏膜有刺激或可能引起创伤的食物,如辛辣带刺的食物。对已发生口腔溃疡者,应加强口腔护理,每日2次,并教会病人学会漱口液的含漱及局部溃疡用药的方法。

6. 心脏毒性的护理 柔红霉素、多柔比星和高三尖杉酯碱类药物可引起心肌及心脏传导损害,用药前后监测病人心率、心律及血压,必要时做心电图检查;输液速度要缓慢,每分钟不超过40滴。出现毒性反应,应立即报告医生并协助处理。

7. **高尿酸血症肾病的护理** 化疗期间多饮水,每日饮水量 3000ml 以上,以利于尿酸和化疗药物降解产物的稀释和排泄。遵医嘱口服别嘌醇,抑制尿酸形成;口服碳酸氢钠,碱化尿液。

8. **鞘内注射化疗药物的护理** 详见第九章第七节"神经系统常用诊疗技术及护理"。

(五)心理护理

护士应耐心倾听病人的诉说,鼓励病人表达内心的悲伤情感,给予同情、理解和安慰;向病人说明长期情绪低落、焦虑及抑郁等可致内环境失调,引起食欲减退、失眠及免疫功能下降使病情加重,帮助病人进行自我心理调节,如采用娱乐疗法、放松疗法及转移注意力等,使病人保持积极稳定的情绪状态;向病人及家属说明白血病虽然难治,但目前治疗方法发展快、效果好,应树立信心,同时向病人介绍已缓解的病例或组织病友进行沟通与交流;寻求病人家属、亲友及社会的支持,为病人创造一个安全、安静、舒适和愉悦宽松的环境,有利于疾病的康复。

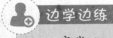

边学边练

实践 14 贫血和急性白血病病人的护理

(六)健康指导

1. **疾病知识指导** 指导病人避免接触对造血系统有损害的理化因素,如电离辐射,染发剂、油漆、氯霉素等;向病人和家属介绍有关白血病的基本知识,特别是目前有效的治疗方法,争取早期达到完全缓解;嘱病人定期复查血象和骨髓象,密切观察病情变化。向病人说明遵医嘱用药和坚持治疗的重要性,以延长疾病的缓解期和病人的生存期,说明药物的不良反应,指导病人减轻恶心、呕吐的方法。

2. **生活指导** 保证充足的休息和睡眠,适当锻炼身体,以提高机体的抵抗力;加强营养,多饮水,多食蔬菜和水果,以保持排便通畅;剪短指甲,避免因搔抓而损伤皮肤;沐浴时水温以 37~40℃为宜,以防水温过高引起血管扩张,加重皮下出血;向病人介绍预防感染和出血的措施,如注意保暖,避免受凉,尽量少去公共场所,学会自测体温;空气干燥时用薄荷油滴鼻腔;勿用牙签剔牙,勿用手挖鼻孔、避免创伤等。

【护理评价】

病人能否采取有效措施,减少或避免出血;日常活动耐力是否逐渐恢复;能否正确对待疾病,悲观情绪是否减轻或消除;有无发生感染,或感染是否得到有效控制;化疗药物不良反应能否得到有效防治。

(巫章华)

第五节 血液系统常用诊疗技术及护理

学习目标

1. 具有严格无菌观念的职业意识和认真负责的职业态度,尊重和关心病人。
2. 掌握骨髓穿刺术和造血干细胞移植的术前准备、术中配合与术后护理。
3. 熟悉骨髓穿刺术和造血干细胞移植的操作过程。
4. 了解骨髓穿刺术和造血干细胞移植的适应证和禁忌证。
5. 学会向病人和家属解释操作的目的、操作过程及注意事项。

一、骨髓穿刺术

骨髓穿刺术（bone marrow puncture）是一种采集骨髓液常用的诊疗技术,检查内容包括细胞学、原虫和细菌学等方面,以协助诊断血液病、传染病和某些寄生虫病;了解骨髓造血情况,作为化疗和应用免疫抑制剂的参考;骨髓移植时采集骨髓液。

【适应证】

协助诊断各种贫血、造血系统肿瘤、血小板减少性紫癜、粒细胞减少症、疟疾或黑热病等。

【禁忌证】

血友病等出血性疾病。

【操作前准备】

1. 病人准备 ①术前遵医嘱做血小板计数、出凝血时间测定。②向病人解释穿刺目的、意义、操作过程及注意事项,消除顾虑和恐惧,以取得病人的配合。③病人签署知情同意书。④术前清洁穿刺部位皮肤。

2. 环境准备 清洁、安静、温度适宜。

3. 用物准备 无菌骨髓穿刺包、无菌手套、治疗盘、2% 利多卡因、棉签、玻片、培养基、酒精灯、火柴、胶布等。

【操作过程与护理配合】

1. 选择穿刺部位 ①髂前上棘穿刺点:位于髂前上棘后 1~2cm。该部位骨面较平,易于固定,操作方便,无危险性。②髂后上棘穿刺点:位于骶椎两侧,臀部上方突出的部位。③胸骨穿刺点:位于胸骨柄或胸骨体相当于第 1~2 肋间隙的位置。胸骨较薄(约 1.0cm),其后方为心房和大血管,应严防穿透胸骨发生意外,小儿及不合作的病人不宜做胸骨穿刺。④腰椎棘突穿刺点:位于腰椎棘突突出处。

2. 安置体位 根据穿刺部位协助病人采取适宜的体位,胸骨、髂前上棘穿刺者取仰卧位,前者还需用枕头垫于背后,以使胸部稍突出;髂后上棘穿刺者取侧卧位或俯卧位;取棘突穿刺点则需坐位,尽量弯腰,头俯屈于胸前,使棘突暴露。

3. 消毒麻醉 常规消毒穿刺部位皮肤,戴无菌手套,打开骨髓穿刺包,铺孔巾。护士打开 2% 利多卡因安瓿供术者抽吸,行局部皮肤、皮下及骨膜逐层进行麻醉。

4. 协助穿刺 术者将骨髓穿刺针固定器固定在一定长度,左手绷紧皮肤,右手持针向骨面垂直刺入,当针尖接触骨质后将穿刺针左右旋转,缓缓钻刺骨质,当感到阻力消失,且穿刺针已能固定在骨内时,表示已进入骨髓腔。穿刺过程中,护士嘱病人保持固定姿势勿翻动,并注意观察病人术中的反应。

5. 留取标本 穿刺针进入骨髓腔后拔出针芯,接上干燥的 10ml 或 20ml 注射器,抽吸骨髓液 0.1~0.2ml 滴于玻片上,制成均匀薄片,迅速送检做有核细胞计数、形态学及细胞化学染色检查。如需做细菌培养,可再抽取骨髓液 1~2ml,并将注射器乳头及培养基开启处火焰灭菌。穿刺过程中应严格无菌操作;抽取骨髓液时压力不应过大,量不宜过多,以免混入太多的周围血,影响结果判断;吸出骨髓液应立即涂片,以免发生凝固;注射器和穿刺针必须干燥,以免发生溶血。

6. 协助拔针 抽吸完毕重新插入针芯,用无菌纱布置于针孔处,拔出穿刺针,按压 1~2 分钟,胶布固定纱布。

【操作后护理】

术后平卧休息 4 小时。观察穿刺部位有无出血,如有渗血,立即更换无菌纱布,压迫伤口直至无渗血为止。指导病人 48~72 小时内不要弄湿穿刺处,防止创口感染。

二、造血干细胞移植的护理

造血干细胞移植(hemopoietic stem cell transplantation, HSCT)是指对病人进行全身照射、化疗和免疫抑制预处理后,将正常供体或自体的造血细胞输注给病人,使之重建正常的造血和免疫功能。按造血细胞的来源可分为异体造血干细胞移植(异基因移植和同基因移植)和自体造血干细胞移植。按造血干细胞取自骨髓、外周血或脐带血,又分为骨髓移植、外周血干细胞移植和脐血移植。

【适应证】

1. 恶性疾病 造血系统恶性疾病,如急、慢性白血病、恶性淋巴瘤、多发性骨髓瘤、骨髓异常增生综合征等。其他对放、化疗敏感的实体肿瘤,如乳腺癌、卵巢癌、睾丸癌等。

2. 非恶性疾病 如重型再生障碍性贫血、阵发性睡眠性血红蛋白尿症、重型联合免疫缺陷病、Fanconi 贫血、重型地中海贫血及镰形细胞贫血等。

【移植前准备】

1. 供体准备 异体造血干细胞移植应选择供体,首选 HLA 相合同胞,次选 HLA 相合无血缘供体。采集骨髓造血干细胞者,一般在抽髓日前 14 天预先保存供者自身血,在手术中回输;采集外周血造血干细胞者,采集前需用粒细胞集落刺激因子(G-CSF)动员,皮下注射 4 天,第 5 天开始用血细胞分离机采集。

2. 无菌层流室的准备 病人入室前 4 天,采用甲醛 40ml/m³、高锰酸钾 30g/m³ 熏蒸,封闭 2 日后通风排气 1~2 日,再用 1% 氯己定或 0.5% 过氧乙酸擦洗全室。在病人入室前,应开窗净化 30~60 分钟,室内一切物品均须严格消毒、灭菌处理。室内不同空间采样,行空气细菌学监测,合格后方允许病人进入。

3. 病人准备

(1) 心理准备:向病人解释造血干细胞移植的有关知识、无菌层流室的基本环境及规章制度,以消除病人疑虑、恐惧感,使其处于接受治疗的最佳生理、心理状态。

(2) 身体准备:①移植前应对病人进行全面身体检查。②入室前 3 天开始服用肠道不吸收的抗生素,进食消毒饮食。③入室前 1 天,剪指(趾)甲、剃毛发(头发、腋毛、阴毛)、洁脐;入室当天清洁灌肠,沐浴后用 0.05% 氯己定药浴 30~40 分钟,再行眼、外耳道、口腔和脐部清洁后,换穿无菌衣裤后进入层流室,同时对病人皮肤进行多个部位,尤其是皱褶处的细菌培养,作为移植前对照。④移植前 1 天行颈外静脉或锁骨下静脉置管术备用。

(3) 病人预处理:其目的是最大限度清除基础疾病;抑制受体免疫功能以免排斥移植物。预处理主要采用全身照射、细胞毒药物和免疫抑制剂。

【操作过程与护理配合】

1. 造血细胞的采集

(1) 骨髓采集:在无菌条件下,给供体行硬膜外麻醉。自其髂前、髂后上棘等 1 个或多个部位抽取骨髓。采集量以受者(病人)的体重为依据,单个核细胞数为 $(2{\sim}4) \times 10^8$/kg。采集的骨髓经无菌不锈钢网过滤,以清除内含的血凝块,装入血袋。自体骨髓液在病人预处理前采集,采集后加入保护液放于 4℃ 冰箱内保存。

(2) 外周血造血干细胞采集:用血细胞分离机多次采集,采集量为病人体重单个核细胞数达 $5 \times 10^8/kg$。采集过程要注意低血压、枸橼酸盐反应、低钙综合征等并发症的预防、观察与处理。自体移植者,采集的外周血造血干细胞需低温(-196℃液氮罐)或冷冻(-80℃冰箱中)保存。

2. 造血干细胞输注 在无菌层流室进行。

(1) 骨髓输注

1) 异体骨髓输注:输注前遵医嘱应用抗过敏药物,如异丙嗪、地塞米松,应用呋塞米,以利尿、预防肺水肿。输注时,用无滤网的输液器由中心静脉导管输入,速度要慢,观察 15~20 分钟,无反应,再调整滴速,约 100 滴/分左右,一般要求在 30 分钟内将 300ml 骨髓输完,但需余少量(约 5ml)骨髓弃去,以防脂肪栓塞。同时经另一静脉通道同步输入适量鱼精蛋白,以中和骨髓液内的肝素,但输注速度不宜过快。输注过程中,密切观察有无肺水肿、溶血现象及栓塞等,并协助医生做好相应救治工作。

2) 自体骨髓回输:一般于 72 小时内,待预处理结束后,提前取出自体骨髓液于室温下放置 0.5~1 小时,复温后再回输,方法同异体骨髓输注。

(2) 外周血造血干细胞输注

1) 自体外周血造血干细胞回输:回输前 15~20 分钟遵医嘱应用抗过敏药。冷冻保存的造血干细胞用 38.5~40℃的温水复温解冻,输注时,用无滤网的输液器由中心静脉导管输入,同时另一路静脉同步输入等量鱼精蛋白以中和肝素,同时静滴 5% 碳酸氢钠和 0.9% 生理盐水、呋塞米和甘露醇,维持足够的尿量,直至血红蛋白尿消失。

2) 异体外周血造血干细胞输注:输注前将造血干细胞 50~100ml 加生理盐水稀释到 200ml。其余同自体外周血造血干细胞回输。

【移植后护理】

1. 饮食护理 提供无菌饮食,维持水、电解质平衡,保证热量和各种营养素的供给。

2. 感染的预防和护理 感染是最常见的并发症之一,也是移植成败的关键。

(1) 无菌环境的保持:①控制入室人员,医护人员入室前应淋浴,穿无菌衣裤,戴帽子、口罩,用快速皮肤消毒剂消毒双手,穿无菌袜套、换无菌拖鞋、穿无菌隔离衣、戴无菌手套后才可入风淋室,经风淋 3 分钟后进入层流室。②病室内桌面、墙壁、所用物品表面及地面每日用消毒液擦拭 2 次。③定期细菌监测。

(2) 病人的无菌护理:①每日用 0.05% 氯己定全身擦浴 1 次,女性病人每日冲洗会阴 1 次;便后、睡前用 1% 氯己定液坐浴;女性病人月经期间增加外阴冲洗次数。②庆大霉素或卡那霉素、0.1% 利福平、阿昔洛韦眼药水交替滴眼,每日 2~3 次。③用 0.05% 氯己定或 0.05% 碘附擦拭鼻前庭和外耳道。④每日口腔护理 3~4 次,进食前后用 0.05% 氯己定、3% 碳酸氢钠交替漱口。⑤各种食物需经微波炉消毒后食用;水果需用 0.5% 氯己定浸泡 15 分钟后削皮方可进食。

3. 病情观察 ①观察有无移植后并发症,如感染、肝静脉闭塞病、间质性肺炎、移植物抗宿主病。②观察血象和骨髓象,移植后每日或隔日做血常规检查,通常第 2 周开始血象上升,第 4~6 周血象迅速恢复,骨髓象转为正常。

4. 静脉插管的护理 大静脉插管是保证治疗和维持正常营养的有效途径。应每日局部消毒换药,检查导管有无裂隙进气或接头滑脱,嘱病人勿用手触摸伤口表面,防止感染和空气栓塞。导管一般在迁出层流室前 3~5 日拔出。

5. 用药护理　遵医嘱使用环孢素和甲氨蝶呤,以预防急性移植物抗宿主病。

6. 心理护理　移植后病人心理压力和精神负担均较重,常有恐惧。应鼓励、安慰和体贴病人,向其讲解造血干细胞移植的先进性和可靠性,介绍成功病例,使其坚定信心,尽可能减轻病人痛苦,增强安全感和舒适感,帮助病人渡过移植关。

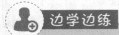

边学边练

实践 15　血液系统常用诊疗技术及护理

(巫章华)

 思考题

1. 李女士,24 岁,自觉疲乏无力,面色苍白 2 个月来院就诊。病人诉 2 个月前月经量明显增多,自觉疲乏无力,面色苍白,近 2 周来牙龈出血,下肢皮肤散在出血点与瘀斑。护理体检:T 36.8℃,P 92 次 / 分,R 20 次 / 分,BP 80/65mmHg;贫血貌,神情倦怠,巩膜无黄染,双下肢皮肤散在出血点及紫癜;胸骨无压痛,全身浅表淋巴结无肿大;双肺呼吸音清,心率 92 次 / 分,律齐,肝脾未触及;双下肢无水肿;妇科检查无异常发现。血常规检查:Hb 70g/L,WBC 4.2×10^9/L,PLT 20×10^9/L。医生诊断为特发性血小板减少性紫癜。

请问:

(1) 病人目前首优的护理诊断是什么?

(2) 针对首优护理诊断,请写出主要的护理措施。

2. 孙先生,42 岁,做油漆工作十余年,因面色苍白、乏力 1 个月收入院治疗。骨髓检查报告示急性淋巴细胞白血病。诊断明确后接受化疗,在缓解期病人突然出现头痛、头晕、呕吐、抽搐等表现。护理体检:T 37.2℃,P 80 次 / 分,R 18 次 / 分,BP 130/85mmHg;轻度贫血貌,颈项强直,巴宾斯基征阴性。血常规检查:Hb 100g/L,WBC 10.5×10^9/L,PLT 120×10^9/L。

请问:

(1) 根据病人所发生的病情变化,请分析最可能出现了什么并发症?

(2) 请写出该病人主要的护理措施。

第七章　内分泌与代谢性疾病病人的护理

第一节　内分泌与代谢性疾病病人
常见症状体征的护理

　　内分泌系统由内分泌腺和内分泌组织组成。主要功能是合成、分泌各种激素,与神经系统和免疫系统相互配合和调控,共同担负起机体的代谢、生长、发育、生殖、运动、衰老和病态等生命现象。内分泌系统疾病主要包括下丘脑、垂体、甲状腺、肾上腺等疾病。常见原因有自身免疫、肿瘤、出血、感染、放射损伤、手术切除、药物等。根据病变发生部位,可分为原发性(发生在周围靶腺)和继发性(发生在下丘脑或垂体);根据病理生理改变,可分为功能亢进、功能减退和功能正常。代谢性疾病是指机体新陈代谢过程中某一环节障碍引起的相关疾病,如糖尿病。随着人们生活方式和生活水平的改变,代谢性疾病也成为严重威胁人类健康的世界性公共卫生问题。

　　内分泌与代谢性疾病大多为慢性过程,病人常出现营养失调、水电解质平衡紊乱、外貌体态改变,甚至出现精神异常等表现。因此,细致有效的日常生活护理、心理疏导和健康教育在内分泌与代谢性疾病病人的护理中具有特别重要的意义。

　　内分泌与代谢性疾病常见症状体征有身体外形的改变、生殖发育及性功能异常等。

一、身体外形的改变

　　身体外形的改变多与内分泌疾病和代谢疾病有关,包括身高、体型、毛发、面容及皮肤黏膜改变等,是一组影响病人生理和心理状态的临床征象。

【护理评估】

（一）健康史

　　询问病人有无内分泌疾病和代谢疾病,如侏儒症、呆小症、肢端肥大症、巨人症、库欣综合征、甲状腺功能减退症、甲状腺功能亢进症、肾上腺皮质功能减退症、内分泌腺的恶性肿瘤、糖尿病等病史;是否服用激素类药物治疗;有无不良生活方式和饮食习惯;有无家族遗传史;女性病人月经史有无异常。

(二) 身体状况

1. 身材过高与矮小 身材过高见于巨人症、肢端肥大症病人;身材矮小见于侏儒症、呆小症病人。

2. 肥胖与消瘦 ①肥胖:指实际体重超过标准体重的20%或体重指数(BMI)$\geqslant 25kg/m^2$,分为单纯性肥胖和继发性肥胖。前者与摄食过多或运动过少有关,并有一定的遗传倾向;后者多见于下丘脑疾病、库欣综合征、2型糖尿病(肥胖型)、甲状腺功能减退症等。②消瘦:指实际体重低于标准体重的20%或体重指数$<18.5kg/m^2$,多见于1型与2型糖尿病(非肥胖型)、甲状腺功能亢进症、肾上腺皮质功能减退症等。

3. 毛发改变 皮质醇增多时由于雄性激素分泌增多,病人躯体和面部毛发增多;甲状腺功能减退时,病人可出现头发干燥、稀疏、脆弱,睫毛和眉毛脱落(尤以眉梢为甚),男性胡须生长缓慢。

4. 面容的变化 甲状腺功能亢进症病人可表现为“甲状腺功能亢进面容”,如面容惊愕、眼裂增宽、眼球凸出及目光炯炯等;甲状腺功能减退症病人可表现为“黏液性水肿面容”,如面色苍黄、颜面水肿、目光呆滞、反应迟钝及头发稀疏等;库欣综合征病人可表现为“满月面容”,如面圆如满月、皮肤发红,常伴痤疮等。

5. 皮肤的变化 ①皮肤、黏膜色素沉着:是由于表皮基底层的黑色素增多以致皮肤色泽加深。多见于肾上腺皮质疾病病人,尤以摩擦处、掌纹、乳晕及瘢痕处明显。②皮肤紫纹和痤疮:紫纹是库欣综合征的特征之一,病理性痤疮可见于库欣综合征、先天性肾上腺皮质增生症等。

(三) 心理 - 社会状况

身体外形改变影响人际交往和社交活动,病人容易产生紧张、焦虑、自卑、抑郁等心理反应。

(四) 辅助检查

1. 激素测定 通过激素测定了解垂体、甲状腺、甲状旁腺和肾上腺皮质功能有无异常,胰岛素水平是否变化。

2. 影像学检查 B超、X线、CT和MRI等检查对某些内分泌疾病有定位诊断价值。

【常见护理诊断/问题】

身体意象紊乱 与疾病引起身体外形改变等因素有关。

【护理目标】

病人能逐渐适应身体外形的改变,身体外形改变逐渐恢复至正常。

【护理措施】

1. 提供心理支持 多与病人交谈,耐心倾听病人的诉说,建立信任的护患关系;鼓励和协助病人表达对身体外形改变的感受,关注病人自卑、焦虑及抑郁等问题,向病人提供有关疾病的资料和患有相同疾病并已治疗成功的病例,并给予耐心讲解,使其明确治疗效果及病情转归,消除紧张情绪,树立自信心。

2. 修饰指导 教会病人适当的自我修饰,以增加病人心理的舒适度和美感。如甲状腺功能亢进症突眼的病人外出可戴深色眼镜;肥胖、侏儒和巨人症病人应选择合体的衣着等;毛发稀疏的病人外出可戴假发、帽子等。

3. 鼓励社会交往 帮助病人接受身体外观的改变;鼓励病人加入社区中的支持团体;

指导家属和周围人群主动与病人沟通,勿歧视病人,避免伤害其自尊;注意病人的行为举止,预防自杀行为的发生。

4. 改善营养状况　伴有身体外形改变的病人多有营养失调,应针对病人的具体情况,调节摄入的营养成分,制订饮食计划,以改善病人的营养状态。

【护理评价】

病人是否逐渐适应身体外形的变化,身体外形变化是否得到改善。

二、生殖发育及性功能异常

生殖发育及性功能异常包括生殖器官发育迟缓或过早,性欲减退或消失。女性月经紊乱、溢乳、闭经或不孕,男性勃起功能障碍或乳房发育。

【护理评估】

(一)健康史

询问病人有无引起生殖发育及性功能异常的病因,如下丘脑、腺垂体疾病、甲状腺功能亢进症、甲状腺功能减退症、库欣综合征等;有无服用导致性功能异常的药物;有无性欲改变,男病人有无勃起功能障碍、乳房发育等;女病人的月经、生育史是否正常。

(二)身体状况

下丘脑综合征病人可出现性欲减退或亢进,女性月经失调,男性阳痿不育;自儿童期起病的腺垂体生长激素缺乏或性激素分泌不足可导致病人青春期性器官仍不发育,第二性征缺如;青春期前开始的性激素或促性腺激素分泌过早、过多则为性早熟。

(三)心理-社会状况

性功能异常影响性生活与生育,导致病人自尊心受伤、夫妻不和等,且疾病需要长期治疗,病人易产生焦虑、自卑、抑郁、悲观等心理反应。

(四)辅助检查

测定性激素水平有无异常。

【常见护理诊断/问题】

性功能障碍　与内分泌功能紊乱有关。

【护理目标】

病人能够对性问题有正确认识,性功能逐渐恢复。

【护理措施】

1. 心理疏导　提供隐蔽舒适的环境和恰当的时间,鼓励病人描述目前的性功能、性生活型态,使病人以开放的态度讨论问题。接受病人讨论性问题时所呈现的焦虑,对病人表示尊重、理解和支持。

2. 提供专业指导　给病人讲解所患疾病及用药指导对性功能的影响,使病人积极配合治疗;为病人提供信息咨询服务,如专业医生、心理咨询师、性咨询门诊等;鼓励病人与配偶交流彼此的感受,并一起参加性健康教育及阅读有关性教育的材料。

【护理评价】

病人对性问题是否有正确的认识,性功能是否逐渐恢复。

(李艳红)

第二节 甲状腺疾病病人的护理

学习目标

1. 具有认真负责的工作态度,尊重和关爱病人,给予病人人文关怀。
2. 掌握甲状腺疾病病人的身心状况和主要护理措施。
3. 熟悉甲状腺疾病的辅助检查、治疗要点及病人的常见护理诊断 / 问题。
4. 了解甲状腺疾病的病因及病人的护理目标和护理评价。
5. 学会指导病人切实执行保护眼睛的措施,能正确进行甲状腺疾病病人的健康指导。

一、单纯性甲状腺肿

单纯性甲状腺肿(simple goiter)也称非毒性甲状腺肿(nontoxic goiter),是指非炎症和非肿瘤原因,不伴有临床甲状腺功能异常的甲状腺肿。单纯性甲状腺肿病人约占人群的 5%,女性发病率是男性的 3~5 倍。本病可呈地方性分布,也可呈散发性分布。如果一个地区儿童中单纯性甲状腺肿的患病率超过 10% 时,称为地方性甲状腺肿。碘缺乏是地方性甲状腺肿最常见的原因,多见于山区和远离海洋的地区。部分轻度缺碘地区的人群在机体碘需要量增加的情况下可出现甲状腺肿,如妊娠期、哺乳期、青春期等。散发性甲状腺肿原因复杂,主要包括食物中的碘化物、致甲状腺肿物质和药物、儿童先天性甲状腺激素合成障碍等。

【护理评估】

(一)健康史

了解病人是否来自于缺碘的地区;是否为青春期、妊娠期及哺乳期女性;是否经常摄入含致甲状腺肿物质的食物,如卷心菜、花生、菠菜、萝卜等;是否服用抑制甲状腺激素合成的药物,如硫氰酸盐、保泰松、碳酸锂等。

(二)身体状况

临床上一般无明显症状。甲状腺常呈现轻、中度肿大,表面平滑,质地较软,无压痛。重度肿大的甲状腺可出现压迫症状,如压迫气管可引起咳嗽、呼吸困难;压迫食管可引起吞咽困难;压迫喉返神经引起声音嘶哑。胸骨后甲状腺肿可引起上腔静脉回流受阻,出现面部青紫、肿胀、颈胸部浅静脉扩张等。

(三)心理 - 社会状况

明显肿大的甲状腺导致颈部外形改变,病人易产生自卑、焦虑、恐惧等情绪反应。在流行地区,因患病人数多,人们习以为常,不愿配合治疗。

(四)辅助检查

1. 甲状腺功能检查 血清总甲状腺素(TT_4)、血清总三碘甲状腺原氨酸(TT_3)正常,TT_4/TT_3 的比值常增高,促甲状腺激素(TSH)水平一般正常。

2. 血清甲状腺球蛋白水平测定 血清甲状腺球蛋白水平增高,增高的程度与甲状腺肿的体积呈正相关。

3. 甲状腺摄 ^{131}I 率及 T_3 抑制试验 摄 ^{131}I 率增高但无高峰前移,可被 T_3 所抑制。

4. 甲状腺扫描 可见弥漫性甲状腺肿,常呈均匀分布。

(五) 治疗要点

主要是针对病因治疗。碘缺乏所致者,应补充碘剂,食盐加碘是目前国际上公认的预防碘缺乏病的有效措施;无明显原因的单纯性甲状腺肿病人,可采用左甲状腺素口服;出现压迫症状、药物治疗无效或疑有癌变者,应手术治疗。

【常见护理诊断/问题】

1. 身体意象紊乱 与甲状腺肿大致颈部增粗有关。

2. 知识缺乏:缺乏使用药物及正确的饮食方法等知识。

3. 潜在并发症:呼吸困难、声音嘶哑、吞咽困难。

【护理措施】

(一) 一般护理

劳逸结合,适当休息。多食海带、紫菜等海产品及含碘丰富的食物,避免过多食用卷心菜、萝卜、菠菜及花生等抑制甲状腺激素合成的食物。

(二) 病情观察

观察病人甲状腺肿大的程度、质地,有无结节及压痛,颈部增粗的进展情况及有无局部压迫的表现。

(三) 用药护理

缺乏碘所致者应补充碘剂,WHO 推荐的成年人每日碘摄入量为 $150\mu g$,碘剂补充应适量,以免碘过量导致对健康的不良影响,包括碘致甲状腺功能亢进症、自身免疫性甲状腺疾病。注意观察甲状腺素药物治疗的效果和不良反应。观察补充碘剂、甲状腺激素后,病人甲状腺肿是否缩小,甲状腺内是否出现结节;是否出现心悸、怕热多汗、食欲亢进、手震颤等甲状腺功能亢进症表现,一旦出现上述症状,应及时报告医生调整药物剂量。

(四) 心理护理

向病人解释单纯性甲状腺肿的病因和防治知识,告知病人经补碘等治疗后甲状腺肿可逐渐缩小或消失,消除病人的自卑与恐惧感;帮助病人进行恰当的修饰打扮,改善其自我形象,树立信心;积极与病人家属沟通,使家属给予病人心理支持。

(五) 健康指导

1. 疾病预防指导 1996 年起,我国立法推行普遍食盐碘化防治碘缺乏病,至今碘缺乏病得到了有效的控制。食盐加碘应当根据地区的自然碘环境有区别地推行,并要定期监测居民的尿碘水平,碘充足或碘过量地区应使用无碘食盐,具有甲状腺遗传背景或潜在甲状腺疾病的个体不宜食用碘盐。此外,对青春发育期、妊娠期、哺乳期人群,应适当增加碘的摄入量。

2. 饮食指导 指导病人多食含碘丰富的食物,如海带、紫菜等海产品,食用碘盐,以预防缺碘所致地方性甲状腺肿;避免摄入大量阻碍甲状腺激素合成的食物。

3. 用药指导与病情监测 指导病人遵医嘱长期服药,以免停药后复发。教会病人观察药物疗效及不良反应,如出现心悸、手震颤、怕热多汗等甲状腺功能亢进症表现,应及时就诊。避免服用阻碍甲状腺激素合成的药物,如硫氰酸盐、保泰松、碳酸锂等。

二、甲状腺功能亢进症

 工作情景与任务

导入情景：

陈女士,29 岁,近 3 个月来常因小事发脾气,心慌,怕热,食欲增加,体重下降约 3kg。2 周前感冒后心慌明显加重,到医院就诊,甲状腺功能检查 TSH 降低,FT_3、FT_4 增高,门诊以"甲状腺功能亢进症"收入院。护理体检:P 112 次 / 分,BP 130/70mmHg,甲状腺Ⅱ度肿大,双手细震颤。医嘱:低碘饮食,甲巯咪唑、普萘洛尔口服。

工作任务：

1. 遵医嘱正确用药,观察药物的疗效及不良反应。
2. 指导病人合理饮食。

甲状腺毒症(thyrotoxicosis)是指血液循环中甲状腺激素过多,引起以神经、循环、消化等系统兴奋性增高和代谢亢进为主要表现的一组临床综合征。根据甲状腺的功能状态,甲状腺毒症可分为甲状腺功能亢进类型和非甲状腺功能亢进类型。甲状腺功能亢进症(hyperthyroidism)简称甲亢,是指甲状腺腺体本身产生甲状腺激素(TH)过多而引起的甲状腺毒症。其病因包括弥漫性毒性甲状腺肿(Graves 病)、结节性毒性甲状腺肿和甲状腺自主高功能腺瘤等。80% 以上甲亢是 Graves 病引起,本节主要讨论 Graves 病。

Graves 病是一种伴甲状腺激素分泌增多的器官特异性自身免疫病。临床主要表现为甲状腺毒症、弥漫性甲状腺肿和眼征。女性高发,男女比例为 1 : (4~6),高发年龄为 20~50 岁。

Graves 病的病因和发病机制尚未完全阐明,但公认其发生与自身免疫有关。其最明显的体液免疫特征是在病人血清中存在针对甲状腺细胞 TSH 受体的特异性自身抗体,即 TSH 受体抗体(TRAb)。TRAb 包括 TSH 受体刺激性抗体(TSAb)和 TSH 受体刺激阻断性抗体(TSBAb)。TSAb 是 Graves 病的致病性抗体,可与 TSH 受体结合,产生 TSH 的生物学效应,即甲状腺细胞增生、甲状腺激素合成及分泌增加。Graves 病尚有显著的遗传倾向,目前发现它与组织相容性复合体基因相关。此外,精神刺激、感染、性激素、应激等环境因素可能都对本病有重要促发作用。

【护理评估】

(一) 健康史

询问病人发病前有无感染、口服过量甲状腺激素制剂、严重精神创伤等诱发因素;有无家族发病史;育龄妇女应询问月经、生育情况有无异常。

(二) 身体状况

多数病人起病缓慢,少数在精神创伤或感染等应激后急性起病。

1. 甲状腺毒症表现

(1) 高代谢综合征:甲状腺激素分泌增多导致交感神经兴奋性增高和新陈代谢加速,病人常有疲乏无力、怕热多汗、皮肤潮湿、多食善饥、体重显著下降等。

(2) 精神神经系统:神经过敏、多言好动、紧张焦虑、焦躁易怒、失眠不安、记忆力减退及注意力不集中,手、眼睑震颤、腱反射亢进等。

(3) 心血管系统：心悸气短、心动过速、第一心音亢进。收缩压增高，舒张压降低，脉压增大，可出现周围血管征。合并甲状腺毒症心脏病时，出现心律失常、心脏增大，甚至心力衰竭。心律失常以心房颤动等房性心律失常多见。

(4) 消化系统：食欲亢进，稀便、排便次数增加。重者可有肝大及肝功能异常，偶有黄疸。

(5) 肌肉与骨骼系统：主要表现为甲状腺毒症性周期性瘫痪，多见于青年男性，剧烈运动、高碳水化合物饮食、注射胰岛素等情况下可诱发，病变主要累及下肢，伴低钾血症。少数病人发生甲亢性肌病，表现为近端肌肉进行性无力、萎缩，以肩胛带和骨盆带肌群受累为主。甲亢可影响骨骼脱钙而发生骨质疏松。

(6) 生殖系统：女性常有月经减少或闭经，男性有阳痿、乳房发育。

(7) 造血系统：周围血白细胞计数偏低，淋巴细胞比例增加、单核细胞增多等。

2. 甲状腺肿　大多数病人有不同程度的甲状腺肿大，多呈弥漫性、对称性肿大，质地不等、无压痛。肿大程度与病情轻重无明显关系。甲状腺上下极可触及震颤，闻及血管杂音，为本病重要的体征。

3. 眼征　可分为单纯性突眼和浸润性突眼两类。

(1) 单纯性突眼：与甲状腺毒症所致的交感神经兴奋增高有关。表现为：①轻度突眼（突眼度 19~20mm）。②瞬目减少，眼神炯炯发亮。③上睑挛缩，睑裂增宽。④双眼向下看时，上眼睑不能随眼球下落，露出白色巩膜。⑤向上看时，前额皮肤不能皱起。⑥两眼看近物时，眼球辐辏不良。

(2) 浸润性突眼：与眶后组织的自身免疫炎症反应有关。眼球突出明显，病人自诉眼内异物感、畏光、流泪、复视、斜视及视力减退；眼睑肿胀，结膜充血水肿，视野缩小，严重者眼球固定，角膜外露可形成溃疡或全眼炎，甚至失明。

4. 特殊表现

(1) 甲状腺危象：又称甲亢危象，发生原因可能与短时间内大量甲状腺激素释放入血有关。①主要诱因：感染、手术、放射性碘治疗、严重精神创伤、服用过量甲状腺激素制剂及严重躯体疾病等。②临床表现：高热或超高热、大汗、心动过速（140 次 / 分以上）、烦躁不安、谵妄、呼吸急促、恶心、呕吐、腹泻，严重者可有心力衰竭、休克及昏迷等。

(2) 淡漠型甲状腺功能亢进症：多见于老年人。起病隐袭，高代谢综合征、眼征及甲状腺肿的表现均不明显。主要表现为明显消瘦、心悸、乏力、表情淡漠、腹泻及厌食等，常易误诊。

(3) 甲状腺毒症性心脏病：主要表现为心房颤动和心力衰竭。甲亢病人发生心力衰竭时，30%~50% 同时存在心房颤动。心力衰竭分为两种类型：一类是由心动过速和心脏排出量增加导致的心力衰竭，多见于年轻病人，常随甲亢控制而好转；另一类是诱发和加重已有或潜在的缺血性心脏病而发生的心力衰竭，多见于老年病人。

(4) 妊娠期甲状腺功能亢进症：简称妊娠甲亢，主要有以下几种特殊情况：①由于妊娠引起甲状腺激素结合球蛋白增高，从而导致血清 TT_4 和 TT_3 增高。②妊娠一过性甲状腺毒症：绒毛膜促性腺激素刺激 TSH 受体所致。③新生儿甲状腺功能亢进症：母体的 TSAb 可以透过胎盘刺激胎儿的甲状腺引起新生儿甲亢。④产后由于免疫抑制的解除，容易发生 Graves 病。

（三）心理 - 社会状况

甲亢病人由于神经过敏、急躁易怒，易与家人或同事发生争执，导致人际关系紧张，或在与其他人的交往中出现社交障碍。对他人言行和周围事物敏感多疑，甚至有幻觉、狂躁等精神异常现象。由于情绪不稳定,病人在检查、治疗及护理等活动中出现不配合的行为。

(四) 辅助检查

1. 血清甲状腺激素测定 血清游离甲状腺素(FT_4)与游离三碘甲状腺原氨酸(FT_3)增高,FT_4、FT_3 是实现激素生物效应的主要部分,不受甲状腺激素结合球蛋白影响,直接反映甲状腺功能状态,是临床诊断甲亢的首选指标。TT_4 是甲状腺功能的基本筛选指标,但受甲状腺激素结合球蛋白量和结合力变化的影响。TT_3 为早期 Graves 病、治疗中疗效观察及停药后复发的敏感指标,也是诊断 T_3 型甲亢的特异性指标。

2. TSH 测定 是反映甲状腺功能的最敏感指标,甲亢时因 TSH 受抑制而减少。

3. 自身抗体测定 85%~100% 新诊断的 Graves 病病人 TSAb 阳性。

4. 甲状腺 ^{131}I 摄取率测定 甲亢时总摄取量增加,摄取高峰前移。目前已被激素测定技术所替代。

5. 影像学检查 B 超、CT、MRI、放射性核素扫描等有助于甲状腺、异位甲状腺肿和球后病变性质的诊断。

(五) 治疗要点

目前尚不能对 Graves 病进行病因治疗。三种疗法被普遍采用,即抗甲状腺药物、^{131}I 及手术治疗三种。美国治疗 Graves 病首选 ^{131}I,欧洲、日本和我国则首选抗甲状腺药物。

1. 抗甲状腺药物治疗 是甲亢的基础治疗,其作用是抑制甲状腺激素的合成,常用药物分为硫脲类和咪唑类两类。硫脲类有甲硫氧嘧啶(MTU)及丙硫氧嘧啶(PTU)等;咪唑类有甲巯咪唑(MMI)和卡比马唑(CMZ)等。我国普遍使用 MMI 和 PTU。

2. ^{131}I 治疗 机制是 ^{131}I 被甲状腺摄取后可释放出 β 射线,破坏甲状腺组织细胞。

3. 手术治疗 适用于甲状腺显著肿大有压迫症状者、怀疑恶变者等。

4. 其他治疗 包括复方碘口服溶液,仅用于术前准备和甲状腺危象;β 受体拮抗剂,主要在抗甲状腺药物治疗初期使用,可较快控制甲亢的临床症状。

 临床应用

^{131}I 疗法

^{131}I 治疗甲亢的机制是 ^{131}I 被甲状腺摄取后释放出 β 射线,破坏甲状腺滤泡上皮而减少甲状腺激素的产生。β 射线在组织内的射程仅有 2mm,所以电离辐射仅局限于甲状腺局部而不会累及邻近组织。^{131}I 治疗甲亢已有 60 年的历史,此法安全简便,费用低廉,效益高,治疗有效率达 95%,临床治愈率达 85% 以上,现已是欧美国家治疗成人甲亢的首选疗法。但可引起下列并发症:甲状腺功能减退;放射性甲状腺炎;个别病人可诱发甲状腺危象;有时加重浸润性突眼。

【常见护理诊断/问题】

1. 营养失调:低于机体需要量 与代谢率增高导致代谢需求大于摄入有关。

2. 活动无耐力 与蛋白质分解增加、甲状腺毒症性心脏病、肌无力等有关。

3. 应对无效 与性格及情绪改变有关。

4. 有组织完整性受损的危险 与浸润性突眼有关。

5. 潜在并发症:甲状腺危象。

【护理目标】

病人能恢复并保持正常体重;能逐步增加活动量,活动时无明显不适;情绪稳定,能保持足够的应对能力;能采用正确的保护眼睛的措施,角膜无损伤;并发症得到有效防治。

【护理措施】

（一）一般护理

1. 环境与休息　将病人安置在安静、整洁、通风、舒适的环境中,避免嘈杂。轻症病人可照常工作和学习,以不感疲劳为度;病情重、合并心力衰竭或严重感染者应严格卧床休息。

2. 饮食护理　给予高热量、高蛋白、高维生素及矿物质丰富的饮食,主食应足量,可增加奶类、蛋类及瘦肉类等优质蛋白,以纠正体内的负氮平衡,多摄取新鲜蔬菜和水果。避免进食辛辣等刺激性的食物,减少可增加肠蠕动及导致腹泻的高纤维类食物摄入。避免食用含碘丰富的食物,如海带、紫菜等,以免甲状腺激素合成增加。每日饮水 2000~3000ml 以补充出汗、腹泻、呼吸加快等所丢失的水分,并发心脏病者避免大量饮水,以防诱发心力衰竭。禁用对中枢神经系统有兴奋作用的浓茶、咖啡等刺激性饮料。

（二）病情观察

观察病人心率、脉压和基础代谢率的变化,以判断甲亢的严重程度。观察病人体重、情绪及症状的发展变化,了解治疗反应,脉搏减慢、体重增加是治疗有效的标志。注意各种激素的监测结果。观察有无甲状腺危象的表现,若有异常应立即报告医生并协助处理。

（三）眼部护理

眼部护理应注意:①睡眠或休息时抬高头部,以减轻眼球后水肿。②限制钠盐摄入,遵医嘱使用利尿剂,以减轻眼部水肿。③外出可戴有色眼镜或眼罩,以减少强光、灰尘等刺激。④经常用眼药水湿润眼睛,睡前涂抗生素眼膏,眼睑不能闭合者用无菌纱布覆盖双眼。⑤指导病人当眼睛有异物感、刺痛或流泪时,勿用手直接揉眼睛。

（四）治疗配合

1. 抗甲状腺药物治疗的护理　遵医嘱正确应用抗甲状腺药物:①治疗期:每次 MMI 10~20mg,每日 1 次口服;或者 PTU 每次 50~150mg,每日 2~3 次口服。②维持期:当血清甲状腺激素达到正常后减量,维持剂量每次 MMI 5~10mg,每日 1 次口服或者 PTU 每次 50mg,每日 2~3 次。维持时间 12~18 个月。

密切观察抗甲状腺药物的不良反应,主要有:①粒细胞减少:多发生在用药后 2~3 个月内,严重者可致粒细胞缺乏症,因此必须指导病人定期检查血常规。如病人出现发热、咽痛等感染症状,白细胞低于 $3 \times 10^9/L$ 或中性粒细胞低于 $1.5 \times 10^9/L$ 时应当停药,并遵医嘱给予促进白细胞增生药。②药疹:较常见,可给予抗组胺药控制,如出现皮肤瘙痒、团块状等严重皮疹需立即停药,以免发生剥脱性皮炎。

2. β 受体拮抗剂治疗的护理　常用普萘洛尔,可改善病人的心悸、震颤等症状,用药过程中须注意观察心率,以防心动过缓。有哮喘病史的病人禁用。

3. ^{131}I 治疗的护理　①治疗前和治疗后 1 个月内避免服用含碘的药物和食物。②空腹服 ^{131}I,服药后 2 小时内不吃固体食物,服药后 24 小时内避免咳嗽、咳痰,以减少 ^{131}I 的丢失。③服药后的 2~3 日,每日饮水 2000~3000ml,以增加排尿。④服药后第 1 周避免用手按压甲状腺。⑤服药后病人的排泄物、衣服、被褥及用具等需单独存放,待放射作用消失后再作清洁处理,以免污染环境。在处理病人的物品及排泄物时戴手套,以免造成自身伤害。

（五）甲状腺危象的抢救配合

1. 休息与吸氧　绝对卧床休息,避免一切不良刺激,烦躁不安者,遵医嘱给适量镇静剂。呼吸困难时取半卧位,立即给氧。

2. 用药护理　迅速建立静脉通道,遵医嘱用药:①抑制甲状腺激素合成:首选 PTU,500~1000mg 首次口服或经胃管注入;以后每次 250mg,每 4 小时口服,待症状缓解后减至一般治疗剂量。②抑制甲状腺激素释放:复方碘口服溶液每次 5 滴,每 6 小时 1 次。服用 PTU 1 小时后开始服用,一般使用 3~7 天。此外,遵医嘱应用糖皮质激素、普萘洛尔等。准备好抢救药物,如镇静剂、血管活性药物和强心剂等。

3. 病情监测　密切观察病情,定时测量生命体征,准确记录 24 小时出入液量,观察神志的变化。

4. 对症护理　高热时尽快给予物理降温,如使用冰袋、乙醇擦浴等。禁用阿司匹林,该药可与甲状腺结合球蛋白结合而释放游离甲状腺激素,加重病情。躁动不安者使用床档,昏迷者加强口腔和皮肤护理。

5. 营养支持　维持营养与体液平衡,给予高热量、高蛋白、高维生素饮食,通过口服或静脉及时补充足量的液体。

（六）心理护理

向病人家属及朋友耐心细致地解释病情,提高他们对疾病的认知水平,使其了解病人性格、情绪改变的原因,给予病人更多的理解、关心和支持。鼓励病人表达内心感受,尊重和同情病人,建立互信关心,指导和帮助病人正确处理生活中的突发事件,避免情绪波动。针对病人情绪改变,关心体贴病人,与病人交流时态度和蔼,避免刺激性语言,控制各种可能对病人造成不良刺激的信息,帮助病人建立舒畅愉快的生活氛围,使其积极配合治疗。

（七）健康指导

1. 疾病知识指导　指导病人合理安排工作与休息,避免劳累。建立良好人际关系,避免精神刺激。指导病人加强营养,合理饮食,避免进食含碘丰富的食物及饮用浓茶、咖啡等兴奋性饮料。指导病人保护眼睛的方法和技巧。加强自我保护,上衣领宜宽松,避免压迫甲状腺,严禁用手挤压甲状腺,以免甲状腺激素分泌过多加重病情。有生育需要的女性病人,应告知妊娠可加重甲亢,宜治愈后再妊娠。

2. 用药指导　告知病人遵医嘱按剂量、按疗程服药,不可随意减量和停药,服用抗甲状腺药物的开始 3 个月,每周查血常规 1 次,每隔 1~2 个月做甲状腺功能测定。对妊娠期甲亢病人,应指导其积极避免对孕妇及胎儿造成影响的因素,选择抗甲状腺药物控制甲亢,禁用 [131]I 治疗,慎用普萘洛尔。产后如需继续服药者,则不宜哺乳。

3. 病情监测指导　指导病人每天清晨起床前自测脉搏,定期测量体重,脉搏减慢、体重增加是治疗有效的标志。告知病人甲状腺危象的诱因和临床表现,如出现高热、恶心、呕吐、不明原因腹泻、突眼加重等,应警惕甲状腺危象的可能,应及时就诊。

【护理评价】

病人能否合理饮食,高代谢症候是否得到缓解,体重是否恢复正常;活动耐力是否增加;能否保持正常的人际交往,焦虑紧张情绪是否缓解或消失;能否主动保护自己的眼睛,有无结膜炎、角膜炎等并发症的发生;并发症是否得到有效防治。

三、甲状腺功能减退症

甲状腺功能减退症(hypothyroidism)简称甲减,是由各种原因导致的低甲状腺激素血症或甲状腺激素抵抗而引起的全身性低代谢综合征,其病理特征是黏多糖在组织和皮肤堆积,表现为黏液性水肿。起病于胎儿或新生儿的甲减称为呆小病,又称克汀病,常伴有智力障碍和发育迟缓。起病于成人者称成年型甲减。本节主要介绍成年型甲减。根据病变发生的部位,甲减分为原发性甲减、中枢性甲减和甲状腺激素抵抗综合征三类。由甲状腺腺体本身病变引起的甲减称为原发性甲减,占全部甲减的95%以上,最常见的原因是自身免疫性甲状腺炎;由下丘脑或垂体病变引起的甲减称为中枢性甲减;由甲状腺激素在外周组织实现生物效应障碍引起的综合征称为甲状腺激素抵抗综合征。

【护理评估】

(一)健康史

询问病人有无桥本甲状腺炎、萎缩性甲状腺炎、产后甲状腺炎等自身免疫性甲状腺炎病史;有无甲状腺手术、^{131}I 治疗等甲状腺破坏病史;是否服用锂盐、硫脲类、咪唑类等抗甲状腺药物;有无服用胺碘酮等药物史;有无垂体、下丘脑病变。

(二)身体状况

多见于中年女性,本病发病隐匿,病程较长,不少病人缺乏特异性症状和体征。症状主要表现以代谢率减低和交感神经兴奋性下降为主。

1. **症状** 典型表现为畏寒、乏力、少汗、手足肿胀感、嗜睡、记忆力减退、关节疼痛、体重增加、便秘,性欲减退,女性病人常有月经过多或闭经,男性病人可出现勃起功能障碍。

2. **体征** 典型者可出现黏液性水肿面容:表情淡漠、面色苍白,皮肤干燥发凉、粗糙脱屑、颜面和眼睑及手部皮肤水肿、毛发稀疏、眉毛外 1/3 脱落等。手脚掌皮肤可呈姜黄色。心肌黏液性水肿导致心肌收缩力减弱、心动过缓、心排血量下降,甚至导致心脏增大,称为甲减性心脏病。

3. **黏液性水肿昏迷** 冬季易发,老人多见,死亡率高。可因为寒冷、感染、手术、严重躯体疾病、中断甲状腺激素替代治疗和使用麻醉、镇静剂等诱发。临床表现为嗜睡、低体温(体温 <35℃)、呼吸缓慢、心动过缓、血压下降、四肢肌肉松弛、反射减弱或消失,严重者昏迷、休克而危及病人生命。

(三)心理 - 社会状况

病人由于乏力、反应迟钝、记忆力减退等疾病的影响,导致社交能力降低,易产生孤独心理;出现黏液性水肿面容时常有自卑、抑郁心理。

(四)辅助检查

1. **甲状腺功能检查** 原发性甲减血清 TSH 增高,TT_4、FT_4 均降低,血清 TT_3、FT_3 早期正常,晚期降低。

2. **血常规及生化检查** 多为轻、中度贫血,血清胆固醇、甘油三酯、低密度脂蛋白常增高,高密度脂蛋白降低。

3. **促甲状腺激素释放激素(TRH)兴奋试验** 用于原发性甲减与中枢性甲减的鉴别。静脉注射 TRH 后,血清 TSH 不增高提示垂体病变,延迟增高为下丘脑病变,TSH 在增高的基值上进一步增高,提示原发性甲减。

（五）治疗要点

主要是甲状腺激素替代治疗和对症治疗。各种类型的甲减均需用甲状腺激素替代治疗，永久性甲减者需终身服药。替代治疗首选左甲状腺素口服，治疗目标是将血清 TSH 和甲状腺激素水平恒定在正常范围内。有贫血者补充铁剂、维生素 B_{12}、叶酸等。

【常见护理诊断 / 问题】

1. 便秘　与代谢率降低及体力活动减少引起的肠蠕动减慢有关。

2. 体温过低　与机体基础代谢率降低有关。

3. 潜在并发症：黏液性水肿昏迷。

4. 营养失调：高于机体需要量　与代谢率降低致摄入大于需求有关。

【护理措施】

（一）一般护理

1. 休息与环境　保持环境安静、舒适，调节室温在 22~23℃，注意病人保暖，及时添加衣服，睡眠时加盖棉被或用热水袋保暖。冬天外出时戴手套、穿棉鞋，避免受凉。

2. 饮食护理　给予高蛋白、高维生素、低钠、低脂肪饮食，细嚼慢咽，少量多餐。桥本甲状腺炎所致甲状腺功能减退者应避免摄取含碘食物和药物，以免诱发严重黏液性水肿。嘱病人多进食粗纤维素食物，如新鲜蔬菜、水果、全麦制品，促进胃肠蠕动。指导病人每天定时排便，养成规律排便的习惯；教会病人促进排便的技巧，如适当按摩腹部；鼓励病人每天进行适度的运动等。

（二）病情观察

观察神志、生命体征的变化及全身黏液性水肿情况，每日记录病人体重。如出现嗜睡、低体温、呼吸缓慢、心动过缓、血压降低等黏液性水肿昏迷表现，立即通知医生并配合抢救处理。

（三）用药护理

左甲状腺素口服吸收缓慢，每日早晨服药 1 次即可维持较稳定的血药浓度，应遵医嘱准确给药，观察药物疗效及不良反应，如出现多食消瘦、心动过速、发热、大汗、情绪激动等情况，应及时报告医生并协助处理。对于有心脏病、高血压的病人，尤其应注意给药剂量，防止诱发和加重心脏病。

（四）黏液性水肿昏迷的抢救配合

立即建立静脉通道，遵医嘱补充甲状腺激素，清醒后改口服维持治疗；保持呼吸道通畅，吸氧，必要时配合医生行气管切开、机械通气；严密监测生命体征、记录 24 小时出入液量；遵医嘱控制感染，注意保暖，配合昏迷的抢救。

（五）心理护理

多与病人交流，关心、体贴病人，消除其孤独、抑郁心理。介绍疾病相关知识，提高病人及家属对疾病的认知程度，解释黏液性水肿面容的原因，使病人消除自卑心理，积极配合治疗。

（六）健康指导

1. 疾病知识指导　告知病人发病原因及注意事项，指导病人合理饮食，注意个人卫生，冬季注意保暖，减少出入公共场所，避免感染。

2. 用药指导　对需终身激素替代治疗者，耐心向病人讲解坚持激素替代治疗的必要性，不可擅自停药或随意变更剂量。指导病人定期监测血清 TSH 水平，长期替代者宜每

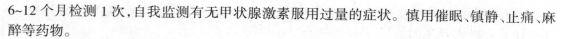

6~12 个月检测 1 次,自我监测有无甲状腺激素服用过量的症状。慎用催眠、镇静、止痛、麻醉等药物。

3. 病情监测指导 向病人及家属讲解黏液性水肿昏迷的诱因及表现,使其学会观察病情,若出现体温过低、心动过缓、低血压、意识障碍等,应及时就医。

(李艳红)

第三节 库欣综合征病人的护理

学习目标

1. 具有认真负责的工作态度,尊重和关爱病人,给予病人人文关怀。
2. 掌握库欣综合征病人的护理评估要点和主要护理措施。
3. 熟悉库欣综合征病人的常见护理诊断/问题。
4. 学会与病人沟通交流,进行心理护理和健康指导。

库欣综合征(Cushing syndrome),又称 Cushing 综合征,是由各种病因造成肾上腺皮质分泌过量糖皮质激素(主要是皮质醇)所致病症的总称,其中以垂体促肾上腺皮质激素(ACTH)分泌亢进所引起者最为常见,称为库欣病(Cushing disease),又称 Cushing 病。主要临床表现为满月脸、多血质外貌、向心性肥胖、皮肤紫纹、痤疮、糖尿病倾向、高血压和骨质疏松等。本病多见于女性,以 20~40 岁居多。库欣综合征按病因可分为两大类,即依赖 ACTH 的库欣综合征和不依赖 ACTH 的库欣综合征。前者包括 Cushing 病和异位 ACTH 综合征,后者包括肾上腺皮质腺瘤、肾上腺皮质癌、不依赖 ACTH 的双侧肾上腺小结节性增生或大结节性增生。

【护理评估】

(一)健康史

重点询问病人既往的健康状况,有无垂体瘤;有无垂体以外的肿瘤,如肾上腺皮质腺瘤、肾上腺皮质癌、肺癌、胸腺癌、胰腺癌、甲状腺髓样癌等;了解病人有无激素类药物服用史。

(二)身体状况

库欣综合征有多种临床表现形式,典型的临床表现如下:

1. 向心性肥胖、满月脸、多血质外貌 病人面圆而呈暗红色,胸、腹、颈、背部脂肪甚厚,疾病后期因肌肉消耗,四肢显得相对瘦小;多血质与皮肤菲薄、微血管易透见有关。

2. 皮肤表现 皮肤薄,微血管脆性增加,轻微损伤可引起瘀斑。病人下腹两侧、大腿外侧等处可出现紫红色条纹。手、脚、指(趾)、肛周常出现真菌感染。异位 ACTH 综合征和较重 Cushing 病病人皮肤色素明显加深。

3. 代谢障碍 大量皮质醇促进肝糖原异生,减少外周组织对葡萄糖的利用,拮抗胰岛素,使血糖升高,葡萄糖耐量减低,部分病人出现类固醇性糖尿病。大量皮质醇有潴钠、排钾作用,低血钾使病人乏力加重。病程较久者出现骨质疏松。儿童患病后,生长发育受到抑制。

4. 心血管表现 高血压多见。长期高血压可并发左心室肥大、心力衰竭和脑血管意外。病人易发生动静脉血栓,使心血管并发症发生率增加。

5. 对感染抵抗力减弱 长期皮质醇分泌增多使免疫功能减弱,病人容易发生各种感染,其中以肺部感染多见。因皮质醇增多使发热等机体防御反应被抑制,病人感染后炎症反应往往不显著,发热不明显。

6. 性功能障碍　女性病人大多出现月经减少、不规则或停经(多伴不孕)、痤疮等。男性病人可出现性欲减退、阴茎缩小、睾丸变软等。

7. 全身肌肉及神经系统　常表现为肌无力,下蹲后起立困难。病人常有情绪不稳、烦躁及失眠等不同程度的精神、情绪变化,严重者精神变态。

(三) 心理 - 社会状况

病人因身体外形和身体功能的改变,导致自我形象紊乱,家庭和社会生活受影响,不敢面对社会,对生活失去信心,出现自卑、抑郁情绪,甚至绝望厌世和自杀倾向等。

(四) 辅助检查

1. 皮质醇测定　血浆皮质醇水平增高且昼夜节律消失。24 小时尿 17- 羟皮质类固醇、尿游离皮质醇升高。

2. 地塞米松抑制试验　①小剂量地塞米松抑制试验:各型库欣综合征均不能被小剂量地塞米松抑制。②大剂量地塞米松抑制试验:被抑制者,病变大多为垂体性;不能被抑制者,可能为原发性肾上腺皮质肿瘤或异位 ACTH 综合征。

3. ACTH 兴奋试验　垂体性 Cushing 病和异位 ACTH 综合征者常有反应,原发性肾上腺皮质肿瘤者多数无反应。

4. 影像学检查　肾上腺超声检查、蝶鞍区断层摄片、CT、MRI 等可协助病变部位的诊断。

(五) 治疗要点

应根据不同病因进行相应治疗。①库欣病有手术、放疗、药物 3 种治疗方法,经蝶窦切除垂体微腺瘤为治疗本病的首选方法。②肾上腺皮质腺瘤手术切除可获根治,肾上腺皮质癌应尽可能早期手术治疗。③不依赖 ACTH 的小结节性或大结节性双侧肾上腺增生行双侧肾上腺切除术,术后做激素替代治疗。④异位 ACTH 综合征,应治疗原发性恶性肿瘤,视具体病情做手术、放疗和化疗。如不能根治,则需用肾上腺皮质激素合成阻滞药,如米托坦(双氯苯二氯乙烷)、美替拉酮、氨鲁米特、酮康唑等。

【 常见护理诊断 / 问题 】

1. 身体意象紊乱　与库欣综合征引起身体外观改变有关。
2. 体液过多　与皮质醇增多引起水钠潴留有关。
3. 有感染的危险　与皮质醇增多导致机体免疫力下降有关。
4. 潜在并发症:骨折。

【 护理措施 】

(一) 一般护理

1. 休息与体位　宜取平卧位,抬高双下肢,以利于静脉回流,避免水肿加重。

2. 饮食护理　宜进食低钠、高钾、高蛋白及低热量的食物,避免刺激性食物,鼓励病人食用柑橘类、枇杷、香蕉及南瓜等含钾高的食物,预防和控制水肿、低钾血症和高血糖。适当摄取富含钙及维生素 D 的食物以预防骨质疏松。有糖尿病症状时执行糖尿病饮食。

(二) 病情观察

观察血压、心律、心率变化,监测有无左心衰竭的表现;观察有无恶心、呕吐、腹胀、乏力及心律失常等低钾血症的表现,监测血钾和描记心电图;观察病人进食量和有无糖尿病表现,必要时做糖耐量试验或测空腹血糖;观察体温变化,定期检查血常规,注意有无感染征象;观察有无关节痛或腰背痛等情况;每日测量体重变化,记录24小时出入液量。

(三) 对症护理

1. 预防感染 ①保持病室环境清洁,室内温、湿度适宜,减少感染源。②严格执行无菌操作技术,避免交叉感染。尽量减少侵入性治疗措施。③向病人及家属介绍预防感染的知识,如保持皮肤、外阴、衣着及用具等清洁卫生,减少感染机会。一旦发生感染应遵医嘱及早治疗。

2. 防止受伤 ①对有广泛骨质疏松和骨痛的病人,应注意休息,避免过度劳累。②移去环境中不必要的家具或摆设,浴室应铺上防滑脚垫。③避免剧烈运动,变换体位时动作宜轻柔,严防摔伤和骨折。④护理操作时,动作应轻稳,避免碰击或擦伤病人皮肤,引起广泛性皮下出血。

(四) 用药护理

遵医嘱应用肾上腺皮质激素合成阻滞药,注意观察疗效和不良反应。此类药物的主要不良反应是食欲减退、恶心、呕吐、嗜睡及乏力等。部分药物对肝损害较大,应定期做肝功能检查。

(五) 心理护理

关注病人的情绪变化,及时与病人沟通,鼓励病人说出身体外形和功能改变的感受,给予安慰与心理疏导,解释病情,消除顾虑。鼓励病人家属为其提供有效的心理和情感支持。鼓励病人参加力所能及的社会活动,增强自尊感和自信心。

(六) 健康指导

1. 疾病知识指导 告知病人疾病的基本知识及注意事项,指导病人做好皮肤、外阴、衣着及用具的清洁卫生,尽量减少或避免到公共场所,以预防感染;合理饮食,避免水、电解质紊乱;注意自我防护,防止外伤、骨折。定期门诊复查。

2. 用药指导与病情监测 指导病人遵医嘱用药,学会观察药物疗效和不良反应。对于手术后应用皮质激素替代治疗者,应告知药物过量及不足的症状和体征,并告诫病人随意停用激素会引起致命的肾上腺危象。如发生虚弱、发热、头晕、恶心、呕吐等应立即就诊。

(李艳红)

第四节　糖尿病病人的护理

 学习目标

1. 具有认真负责的工作态度,尊重和关爱病人,给予病人人文关怀。
2. 掌握糖尿病病人的身心状况和主要护理措施。
3. 熟悉糖尿病的病因、辅助检查、治疗要点及病人的常见护理诊断/问题。
4. 了解糖尿病的分型及病人的护理目标和护理评价。
5. 学会指导病人及家属正确进行病情监测和胰岛素注射;能正确进行糖尿病病人的健康指导。

工作情景与任务

导入情景：

王女士,60岁,糖尿病病史5年,一直口服降糖药物,血糖控制不佳,遂入院治疗,经饮食控制、胰岛素治疗后,血糖稳定,准备出院。医嘱:糖尿病饮食,胰岛素治疗。

工作任务：

1. 指导病人饮食治疗的方法。

2. 教会病人及家属监测血糖的方法。

3. 教会病人及家属掌握正确的胰岛素注射方法,观察药物疗效和不良反应。

糖尿病(diabetes mellitus,DM)是一组由多病因引起的以慢性高血糖为特征的代谢性疾病,是由于胰岛素分泌和(或)作用缺陷所引起。临床上出现多尿、多饮、多食及消瘦等表现,长期碳水化合物以及脂肪、蛋白质代谢紊乱可引起多系统损害,导致眼、肾、神经、心脏及血管等组织器官慢性进行性病变、功能减退及衰竭。病情严重或应激时可发生急性严重代谢紊乱,如糖尿病酮症酸中毒、高渗高血糖综合征。随着人们生活水平的提高、人口老龄化、生活方式的改变,糖尿病患病率在迅速增加,是严重威胁人类健康的世界性公共卫生问题。在我国,现成年人糖尿病患病率达9.7%,糖尿病前期的比例高达15.5%。更为严重的是我国约有60%的糖尿病病人未被诊断,而已接受治疗者,糖尿病的控制情况也很不理想。

糖尿病分为四大类型,即1型糖尿病、2型糖尿病,其他特殊类型的糖尿病和妊娠期糖尿病。

糖尿病的病因和发病机制极为复杂,不同类型的糖尿病其病因不同,即使在同一类型中也不尽相同。总的来说,遗传因素和环境因素共同参与其发病过程,2型糖尿病有更明显的遗传基础。发病机制可归纳为不同病因导致胰岛β细胞分泌缺陷和(或)外周组织胰岛素利用不足,而引起糖、脂肪及蛋白质等物质代谢紊乱。

【护理评估】

（一）健康史

详细询问病人有无糖尿病家族史,有无反复病毒感染,尤其是风疹病毒、腮腺炎病毒、柯萨奇病毒、脑心肌炎病毒和巨细胞病毒等感染史;有无化学毒物和饮食因素等病史;有无其他自身免疫性疾病,如桥本甲状腺炎、Addison病等;是否有营养过剩、体力活动不足及不良生活方式;女性病人注意询问妊娠次数及新生儿出生体重等。

（二）身体状况

1. 代谢紊乱症候群

（1）多尿、多饮、多食和体重减轻:血糖升高后因渗透性利尿引起多尿,继而口渴多饮。因外周组织对葡萄糖利用障碍,脂肪、蛋白质的分解代谢增加,体重逐渐减轻,出现乏力、消瘦,儿童生长发育受阻。因葡萄糖的利用减少及丢失过多,病人常易饥、多食,使病人出现典型"三多一少"症状,即多尿、多饮、多食和体重减轻。

（2）皮肤瘙痒:由于高血糖及末梢神经病变导致皮肤干燥和感觉异常,病人可有皮肤瘙痒。女病人因尿糖刺激局部皮肤,可出现外阴瘙痒。

（3）其他症状:四肢酸痛、麻木、腰痛、性欲减退、阳痿不育、月经失调、便秘、视力模糊等。

2. 急性并发症

(1) 糖尿病酮症酸中毒(diabetic ketoacidosis,DKA):为最常见的糖尿病急症。以高血糖、酮症和酸中毒为主要表现。糖尿病代谢紊乱加重时,脂肪动员、分解加速,大量脂肪酸在肝脏经 β 氧化产生大量酮体(乙酰乙酸、β- 羟丁酸和丙酮)。血清酮体超过正常水平时出现酮血症和酮尿,临床上统称为酮症。若代谢紊乱进一步加剧,血酮体继续升高,超过机体的处理能力时即发生代谢性酸中毒。病情进一步发展,出现意识障碍时则称为糖尿病酮症酸中毒昏迷。

1) 诱因:DKA 最常见的诱因是感染,其他诱因包括胰岛素不适当减量或治疗中断、各种应激、酗酒以及某些药物(如糖皮质激素等)。另有 2%~10% 原因不明。

2) 临床表现:多数病人在发生意识障碍前有糖尿病症状加重表现。初感疲乏软弱、四肢无力、极度口渴、多尿多饮。当酸中毒出现时则表现为食欲减退、恶心与呕吐,常伴头痛、嗜睡、烦躁、呼吸深快有烂苹果味(丙酮味)。病情进一步发展出现严重失水、尿量减少、皮肤干燥、弹性差、眼球下陷、脉搏细速及血压下降。晚期各种反射迟钝,甚至消失,出现昏迷。也有少数病人表现为腹痛等急腹症的表现。血糖、血酮体明显升高,尿糖、尿酮体强阳性。

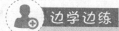

边学边练

实践 16 甲状腺功能亢进症和糖尿病病人的护理

(2) 高渗高血糖综合征(hyperosmolar hyperglycemic syndrome,HHS):是糖尿病急性代谢紊乱的另一临床类型,以严重高血糖、高血浆渗透压、脱水为特点,无明显酮症。多见于 50~70 岁老人,超过 2/3 病人发病前无糖尿病病史。诱因为引起血糖增高和脱水的因素,如急性感染、外伤、手术、脑血管意外等应激状态,使用糖皮质激素、利尿剂等药物,水摄入不足或失水,透析治疗,静脉高营养疗法等。起病时先有多尿、多饮,但多食不明显或食欲减退,渐出现严重脱水和神经精神症状,病人反应迟钝、烦躁或淡漠、嗜睡,逐渐陷入昏迷、抽搐,晚期尿少甚至尿闭。无酸中毒样大呼吸。

(3) 感染:糖尿病病人易发生各种感染。肾盂肾炎和膀胱炎多见于女性病人。疖、痈等皮肤化脓性感染可反复发生。肺结核发病率高,进展快,易形成空洞。足癣、体癣等皮肤真菌感染也较常见,女性病人常合并真菌性阴道炎。

3. 慢性并发症

(1) 微血管病变:是糖尿病的特异性并发症。病变主要表现在视网膜、肾、神经及心肌组织,其中以糖尿病肾病和视网膜病变尤为重要,最终可导致尿毒症和失明。

(2) 大血管病变:是糖尿病最严重而突出的并发症,主要表现为动脉粥样硬化,引起冠心病、出血性或缺血性脑血管病、肾动脉硬化及肢体动脉硬化(下肢动脉病变为主)等。心脏血管疾病是糖尿病病人死亡的主要原因之一。

(3) 神经病变:以周围神经病变最常见,可表现为对称性肢端感觉异常(分布如袜子和手套状),痛觉过敏等。自主神经病变可引起尿潴留、胃肠功能失调和直立性低血压等。

(4) 糖尿病足(图 7-1):指与下肢远端神经异常和不同程度周围血管病变相关的足部溃

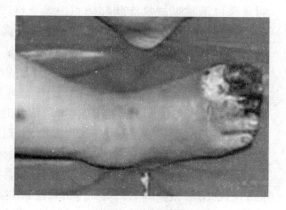

图 7-1 糖尿病足

疡、感染和(或)深层组织破坏,是糖尿病非外伤性截肢的最主要原因。轻者表现为足部畸形、皮肤干燥和发凉、胼胝(高危足);重者可出现足部溃疡、坏疽。

(5) 其他:有白内障、青光眼、牙周病、皮肤病变等。

(三) 心理 - 社会状况

糖尿病为终身性疾病,病程漫长、严格的饮食控制、多器官、多组织结构功能障碍易使病人产生焦虑、恐惧和抑郁等心理反应,对治疗缺乏信心,不能有效地应对,治疗的依从性较差。

(四) 辅助检查

1. 尿糖测定　尿糖阳性是诊断糖尿病的重要线索,但尿糖阴性不能排除糖尿病的可能。

2. 血糖测定　血糖升高是诊断糖尿病的主要依据,血糖测定是判断糖尿病病情和控制情况的主要指标。静脉血浆测定,空腹血糖正常范围为 3.9~6.0mmol/L(70~108mg/dl)。糖尿病诊断标准(表 7-1)。

表 7-1　糖尿病诊断标准(WHO,1999)

诊断标准	静脉血浆葡萄糖水平(mmol/L)
(1)糖尿病症状 + 随机血糖或	≥11.1
(2)空腹血糖或	≥7.0
(3)口服葡萄糖耐量试验 2 小时血糖	≥11.1

注:需再测一次,予以证实,诊断才能成立。随机血糖指不考虑上次用餐时间,一天中任意时间的血糖

3. 口服葡萄糖耐量试验　适用于血糖高于正常范围而未达到诊断标准者。

4. 糖化血红蛋白 A1(GHbA1)和糖化血浆清蛋白测定　GHbA1 有 a、b、c 三种,以 GHbA1c 最为主要。GHbA1 测定可反映取血前 8~12 周血糖的平均水平,为糖尿病控制情况的监测指标之一。血浆清蛋白可与葡萄糖发生糖化反应形成果糖胺,果糖胺测定可反映糖尿病病人近 2~3 周内平均血糖水平,为糖尿病病人近期病情监测的指标。

5. 血浆胰岛素和 C- 肽测定　有助于了解胰岛 β 细胞功能。

(五) 治疗要点

由于糖尿病的病因和发病机制尚未完全阐明,目前仍缺乏病因治疗。糖尿病治疗强调早期、长期、综合治疗及治疗方法个体化的原则。近期治疗目标是通过控制高血糖和相关代谢紊乱以消除糖尿病症状和防止出现急性严重代谢紊乱;远期治疗目标是通过良好的代谢控制达到预防及(或)延缓糖尿病慢性并发症的发生和发展,维持良好的健康和学习、劳动能力,保障儿童生长发育,提高病人的生活质量、降低病死率和延长寿命。

近年,糖尿病的控制已从传统意义上的治疗转变为系统管理。国际糖尿病联盟提出糖尿病综合管理五个要点(有“五驾马车”之称):糖尿病教育、医学营养治疗、运动治疗、血糖监测和药物治疗。①糖尿病健康教育:是重要的基础管理措施,是决定糖尿病管理成败的关键。②医学营养治疗:是糖尿病基础管理措施,对医学营养治疗的依从性是决定病人能否达到理想代谢控制的关键影响因素。③运动治疗:运动可增加胰岛素敏感性,有助于控制血糖和体重。④病情监测:包括血糖监测、其他脑血管疾病(CVD)危险因素和并发症的监测。⑤高血糖的药物治疗:包括口服降糖药物和注射制剂如胰岛素及胰岛素类似物等。在饮食和运动不能使血糖控制达标时应及时应用降糖药物治疗。

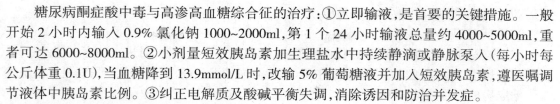

糖尿病酮症酸中毒与高渗高血糖综合征的治疗:①立即输液,是首要的关键措施。一般开始 2 小时内输入 0.9% 氯化钠 1000~2000ml,第 1 个 24 小时输液总量约 4000~5000ml,重者可达 6000~8000ml。②小剂量短效胰岛素加生理盐水中持续静滴或静脉泵入(每小时每公斤体重 0.1U),当血糖降到 13.9mmol/L 时,改输 5% 葡萄糖液并加入短效胰岛素,遵医嘱调节液体中胰岛素比例。③纠正电解质及酸碱平衡失调,消除诱因和防治并发症。

【常见护理诊断 / 问题】

1. 营养失调:低于或高于机体需要量 与糖尿病病人胰岛素分泌和(或)作用缺陷有关。

2. 有感染的危险 与高血糖、脂代谢紊乱、营养不良、微循环障碍等有关。

3. 知识缺乏:缺乏糖尿病的预防和自我护理知识。

4. 潜在并发症:糖尿病酮症酸中毒、高渗高血糖综合征、糖尿病足。

【护理目标】

病人体重恢复正常并保持稳定,血糖、血脂正常或维持理想水平;未发生感染;掌握糖尿病的预防和自我护理知识;并发症得到有效防治。

【护理措施】

(一) 一般护理

1. 饮食护理 饮食控制是重要的基础治疗措施,应严格和长期执行。

(1) 计算总热量:根据病人性别、年龄和身高查表或用简易公式计算出理想体重[理想体重(kg)= 身高(cm)−105],根据病人理想体重和工作性质,参照生活习惯等,计算每日所需总热量。成年人休息状态下每日每公斤理想体重给予热量 25~30kcal,轻体力劳动 30~35kcal,中度体力劳动 35~40kcal,重体力劳动 40kcal 以上。儿童、孕妇、乳母、营养不良和消瘦、伴有消耗性疾病者应酌情增加,肥胖者酌减。

(2) 食物组成:碳水化合物约占饮食总热量的 50%~60%,提倡用粗制米、面和一定量杂粮。蛋白质含量一般不超过总热量的 15%,成人每日每公斤理想体重 0.8~1.2g,儿童、孕妇、乳母、营养不良或伴有消耗性疾病者宜增至 1.5~2.0g,伴有糖尿病肾病而肾功能正常者应限制在 0.8g,血尿素氮升高者应限制在 0.6g。脂肪约占总热量 30%。多食可溶性纤维高的食物,每天饮食中食用纤维含量 40~60g 为宜。

(3) 总热量分配:可按每日三餐分配为 1/5、2/5、2/5 或 1/3、1/3、1/3 ;也可按四餐分配为 1/7、2/7、2/7、2/7。

(4) 注意事项:①按时进食,对于使用降糖药物的病人尤应注意。②控制饮食的关键在于控制总热量。在保持总热量不变的原则下,增加一种食物时应同时减去另一种食物。当病人因饮食控制而出现易饥的感觉时,可增加碳水化合物含量小于 5% 的蔬菜,如芹菜、西红柿、黄瓜、茄子及各种绿叶蔬菜等。③严格限制各种甜食。体重过重者,要忌吃油炸、油煎食物。炒菜宜用植物油,忌食动物油。少食动物内脏等含胆固醇高的食物。限制饮酒,食盐 <6g/d。

2. 运动锻炼 护士应根据病人的年龄、性别、体力、病情、有无并发症以及既往运动情况等,安排有规律的合适运动,循序渐进,并长期坚持。①运动锻炼的方法以有氧运动为主,如散步、慢跑、骑自行车、太极拳等。最佳运动时间是餐后 1 小时(以进食开始计时)。②合适运动强度的简易计算方法为:心率 =170− 年龄。活动时间为 30~40 分钟。 ③运动时应随身携带糖果等,当出现低血糖症状时及时食用并暂停运动。④血糖 >14mmol/L、明显的低血糖症、有糖尿病急性并发症和严重心、脑、眼、肾等慢性并发症者暂不适宜运动。⑤运动后应做好运动日记,以便观察疗效和不良反应。

(二)病情观察

定期监测血糖、血压、血脂、糖化血红蛋白、眼底及体重等,必要时进行动态血糖监测,以正确判断病情。注意观察有无酮症酸中毒、高渗高血糖综合征、低血糖及糖尿病足等情况发生。糖尿病控制目标见表7-2。

表7-2 糖尿病控制目标

检测指标		目标值
血浆葡萄糖	空腹(mmol/L)	3.9~7.2
	非空腹(mmol/L)	≤10.0
GHbA1c(%)		<7.0
血压(mmHg)		<130/80
高密度脂蛋白胆固醇(HDL-C)	男性(mmol/L)	>1.0
	女性(mmol/L)	>1.3
甘油三酯(mmol/L)		<1.7
低密度脂蛋白胆固醇(LDL-C)	未合并冠心病(mmol/L)	<2.6
	合并冠心病(mmol/L)	<2.07
总胆固醇(mmol/L)		<4.5
体重指数(kg/m^2)		<24

(三)用药护理

1. 口服降糖药物 主要包括促胰岛素分泌剂(磺脲类和非磺脲类药物)、增加胰岛素敏感性药物(双胍类和噻唑烷二酮类药物)和α葡萄糖苷酶抑制剂三类。磺脲类和非磺脲类药物的主要作用为刺激胰岛β细胞分泌胰岛素。双胍类主要药理作用是通过抑制肝葡萄糖输出,改善外周组织对胰岛素的敏感性,增加对葡萄糖的摄取和利用而降血糖,目前广泛应用的是二甲双胍;噻唑烷二酮类主要作用是增强靶组织对胰岛素的敏感性,减轻胰岛素抵抗。α葡萄糖苷酶抑制剂可抑制小肠黏膜刷状缘的α葡萄糖苷酶活性,从而延缓葡萄糖、果糖的吸收,降低餐后高血糖。常用口服降糖药的不良反应及用药注意事项见表7-3。

表7-3 常用口服降糖药物的不良反应及用药注意事项

药物种类	常用药物	不良反应	注意事项
促胰岛素分泌剂			
磺脲类	格列本脲	以低血糖反应、体重增加为主,同时可有程度不同胃肠道反应、皮肤瘙痒、肝功能损害、血液系统损害等	餐前半小时服用;1型糖尿病,有严重并发症或β细胞功能很差的2型糖尿病,孕妇及哺乳期妇女、肝肾功能不全者禁用
	格列吡嗪		
	格列齐特		
	格列波脲		
	格列喹酮		
	格列美脲		
非磺脲类	瑞格列奈		
	那格列奈		
增加胰岛素敏感性药物			

药物种类	常用药物	不良反应	注意事项
双胍类	二甲双胍	以胃肠道反应为主,乳酸性酸中毒为最严重的不良反应	餐中或餐后服药可减轻不良反应。肝肾功能不全、心力衰竭、缺氧、急性感染、糖尿病酮症酸中毒、孕妇及哺乳期妇女禁用
噻唑烷二酮类	罗格列酮 吡格列酮	主要不良反应为体重增加、水肿	心力衰竭或肝病者慎用或禁用。1 型糖尿病、孕妇及哺乳期妇女禁用
α 葡萄糖苷酶抑制剂	阿卡波糖 伏格列波糖 米格列醇	腹胀、排气增多或腹泻	进食第一口食物后立即服用。胃肠功能紊乱者、孕妇、哺乳期妇女和儿童禁用

2. 胰岛素

(1) 适应证:①1 型糖尿病。②糖尿病伴急、慢性并发症或处于应激状态,如急性感染、创伤、手术前后,妊娠合并糖尿病和消耗性疾病。③2 型糖尿病病人经饮食、运动、口服降糖药物治疗血糖控制不满意,β 细胞功能明显减退。

(2) 制剂类型与注射途径:胰岛素制剂按作用快慢和维持作用时间长短,可分为速效、短效、中效、长效、预混胰岛素 5 类(表 7-4)。根据胰岛素的来源不同还可将其分为动物胰岛素、基因重组人胰岛素和胰岛素类似物 3 种。胰岛素的注射途径包括静脉注射和皮下注射两种。注射工具有胰岛素专用注射器、胰岛素笔(图 7-2)和胰岛素泵(图 7-3)3 种。

表 7-4 胰岛素制剂类型及作用时间

作用类别	制剂类型	皮下注射作用时间(小时)			注射时间与进餐关系
		开始	高峰	持续	
速效	门冬胰岛素	10~15 分钟	1~2	4~6	三餐前注射,注射后立即进餐
	赖脯胰岛素		1~1.5	4~5	
短效	普通胰岛素(R)	15~60 分钟	2~4	5~8	三餐前注射,注射后 15~30 分钟进餐
中效	低精蛋白胰岛素(NPH)	2.5~3	5~7	13~16	睡前 22:00~23:00 注射,可不进餐
长效	精蛋白锌胰岛素(PZI)	3~4	8~10	20	每天固定时间注射,可不进餐
	甘精胰岛素	2~3	无峰	30	
	地特胰岛素	3~4	3~14	24	
预混	预混胰岛素 30R	0.5	2~12	14~24	早、晚餐前各注射一次,注射后 15~30 分钟进餐,预混胰岛素类似物注射后立即进餐;中餐进食时间相对固定
	预混胰岛素 50R	0.5	2~3	10~24	
	预混赖脯胰岛素 25、50	15 分钟	0.5~1.5	16~24	
	预混门冬胰岛素 30	10~20 分钟	1~4	14~24	

注:因受胰岛素剂量、吸收、降解等多种因素影响,且个体差异大,作用时间仅供参考

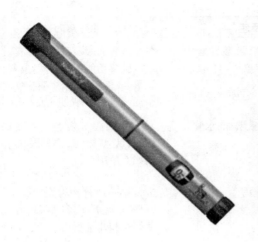

图 7-2 胰岛素笔

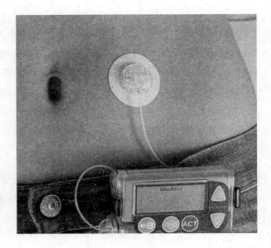

图 7-3 胰岛素泵

 知识窗

胰岛素泵

　　胰岛素泵为一种持续皮下胰岛素输注装置,以基础量和餐前追加量的形式,模拟生理胰岛素的持续基础分泌和餐时释放,保持体内胰岛素维持在一个基本水平,保证病人正常的生理需要。

　　(3) 用药注意事项:①胰岛素保存:未开封的胰岛素放于冰箱 4~8℃冷藏保存,正在使用的胰岛素在常温下(不超过 28℃)可使用 28 天,无需放入冰箱,避免过冷、过热。抽吸时避免剧烈晃动。如超过有效期或药液出现颗粒时不能使用。②准确用药:遵医嘱使用胰岛素,做到剂型、剂量准确,按时注射。③吸药顺序:长、短效胰岛素混合使用时,应先抽吸短效胰岛素,再抽吸长效胰岛素,然后混匀,切不可逆行操作,以免影响其速效性。④注射部位的选择与更换:皮下注射胰岛素,宜选择皮肤疏松部位,如上臂三角肌、臀大肌、大腿前侧、腹部等,注射部位应交替使用以免形成局部硬结和脂肪萎缩,影响药物吸收及疗效;同一部位注射,必须与上一次注射部位相距 1cm 以上。⑤使用胰岛素泵时应定期更换导管和注射部位,以避免感染及针头堵塞。使用胰岛素笔时要注意笔与笔芯相互匹配,每次注射前确认笔内是否有足够剂量,药液是否变质。每次使用前均应更换针头,注射后将针头丢弃。

　　(4) 胰岛素不良反应的观察及处理:①低血糖反应:是最主要的不良反应,与剂量过大和(或)饮食失调有关。表现为心悸、焦虑、出汗、饥饿感、软弱无力、手抖、面色苍白、神志改变、视物不清、认知障碍、抽搐和昏迷。一旦出现上述症状,应及时检测血糖,根据病情进食糖果、含糖饮料或静脉注射 50% 葡萄糖液 20~30ml。②过敏反应:表现为注射部位瘙痒、荨麻疹样皮疹。自人胰岛素广泛在临床应用后,过敏反应发生减少。③注射部位皮下脂肪萎缩或增生:采用多点、多部位皮下注射和及时更换针头可预防其发生。若发生则停止该部位注射后可缓慢自然恢复。

(四) 并发症的护理

　　1. 糖尿病酮症酸中毒与高渗高血糖综合征的抢救配合　①安置病人于重症监护病房,绝对卧床休息,注意保暖,吸氧。②迅速建立两条静脉通道,准确执行医嘱,确保液体和胰岛素的输入,密切观察疗效和不良反应。③严密观察和记录病人神志、生命体征、呼吸气味、皮肤弹性及 24 小时出入液量等变化。监测并记录血糖、尿糖、血酮体、尿酮体水平以及动脉血气分析和电解质变化,注意有无水、电解质及酸碱平衡紊乱。

2. 感染的预防和护理 指导病人注意个人卫生,保持全身和局部清洁,尤其是口腔、皮肤和会阴部的清洁。注射胰岛素时皮肤应严格消毒,以防感染,若发现感染征象,及时协助医生处理。

3. 足部护理 ①每天检查双足 1 次,观察有无水疱、皮肤破损等。②每天洗脚,水温<37℃;洗后用柔软的浅色干毛巾擦干,尤其是足趾间;修剪趾甲应选在洗脚后,趾甲修剪与脚趾平齐,并挫圆边缘尖锐部分。③不宜用热水袋、电热器等物品直接进行足部保暖;避免赤脚行走、赤脚穿凉鞋和拖鞋。④穿鞋前,检查鞋内有无异物或异常;不穿过紧或有毛边的袜子或鞋。⑤指导病人采用多种方法促进肢体血液循环,如步行和腿部运动等;指导病人正确处理小伤口,伤口或局部皮肤有淤血、红肿、发热时,应尽早就医。

(五) 心理护理

针对糖尿病严格控制饮食、长期服用降糖药物及胰岛素治疗产生的悲观情绪,加强护患沟通,及时将糖尿病的基本知识和预后告知病人和家属,使其了解糖尿病虽不能根治,但可通过饮食控制、终生治疗、规律生活和适当体育锻炼而避免并发症的发生,可以和正常人一样生活和长寿,以消除悲观心理,提高治疗的依从性,解除焦虑、紧张心理;与病人家属共同商讨制订饮食、运动计划,鼓励家属和朋友多给予亲情和温暖,使其获得感情上的支持;鼓励病人参加各种糖尿病病友团体活动,增加战胜疾病的信心。

(六) 健康指导

1. 疾病知识指导 通过多种方法,如讲解、放录像等,让病人和家属了解糖尿病的病因、表现、诊断要点与治疗方法,提高病人对治疗的依从性。教导病人外出时随身携带识别卡,以便发生紧急情况时及时处理。

2. 饮食指导 指导病人掌握并自觉执行饮食治疗的具体要求和措施。为病人准备一份常用食物营养素含量和替换表,使之学会自我饮食调节。

3. 运动指导 让病人了解体育锻炼在治疗中的意义,掌握体育锻炼的具体方法及注意事项。运动时随身携带甜食以备急需,运动中如感到头晕、无力及心悸等应立即停止运动。

4. 用药指导 指导病人掌握口服降糖药的应用方法和不良反应的观察;掌握胰岛素的注射方法、不良反应的观察和低血糖反应的处理。

5. 疾病监测指导 指导病人 3~6 个月复检糖化血红蛋白 A1。血脂异常者每 1~2 个月监测 1 次。体重 1~3 个月监测 1 次。每年全面体检 1~2 次,以尽早防治慢性并发症。指导病人学习和掌握监测血糖、血压、体重指数的方法,了解糖尿病的控制目标。

6. 并发症预防指导 规律生活,戒烟、酒。注意个人卫生,养成良好的卫生习惯。告知病人及家属糖尿病酮症酸中毒及高渗高血糖综合征等并发症的诱发因素,熟悉其主要表现及应急处理措施。指导病人掌握糖尿病足的预防和护理知识。

【护理评价】

病人体重是否恢复正常并保持稳定,血糖、血脂是否恢复正常;能否采取有效措施预防感染发生;能否掌握糖尿病的预防和自我护理知识;并发症是否得到有效防治。

(宋淑燕)

第五节　痛风病人的护理

学习目标

1. 具有认真负责的工作态度,尊重和关爱病人,给予病人人文关怀。
2. 掌握痛风病人的护理评估要点和主要护理措施。
3. 熟悉痛风病人的常见护理诊断/问题。
4. 学会指导病人建立良好的生活方式。

　　痛风(gout)是单钠尿酸盐沉积于骨关节、肾脏和皮下等部位,引发的急、慢性炎症和组织损伤,与嘌呤代谢紊乱及(或)尿酸排泄减少所致的高尿酸血症直接相关。临床特点为高尿酸血症、反复发作的痛风性关节炎、痛风石、间质性肾炎,严重者呈关节畸形及功能障碍,常伴有尿酸性尿路结石。近年来随着经济迅速发展,我国痛风发病率逐年上升,尤其在大中城市,已成为常见病。本病多见于中老年男性、绝经期后女性。痛风分原发性和继发性两类。原发性痛风者多有家族遗传史,并与肥胖、高血压、冠心病、糖尿病等关系密切。继发性痛风主要由肾病、血液病、药物及高嘌呤食物等原因引起。痛风的生化标志是高尿酸血症,导致高尿酸血症的原因主要有尿酸排泄减少、尿酸生成过多。

　　【护理评估】
　　(一)健康史
　　询问病人有无痛风家族史;是否有肥胖、高血压、高脂血症、冠心病及糖尿病等危险因素;了解病人是否有不良的饮食习惯;是否有肾病、血液病等;是否应用抑制尿酸排泄的药物;发病前有无摄入大量高嘌呤食物、饮酒、劳累、手术、感染等诱因。

　　(二)身体状况
　　1. 无症状期　仅有血尿酸波动性或持续性增高。从血尿酸增高至症状出现,时间可长达数年至数十年,有些甚至终身不出现症状。
　　2. 急性关节炎期　为痛风的首发症状,是尿酸盐结晶、沉淀引起的炎症反应,其特点如下:①常在午夜或清晨突然发病,呈剧痛,数小时内出现受累关节的红、肿、热、痛和功能障碍。②最易受累的部位是单侧第1跖趾关节,其次为踝、膝、腕、指、肘等关节。③初次发作常呈自限性,可在数日内自行缓解,缓解时局部可出现特有的脱屑和瘙痒。
　　3. 痛风石及慢性关节炎期　痛风石(图7-4)是痛风的特征性临床表现,可存在于任何关节、肌腱和关节周围软组织。呈黄白色大小不一的隆起,表面菲薄,破溃后排出白色豆渣样尿酸盐结晶,虽不易愈合但很少发生感染。大量沉积的痛风石可造成骨、软骨的破坏及周围组织的纤维化和变性,表现为关节肿胀、疼痛、畸形和功能障碍。
　　4. 肾脏病变　主要表现为:①痛风性肾病:早期仅有间歇性蛋白尿,随病情进展而呈持续性,伴夜尿增多;晚期可发生高血压、水肿、氮质血症等;最终可因肾衰竭或并发心血管疾病而死亡。②尿酸性肾石病:较小者常无症状,较大者可发生肾绞痛、血尿等。

　　(三)心理-社会状况
　　疼痛影响进食和睡眠,可引起病人精神紧张、焦虑、烦躁。疾病反复发作导致关节畸形和功能障碍,可加重病人心理负担,出现恐惧、悲观、抑郁等心理。

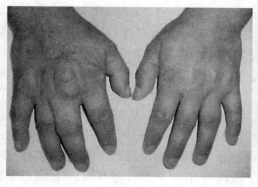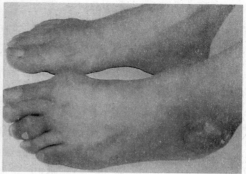

图 7-4 痛风石

(四) 辅助检查

1. 尿酸测定 男性或绝经后女性血尿酸 >420μmol/L,绝经前女性 >358μmol/L,可确定为高尿酸血症。限制嘌呤饮食 5 天后,每日小便中尿酸排出量 >3.57mmol/L,提示尿酸生成增多。

2. 关节液或痛风石内容物检查 偏振光显微镜下可见双折光的针形尿酸盐结晶。

3. 其他检查 X 线、CT、MRI、关节镜检查可发现骨、关节的相关病变或尿酸性尿路结石影。

(五) 治疗要点

防治目的是控制高尿酸血症,预防尿酸盐沉积;迅速控制急性关节炎发作;防止尿酸结石形成和肾功能损害。①非药物治疗:适当调整生活方式和饮食习惯是痛风长期治疗的基础。②药物治疗:急性痛风性关节炎期应及早并足量应用非甾体抗炎药、秋水仙碱、糖皮质激素,减轻病人的症状。发作间歇期和慢性期,应用促进尿酸排泄药,如丙磺舒、磺吡酮、苯溴马隆。应用抑制尿酸生成药别嘌醇,以维持血尿酸正常水平。③手术治疗:较大痛风石或经皮破溃者可手术剔除。

【常见护理诊断 / 问题】

1. 疼痛:关节痛 与尿酸盐结晶沉积在关节引起炎症反应有关。

2. 躯体活动障碍 与关节受累、关节畸形有关。

3. 知识缺乏:缺乏与痛风有关的饮食知识。

【护理措施】

(一) 一般护理

1. 休息与活动 急性关节炎期应绝对卧床休息,抬高患肢,避免受累关节负重。疼痛缓解 72 小时后,方可恢复活动。

2. 饮食护理 痛风病人大多肥胖,应控制总热量。限制高嘌呤食物,如动物内脏、鱼虾类、蛤蟹、肉类、菠菜、蘑菇、黄豆、扁豆、豌豆、浓茶等。饮食宜清淡、易消化,忌辛辣及刺激性食物。严禁饮酒。可指导病人进食碱性食物,如牛奶、鸡蛋、各类蔬菜、柑橘类水果等。鼓励多饮水,每日液体摄入量 2500~3000ml,以增加尿酸排泄。

(二) 病情观察

观察关节疼痛的部位、性质及发作时间;受累关节有无红肿热和功能障碍;观察有无痛风石的相应症状;监测尿酸的变化。

（三）对症护理

1. 减轻疼痛　可在病床上安放支被架支托盖被,避免患部受压;手、腕或肘关节受累时用夹板固定,遵医嘱给予冰敷或 25% 硫酸镁湿敷,消除关节肿胀和疼痛。

2. 皮肤护理　保护痛风石局部皮肤,保持患部清洁,避免发生感染。

（四）用药护理

遵医嘱正确用药,观察疗效及不良反应。①非甾体抗炎药可有效缓解急性痛风症状,常用药物有吲哚美辛、双氯芬酸、布洛芬、塞来昔布等,注意观察有无活动性溃疡及消化道出血。②秋水仙碱是治疗痛风急性发作的特效药物,因其药物毒性现已少用。不良反应较多,主要是严重的胃肠道反应,如恶心、呕吐、腹痛、腹泻等,也可引起骨髓抑制、肝损害、过敏、神经毒性等。应用时必须密切观察,一旦出现不良反应,应及时停药,静脉使用时切勿外漏,以免造成组织坏死。③糖皮质激素起效快、缓解率高,注意观察有无停药"反跳"现象。④丙磺舒、磺吡酮、苯溴马隆的不良反应有皮疹、发热及胃肠道反应,用药期间嘱病人多饮水,口服碳酸氢钠等碱性药。⑤别嘌醇的不良反应有皮疹、发热、胃肠道反应、肝损害、骨髓抑制等。

（五）心理护理

向病人讲解痛风的有关防治知识,给予精神安慰及心理疏导。帮助病人勇敢面对生活,增强治疗信心。指导病人在家属的参与帮助下,从事力所能及的活动或工作,消除悲观、抑郁心理。

（六）健康指导

1. 疾病知识指导　告知病人本病的诱因和治疗方法,嘱病人保持心情愉快,避免情绪紧张;适当运动,防止肥胖;严格控制饮食,忌饮酒,避免进食高嘌呤食物,每天饮水至少2000ml,应用排尿酸药时更应多饮水;避免劳累、受凉、感染、外伤等。

2. 保护关节指导　日常生活中尽量使用大肌群,如能用肩部负重者不用手提,能用手臂者不用手指;避免长时间持续从事重体力劳动,经常改变姿势,避免关节受压;如局部发热和肿胀,尽可能避免活动。

3. 病情监测指导　指导病人学会观察病情,平时用手触摸耳轮及手足关节处,检查是否有痛风石。观察有无夜尿增多、水肿等肾脏损害。定期复查血尿酸,门诊随访。

（李艳红　宋淑燕）

第六节　骨质疏松症病人的护理

学习目标

1. 具有认真负责的工作态度,尊重和关爱病人,给予病人人文关怀。
2. 掌握骨质疏松症病人的护理评估要点和主要护理措施。
3. 熟悉骨质疏松症病人的常见护理诊断／问题。
4. 学会指导病人建立良好的生活方式,对病人进行安全指导和用药指导。

骨质疏松症(osteoporosis,OP)是一种以骨量降低和骨组织微结构破坏为特征,导致骨骼脆性增加和易于骨折的代谢性骨病。临床特点为骨痛和肌无力、骨折。其发病率居所有代谢性骨病的首位。骨质疏松症可分为原发性和继发性两类。原发性又分为Ⅰ型(绝经后骨质疏松症)和Ⅱ型(老年性骨质疏松症)。继发性骨质疏松症是指继发于内分泌代谢疾病或全身性疾病。本节主要介绍原发性骨质疏松症。

原发性骨质疏松症的病因和发病机制尚未阐明,可能与遗传因素、性激素缺乏有关。雌激素缺乏使破骨细胞功能增强,骨丢失加速,是绝经后骨质疏松症的主要病因。雄激素缺乏在老年性骨质疏松症的发病中起了重要作用。此外,不良的生活方式和生活环境,如吸烟、酗酒、体力活动过少、光照减少、钙和维生素 D 摄入不足、长期大剂量应用糖皮质激素等均为骨质疏松症的易发因素。

【护理评估】

（一）健康史

了解病人的年龄;有无家族史;询问病人是否有甲亢、糖尿病、库欣综合征、尿毒症、血液病、胃肠道疾病等病史;是否有长期卧床史;了解病人有无不良的生活方式;是否长期应用糖皮质激素;女性病人应了解月经史和生育史有无异常。

（二）身体状况

1. 骨痛与肌无力　轻者无症状,仅在 X 线摄片时发现。较重者常诉腰背疼痛、乏力或全身骨痛。骨痛常为弥漫性、无固定部位,检查不能发现压痛点(区)。仰卧或坐位时疼痛减轻,直立时后伸或久立、久坐时疼痛加剧;日间疼痛轻,夜间和清晨醒来时加重;常于劳累或活动后加重,负重能力下降或不能负重。

2. 椎体压缩　椎体骨折多见于绝经后骨质疏松,可引起驼背和身高变矮,多在突发性腰背部疼痛后出现。老年人椎体每缩短 2mm 左右,身长平均缩短 3~6cm。同时,腰椎压缩性骨折常导致胸廓畸形,可出现胸闷、气短、呼吸困难,严重者还可引起肺活量、心排血量下降,极易并发上呼吸道感染和肺部感染。

3. 骨折　是骨质疏松症最常见和最严重的并发症。病人常因轻微活动、创伤、弯腰、负重、挤压或跌倒后发生骨折,多发生于脊柱、髋部和前臂。其中髋部骨折(股骨颈骨折)最常见,危害最大。第一次骨折后,病人再发或反复骨折的概率明显增加。

（三）心理 - 社会状况

由于疼痛影响日常生活及害怕骨折,病人可产生紧张、焦虑、恐惧等情绪。病情严重者因反复骨折,长期卧床,自理能力下降,可加重病人心理负担,出现愤怒、悲观、抑郁等心理。

（四）辅助检查

1. 骨量的测定　骨矿含量和骨矿密度测量是判断低骨量、确定骨质疏松的重要手段,是评价骨丢失率和疗效的重要客观指标。

2. 骨转换的生化测定　分为骨吸收指标和骨形成指标两类。

3. X 线检查　一种简单而较易普及的检查骨质疏松症的方法。

（五）治疗要点

治疗原则为减轻症状,改善预后,降低骨折发生率。包括:①一般治疗:适当运动、合理膳食、补充钙剂和维生素 D。②对症治疗:疼痛者可给予非甾体类镇痛药,发生骨折或顽固性疼痛时,可用降钙素制剂;畸形者应局部固定或采用其他矫形措施;有骨折时给予牵引、固定、复位或手术等相应处理。③特殊治疗:补充性激素,雌激素是女性绝经后骨质疏松症的首选药物,雄激素可用于男性老年病人;应用抑制骨吸收药物,如依替膦酸二钠、帕米膦酸钠和阿仑膦酸钠。

骨质疏松症与补钙

不论何种类型的骨质疏松症均应补充适量钙剂,除增加饮食制剂钙含量外,可补充碳酸钙、葡萄糖酸钙、枸橼酸钙等。每日元素钙摄入量应 800~1200mg,选择对胃肠道刺激性小的制剂,同时服用维生素D,以利于钙的吸收。成年人如缺乏阳光照射,一般每日补充维生素 D 400~600 IU 即可满足基本的生理需要。但对预防骨质疏松症发生和患有继发性甲状旁腺功能亢进的病人需增加用量。

【常见护理诊断/问题】

1. 有受伤的危险 与骨质疏松导致骨骼脆性增加有关。
2. 疼痛:骨痛 与骨质疏松有关。
3. 躯体活动障碍 与骨骼变化引起活动范围受限有关。

【护理措施】

(一)一般护理

1. 休息与活动 骨痛时应卧床休息数天至1周,可使用硬板床,疼痛缓解后可恢复活动。适当运动可增加和保持骨量,增强老年人身体的协调性和应变能力,预防跌倒和减少骨折的发生。鼓励病人多从事户外活动,适当进行负重锻炼。

2. 饮食护理 给予富含钙、蛋白质和维生素的食物。补充足够的蛋白质有助于骨质疏松症的治疗。多进食富含异黄酮类的食物,如大豆等对保存骨量也有一定作用。应适当增加乳制品、海产品等含钙丰富的食物。摄入富含维生素D、维生素 A 及维生素 C 的食物,以利于钙的吸收。戒烟忌酒,少盐少糖,少饮浓茶和咖啡。

(二)病情观察

观察疼痛的部位、性质及持续时间;了解疾病对病人日常生活的影响程度;观察有无胸闷、气短、呼吸困难等症状;观察体温变化,注意有无感染征象。

(三)对症护理

疼痛时可采用物理疗法,如局部湿热敷、超短波、微波、电疗、磁疗法等减轻疼痛;使用骨科辅助物,如背架、紧身衣等,以限制脊柱的活动,减轻疼痛;必要时遵医嘱应用止痛剂。

(四)用药护理

①钙剂空腹服用效果最好,同时服用维生素 D 时,避免与绿叶蔬菜一起服用,以免形成钙螯合物而减少钙的吸收。嘱病人多饮水,以增加尿量,防止泌尿系结石的形成。②性激素必须在医生指导下使用,剂量要准确,并要与钙剂、维生素 D 同时使用。服用雌激素应定期进行妇科检查和乳腺检查,观察有无阴道出血;使用雄激素应定期监测肝功能。③二膦酸盐应晨起空腹服用,同时饮清水 200~300ml,服药后至少半小时内不能进食或喝饮料,也不能平卧,以减轻对食管的刺激。嘱病人不要咀嚼或吮吸药片,以免发生口腔溃疡。观察有无吞咽困难、胸骨后疼痛等食管损伤症状。④应用降钙素应观察有无食欲减退、恶心、颜面潮红等不良反应。

(五)心理护理

关注病人情绪变化,及时给予安慰及心理疏导;做好病人家属工作,鼓励其多陪伴病人,体谅病人痛苦;协助病人适应角色变化,为病人创造安全、舒适的生活环境,鼓励病人做力所能及的事情,消除悲观、抑郁情绪。

(六) 健康指导

1. 疾病知识指导 指导病人多进行户外活动,如步行、游泳、慢步、骑自行车等,避免剧烈、危险运动,运动要循序渐进、持之以恒。摄入充足的含钙食物,保证蛋白质、维生素的摄入,动物蛋白不宜过多。戒饮酒,避免咖啡因的摄入,少饮含碳酸的饮料,少吃食盐及糖。

2. 用药指导 嘱病人遵医嘱应用各种药物,学会观察疗效及不良反应。应用激素治疗的病人,应定期检查。

3. 预防跌倒指导 指导病人改变体位时动作应缓慢,必要时可使用手杖或助行器,以增加活动时的稳定性。医院、家庭、公共场所要做好防滑、防绊、防碰撞措施,如室内光线充足,地面整洁干爽,无障碍物,浴室及厕所安装扶手及防滑垫。衣服和鞋子大小适中,以利于活动。

(李艳红)

思考题

1. 王女士,35 岁。2 周前因受凉后出现鼻塞、流涕,继而出现发热、多汗、多食、心悸、失眠、大便次数增多,来院就诊。护理体检:T 37.5℃,P 117 次 / 分,R 23 次 / 分,BP 135/70mmHg。伸舌细震颤。双侧甲状腺 II 度弥漫性肿大,可触及震颤,听诊闻及血管杂音。心率 117 次 / 分,律齐。双肺呼吸音清,未闻及干、湿性啰音。伸手细震颤,膝腱及跟腱反射亢进,双下肢无水肿。辅助检查:血清游离甲状腺素(FT_4)增高,血清游离三碘甲状腺原氨酸(FT_3)增高,血清促甲状腺激素(TSH)减低。临床诊断为甲状腺功能亢进症。

请问:

(1) 该病人目前存在的护理诊断 / 问题有哪些?

(2) 如何对病人进行饮食指导?

(3) 遵医嘱应用抗甲状腺药物治疗,如何指导病人用药?

2. 张先生,50 岁。2 型糖尿病 5 年。晨练时出现疲乏、强烈饥饿感、出汗、脉速、恶心、呕吐,随即陷入昏迷。周围晨练人员呼"120"急救。

请问:

(1) 病人最可能发生了什么情况?

(2) 医护人员到场后,处理措施有哪些?

(3) 如何指导病人进行合理的运动锻炼?

第八章　风湿性疾病病人的护理

第一节　风湿性疾病病人常见症状体征的护理

 学习目标

1. 具有关心、理解病人疾苦,主动为病人缓解不适的职业意识和态度。
2. 掌握风湿性疾病病人常见症状体征的护理评估要点和主要护理措施。
3. 熟悉风湿性疾病病人常见症状体征的主要护理诊断/问题。
4. 了解风湿性疾病病人常见症状体征的护理目标和护理评价。
5. 学会风湿性疾病病人常见症状体征的评估方法,能正确实施护理措施。

风湿性疾病(rheumatic diseases)简称风湿病,是泛指病变累及骨、关节及其周围软组织,如肌肉、滑囊、肌腱、筋膜及神经等的一组疾病。其主要表现是关节疼痛、肿胀及活动功能障碍,部分病人可发生脏器功能损害,甚至功能衰竭。风湿病属自身免疫疾病,多为慢性病程,可逐渐累及多个器官和系统。其病因和发病机制复杂多样,主要与感染、免疫、代谢、内分泌、退行、地理环境、遗传、肿瘤等因素有关。根据发病机制、病理及临床特点,将风湿病分为弥漫性结缔组织病、脊柱关节病、退行性病变等十大类。其中弥漫性结缔组织病,是风湿病的重要组成部分,属非器官特异性自身免疫病,特点是以血管和结缔组织的慢性炎症为病理基础,可引起多器官、多系统损害。风湿病临床特点有:①呈发作与缓解相交替的慢性过程。②异质性(同一疾病,不同病人的临床表现、抗风湿药物应用耐受量及其疗效和不良反应,预后等方面差别很大)。③常有免疫异常或生化改变。

风湿病病人常见的症状体征包括关节损害和皮肤损害。

一、关节损害

风湿病关节损害是指关节疼痛、肿胀、僵硬及活动受限等。关节疼痛是关节受累最常见的首发症状,也是风湿病病人就诊的主要原因。疼痛的关节均可有肿胀和压痛,多为关节腔积液或滑膜增生所致。关节僵硬常在晨起时表现最明显,故又称晨僵,即早晨起床后自觉病变关节僵硬,如胶黏着样感觉,难以达到平时关节活动范围,日间长时间静止不动也可出现此现象。早期关节活动受限主要由肿胀、疼痛引起,晚期则主要由关节骨质破坏、纤维骨质粘连和关节半脱位引起,此时,关节活动严重障碍,最终导致功能丧失。

【护理评估】

(一)健康史

详细询问病人有无类风湿关节炎、强直性脊柱炎、系统性红斑狼疮、干燥综合征、骨性关

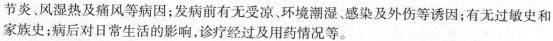

节炎、风湿热及痛风等病因;发病前有无受凉、环境潮湿、感染及外伤等诱因;有无过敏史和家族史;病后对日常生活的影响,诊疗经过及用药情况等。

(二) 身体状况

1. 关节疼痛和肿胀 不同疾病关节疼痛的部位和性质有所区别,如类风湿关节炎多累及腕、掌指、近端指间关节等小关节,呈对称性,持续性疼痛,休息后加重;系统性红斑狼疮多累及指、腕、膝等四肢关节,伴红肿者少见,常呈对称性多关节疼痛;强直性脊柱炎以骶髂关节及脊柱中轴关节受累为主,最典型和常见表现为炎性腰背痛;风湿性关节炎多累及膝、踝、肘、腕、肩等大关节,为游走性、多发性关节疼痛;痛风多累及单侧第一跖趾关节,疼痛固定剧烈,夜间重,起病急,呈反复发作。

2. 关节僵硬与活动受限 晨僵是判断滑膜关节炎症活动性的客观指标,其持续时间与炎症的严重程度相一致。轻度关节僵硬在活动后可减轻或消失,严重者需 1 小时至数小时才能缓解。临床上以晨僵持续出现 1 小时以上意义较大。关节肿痛和结构破坏都可引起关节的活动障碍,晚期关节畸形,活动受限。

3. 伴随症状 风湿性关节炎可出现关节的红、肿、热、痛,但无关节破坏;类风湿关节炎随病情进展,可出现不同程度的关节畸形、僵硬,伴低热、乏力及体重减轻等全身症状;系统性红斑狼疮可伴有多系统、多器官功能损害。

(三) 心理 - 社会状况

由于关节损害反复发作、关节僵硬和活动受限,使病人生活、行动不便,严重者丧失劳动能力,因此易产生紧张、焦虑、恐惧、悲观等不良心理反应。

(四) 辅助检查

自身抗体测定、关节腔滑液检查、关节影像学检查等有助于病因诊断。

【常见护理诊断 / 问题】

1. 疼痛:慢性关节疼痛 与局部炎性反应有关。

2. 躯体活动障碍 与关节疼痛、僵硬及关节、肌肉功能障碍等有关。

3. 焦虑 与疼痛反复发作、病情迁延不愈有关。

【护理目标】

病人关节疼痛缓解或消失;关节僵硬和活动受限程度减轻,能进行基本的日常活动与工作;焦虑程度减轻,生理和心理上舒适感有所增加。

【护理措施】

(一) 疼痛:慢性关节疼痛

1. 一般护理 急性期关节肿胀伴体温升高、倦怠等症状时,应卧床休息,减少活动。协助病人采取舒适的体位,尽可能保持关节的功能位,必要时用石膏托、小夹板固定。为避免疼痛部位受压,可用支架支起床上盖被。休息时间过久易发生肌力减弱、关节挛缩、压疮、骨质疏松、心肺功能下降等,需根据病情调整休息时间,必要时应用适当的运动治疗。

2. 减轻疼痛 ①创造适宜的环境,避免嘈杂、吵闹,或过于安静。②非药物止痛:如松弛术、皮肤刺激疗法(冷敷、热敷、震动、加压等)和分散注意力,根据病情使用蜡疗、水疗、磁疗、超短波、红外线等物理治疗法缓解疼痛,也可按摩肌肉、活动关节,防治肌肉挛缩和关节活动障碍。③药物止痛:常用的非甾体抗炎药如布洛芬、萘普生、阿司匹林、吲哚美辛等,告知病人遵医嘱服药的重要性及药物的不良反应。

（二）躯体活动障碍

1. 一般护理　根据病人活动受限程度,协助病人生活护理。

2. 对症护理　①功能锻炼:向病人家属讲解活动对恢复和维持关节功能的重要性,鼓励缓解期病人参与力所能及的活动,指导病人进行有规律、有针对性的功能锻炼,特别是配合日常活动的需要进行锻炼。运动的方式要循序渐进、先减轻疼痛,再增进关节活动度,再做肌力训练,最后加强耐力训练。②日常活动能力锻炼:鼓励病人生活自理,进行日常活动锻炼。

3. 病情观察　严密观察患病肢体情况,防止肌肉萎缩;长期卧床病人要注意观察有无发热、咳嗽、咳痰及呼吸困难等,及时发现肺部感染;观察有无足下垂、压疮、便秘等;评估病人营养状况,有无摄入量不足或负氮平衡。

（三）焦虑

鼓励病人说出自身的感受,注意疏导、理解、支持和关心病人,帮助病人接受活动受限的事实。教会病人及家属使用减轻焦虑的方法,如音乐疗法、香味疗法、放松训练、指导式想象、按摩等。观察病人的精神状态,发现情绪不稳定或意识障碍者,应做好安全防护和急救准备,防止发生自伤和意外受伤等。

【护理评价】

病人关节肿痛、僵硬是否减轻或消除;关节功能是否改善;焦虑是否减轻。

二、皮肤损害

风湿病常见的皮肤损害有皮疹、红斑、水肿、溃疡及皮下结节等,多由血管炎性反应引起。

【护理评估】

（一）健康史

询问病人有无系统性红斑狼疮、类风湿关节炎、皮肌炎、原发性干燥综合征、系统性硬化症、风湿热及痛风等病史;有无进食芹菜、无花果、烟熏食物及蘑菇等特殊食物史;有无服用普鲁卡因胺、异烟肼、氯丙嗪及甲基多巴等药物史;发病前有无受凉、潮湿、感染、劳累及日光暴晒等诱因;有无过敏史和家族史;女病人的月经生育史;诊疗经过及用药情况等。

（二）身体状况

系统性红斑狼疮病人的皮肤损害多种多样,最具特征性的皮肤损害是面部蝶形红斑,口腔、鼻黏膜表现为溃疡或糜烂;类风湿性血管疾病累及皮肤,可见棕色皮疹、甲床有瘀点或瘀斑,发生在眼部可引起巩膜炎、虹膜炎和视网膜炎;类风湿结节是类风湿关节炎较特异的皮肤表现;皮肌炎皮肤损害为对称性眼睑、眼眶周围出现紫红色斑疹及水肿,可有雷诺现象;系统性硬化症皮肤损害首先发生于双侧手指及面部,常造成正常面纹消失,使面容刻板,张口困难。

（三）心理 - 社会状况

因皮肤损害影响容貌,病人不愿与人接触,出现敏感、多疑、抑郁、自卑和孤独等不良心理反应。

（四）辅助检查

免疫学检查、皮肤狼疮带试验、肌活检等有助于病因诊断。

【常见护理诊断/问题】

皮肤完整性受损　与血管炎性反应及应用免疫抑制剂等因素有关。

【护理目标】

病人受损皮肤面积缩小或完全修复,无感染发生,病人学会自我护理皮肤的方法。

【护理措施】

1. 一般护理 鼓励病人摄入足够的蛋白质、维生素和水分,避免进食刺激性食物,忌食芹菜、无花果、烟熏食物、蘑菇等。

2. 皮肤护理 除常规皮肤护理,预防压疮外,需注意:①保持皮肤清洁干燥,每天用温水冲洗或擦洗,避免接触刺激性物品,如碱性肥皂、化妆品、定型发胶、染发或烫发剂、农药等。②有皮疹、红斑或光敏者,外出采取遮阳措施,避免阳光直射裸露皮肤,忌日光浴。③皮疹或红斑部位避免涂用各种化妆品和护肤品,可遵医嘱局部涂药物性软膏;若局部溃疡合并感染者,遵医嘱用抗生素治疗,局部清创换药处理。④避免服用容易诱发皮肤损害的药物,如普鲁卡因胺、异烟肼和氯丙嗪等。

3. 用药护理

(1) 非甾体抗炎药:包括布洛芬、萘普生、阿司匹林等,具有抗炎、解热、镇痛作用。最主要的不良反应是胃肠道反应,表现为消化不良、上腹痛、恶心、呕吐等,严重者可致出血性糜烂性胃炎。应指导病人在饭后服用或同时服用胃黏膜保护剂、H_2 受体拮抗剂或抗酸药等,可减轻损害。此外长期使用可引起神经系统不良反应、肝肾毒性、抗凝作用及皮疹等,故用药期间应密切观察,监测肝肾功能。

(2) 糖皮质激素:代表药物为泼尼松,有较强的抗炎、抗过敏和免疫抑制作用,长期服用可引起继发感染、股骨头无菌性坏死、库欣综合征、电解质紊乱、骨质疏松、血压升高、血糖升高、消化性溃疡、精神失常等。服药期间,应给予低盐、高蛋白、高钾、高钙饮食,补充钙剂和维生素 D,定期监测血压、血糖、尿糖变化,强调遵医嘱服药的必要性,不可自行停药或减量过快,以免引起"反跳"现象。

(3) 免疫抑制剂:代表药物有环磷酰胺、霉酚酸酯、甲氨蝶呤、羟氯喹、雷公藤总苷等。环磷酰胺要注意有无胃肠道反应、脱发、骨髓抑制、感染、肝损害、性腺抑制及出血性膀胱炎等;霉酚酸酯要注意有无胃肠道抑制、感染、致畸等;甲氨蝶呤要注意有无胃肠道反应、口腔黏膜溃疡、肝损害及骨髓抑制等;羟氯喹要注意有无眼底改变、胃肠道反应及神经系统症状等;雷公藤总苷要注意有无生殖系统异常、胃肠道反应、骨髓抑制及肝损害。

【护理评价】

病人皮肤损害范围有无缩小或消失,皮肤损害是否减轻。

第二节 系统性红斑狼疮病人的护理

 学习目标

1. 具有认真负责的工作态度,尊重和关爱病人,给予病人人文关怀。

2. 掌握系统性红斑狼疮病人的护理评估要点和主要护理措施。

3. 熟悉系统性红斑狼疮病人的常见护理诊断 / 问题。

4. 了解系统性红斑狼疮病人的护理目标和护理评价。

5. 学会运用护理程序对系统性红斑狼疮病人实施整体护理,为病人及家属提供饮食指导、用药指导、心理及社会支持。

工作情景与任务

导入情景：

张女士,25 岁。半年来常有低热、乏力、体重下降、双手关节肿痛。近 1 个月面部发现红斑,心情更加郁闷、焦虑,遂来医院就诊。平日喜欢化妆及海边游泳。护理体检:T 37.5℃,面部蝶形红斑,双手关节肿胀,有压痛,心肺无异常,腹软,肝脾未触及,双下肢无水肿。实验室检查:红细胞 4.5×10^{12}/L,血红蛋白 120g/L,白细胞 8×10^9/L,血小板 105×10^9/L,尿蛋白阴性,血沉 56mm/h,肝、肾功能正常,抗核抗体(ANA)阳性,抗双链 DNA 抗体阳性。

临床诊断为系统性红斑狼疮。

工作任务：

1. 正确采集健康史资料。
2. 列出病人主要护理诊断 / 问题。
3. 正确对病人进行健康指导。

系统性红斑狼疮(systemic lupus erythematosus,SLE)是一种具有多系统损害表现的慢性自身免疫病。其血清中存在以抗核抗体为代表的多种自身抗体,通过免疫复合物沉积等途径,损害多个系统、脏器和组织。本病慢性病程,反复发作,以女性多见,尤其是 20~40 岁的育龄女性,育龄期的男女患病率之比为 1：9。我国发病率约为(30.13~70.41)/10 万。可能与遗传、雌激素、环境等有关,通过早期诊断及综合性治疗,本病的预后较前明显改善。

【护理评估】

(一) 健康史

询问病人有无感染、日光过敏、过度劳累、精神刺激等诱因;有无普鲁卡因胺、青霉胺、肼苯达嗪、甲基多巴等药物服用史;有无进食芹菜、无花果、蘑菇、烟熏食物等;有无家族史;育龄女性应询问其有无月经紊乱,是否妊娠,有无流产史及胎儿发育异常等。

(二) 身体状况

本病临床症状复杂多样,早期表现不典型,易误诊,后期可侵犯多个器官。

1. 全身症状 活动期病人大多数有全身症状,约 90% 病人出现发热,以低、中度发热常见。此外尚有疲倦、乏力、体重下降等。

2. 皮肤与黏膜 80% 病人有皮肤损害。最具特征的皮肤损害是蝶形红斑,在鼻梁和双颧颊部呈蝶形分布。部分病人还可出现盘状红斑、指掌部和甲周红斑、指端缺血、面部及躯干皮疹等。SLE 所致皮疹多无明显瘙痒,有明显瘙痒者考虑局部过敏。口腔和鼻黏膜的痛性溃疡较常见,常提示疾病活动。

3. 关节与肌肉 关节痛是常见症状之一,指、腕、膝关节疼痛最常见,常出现对称性关节肿痛,伴红肿者少见。部分病人可出现非侵蚀性关节半脱位、肌痛、肌无力、肌炎等。

4. 脏器损害

(1) 肾脏:27.9%~70% 的 SLE 病程中会出现临床肾脏受累,肾活检显示肾脏受累几乎为100%。狼疮性肾炎是 SLE 的肾脏损害,主要表现为蛋白尿、血尿、管型尿、水肿、高血压,乃至肾衰竭。肾衰竭是 SLE 病人死亡的常见原因。

(2) 心血管:以心包炎最为常见,可为纤维蛋白性心包炎或渗出性心包炎。约 10% 病人有心肌损害,可有气促、心前区疼痛及心律失常等表现,严重者可发生心力衰竭而死亡。可有冠状动脉受累,表现为心绞痛和心电图 ST-T 改变,甚至出现急性心肌梗死。

(3)肺与胸膜:约 35% 病人有胸腔积液。10% 病人发生狼疮肺炎,表现为活动后气促、干咳、低氧血症等。少数病人可出现肺间质性病变。

(4)消化系统:表现为食欲减退、腹痛、恶心、呕吐、腹泻及腹腔积液等。其中部分病人以上述症状为首发,若不警惕,易于误诊。早期出现肝损害与预后不良相关。少数病人可并发胰腺炎、肠坏死和肠梗阻等急腹症。

(5)神经系统:神经精神狼疮(又称狼疮性脑病)提示疾病处于活动期,病情严重、预后不良。主要表现为神经精神症状(头痛、性格改变、记忆力减退、认知障碍、意识障碍等)和脊髓损伤的症状(截瘫、大小便失禁等)。

(6)血液系统:病人活动期血红蛋白下降、白细胞和(或)血小板减少常见。部分病人有无痛性、轻或中度淋巴结肿大,少数病人脾大。

(7)眼:约 15% 病人有眼底变化,如出血、视神经乳头水肿、视网膜渗出等,其原因是视网膜血管炎,可影响视力,重者可在数日内致盲。早期治疗,多可逆转。

(三)心理 - 社会状况

因病程长、反复发作及皮肤损害,严重影响日常生活和工作,病人可出现郁闷、焦虑、悲观厌世等心理反应。

(四)辅助检查

1. 一般检查 红细胞计数及血红蛋白下降、白细胞计数减少、血小板减少提示血液系统受损;蛋白尿、血尿及管型尿等提示肾损害;血沉在活动期常增快。

2. 自身抗体 血清中可以查到多种自身抗体,常见的依次为抗核抗体谱、抗磷脂抗体和抗组织细胞抗体,其临床意义是系统性红斑狼疮诊断的标记、疾病活动性的指标及提示可能出现的临床亚型。

 知识窗

抗核抗体谱

包括:①抗核抗体(ANA):见于几乎所有 SLE 病人,是 SLE 首选的筛查项目,但特异性低。②抗双链 DNA(dsDNA)抗体:诊断 SLE 的标记性抗体之一,多出现在活动期。③抗 ENA 抗体谱:其中抗 Sm 抗体是诊断 SLE 标记抗体之一,特异性 99%,但敏感性仅 25%,与病情活动无关,主要用于早期与不典型病人的诊断或回顾性诊断。此外,还有抗 RNP 抗体、抗 SSA 抗体、抗 SSB 抗体等。

3. 补体 目前常用的有总补体(CH50)、C3、C4 的检测,尤其是 C3 降低提示 SLE 活动期。

4. 肾活组织病理检查 对狼疮性肾炎的诊断、治疗和估计预后均有价值,尤其对指导狼疮性肾炎治疗有重要的意义。

(五)治疗要点

SLE 目前尚不能根治,治疗要个体化,经合理治疗后可以达到长期缓解。肾上腺皮质激素加免疫抑制剂依然是主要的治疗方案。免疫抑制剂可选用环磷酰胺、霉酚酸酯、甲氨蝶呤、羟氯喹、雷公藤总苷等。对发热及关节痛者可以辅以非甾体抗炎药治疗。治疗原则是急性期积极用药诱导缓解,尽快控制病情活动;病情缓解后,调整用药,维持治疗,保护重要脏器功能并减少药物不良反应。

【常见护理诊断／问题】

1. 皮肤完整性受损 与自身免疫反应致皮肤炎症性损伤、光敏感有关。

2. 疼痛:慢性关节疼痛 与自身免疫反应有关。

3. 口腔黏膜受损 与自身免疫反应、长期使用激素等因素有关。

4. 焦虑 与病情反复发作、迁延不愈、面容毁损及多脏器功能损害有关。

5. 潜在并发症:慢性肾衰竭。

【护理目标】

病人皮肤损害消失或明显好转;关节疼痛缓解;口腔溃疡逐步愈合;能接受患病的事实,生理与心理上舒适感有所增加;并发症得到有效防治。

【护理措施】

（一）一般护理

1. 环境 保持病室环境安静、整洁,温度适宜。病床应安排在无阳光直射的地方。

2. 休息 急性活动期病人以卧床休息为主,缓解期可适当活动,但应避免过度劳累。

3. 饮食护理 给予高热量、高维生素、高蛋白饮食,少食多餐,宜软食。避免进食辛辣刺激性食物,忌食芹菜、无花果、烟熏食物及蘑菇等食物,以免诱发或加重病情。肾衰竭者,给予低盐、优质低蛋白饮食、限制水钠摄入。意识障碍者,鼻饲流质饮食。必要时遵医嘱给予静脉补充足够营养。

4. 口腔护理 保持口腔清洁,口腔黏膜破损者,每日晨起、睡前、进餐前后用漱口液漱口;口腔溃疡者,在漱口后可用中药冰硼散或锡类散涂敷溃疡部位,可促进愈合;口腔感染者,遵医嘱局部使用抗生素。

（二）病情观察

监测病人的生命体征、体重,观察尿量、尿色和尿液检查结果的变化;监测血清电解质、血肌酐、血尿素氮的改变;观察有无水肿、高血压,有无气促、心前区疼痛、心律失常;有无发热、干咳、胸痛;有无头痛、性格改变、意识障碍、大小便失禁等;有无贫血、视力下降等。

（三）对症护理

有皮肤黏膜损害者,护理措施详见本章第一节"二、皮肤损害"。

（四）用药护理

非甾体抗炎药、糖皮质激素、免疫抑制剂的用药护理详见本章第一节"二、皮肤损害"。

（五）心理护理

向病人介绍本病的有关知识,让病人及家属了解本病并非"不治之症",如能坚持合理治疗,病情可以得到长期缓解。向病人说明良好心态对缓解疾病和改善预后的重要性,鼓励其表达心理感受;让病人参与护理计划的制订,明确目标,积极配合治疗。

（六）健康指导

1. 疾病知识指导 向病人及家属解释本病若能及时正确治疗,病情可以长期缓解,过正常生活;嘱家属给予病人以精神支持和生活照顾,以维持其良好的心理状态;指导病人避免一切可能诱发或加重病情的因素,如日晒、妊娠、分娩、口服避孕药、手术、劳累、感冒及精神刺激等,避免接受各种预防接种。

2. 皮肤护理指导 注意个人及皮损部位清洁卫生,忌滥用外用药或化妆品,切忌挤压、搔抓皮疹或皮损部位。

3. 生活指导 病情稳定后,鼓励病人参加社会活动和日常工作;忌食芹菜、无花果、烟熏食物及蘑菇等,以免诱发或加重病情;避免进食辛辣等刺激性食物。

4. 用药指导 坚持遵医嘱用药,不可擅自改变药物剂量或突然停药,向病人详细介绍药物用法、用量及可能出现的不良反应,定期复诊。

5. 生育指导 无中枢神经系统、肾脏或其他脏器严重损害,病情处于缓解期达半年以上者,一般能安全地妊娠,并分娩出正常胎儿。非缓解期的 SLE 病人易出现流产、早产和死胎,故应避孕。病情活动伴有心、肺、肾功能不全者属妊娠禁忌。

【护理评价】

病人是否自觉避免各种加重皮肤损害的因素;疼痛是否减轻;是否自觉配合口腔护理,口腔溃疡是否愈合;情绪是否稳定;并发症是否得到有效防治。

第三节 类风湿关节炎病人的护理

学习目标

1. 具有认真负责的工作态度,尊重和关爱病人,给予病人人文关怀。
2. 掌握类风湿关节炎病人的护理评估要点和主要护理措施。
3. 熟悉类风湿关节炎病人的常用护理诊断 / 问题。
4. 了解类风湿关节炎病人的护理目标和护理评价。
5. 学会与病人及家属进行有效沟通,开展心理护理和健康指导。

类风湿关节炎(rheumatoid arthritis, RA)是以侵袭性、对称性多关节炎为主要临床表现的慢性、全身性自身免疫性疾病。病因和发病机制仍不完全清楚,可能与感染、遗传易感性及免疫系统失调等各种因素综合作用有关。基本病理改变为滑膜炎、血管翳出现,并逐渐出现关节软骨和骨破坏,最终可能导致关节畸形和功能丧失。临床主要表现为受累关节疼痛、肿胀以及功能下降。早期诊断、早期治疗至关重要。本病呈全球性分布,是造成人类丧失劳动力和致残的主要原因之一。我国 RA 的患病率为 0.32%~0.36%,发生于任何年龄,80% 发病于 35~50 岁,男女之比为 1∶3。

【护理评估】

（一）健康史

询问病人有无金黄色葡萄球菌、链球菌、支原体、病毒、原虫等感染病史;有无寒冷、潮湿、疲劳、感染、创伤及精神刺激等诱因;有无家族遗传史;治疗经过及用药史等。

（二）身体状况

1. 全身表现 起病多缓慢而隐匿,在明显关节症状前多有数周的低热、乏力、全身不适、食欲减退等症状。少数病人起病急剧,数天内出现多个关节症状。

2. 关节表现 典型表现为对称性多关节炎。主要侵犯小关节,以腕关节、近端指间关节、掌指关节最常见,其次是足趾、膝、踝、肘、肩等关节。其表现有:

（1）晨僵:95% 以上的 RA 病人可出现晨僵。受累关节因炎症所致的充血水肿和渗液,使关节肿胀、僵硬、疼痛、不能握紧拳头或持重物。晨僵是 RA 突出的临床表现,持续时间多数大于 1 小时,活动后可减轻,常作为观察本病活动重要的指标。

（2）痛与压痛:关节痛往往是本病最早的症状,多呈对称性、持续性,时轻时重,多伴有压痛。受累关节的皮肤可出现褐色色素沉着。

(3) 肿胀：凡受累的关节均可肿胀，常见部位为腕、掌指关节、近端指间关节、膝关节等，多呈对称性，其中近端指间关节呈梭形肿胀是 RA 的特征。

(4) 畸形：见于较晚期病人，关节周围肌肉的萎缩、痉挛则使畸形更为加重。最为常见的关节畸形是腕和肘关节强直、掌指关节的半脱位、手指向尺侧偏斜和呈"天鹅颈"样畸形（图8-1）及"纽扣花"样畸形（8-2）表现。

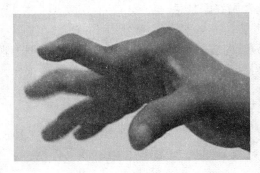
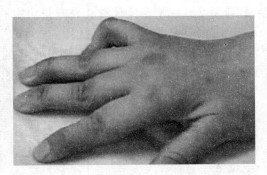

图 8-1 "天鹅颈"样畸形　　　　　　　图 8-2 "纽扣花"样畸形

(5) 功能障碍：关节肿痛、结构破坏和畸形都会引起关节的功能障碍。

3. 关节外表现　①类风湿结节：出现在 20%~30% 的病人，常提示本病处于活动期，是本病较特异的皮肤表现，多位于关节隆突部位及受压部位的皮下，如前臂伸面、肘鹰嘴附近、枕后粗隆、跟腱等处的皮下，结节直径由数毫米至数厘米不等，质硬、无压痛，对称性分布。②类风湿血管炎：多影响中小血管，可见指甲下或指端出现的小血管炎，眼受累多为巩膜炎，严重者因巩膜软化而影响视力。③其他：30%~40% 病人可出现干燥综合征，表现为眼干、口干。④器官系统受累：呼吸系统受累可表现为胸膜炎、胸腔积液等；循环系统受累常表现为心包炎；神经系统受累表现为周围神经病变；血液系统受累表现为正细胞正色素性贫血。但肾脏很少受累。

(三) 心理 - 社会状况

由于疾病反复发作，顽固性关节疼痛，疗效不佳，生活自理能力下降，严重影响工作和生活，加之缺乏家庭或社会支持，病人易产生焦虑、抑郁或悲观等不良心理反应。

(四) 辅助检查

1. 血液检查　轻、中度贫血，白细胞及分类多正常。活动期血小板可增高、血沉常增快、C 反应蛋白常增高。

2. 免疫学检查　①类风湿因子（RF）：IgM 型 RF 阳性见于约 70% 的病人，其滴度与本病的活动性和严重性成正比，但对诊断本病的特异性较差，必须结合临床。②抗角蛋白抗体谱：是一组对 RA 有较高特异性的自身抗体，其中抗环瓜氨酸肽（CCP）抗体有更高的敏感性和特异性，在临床普遍应用，有助于早期诊断，尤其是 RF 阴性及表现不典型者。③免疫复合物：70% 病人血清中可检出不同类型的免疫复合物，尤其是活动期和 RF 阳性病人。

3. 关节滑液检查　关节有炎症时，滑液增多，滑液中的白细胞明显增多，以中性粒细胞为主。

4. 关节 X 线检查　临床以手指及腕关节的 X 线平片最有价值，对本病的诊断、关节病变的分期、监测病情演变均很重要。Ⅰ期：可见到关节周围软组织肿胀、关节端骨质疏松；Ⅱ期：关节间隙因软骨破坏而变狭窄；Ⅲ期：关节面出现虫蚀样改变；Ⅳ期：晚期可见关节半脱位和关节破坏后的纤维性和骨性强直。

（五）治疗要点

目前临床尚缺少根治与预防的有效方法。早期诊断与早期治疗是本病治疗的关键。治疗目的是减轻关节肿痛和关节外症状，控制关节炎的发展，防止和减少关节破坏，保持受累关节的功能，促进已破坏的关节骨的修复。

治疗方法有一般治疗、药物治疗、外科手术治疗，其中药物治疗最重要。常用药物有：①非甾体抗炎药：通过抑制体内前列腺素的合成，达到消炎止痛的目的，是本病不可缺少的对症药物，应与改变病情抗风湿药同服。②改变病情抗风湿药：常用药物有甲氨蝶呤、来氟米特、柳氮磺吡啶、羟氯喹和氯喹等。③糖皮质激素：有强大的抗炎作用，能缓解关节肿痛症状和全身炎症。④生物制剂靶向治疗：目前使用最普遍的是 TNF-α 拮抗剂和 IL-6 拮抗剂。⑤植物药：雷公藤总苷最为常用。

【常见护理诊断／问题】

1. 有失用综合征的危险　与关节疼痛、畸形引起的功能障碍有关。
2. 悲伤　与疾病久治不愈、关节可能致残、影响生活质量有关。
3. 疼痛：慢性关节疼痛　与关节炎症反应有关。
4. 自理缺陷　与关节功能障碍、疼痛、疲乏有关。

【护理目标】

病人关节功能得到保护和改善；摆脱悲伤，重新对生活建立信心；关节疼痛缓解；生活能够自理或部分自理。

> 边学边练
> 实践 17　系统性红斑狼疮和类风湿关节炎病人的护理

【护理措施】

（一）一般护理

急性活动期、发热及内脏受累的病人应卧床休息，限制关节活动，并保持正确的体位，保持关节功能位，但不宜绝对卧床，不宜长时间维持抬高头部和膝部的姿势，以免屈曲姿势造成关节挛缩致残。缓解期鼓励病人及早下床活动，指导病人进行功能锻炼，防止关节僵硬和肌肉萎缩。给予富含蛋白质和维生素的清淡易消化饮食，贫血病人增加含铁食物。

（二）病情观察

观察关节疼痛、肿胀和活动受限的变化；观察晨僵、关节畸形的进展或缓解的情况；有无胸痛、心前区疼痛、腹痛、消化道出血、头痛、发热、咳嗽及呼吸困难等关节外症状，一旦出现，提示病情严重，应及时报告医生并协助处理。

（三）对症护理

保持关节功能位，可使用矫形支架和夹板，维持肘、腕呈伸展位，足底置护足板以防足下垂；对晨僵肢体戴手套保暖，起床后用热水浸泡或温水浴，以减轻晨僵程度和尽快缓解症状；鼓励病人在可以耐受的范围内积极进行主动或被动锻炼，以保持关节的活动功能，增强肌肉的力量和耐力；对关节局部热敷、按摩、热水浴、温泉浴、红外线超短波或短波透热疗法，以增加局部血液循环，使肌肉松弛，减轻疼痛，消除关节僵硬。

（四）用药护理

1. 非甾体抗炎药　其用药护理详见本章第一节"二、皮肤损害"。
2. 改变病情抗风湿药　具有改善关节症状、控制疾病发展和抗炎作用，常见的不良反应有胃肠道反应、脱发、肝损害、肾毒性、骨髓抑制、出血性膀胱炎及性腺毒性等，用药期间应严密观察，及时监测血象及肝功能等。

3. 糖皮质激素　抗炎作用强,可使关节症状迅速缓解,但不良反应多,停药后症状易复发,适用于活动期有关节外症状者或关节炎明显或急性发作者。常用药物为泼尼松,症状控制后减量维持。其用药护理详见本章第一节"二、皮肤损害"。

4. 生物制剂靶向治疗　生物制剂靶向治疗是目前治疗 RA 快速发展的治疗方法,疗效显著,主要的副作用是注射部位的皮疹和感染,尤其是结核感染,有些生物制剂长期使用致淋巴系统肿瘤患病率增加。

5. 植物药　雷公藤总苷,应注意其明显的性腺抑制、骨髓抑制、肝损害等副作用。

（五）心理护理

关心和支持病人,采取心理疏导、解释、安慰及鼓励等方法做好心理护理。充分调动病人的潜力,鼓励病人自我护理,对已经发生关节功能残障的病人,鼓励其发挥健康肢体的作用,尽量做到生活自理或参加力所能及的工作,体现生存价值。鼓励病人参与集体活动,嘱家属亲友给病人以物质支持和精神鼓励。

（六）健康指导

1. 疾病知识指导　帮助病人及家属了解疾病的性质、病程和治疗方案。避免感染、寒冷、潮湿、过劳等诱因,注意保暖。强调休息和治疗性锻炼的重要性。

2. 生活指导　给予足量蛋白质、高维生素及营养丰富的清淡易消化饮食,忌辛辣刺激性饮食。指导病人养成良好的生活方式和习惯,坚持锻炼,增强机体免疫力,保护关节功能。教会病人及家属进行晨僵护理及预防关节废用。

3. 用药指导　指导病人遵医嘱服药,向病人详细介绍药物用法、用量及可能出现的不良反应,定期检测血、尿常规及肝、肾功能等,如有不良反应,应立即停药并及时处理。

【护理评价】

病人关节功能是否得到保护和改善;是否摆脱悲伤、情绪低落、忧虑、孤独等;疼痛是否减轻或消失;生活能否自理或部分自理。

（程　畅）

思考题

1. 东方女士 ,45 岁。4 年前,无明显诱因反复出现双手指关节肿痛,手持筷子困难,尤以晨起明显,活动 1 小时后可缓解。最近一周因天气变冷上述症状加重。护理体检:病人双手近端指间关节呈梭形样肿胀,活动受限,局部皮肤红肿明显,触之微热,有压痛。实验室检查:血沉 70mm/h,RF 阳性。初步诊断类风湿关节炎。

请问:

（1）尚需对病人进行哪些护理评估? 哪些表现及指标提示类风湿关节炎活动期?

（2）该病人主要的护理诊断 / 问题有哪些? 如何对病人进行护理?

（3）该病人经治疗后病情稳定,办理出院时,如何进行健康指导?

2. 林女士,28 岁。双膝关节肿痛,伴低热、面部皮肤红斑 2 年,加重 1 周。门诊以"系统性红斑狼疮"收入院。护理体检:面颊部红斑明显,表面有鳞屑。实验室检查:血抗核抗体阳性,抗双链 DNA 抗体阳性。

请问:

（1）该病人目前主要的护理诊断 / 问题有哪些?

（2）针对该病人主要的护理措施有哪些?

（3）该病人已婚未育,如何对她进行生育指导?

第九章 神经系统疾病病人的护理

第一节 神经系统疾病病人常见症状体征的护理

 学习目标

1. 具有关心、理解病人疾苦,主动为病人缓解不适的职业意识和态度。
2. 掌握神经系统疾病病人常见症状体征的护理评估要点和主要护理措施。
3. 熟悉神经系统疾病病人常见症状体征的主要护理诊断/问题。
4. 了解神经系统疾病病人常见症状体征的护理目标和护理评价。
5. 学会神经系统疾病病人常见症状体征的评估方法,能正确实施护理措施。

神经系统由中枢神经系统和周围神经系统两大部分组成,前者包括脑和脊髓,主管分析、综合来自内外环境的信息;后者包括脑神经和脊神经,主管接受信息和传递神经冲动。两者相互配合,完成机体的统一协调活动,以保持内环境的稳定和与外环境相适应。神经系统疾病是指神经系统和骨骼肌因感染、血管病变、肿瘤、外伤、中毒、免疫障碍、遗传因素、先天发育异常和代谢障碍等所致的疾病。由于神经系统疾病病情复杂、并发症多、死亡率和致残率高,因此,积极挽救病人生命,预防并发症,减轻病人痛苦,促进康复为神经系统疾病病人护理的主要目标。

神经系统疾病的常见症状体征有头痛、意识障碍、言语障碍、感觉障碍和运动障碍等。

一、头痛

头痛(headache)是指外眦、外耳道与枕外隆突连线以上部位的疼痛。颅内的血管、神经和脑膜以及颅外的骨膜、血管、头皮、颈肌及韧带等疼痛敏感结构,受到挤压、牵拉、移位、炎症、血管扩张或痉挛及肌肉紧张性收缩等,均可引起头痛。

【护理评估】

(一)健康史

询问病人有无下列病史:①颅内疾病:颅内感染、血管病变、占位性病变及颅脑外伤等。②头颅邻近器官或组织疾病:五官、颈椎、颈肌病变。③全身性疾病病史:发热性疾病、高血压、缺氧、中毒及尿毒症等。④其他:神经症及癔症。另外,还应询问病人的性别、年龄、职业、服药史及家族史等。

(二)身体状况

1. 头痛部位、性质与程度 颅外因素所致的头痛,如眼源性、鼻源性及耳源性头痛,多位于病灶附近,较为表浅和局限;颅内肿瘤头痛多为全头部的胀痛,阵发性加剧;偏头痛多为一侧、发作性、搏动性剧痛；三叉神经痛常呈阵发性电击样短促的剧痛，沿三叉神经分布区放射；高血压引起的头痛多在额部或全头部，呈搏动性。

2. 头痛规律　新近发生的与以往不同的头痛，很可能为严重疾病的信号，如突发的剧烈头痛，可见于蛛网膜下腔出血、脑出血；晨间加剧且进行性加重的头痛，常见于颅内占位性病变；规律的晨间头痛可见于鼻窦炎；长时间阅读后头痛，常见于眼源性疾病；周期性反复发作的头痛，常见于偏头痛；病程长、波动性与易变性明显为特点的头痛，常见于神经症头痛。

3. 伴随症状　剧烈头痛伴喷射状呕吐，常于颅内压增高；伴高热，常见于颅内感染；伴眩晕见于小脑肿瘤、椎 - 基底动脉供血不足；伴脑膜刺激征，见于脑膜炎与蛛网膜下腔出血；伴癫痫发作，见于脑寄生虫囊肿及脑肿瘤等。

（三）心理 - 社会状况

了解头痛对病人生活与工作的影响，慢性头痛的病人可出现焦虑、恐惧或抑郁等心理。

（四）辅助检查

脑脊液检查、CT 或 MRI 检查、脑血管造影等，有助于病因诊断。

【常见护理诊断 / 问题】

疼痛：头痛　与颅内外血管舒缩功能障碍或脑部器质性病变等有关。

【护理目标】

病人头痛发作的次数减少或程度减轻。

【护理措施】

1. 一般护理　保持环境安静、舒适、光线柔和。非器质性头痛病人增加休息和睡眠时间；器质性头痛病人应绝对卧床休息，减少头部活动；颅内高压病人床头可抬高 15°～30°，呕吐时头偏向一侧，以防误吸引起窒息。

2. 病情观察　观察头痛的部位、性质、持续时间、频率、程度及伴随症状，注意病人意识、瞳孔、脉搏及血压等变化，发现异常立即报告医生并协助处理。

3. 指导减轻疼痛的方法　指导病人做缓慢深呼吸、听轻音乐、做气功、引导式想象，冷、热敷以及理疗、按摩、指压止痛等方法缓解病人的头痛。

4. 心理护理　应理解病人的痛苦，耐心解释；解除病人思想顾虑，缓解其焦虑和紧张情绪，保持身心放松；鼓励病人树立信心，积极配合治疗。

5. 用药护理　告知病人药物的作用与不良反应，大量应用止痛剂可致依赖或成瘾，指导病人遵医嘱正确用药。

【护理评价】

病人头痛是否减轻或缓解。

二、意识障碍

意识障碍（disturbance of consciousness）是指人对外界环境刺激缺乏反应的一种精神状态，表现为觉醒度下降和意识内容变化两个方面。引起意识障碍的常见原因有颅内疾病、全身感染性疾病、心血管疾病、代谢性疾病及中毒性疾病等。

【护理评估】

（一）健康史

询问病人意识障碍的发生方式及过程，了解病人有无下列疾病病史：①颅内疾病：中枢

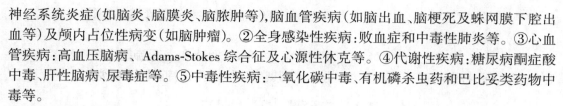

神经系统炎症(如脑炎、脑膜炎、脑脓肿等),脑血管疾病(如脑出血、脑梗死及蛛网膜下腔出血等)及颅内占位性病变(如脑肿瘤)。②全身感染性疾病:败血症和中毒性肺炎等。③心血管疾病:高血压脑病、Adams-Stokes综合征及心源性休克等。④代谢性疾病:糖尿病酮症酸中毒、肝性脑病、尿毒症等。⑤中毒性疾病:一氧化碳中毒、有机磷杀虫药和巴比妥类药物中毒等。

(二)身体状况

1. 以觉醒度改变为主的意识障碍 有嗜睡、昏睡、浅昏迷、中昏迷及深昏迷。

2. 以意识内容改变为主的意识障碍 包括意识模糊和谵妄状态。

3. 特殊类型的意识障碍 去皮质综合征、无动性缄默症、植物状态。

(三)辅助检查

脑电图检查可明确脑功能状况,血常规、血糖、血脂、电解质及头颅CT和MRI检查可明确病因。

【常见护理诊断/问题】

有受伤的危险 与脑组织受损导致的意识障碍有关。

【护理目标】

病人无误吸、窒息、压疮、感染及营养失调发生。

【护理措施】

1. 一般护理 每2~3小时为病人翻身1次,防止压疮发生。做好大小便护理,保持外阴部皮肤清洁,预防尿路感染。给予高热量和丰富维生素饮食,补充足够的水分,遵医嘱给予鼻饲流质,保证足够营养供给。注意口腔卫生,不能进食者每日口腔护理2~3次,防止口腔感染。谵妄躁动者加床栏,必要时用约束带适当约束,防止坠床、自伤及伤人。

2. 病情观察 密切观察并记录生命体征、瞳孔大小和对光反射情况,判断意识障碍程度;观察有无恶心、呕吐以及呕吐物的性状和量,及时发现消化道出血和脑疝,并做好抢救配合;密切观察有无呼吸道及泌尿系感染表现,必要时遵医嘱给予抗生素。

3. 保持呼吸道通畅 病人取平卧头侧位或侧卧位,取下活动义齿;清除口鼻分泌物,及时吸痰,防止误吸与窒息。

【护理评价】

病人有无误吸、窒息、压疮、感染及营养失调发生。

三、言语障碍

言语障碍(language disorders)的种类繁多,主要有失语症和构音障碍两类。失语症是指病人在神志清楚、意识正常,发音和构音器官没有障碍的情况下,大脑皮质语言功能区受损导致的语言交流功能障碍。构音障碍是指与发音有关的神经或肌肉发生器质性病变,导致发音肌无力或不协调的一类言语障碍。

【护理评估】

(一)健康史

询问病人的年龄、职业、文化程度、出生地、生长地等;发病前的言语能力,有无注意力、记忆力和计算力的障碍。有无导致大脑皮质语言功能区的疾病,如脑卒中、颅脑损伤、脑肿瘤和颅内感染等。有无与发音有关的神经或肌肉受损的疾病,如脑卒中、帕金森病、重症肌无力、吉兰-巴雷综合征、多发性硬化、肌营养不良、锥体外系疾病及小脑病变等。

（二）身体状况

1. 失语症　表现为自发谈话、听理解、复述、命名、阅读和书写等能力的残缺或丧失。根据汉语言的特点制订了汉语失语症分类法，其常见类型、临床特点如下（表9-1）。

表9-1　失语症常见类型及临床特点

类型	临床特点
Broca 失语（又称运动性失语）	非流利型口语、讲话费力、找词困难、语法缺失、电报式语言
Wernicke 失语（又称感觉性失语）	流利型口语、讲话不费力、发音清晰，较多的错语、难以理解，答非所问
传导性失语	理解正常、表达完好，复述不能
命名性失语	命名不能，多以描述物品功能代替说不出的词
完全性失语（又称混合性失语）	所有语言功能均有明显障碍，听理解、复述、命名、阅读和书写均严重障碍

2. 构音障碍　病人对言语的理解正常，保留文字理解（阅读）和表达（书写）能力，可通过文字进行交流，但不能形成清晰的言语。由于损伤部位不同，可产生不同特点的构音障碍，主要表现为发声困难、发音不清，或声音、音调及语速异常，严重者不能发音。

（三）心理-社会状况

由于病人与医护人员、家人等的沟通受到影响，病人会出现烦躁情绪，或者产生孤独感、自卑感，甚至有抑郁症状出现。

（四）辅助检查

头部 CT 或 MRI、肌电图等检查有助于明确病因。

【常见护理诊断/问题】

语言沟通障碍　与大脑皮质语言功能区或发音器官的神经肌肉受损有关。

【护理目标】

病人能采取有效的沟通方式表达自己的需求；能配合语言训练，语言功能逐渐恢复。

【护理措施】

1. 心理护理　应耐心解释出现言语障碍的原因，尊重、理解病人，保护病人的自尊心，引导、鼓励其以各种方式主动参与交流，对微小进步给予表扬，使病人体会到成功的快乐，提高和保持对训练的兴趣，帮助病人建立康复的信心。

2. 有效沟通　与病人沟通时要有耐心，语速要慢，给予病人足够的反应时间。对运动性失语病人可让其用简单的"是"或"不"来回答问题，或点头摇头示意。借助打手势、实物图片、图画、文字书写、交流板、电脑及仪器辅助等与病人进行交流。可采用目前国际公认的交流效果促进法（PACE），即在训练中利用接近实用交流环境的对话结构，尽量调动病人残存的语言或非言语功能，进行有效沟通。

3. 言语功能康复训练　评估病人言语障碍的性质、程度，制订个体化的语言康复计划。训练过程中遵循由易到难的原则，内容由浅入深，由少到多。

（1）失语症训练：应按照失语症类型及程度选择训练课题，主要进行听理解训练，语言表达训练和书写训练。

1）听理解训练：常采用 Schuell 刺激训练法，多途径、反复刺激，提高病人的反应性，最大程度促进失语症病人语言功能的恢复。如进行语音辨识、听词指图、句子听理解、执行口头指令等。

2）语言表达训练：让病人复述常用词，进行简单句表达、描述情景及日常生活话题交谈等。

3）书写训练：听写词、书写简单句子、书写复杂句子及短文等。

（2）构音障碍的训练

1）呼吸训练：呼气控制是正确发音的基础，首先进行延长呼气时间训练，使呼气时间尽量延长至10秒；其次是呼出气流控制训练，在呼气时做多次气流的强弱调整。通过呼吸训练建立规则可控制的呼吸，为发音训练打下基础。

2）发音器官的肌群运动训练：包括呼吸运动、颊部运动、舌的运动、唇的运动、软腭的运动等，可通过缩唇、叩齿、伸舌、卷舌、鼓腮、吹气等动作进行。

3）发音训练：发音练习原则是先元音后辅音；先张口音后唇音；先单音节后多音节；最后过渡到单词和句子的训练。

【护理评价】

病人是否能采取有效的沟通方式表达自己的需求；是否能配合语言训练，语言功能是否逐渐恢复。

四、感觉障碍

感觉障碍（sense disorders）是指机体对各种形式的刺激（如痛、温度、触、压、位置、振动等）无感知、感知减退或异常的一组综合征。常见于脑实质及脑脊髓膜的急慢性感染、脑血管疾病、脑或脊髓外伤及脑肿瘤等。感觉分为内脏感觉、特殊感觉（视、听、嗅和味觉）和一般感觉。一般感觉由浅感觉（痛觉、温度觉及部分触觉）、深感觉（运动觉、位置觉和振动觉）和复合感觉（实体感觉、图形觉和两点辨别觉等）组成。

【护理评估】

（一）健康史

询问病人有无神经系统的感染、血管病变；有无药物及毒物中毒、脑肿瘤、脑外伤，以及全身代谢障碍性疾病等病史；有无情绪激动、睡眠不足、过度疲劳、不合作、意识不清及暗示等诱因。

（二）身体状况

1. 感觉障碍的临床表现　临床上将感觉障碍分为抑制性症状和刺激性症状。

（1）抑制性症状：感觉传导径路被破坏或功能受抑制而出现的感觉减退或感觉缺失。分为完全性感觉缺失（同一部位各种感觉均缺失）和分离性感觉障碍（同一部位痛温觉缺失、触觉存在）。

（2）刺激性症状：感觉传导径路受刺激或兴奋性增高时出现的症状。包括：①感觉过敏：轻微刺激引起强烈感觉。②感觉倒错：非疼痛性刺激引发疼痛，热觉刺激引起冷觉感。③感觉过度：感觉刺激阈增高，达到阈值时，经过一段时间可产生一种定位不明确的、强烈的不适感，持续一段时间才消失。④感觉异常：无外界刺激情况下出现异常自发性感觉，如麻木感、沉重感、痒感、蚁走感、针刺感及电击感等。⑤疼痛：包括局部性疼痛、放射性疼痛、扩散性疼痛、烧灼性神经痛及牵涉性疼痛。

2. 感觉障碍的定位　由于病变部位不同，感觉障碍的表现特点各异。①多发性末梢神经损害:呈手套、袜套型分布的感觉障碍。②脊髓横贯性损害:多引起受损平面以下全部感觉丧失,伴截瘫、排便障碍及自主神经功能障碍。③内囊损害:引起对侧偏身感觉障碍伴对侧偏瘫、同向偏盲(即患侧眼鼻侧视野与健侧眼颞侧视野缺损)。④大脑皮质感觉区病变:出现对侧单肢感觉障碍。

(三) 心理 - 社会状况

病人常因感觉异常而烦闷、忧虑或失眠,易产生焦虑、恐惧情绪。由于感觉障碍病人受损伤的危险性增加,加重了病人及家属的心理负担。

(四) 辅助检查

脑脊液检查、诱发电位、头颅 CT 或 MRI 等检查有助于病因诊断。

【常见护理诊断 / 问题】

感知觉紊乱 与脑、脊髓病变与周围神经受损有关。

【护理目标】

病人能适应感觉障碍的状态,感觉障碍减轻或消除,无损伤发生。

【护理措施】

1. 一般护理 保持床单整洁、干燥,防止有感觉障碍的身体部位受压或机械性刺激。对感觉障碍肢体应做好保暖防冻、防烫、防搔抓、防碰撞和防重压的护理,避免高温或过冷刺激,慎用热水袋或冰袋。肢体保暖需用热水袋时,水温不宜超过 50℃,外包毛巾,每 30 分钟查看并更换部位,防止烫伤。对感觉过敏的病人尽量避免不必要的刺激。对下肢有深感觉障碍的病人,避免夜间独自行走,以防跌伤。

2. 感觉训练 指导病人或家属每天进行感觉训练,如用砂纸、棉絮丝等刺激触觉;用温水擦洗感觉障碍的部位,刺激感觉恢复和促进血液循环;用针尖刺激恢复痛觉等。解释各种刺激的感觉体验,指导病人用视觉弥补感觉的不足;同时进行肢体的按摩、拍打、理疗、针灸及被动运动。

3. 心理护理 加强与病人沟通,耐心听取病人对感觉异常的叙述,并进行必要的解释,消除病人的焦虑及烦躁的情绪,积极配合治疗与护理。

【护理评价】

病人的感觉障碍是否减轻或消失,是否有损伤发生。

五、运动障碍

运动障碍(movement disorders)是指运动系统的任何部分功能受损而引起的骨骼肌活动异常,可分为瘫痪、不随意运动及共济失调等。

【护理评估】

(一) 健康史

询问病人有无脑实质及脑脊髓膜的急慢性感染、脑外伤、脑血管病变、脑肿瘤、脑先天畸形或神经脱髓鞘等病史;有无药物或毒物中毒史。

(二) 身体状况

1. 瘫痪 是肢体因肌力下降或丧失而导致的运动障碍。

(1) 瘫痪的性质:按病变部位分为上运动神经元瘫痪和下运动神经元瘫痪,二者的比较如下(表 9-2)。

表 9-2　上、下运动神经元瘫痪的比较

临床检查	上运动神经元瘫痪	下运动神经元瘫痪
瘫痪分布	整个肢体为主（单瘫、偏瘫等）	肌群为主
肌张力	增高	减低
腱反射	增强	减低或消失
病理反射	有	无
肌萎缩	无或轻度失用性萎缩	明显
肌束颤动	无	有
皮肤营养障碍	多数无障碍	常有
肌电图	神经传导正常，无失神经电位	神经传导异常，有失神经电位

（2）瘫痪的类型：①单瘫：指单个肢体的运动不能或运动无力，病变部位在大脑半球或脊髓前角细胞、周围神经或肌肉等。②偏瘫：一侧面部和肢体瘫痪，常见于一侧大脑半球病变，如内囊出血及脑梗死等。③交叉性瘫痪：病变侧脑神经麻痹和对侧肢体瘫痪，常见于一侧脑干肿瘤、炎症及血管性病变。④截瘫：即双下肢瘫痪，常见于脊髓胸腰段的炎症、外伤和肿瘤等引起的脊髓横贯性损害。⑤四肢瘫痪：四肢不能运动或肌力减退，见于高颈段脊髓病变和周围神经病变等。

（3）瘫痪的程度：常用肌力测定来判断瘫痪的程度，肌力可分为 6 级（表 9-3）。

表 9-3　肌力的分级

分级	临床表现
0 级	肌肉无任何收缩（完全瘫痪）
1 级	肌肉可轻微收缩，但不能产生动作
2 级	肢体仅能做水平运动，但不能克服地心引力，即不能抬起
3 级	肢体能抵抗重力离开床面，但不能抵抗阻力
4 级	肢体能作抗阻力动作，未达到正常
5 级	肌力正常

2. 不随意运动　指病人在意识清醒的情况下，出现不受主观控制的、无目的的异常运动。表现为震颤、舞蹈样运动、手足徐动症、扭转痉挛、偏身投掷动作及抽动症等。

3. 共济失调　指由小脑、前庭及本体感觉功能障碍导致的运动笨拙和不协调，引起机体平衡、姿势和步态异常。包括小脑性共济失调、大脑性共济失调、感觉性共济失调及前庭性共济失调。

（三）心理 - 社会状况

病人因瘫痪、不随意运动及共济失调导致生活不能自理，易产生急躁、焦虑、抑郁、烦恼、自卑及悲观等心理。

（四）辅助检查

头颅 CT 或 MRI、肌电图、血液生化及神经肌肉活检等有助于病因诊断。

【常见护理诊断 / 问题】

1. 躯体活动障碍　与脑、脊髓及神经肌肉受损、肢体瘫痪或协调能力异常有关。

2. 有失用综合征的危险　与肢体瘫痪、长期卧床或体位不当、异常运动模式有关。

【护理目标】

病人适应运动障碍的状态,配合和坚持康复训练,能配合运动训练,日常生活活动能力逐步增强;无压疮、感染、肢体失用性萎缩和关节挛缩畸形等发生。

【护理措施】

(一) 躯体活动障碍

1. 生活护理 保持床单整洁、干燥,减少对皮肤的机械性刺激。瘫痪病人卧气垫床或按摩床,对骶尾部、足跟等部位予以减压保护。帮助卧床病人采取合理卧位,在保证病人生命体征稳定前提下,每 2~3 小时协助翻身一次,按摩关节和骨隆突部位。截瘫病人宜卧于有活板开孔(放置便器)的木板床,以免皮肤被便器擦伤。协助病人完成洗漱、进食、大小便、沐浴、穿脱衣服等日常活动。鼓励病人合理饮食,养成定时排便的习惯,指导病人学会使用便器,便盆置入与取出要动作轻柔,以免损伤皮肤。做好口腔护理,预防肺部及泌尿系感染等并发症。

2. 安全护理 防止病人坠床或跌倒,病床高度适中,要有保护性床栏;呼叫器及经常使用的物品应置于病人伸手可及处;走廊厕所要装有扶手,地面平整、干燥防滑;病人活动时穿防滑鞋,衣着应宽松;行走不稳者可选用如三角杖等合适的辅助工具,并有人陪伴防止受伤。

3. 运动训练的护理 根据病人病情、瘫痪程度选择合适的运动方式与运动强度,急性期主要以局部按摩和被动运动为主,一般按从健侧到患侧、从肢体近端到远端的顺序进行,重点进行上肢的伸展,下肢的屈伸活动。

4. 心理护理 加强与病人沟通交流,以和蔼的态度、热情主动的服务关心病人,赢得病人的信赖。指导病人克服焦躁、悲观情绪,使之适应角色的变化。在满足病人基本需要的同时,用典型康复病例鼓励病人树立信心,持之以恒地配合治疗及功能训练。

(二) 有失用综合征的危险

1. 保持瘫痪肢体功能位 ①患侧卧位:是瘫痪病人首选体位。患肩前伸,上肢伸展,手不握任何物品,防止诱发抓握反射强化屈曲痉挛;患侧髋关节伸展,膝关节轻度屈曲,踝关节屈曲 90°,足底不放任何支撑物,避免增加伸肌模式的反射活动。健侧上、下肢自然置于垫枕上。②健侧卧位:在躯干前后各置一枕,患侧上肢置于胸前枕上,患肩充分前伸、屈曲,上肢伸展;患侧下肢髋、膝关节自然屈曲,其下方垫软枕。健侧肢体自然放置。③仰卧位:患肩下垫软枕,使肩上抬,肩关节外展外旋,上肢伸展;患侧髋部及股外侧垫软枕长枕,膝部稍垫起微曲,踝背屈。健侧肢体置舒适位置。该体位应与前两种卧位交替使用。

2. 重视患侧刺激 加强患侧刺激可对抗病人的感觉丧失。床头柜、电视机置于患侧;家属与病人交谈坐在其患侧;治疗与护理工作都在患侧进行,引导病人将头转向患侧,避免其忽略患侧身体和空间。

3. 早期床上训练 告知病人与家属早期康复有助于抑制或减轻肢体痉挛的发生,预防并发症,使其明确早期康复对减轻致残程度的重要性。一般缺血性脑卒中病人生命体征稳定、神经学症状不再发展后 48 小时就可进行康复训练,脑出血病人一般在病情稳定后10~14 天进行。训练中被动与主动相结合,训练强度合理。训练方法:①上肢上举运动:双手手指交叉握住,患手拇指置于健手拇指之上,临床称为 Bobath 握手,在健侧上肢带动下,双上肢向前上方举过头顶,停留片刻后再缓慢地返回胸前,反复数次。②翻身训练:采取仰卧位,头先转向翻身侧,双手进行 Bobath 握手伸向同侧,带动躯干翻转至侧卧位,再返回仰卧位,然后向另一侧翻身。③桥式运动:病人取仰卧位,双上肢放于身体两侧,双腿屈曲,双足踏床,慢慢地抬起臀部,维持数秒后慢慢放下。

4. 恢复期运动训练　转移训练是完成站立、行走和一些日常生活活动所必需的基础训练,只要病情允许,应尽早进行。主要有床边坐立训练、床边坐起训练、床 - 轮椅转移训练、行走训练等。当病人能坐稳后,即可进行手指的屈伸、抓握、捻动、使用勺筷、翻书报、扣纽扣及系鞋带等训练,完成进食、个人卫生、穿脱衣裤鞋袜、洗澡等活动,提高病人的日常生活活动能力。

5. 综合康复　根据病人病情合理选用针灸、理疗、按摩等辅助治疗,做好相应的护理,以促进运动功能的恢复。

【护理评价】

病人能否适应运动障碍状态,能否配合和坚持康复训练,日常生活能力是否逐步增强;有无压疮、感染、肢体失用性萎缩和关节挛缩畸形等发生。

(高　丽)

第二节　三叉神经痛病人的护理

学习目标

1. 具有认真负责的工作态度,尊重和关爱病人,给予病人人文关怀。
2. 掌握三叉神经痛病人的护理评估要点和主要护理措施。
3. 熟悉三叉神经痛病人的常见护理诊断 / 问题。
4. 学会指导病人缓解疼痛的方法。

三叉神经痛(trigeminal neuralgia)是三叉神经分布区内反复发作的短暂性剧烈疼痛,又称原发性三叉神经痛。本病多见于 40 岁以上人群,女性多于男性,是神经性疼痛疾患中最常见的一种。本病的病因与发病机制不完全明了,周围学说认为是多种原因压迫所致,中枢学说认为是一种感觉性癫痫样发作。

【护理评估】

(一) 健康史

询问病人发病前有无颅内占位、炎症、血管病变的病史,了解病人既往健康状况。

(二) 身体状况

疼痛为本病最突出表现,常具有以下特点:①疼痛部位:仅限于面部三叉神经分布区,以面颊、上下颌及舌部明显。鼻翼、口角、颊部或舌部为敏感区,洗脸、刷牙、进食可诱发,称为“触发点”或“扳机点”。②疼痛性质:如电击、针刺、刀割或撕裂样疼痛。③发作时间:持续数秒至 2 分钟,常突发突止,间歇期完全正常。初起时发作次数少,间歇期长,以后发作逐渐频繁,间歇期缩短,甚至持续发作。④体征:神经系统检查无阳性体征。

(三) 心理 - 社会状况

由于疼痛剧烈,发作频繁,病人往往不敢说话,漱口和进食,可表现为焦虑、情绪低落、精神抑郁。

(四) 辅助检查

可针对病情做头颅 CT、颅底 X 线摄片、鼻咽部检查、听力和前庭功能检查,排除其他疾病引起的继发性三叉神经痛。

(五) 治疗要点

三叉神经痛治疗的关键是迅速有效止痛。①药物治疗:本病的首选药物为卡马西平,其次可选用苯妥英钠。②封闭治疗:药物治疗无效者可用无水乙醇或甘油封闭三叉神经分支。③神经节射频电凝疗法:对大多数病人有效。④手术治疗:以上治疗无效者可选用三叉神经感觉根部分切断术或行微血管减压术。

【 常见护理诊断 / 问题 】

1. 疼痛:面颊、上下颌及舌疼痛 与三叉神经受损(发作性放电)有关。
2. 焦虑 与疼痛反复发作有关。

【 护理措施 】

(一) 一般护理

1. 休息 保持病室安静、光线柔和,避免因周围环境刺激而产生焦虑情绪,诱发或加重疼痛。

2. 饮食护理 给予高热量、清淡、易消化的软食,少量多餐,严重者可进流质或半流质食物。

(二) 对症护理

了解病人疼痛的诱因与原因,观察疼痛的部位、性质、发作频率与间隔期,指导病人运用引导式想象、缓慢深呼吸、听轻音乐、阅读等分散注意力,缓解疼痛,详见本章第一节"一、头痛"。

(三) 用药护理

指导病人遵医嘱用药,卡马西平的主要不良反应有头晕、嗜睡、口干、恶心、消化不良等,于数天后自行消失,嘱病人不要自行停药或更换药物;严重者可出现皮疹、共济失调、再生障碍性贫血、昏迷、肝功能损害、心绞痛、精神症状,应及时报告医生,遵医嘱停药。苯妥英钠过量可出现头晕、步态不稳、眼球震颤等中毒症状,应立即报告医生,按医嘱减量。

(四) 心理护理

指导病人正确对待疾病,保持良好的心态,心情愉快,配合治疗与护理。

(五) 健康指导

告知病人及家属本病的发病特点与诱因,指导病人生活规律,保持充分的休息与良好的心态,培养多种爱好,分散注意力;注意保暖,合理饮食,保持口腔、皮肤清洁;注意观察药物的作用和副作用,服用卡马西平的病人,不能独自外出,不能开车或高空作业,每1~2 个月检查一次肝功能和血常规。

(高　丽)

第三节 急性炎症性脱髓鞘性多发性神经病病人的护理

学习目标

1. 具有高度的责任感、团队合作意识和沉着冷静的心理素质。
2. 掌握急性炎症性脱髓鞘性多发性神经病病人的护理评估要点和主要护理措施。
3. 熟悉急性炎症性脱髓鞘性多发性神经病病人的常见护理诊断/问题。
4. 学会指导病人肢体功能锻炼的方法,协助医生做好呼吸肌麻痹病人的抢救配合。

急性炎症性脱髓鞘性多发性神经病(acute inflammatory demyelinating polyradiculoneuropathies,AIDP),又称吉兰-巴雷综合征(Guillain-Barré syndrome,GBS),临床特点为急性起病,2周左右达高峰,表现为多发神经根及周围神经损害,常有脑脊液蛋白-细胞分离现象。该病可发生于各年龄组,男性略高于女性,四季均可发病。

病因及发病机制不明,但众多的证据提示本病为自身免疫介导的周围神经疾病。临床及流行病学资料显示发病可能与空肠弯曲菌感染有关。病前可有非特异性感染(如巨细胞病毒、EB病毒、水痘-带状疱疹病毒、乙型肝炎病毒、肺炎支原体及HIV等)或疫苗接种史。

【护理评估】

(一)健康史

询问病人发病前有无呼吸道、消化道感染病史;有无疫苗接种史;有无白血病、淋巴瘤、器官移植后使用免疫抑制剂或患有系统性红斑狼疮、桥本甲状腺炎等自身免疫病病史。

(二)身体状况

1. 运动障碍 急性或亚急性起病,病情多在2周内达高峰。首发症状多为四肢对称性弛缓性瘫痪,可自远端向近端发展或自近端向远端加重,亦可远近端同时受累,病情危重者可累及肋间肌及膈肌导致呼吸肌麻痹,急性呼吸衰竭是本病死亡的主要原因。腱反射减弱或消失,病理反射阴性。

2. 感觉障碍 表现为肢体感觉异常,如烧灼、麻木、刺痛和不适感等,感觉缺失呈手套、袜子形分布。

3. 脑神经损害 成人以双侧周围性面瘫为主,儿童以延髓麻痹常见,部分病人以脑神经损害为首发症状就诊。

4. 自主神经损害 多汗、皮肤潮红、手足肿胀及营养障碍,严重者可致心动过速及体位性低血压等。

(三)心理-社会状况

因病情凶险、突发且进展迅速,肢体运动障碍,皮肤感觉异常,使病人情绪紧张、焦虑不安;当病情加重,出现呼吸困难、吞咽障碍时,病人可出现恐惧、悲观等心理。

(四)辅助检查

1. 脑脊液检查 典型脑脊液改变为蛋白增高而细胞数正常,称蛋白-细胞分离现象,为本病特征性表现。

2. 其他检查 神经电生理检查可提示周围神经存在脱髓鞘性病变;部分病人粪便中可分

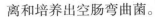

离和培养出空肠弯曲菌。

(五) 治疗要点

治疗原则是抑制免疫反应,消除致病因子对神经的损害,促进神经再生,预防并发症。常用方法有:①一般治疗:呼吸肌麻痹威胁病人生命,应严密观察,有呼吸困难者及时予以辅助呼吸;抗感染可用大环内酯类抗生素,给予病人足够热量与维生素,防止电解质紊乱,必要时鼻饲或静脉营养;对症治疗防治并发症。②免疫治疗:给予血浆置换疗法、免疫球蛋白、糖皮质激素等。③神经营养:应用 B 族维生素,包括维生素 B_1、维生素 B_6、维生素 B_{12} 等。④康复治疗。

【常见护理诊断/问题】

1. 低效性呼吸型态 与周围神经损伤、呼吸肌麻痹有关。

2. 躯体活动障碍 与四肢肌肉进行性瘫痪有关。

3. 恐惧 与呼吸困难、濒死感或害怕气管切开等有关。

4. 吞咽障碍 与脑神经受损致延髓麻痹、咀嚼肌无力及气管切开等有关。

5. 清理呼吸道无效 与呼吸肌麻痹、咳嗽无力及肺部感染所致分泌物增多等有关。

【护理措施】

(一) 一般护理

1. 保持呼吸道通畅 鼓励病人深呼吸,指导有效咳嗽,及时清除口鼻、呼吸道分泌物,必要时吸痰;持续低流量给氧,保持输氧管道通畅;床头备好吸引器、气管切开包及机械通气设备。

2. 饮食护理 给予高热量、高蛋白、丰富维生素及易消化饮食。吞咽困难的病人,喂食速度要慢,温度适宜,不可催促病人下咽以免呛咳;严重者,应及早插管鼻饲,并做好口腔护理,进食时及食后 30 分钟宜抬高床头,防止窒息。

3. 体位与活动 长期卧床可导致压疮、肌肉失用性萎缩及肢体关节畸形。应指导和帮助病人经常更换体位,保持瘫痪肢体的功能位,早期做好肢体的主动运动和被动运动训练,详见本章第一节"五、运动障碍"。

(二) 病情观察

严密观察有无呼吸困难及呼吸困难程度,注意血气分析变化。当病人出现呼吸费力、烦躁、出汗、口唇发绀等缺氧症状,血氧饱和度降低,动脉血氧分压低于 70mmHg,应立即报告医生,协助处理。

(三) 用药护理

免疫球蛋白使用时可导致发热面红,减慢输液速度可减轻;糖皮质激素一般使用甲泼尼龙,可能出现应激性溃疡等表现,应观察有无胃部疼痛不适和黑粪,留置鼻胃管的病人应定时回抽胃液,注意胃液的颜色、性质;不能轻易使用有呼吸抑制作用的镇静催眠药,以免掩盖或加重病情。

(四) 心理护理

应及时了解病人的心理状况,主动关心病人,耐心倾听病人的感受,解释病情;告知病人本病经过积极治疗和康复锻炼,大多预后良好,使病人增强信心,配合治疗。

(五) 健康指导

1. 疾病知识指导 指导病人及家属了解本病的病因、进展、常见并发症及预后;保持情绪稳定和健康心态;加强营养,增强体质和机体抵抗力,避免淋雨、受凉、疲劳和创伤,防止复发。

2. 康复指导 加强肢体功能锻炼和日常生活活动训练,减少并发症,促进康复。肢体被动和主动运动均应保持关节的最大活动度;运动锻炼过程中应有家人陪同,防止跌倒、受伤。GBS恢复过程长,家属应理解和关心病人,督促病人坚持运动锻炼。

3. 病情监测指导 告知病人和家属消化道出血、营养失调、压疮、下肢静脉血栓形成的表现和预防窒息的方法,当病人出现胃部不适、腹痛、柏油样便、肢体肿胀疼痛、咳嗽、咳痰、发热等情况时应立即就诊。

（高　丽）

第四节　脑血管疾病病人的护理

学习目标

1. 具有高度的责任感和团队合作意识,尊重和关爱病人,给予病人人文关怀。
2. 掌握脑血管疾病病人的身心状况和主要护理措施。
3. 熟悉脑血管疾病的危险因素、影像学检查特点、治疗要点及病人的常见护理诊断／问题。
4. 了解常见脑血管疾病的病因与发病机制及病人的护理目标和护理评价。
5. 学会运用护理程序对脑血管疾病病人实施整体护理,为病人及家属提供健康指导、心理及社会支持。

脑血管疾病(cerebrovascular disease,CVD)是指在脑血管病变或血流障碍的基础上发生的局限性或弥漫性脑功能障碍,依据神经功能缺失持续时间,将不足24小时者称短暂性脑缺血发作,超过24小时者称脑卒中。脑卒中(stroke)是脑血管疾病的主要临床类型,以突然发病、迅速出现局限性或弥漫性脑功能缺损为临床特征。脑卒中可分为缺血性卒中和出血性卒中,前者又称为脑梗死,包括脑血栓形成和脑栓塞;后者包括脑出血和蛛网膜下腔出血。我国卒中发病率为(120~180)/10万,2008年卫生部公布的全国死因调查,脑卒中已成为第一致死原因。

引起脑血管疾病的病因较多,有血管壁病变(以动脉粥样硬化为最常见)、血液成分及血液流变学异常(如血液黏滞度增高、凝血机制异常)、心脏病和血流动力学改变(如血压的急骤波动、心瓣膜病、心房颤动)等。脑血管疾病的危险因素分为两类:一类是无法干预的因素,如年龄、性别、种族和遗传因素等;另一类是可干预的因素,其中高血压是最重要的独立危险因素,糖尿病、吸烟、酗酒是脑血管疾病发病重要的危险因素,高脂血症、心脏病、肥胖、口服避孕药、饮食因素(盐、含饱和脂肪酸动物油的食用量)等也与脑血管疾病的发病有关。

一、短暂性脑缺血发作

短暂性脑缺血发作(transient ischemic attack,TIA)是由颅内动脉病变致脑动脉一过性供血不足引起的脑或视网膜短暂性、局灶性功能障碍。发作一般持续10~15分钟,多在1小时内恢复,最长不超过24小时。TIA好发于中老年人,男性多于女性,其发病与高血压、动脉粥样硬化、糖尿病、血液成分改变及血流动力学变化等多种因素有关。

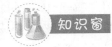

TIA 与缺血性卒中

TIA 是公认的缺血性卒中最重要的独立危险因素,近期频繁发作的 TIA 是脑梗死的特级警报,4%~8% 的完全性卒中发生于 TIA 之后。颈内动脉系统 TIA 和表现一过性黑矇的椎-基底动脉系统 TIA 易发生脑梗死,心房颤动合并 TIA 易发生脑栓塞。

【护理评估】

(一) 健康史

询问病人有无动脉粥样硬化、高血压、心脏病、糖尿病、高脂血症、颈椎病及严重贫血等病史;发病前有无血压明显升高、急性血压过低、急剧的头部转动和颈部伸屈及严重失水等血流动力学改变的情况。

(二) 身体状况

多突然起病,迅速出现局灶性脑或视网膜功能障碍。历时短暂,多在 1 小时内恢复,最长不超过 24 小时。可反复发作,每次发作症状相似,不留后遗症。

1. 颈内动脉系统短暂性脑缺血发作　常见症状为病变对侧发作性单瘫、轻偏瘫、对侧面部轻瘫,可伴有对侧偏身感觉障碍和对侧同向性偏盲。颈内动脉分支眼动脉缺血时,病变侧单眼一过性黑矇或失明,为特征性症状。优势半球缺血时可有失语和失用。

2. 椎-基底动脉系统短暂性脑缺血发作　常见症状有眩晕、呕吐及平衡障碍,眼球运动异常和复视。特征性症状为跌倒发作(病人转头或仰头时下肢突然失去张力而跌倒,无意识丧失,可很快自行站起)、短暂性全面性遗忘(发作性短时间记忆丧失,持续数分钟至数十分钟)和双眼视力障碍发作。还可出现吞咽困难、构音障碍、共济失调、交叉性瘫痪等。

(三) 心理-社会状况

因突然发病或反复发作,常使病人产生紧张、焦虑和恐惧;部分病人因缺乏相关知识而麻痹大意。

(四) 辅助检查

头颅 CT 或 MRI 检查多正常;数字减影血管造影(DSA)及彩色经颅多普勒(TCD)可见动脉狭窄;血脂、血液流变学检查,可发现血黏度增高及血小板聚集性增加。

(五) 治疗要点

治疗原则是去除病因和诱因,减少及预防复发,保护脑功能。药物治疗多采用抗血小板聚集药:阿司匹林、氯吡格雷和双嘧达莫;抗凝药物:肝素、低分子肝素和华法林等;可根据病人病情选用扩容、溶栓、降纤酶治疗或应用活血化瘀性中药制剂。必要时行颈动脉内膜切除术(CEA)或颈动脉血管成形和支架植入术(CAS)。

【常见护理诊断/问题】

1. 有跌倒的危险　与突发眩晕、平衡失调及一过性失明等有关。

2. 潜在并发症:脑卒中。

3. 知识缺乏:缺乏疾病的防治知识。

【护理措施】

(一) 一般护理

发作时卧床休息,枕头不宜太高(以 15°~20° 为宜),以免影响头部的血液供应;头部转动时应缓慢且幅度不要太大；频繁发作的病人应避免重体力劳动，必要时如厕、沐浴及外出活动时应有家人陪伴。

（二）病情观察

频繁发作的病人应注意观察和记录每次发作的持续时间、间隔时间和伴随症状，警惕缺血性脑卒中的发生。

（三）用药护理

遵医嘱应用抗血小板聚集药阿司匹林或氯吡格雷，主要不良反应有恶心、腹痛、腹泻和皮疹，偶可出现可逆性粒细胞减少，应定期监测血常规与凝血机制。抗凝药首选肝素，用药过程中应观察有无出血倾向，有消化性溃疡和严重高血压者禁用。

（四）心理护理

安慰病人，向病人解释病情，使其了解本病治疗与预后的关系，消除病人紧张和恐惧心理；又要强调本病的危害性，帮助病人建立良好的生活习惯，积极配合治疗与护理。

（五）健康指导

1. 疾病知识指导 说明积极治疗病因，避免危险因素的重要性；介绍吸烟、酗酒、肥胖及饮食因素与脑血管病的关系；对频繁发作的病人应尽量减少独处时间，避免发生意外。

2. 饮食指导 选择低盐、低糖、低脂、丰富维生素及少刺激性食物，少摄入糖类及甜食，忌食辛辣、油炸食物，戒烟限酒。

3. 用药指导 告知病人按医嘱坚持长期服用抗血小板聚集药物，定期复查凝血常规。

二、脑梗死

脑梗死（cerebral infarction，CI）是指因脑部血液循环障碍，缺血、缺氧所致的局限性脑组织的缺血性坏死或软化，又称缺血性脑卒中。临床最常见的类型为脑血栓形成（cerebral thrombosis，CT）和脑栓塞（cerebral embolism）。

脑血栓形成是脑血管疾病中最常见的一种，是在脑动脉主干或分支发生动脉粥样硬化的基础上，管腔狭窄、闭塞，形成血栓，引起局部脑组织血流中断，导致脑组织缺血、缺氧性坏死，出现相应的神经系统症状和体征。脑血栓可形成于颈内动脉和椎-基底动脉系统的任何部位，以动脉分叉处多见。最常见最基本的病因为脑动脉粥样硬化，常伴高血压。高血压与动脉粥样硬化互为因果，糖尿病和高脂血症等也可加速动脉粥样硬化进程。在睡眠、失水、心力衰竭、心律失常等情况下，心排血量减少、血压下降、血流缓慢及血液黏稠度增加，易致血栓形成。

脑栓塞是指血液中的各种栓子随血流进入颅内动脉系统，使血管腔急性闭塞，引起相应供血区的脑组织缺血坏死，出现局灶性神经功能缺损的症状。脑栓塞栓子来源可分为心源性（心房颤动时附壁血栓脱落多见）、非心源性（动脉粥样硬化斑块脱落多见）和来源不明性栓子三大类，最常见的原因是心源性栓子，占脑栓塞的 60%~75%。

【护理评估】

（一）健康史

了解病人有无动脉粥样硬化、高血压、高脂血症、糖尿病及短暂性脑缺血发作病史；有无风湿性心脏瓣膜病、感染性心内膜炎及心肌梗死等病史；有无心脏手术、长骨骨折、血管内介入治疗等病史；发病前有无失水、大出血、心力衰竭及心律失常等诱因；是否长期摄入高钠、高脂饮食，有无烟酒嗜好；有无脑卒中家族史。

(二) 身体状况

1. 脑血栓形成

(1) 好发于中老年人,发病前可有头昏、头痛、肢体麻木无力等前驱症状,部分病人发病前有短暂性脑缺血发作病史。

(2) 常在安静状态下或睡眠中发病,次日早晨醒来时可发现一侧肢体瘫痪、失语、偏身感觉障碍;多数病人意识清楚,少数病人可有不同程度的意识障碍;起病缓慢,病情多在几小时或 1~2 天内发展达到高峰;病情轻者经治疗在短期内缓解,重者病情进展快,可出现昏迷、颅内压增高等并发症,甚至死亡。

(3) 神经系统表现　视病变部位和病变范围而定,常为各种类型的瘫痪、感觉障碍、吞咽困难及失语等。

2. 脑栓塞　可发生于任何年龄,以青壮年多见。多在活动中急骤发病,无前驱症状,为脑血管病中起病最快的一种。意识障碍常较轻且很快恢复,神经系统局灶表现与脑血栓形成相似,严重者可突然昏迷、全身抽搐,可因脑水肿或颅内压增高,继发脑疝而死亡。部分病人可伴有肾、脾、肠、肢体及视网膜等血管栓塞的表现。

(三) 心理 - 社会状况

发病后病人由于瘫痪、生活自理缺陷影响工作及生活;家庭、社会支持不足,影响病人的心理状况,常出现自卑、消极或急躁心理。

(四) 辅助检查

1. 实验室检查　血常规、血糖、血脂及血液流变学检查有助于明确病因。

2. 腰椎穿刺脑脊液检查　脑脊液检查正常。

3. 影像学检查　头颅 CT 是最常用的检查,多数病例于发病 24 小时后逐渐显示低密度梗死灶;头颅 MRI 可显示早期(发病 2 小时内)的小梗死灶;数字减影血管造影(DSA)及经颅多普勒(TCD)可见动脉狭窄、闭塞,其中 DSA 是脑血管病变检查的金标准;TCD 可发现颈动脉及颈内动脉的狭窄、动脉硬化斑块或血栓形成;部分病人超声心动图检查可发现心腔内附壁血栓。

(五) 治疗要点

1. 脑血栓形成　急性期治疗原则为超早期、个体化及整体化治疗。急性期治疗以溶栓治疗为主,结合抗血小板聚集、抗凝及脑细胞保护,酌情进行防治脑水肿、调整血压、降低颅内压等对症治疗;必要时紧急进行血管内取栓、颈动脉血管成形和支架植入术(CAS)等血管内治疗。溶栓治疗应在发病后 6 小时内进行,尽快恢复缺血区的血液供应。急性期病人血压应维持于较平时稍高水平,以保证脑部灌注,病后 24~48 小时血压过高(收缩压>200mmHg、舒张压 >110mmHg)时,首选对脑血管影响较小的药物。恢复期治疗原则为促进神经功能恢复。

2. 脑栓塞　原则上与脑血栓形成相同。积极治疗原发病,消除栓子来源,防止复发,是防治脑栓塞的重要环节。感染性栓塞应用抗生素,禁用溶栓抗凝治疗;脂肪栓塞采用肝素、5% 碳酸氢钠及脂溶剂;心律失常者予以纠正;空气栓塞者指导病人头低左侧卧位,进行高压氧舱治疗。

【常见护理诊断 / 问题】

1. 躯体活动障碍　与脑细胞或锥体束缺血、软化及坏死导致偏瘫有关。

2. 语言沟通障碍　与语言中枢损害有关。

3. 吞咽障碍 与意识不清或延髓麻痹有关。

4. 有失用综合征的危险 与意识障碍、偏瘫所致长期卧床有关。

5. 焦虑 与肢体瘫痪、感觉障碍、语言沟通困难等影响工作和生活,或家庭照顾不周及社会支持差有关。

【护理目标】

病人掌握康复训练方法,躯体活动能力逐渐增强;能采取各种沟通方式表达自己的需要;能安全进食,保证营养成分的摄入;无压疮、感染、肢体失用性萎缩和关节挛缩畸形等发生;情绪稳定,能积极配合治疗和护理。

【护理措施】

(一) 一般护理

急性期病人卧床休息,取平卧位,保持肢体良好位置,抑制患肢痉挛。遵医嘱给予氧气吸入。头部禁用冷敷,以免脑血管收缩导致血流缓慢,而使脑血流量减少。为病人提供低盐、低糖、低脂、丰富维生素及足量纤维素的无刺激性饮食,防止误吸发生。保持大便通畅。病情稳定后指导并协助病人用健肢穿脱衣服、洗漱、进食及大小便等生活自理活动。

(二) 病情观察

定时监测病人生命体征、意识状态及瞳孔变化,注意是否出现血压过高或过低的情况;观察病人神经系统表现,及时发现有无脑缺血加重征象及颅内压增高的症状,发现异常及时报告医生并协助处理。

(三) 对症护理

1. 偏瘫、感觉障碍 注意保持瘫痪肢体功能位,防止关节变形,及早开始肢体功能锻炼,避免损伤并给予其他相应护理,详见本章第一节"四、感觉障碍"和"五、运动障碍"。

2. 吞咽障碍 ①观察病人能否自口腔进食,饮水有无呛咳,了解病人进食不同稠度食物的吞咽情况,进食量及速度。②鼓励能吞咽的病人自行进食,选择营养丰富易消化的食物,将食物调成糊状使其易于形成食团便于吞咽,避免粗糙、干硬及辛辣的刺激性食物,少量多餐。③进食时病人取坐位或健侧卧位,将食物送至口腔健侧的舌根部,以利于吞咽;吞咽困难病人避免使用吸水管;进食后应保持坐位 30~60 分钟。④床旁备齐吸引装置,一旦发生误吸应立即清除口鼻分泌物和呕吐物,保持呼吸道通畅。⑤不能进食的病人,遵医嘱鼻饲,告知病人或家属鼻饲饮食的原则、方法及注意事项。

(四) 用药护理

1. 溶栓抗凝药物 严格掌握用药剂量,用药前后监测出凝血时间、凝血酶原时间;密切观察病人意识、血压变化,有无牙龈出血、黑粪等出血征象。如病人原有症状加重,或出现严重头痛、恶心呕吐、血压增高、脉搏减慢等应考虑继发颅内出血。应立即报告医生,遵医嘱立即停用溶栓和抗凝药物,积极协助头颅 CT 检查。

2. 低分子右旋糖酐 用药前做皮试,部分病人用后可出现发热、皮疹甚至过敏性休克等,应密切观察。

3. 脱水剂 20% 甘露醇快速静脉滴注,记录 24 小时出入液量,定期复查尿常规、肾功能及电解质。肾功能不全者可改用呋塞米静脉推注,注意监测电解质。

4. 钙通道阻滞剂 可有头部胀痛、颜面部发红、血压下降等不良反应,应调整输液速度,监测血压变化。

（五）心理护理

向病人解释病情,帮助病人正视现实,说明积极配合治疗和护理有助于病情恢复和改善预后;鼓励病人主动获取维持健康的知识,积极参与生活自理;充分利用家庭和社会的力量关心病人,消除病人思想顾虑,树立战胜疾病的信心。

（六）健康指导

1. 疾病知识指导　向病人和家属介绍本病的基本知识,告知本病的早期症状及就诊时机,说明积极治疗原发病、去除诱因是防止脑梗死的重要环节。教会病人康复训练的基本方法,通过感觉、运动及言语功能等训练,促进神经功能恢复,重视心理康复,逐步达到职业康复和社会康复。遵医嘱正确服用降压、降糖和降血脂药物,定期复查,若出现头晕、肢体麻木等脑血栓前驱症状或短暂性脑缺血发作表现,应及时就诊。

2. 生活方式指导　指导病人选择低盐、低脂、充足蛋白质和丰富维生素的饮食,多食新鲜蔬菜、水果、豆类及鱼类,少吃甜食,限制动物油和钠盐摄入,忌辛辣油炸食品,戒烟限酒。生活起居要有规律,平时保持适量体力活动。告知老年人晨醒后不要急于起床,最好安静平卧10分钟后缓慢起床,改变体位动作要慢,转头不宜过猛,洗澡时间不要过长、水温不要过高,以防发生体位性低血压。

【护理评价】

病人能否掌握康复训练方法,躯体活动能力是否逐渐增强;是否能主动与人交谈,语言、沟通能力是否改善;能否安全进食,进食过程中有无呛咳,营养状况是否得到改善;基本生活是否能自理;焦虑是否减轻或消失。

三、脑出血

 工作情景与任务

导入情景:

王大爷,67岁,高血压病史10余年。与朋友下棋时因激动突然出现剧烈头痛、呕吐,继而昏倒,急诊入院,脑CT显示脑出血。护理体检:脉搏56次/分,呼吸16次/分,血压185/100mmHg,浅昏迷。诊断为"脑出血,原发性高血压"。医嘱:20%甘露醇快速静脉滴注。

工作任务:

1. 妥善安置病人体位,保持呼吸道通畅。
2. 配合医生实施脱水降颅内压治疗。
3. 严密观察意识状态,监测生命体征。

脑出血（intracerebral hemorrhage,ICH）系指非外伤性脑实质内出血,多在活动状态下突然发病,发病前多无先兆。脑出血占全部脑卒中的20%~30%,急性期病死率为30%~40%。好发于50岁以上的人群,男性多于女性。

脑出血最常见的病因是高血压合并细小动脉硬化,其他还可见于动-静脉血管畸形、脑淀粉样血管病变、血液病、抗凝或溶栓治疗,常因用力活动、情绪激动等而诱发。高血压性脑出血好发部位为大脑基底节区（又称内囊区出血）,此处豆纹动脉自大脑中动脉近端呈直角分出,受高压血流冲击最大,故此动脉最易破裂出血。

【护理评估】

(一) 健康史

询问病人既往有无高血压、动脉粥样硬化、先天性动脉瘤、颅内血管畸形及血液病等病史;有无家族史;是否进行降压、抗凝等治疗,目前用药情况及治疗效果;发病前有无情绪激动、精神紧张、酗酒、用力活动及排便等诱发因素;了解病人的性格特点、生活习惯和饮食结构等。

(二) 身体状况

发病前多无先兆,少数有头昏、头痛、肢体麻木和口齿不清等前驱症状。多在情绪激动和活动时突然起病,常于数分钟至数小时内病情发展至高峰。发病后血压常明显升高,出现剧烈头痛,伴呕吐、偏瘫、失语、意识障碍及大小便失禁。呼吸深沉带有鼾音,重者呈潮式呼吸或不规则呼吸,临床表现因出血量及出血部位不同而异。

1. 基底节区出血 是最常见的脑出血。因病变累及内囊,病人出现典型"三偏综合征",即病灶对侧偏瘫、偏身感觉减退和双眼对侧同向偏盲。如果出血累及优势半球常伴失语;累及下丘脑可伴持续高热、消化道出血等。出血量较大时,临床表现重,可并发脑疝,甚至死亡。

知识窗

颅内压增高与脑疝

各种病因引起颅内压持续高于正常范围,从而引起的相应的综合征,称为颅内压增高。颅内压增高,尤其是局限性颅内压增高,可使颅内各分腔的压力失去平衡,并能推动脑组织从高压力区通过解剖间隙或孔道向低压力区移位,从而出现一系列严重的临床症状和体征,称为脑疝。

2. 脑桥出血 小量出血无意识障碍,表现为交叉性瘫痪,头和双眼转向非出血侧,呈"凝视瘫肢"状。大量出血迅速波及两侧脑桥后,病人立即昏迷,出现双侧面部和肢体瘫痪,两侧瞳孔缩小呈"针尖样"(脑桥出血的特征性表现)、中枢性高热、呼吸衰竭,多数在24~48小时内死亡。

3. 小脑出血 少量出血常表现为一侧后枕部头痛、眩晕及呕吐,病侧肢体共济失调等,无肢体瘫痪。出血量较多者发病后12~24小时内出现昏迷、双侧瞳孔缩小如针尖样、呼吸不规则等脑干受压征象,形成枕骨大孔疝而死亡。

(三) 心理 - 社会状况

病人面对运动障碍、感觉障碍及言语障碍等残酷现实,而又不能表达自己的情感,常会出现情绪沮丧、悲观失望心理;家庭环境及经济状况欠佳,家属对病人的关心、支持程度差,病人会产生苦闷、急躁心理,对自己的生活能力和生存价值丧失信心。

(四) 辅助检查

1. 影像学检查 CT 检查,显示均匀高密度影像,对脑出血有确诊价值;MRI 和脑血管造影能检出更细微病变。

2. 脑脊液检查 只在无 CT 检查条件,且临床无明显颅内压增高表现时进行。脑脊液压力常增高,多为血性脑脊液。

(五) 治疗要点

脑出血急性期的治疗原则是脱水降颅压、调整血压、防治再出血、加强护理防止并发症。

①一般治疗:卧床休息、吸氧、观察病情、对症治疗。②脱水降颅压:常选用20%甘露醇快速静脉滴注或呋塞米静脉注射。③调整血压:如果血压明显升高,收缩压>200mmHg或平均动脉压>150mmHg,可选用温和降压药物,如硫酸镁等。④根据具体病情选用止血药物,如并发消化道出血可用奥美拉唑;伴凝血障碍者可用6-氨基己酸;应用肝素并发的脑出血可选用鱼精蛋白。⑤必要时采用经皮钻孔血肿穿刺抽吸、脑室引流或开颅清除血肿等手术疗法。

【常见护理诊断/问题】

1. 有受伤的危险 与脑出血导致脑功能损害、意识障碍有关。

2. 自理缺陷 与脑出血所致偏瘫、共济失调或医源性限制(绝对卧床)有关。

3. 有失用综合征的危险 与脑出血致意识障碍、运动障碍或长期卧床有关。

4. 潜在并发症:脑疝、消化道出血。

【护理目标】

病人不因意识障碍而发生误吸、窒息、感染和压疮;能积极进行日常生活能力的训练,自理能力是否增加;无肢体失用性萎缩和关节挛缩畸形等发生;并发症得到有效防治。

【护理措施】

(一)一般护理

1. 休息与安全 绝对卧床休息2~4周,抬高床头15°~30°以减轻脑水肿,发病后24~48小时内避免搬动。取平卧位头偏向一侧或侧卧位,若病人有面瘫,可取面瘫侧朝上侧卧位,有利于口腔分泌物的引流。瘫痪肢体置于功能位,每2~3小时协助病人变换体位,尽量减小头部摆动幅度,以免加重出血。病室保持安静,严格限制探视,各项护理操作应集中进行,动作轻柔。对谵妄躁动病人加保护性床栏,由专人陪护,必要时给予约束带。避免打喷嚏、屏气、剧烈咳嗽、用力排便、大量快速输液和躁动不安等导致颅内压增高的因素,必要时遵医嘱应用镇静剂,但禁用吗啡与哌替啶,以免抑制呼吸或降低血压。

2. 饮食护理 急性脑出血病人在发病24小时内应暂禁食,病人生命体征平稳、无颅内压增高症状及严重消化道出血时,可进食高蛋白质、丰富维生素、低盐、低脂及富含纤维素的半流质食物,并且要保证进食安全;有进食障碍者可鼻饲流质饮食并做好鼻饲管的护理;有消化道出血不能鼻饲者改为静脉营养支持。

3. 保持大便通畅 避免用力排便,可进行腹部按摩,为病人提供安全而隐蔽的排便环境,遵医嘱应用导泻药物,但禁止灌肠。

(二)病情观察

密切观察并记录病人的生命体征、意识状态、瞳孔变化,及时判断病人有无病情加重及并发症的发生。若病人出现剧烈头痛、喷射性呕吐、血压升高、脉搏洪大、呼吸不规则、意识障碍进行性加重及两侧瞳孔不等大等情况,常为脑疝先兆表现。若病人出现呕血、黑粪或从胃管抽出咖啡色液体,伴面色苍白、呼吸急促、皮肤湿冷、血压下降和少尿等,应考虑上消化道出血和出血性休克。

(三)对症护理

对头痛、意识障碍、语言障碍、感觉障碍及运动障碍等给予相应的护理。详见本章第一节"神经系统疾病病人常见症状体征的护理"。

(四)用药护理

遵医嘱用药,观察药物疗效和不良反应。①硫酸镁:观察呼吸、循环情况及昏迷程度,药液不可漏出血管外,以免发生组织坏死;静脉注射速度不可过快,以免导致一过性头晕、头痛和视物模糊。②甘露醇：应在15~30分钟内快速滴完。长期大量应用易出现肾损害、水电解质紊乱等，应记录24小时出入液量，定期复查尿常规、肾功能及电解质。③6-氨基己酸：持续给药，保持有效血药浓度，观察病人有无消化道反应、体位性低血压等。

（五）脑疝的护理

1. **诱因预防** 避免用力排便、烦躁、剧烈咳嗽、快速输液、脱水剂滴注速度过慢等诱发因素。

2. **病情观察** 严密观察病人有无脑疝先兆表现，一旦出现立即报告医生。

3. **配合抢救** 保持呼吸道通畅，防止舌根后坠和窒息，及时清除呕吐物和口鼻分泌物，迅速给予高流量吸氧。迅速建立静脉通道，遵医嘱快速给予脱水、降颅压药物，如静脉滴注20%甘露醇或静脉注射呋塞米等。备好气管切开包、脑室穿刺引流包、监护仪、呼吸机和抢救药物。

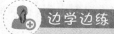

边学边练

实践18　脑梗死和脑出血病人的护理

（六）心理护理

随时向病人通报疾病好转的消息，请康复效果理想的病人介绍康复成功经验；鼓励病人做自己力所能及的事情，减少病人的依赖性；指导家属充分理解病人，给予各方面的支持，从而纠正病人心理障碍，树立战胜疾病的信心。

（七）健康指导

1. **疾病知识指导** 向病人和家属介绍脑出血的基本知识，明确积极治疗原发病对防止再次发病的重要性；尽量避免情绪激动及血压骤升骤降等诱发因素；指导病人注意病情，每日定时测血压，定期随诊，发现血压异常波动，或有头痛、头晕及其他不适及时就诊。

2. **康复训练指导** 向病人和家属说明康复训练越早疗效越好，强调坚持长期康复训练的重要性，并介绍和指导康复训练的具体方法，使病人尽可能恢复生活自理能力。

3. **生活指导** 指导病人建立健康的生活方式，戒烟酒，保持大便通畅，保证睡眠充足，适当运动，避免过度劳累。

【护理评价】

病人意识障碍程度是否减轻，有无误吸、窒息、感染和压疮发生；能否积极进行日常生活能力的训练，自理能力是否增加；有无肢体失用性萎缩和关节挛缩畸形等发生；并发症是否得到有效防治。

四、蛛网膜下腔出血

蛛网膜下腔出血（subarachnoid hemorrhage，SAH）通常为脑底部动脉瘤或脑动静脉畸形破裂，血液直接流入蛛网膜下腔所致，又称自发性蛛网膜下腔出血。最常见病因为颅内动脉瘤，其次为脑血管畸形。蛛网膜下腔出血约占急性脑卒中的10%，各年龄组均可发病，青壮年多见。

【护理评估】

（一）健康史

询问病人有无先天性动脉瘤、颅内血管畸形和高血压及动脉粥样硬化等病史；有无血液病、糖尿病、颅内肿瘤及抗凝治疗史；了解发病前有无突然用力、情绪激动、用力排便及酗酒等诱发因素；了解病人过去有无类似发作及诊治情况。

（二）身体状况

起病急骤,多有剧烈运动、情绪激动、用力排便等诱因。典型表现是突发异常剧烈的全头痛,可持续数日不变,2周后缓慢减轻,头痛再发暗示再次出血。可伴有呕吐、面色苍白、出冷汗,半数病人有不同程度的意识障碍。可出现脑膜刺激征,表现为颈项强直、凯尔尼格征及布鲁津斯基征阳性,是蛛网膜下腔出血最具有特征性的体征。少数病人可有短暂性或持久的局限性神经体征,如偏瘫、偏盲或失语。严重颅内压增高的病人可出现脑疝。

（三）心理 - 社会状况

因剧烈头痛、呕吐可使病人焦虑、紧张,甚至恐惧。因担心肢体瘫痪、失语等生活不便,给家人和社会带来负担而出现自卑心理。

（四）辅助检查

1. 头颅 CT 是确诊蛛网膜下腔出血的首选检查,表现为蛛网膜下腔高密度影像。

2. 数字减影血管造影 是确诊蛛网膜下腔出血病因的最有价值的检查。宜在出血 3 天内或 3 周后进行,以避开脑血管痉挛和再出血的高峰期。

3. 脑脊液检查 脑脊液压力增高,肉眼呈均匀一致血性脑脊液。如 CT 检查已明确诊断者,此项不作为临床常规检查。

（五）治疗要点

治疗原则是防治继续出血,降低颅内压、防治血管痉挛,减少并发症,降低死亡率,必要时手术治疗。急性期处理与脑出血基本相同,但主张使用大剂量止血剂,以避免早期再出血,常用 6- 氨基己酸、氨甲苯酸等;解除脑血管痉挛,可选用钙通道阻滞剂尼莫地平。

【 常见护理诊断 / 问题 】

1. 疼痛:头痛 与脑血管破裂、脑动脉痉挛、颅内压增高有关。

2. 自理缺陷 与长期卧床(医源性限制)有关。

3. 恐惧 与突然发病及损伤性检查、治疗有关。

4. 潜在并发症:再出血。

【 护理措施 】

（一）急性期护理

绝对卧床休息 4~6 周,抬高床头 15°~20°。告知病人在改变体位时动作应缓慢,头部勿过度活动,避免导致血压和颅内压增高的各种因素,遵医嘱应用镇静剂、缓泻剂。详见本节"脑出血"。

（二）病情观察

密切观察病情变化,注意病人意识、瞳孔、生命体征、头痛及肢体活动情况,24 小时心电监护。若病人病情稳定后,突然再次出现剧烈头痛、恶心、呕吐、意识障碍加重,或原有局灶性神经系统表现重新出现等,应考虑有再出血可能。应及时报告医生,协助处理。

（三）对症护理

指导病人采用缓解头痛的方法,具体护理措施详见本章第一节"一、头痛"。

（四）健康指导

1. 饮食指导 指导病人选择低盐、低脂、充足蛋白质和丰富维生素的饮食,戒烟酒,控制食物热量。

2. 疾病知识 向病人和家属介绍本病知识,指导病人避免使血压骤然升高的各种因素,如保持情绪稳定和心态平衡;保证充足睡眠,适当运动;避免体力和脑力的过度劳累和突

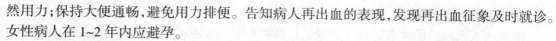

然用力;保持大便通畅,避免用力排便。告知病人再出血的表现,发现再出血征象及时就诊。女性病人在 1~2 年内应避孕。

3. 检查指导 应告知病人脑血管造影的相关知识,指导病人积极配合检查。

(高　丽)

第五节　帕金森病病人的护理

 学习目标

1. 具有认真负责的工作态度,尊重和关爱病人,给予病人人文关怀。
2. 掌握帕金森病病人的护理评估要点和主要护理措施。
3. 熟悉帕金森病病人的常见护理诊断/问题。
4. 学会对帕金森病病人及家属进行健康指导。

　　帕金森病(Parkinson disease,PD)又称震颤麻痹,是中老年人常见的神经系统变性疾病,以静止性震颤、运动迟缓、肌强直和姿势平衡障碍为临床特征。本病多发生在 60 岁以后,男性略多于女性。病因与发病机制尚未完全明了,目前认为 PD 非单因素引起,应为多因素共同参与所致,可能与年龄老化、环境因素(长期接触杀虫剂、除草剂或与甲 - 苯基四氢吡啶分子结构相似的工业化学品等)和遗传易感性等有关。

【护理评估】

(一)健康史

　　询问病人年龄、职业,生活与工作环境,有无杀虫剂、除草剂等化学物质接触史,了解病人既往健康状况,家族中有无相同疾病病史。

(二)身体状况

1. **静止性震颤**　常为首发症状,震颤多自一侧上肢远端(手指)开始,典型表现是手指呈节律性"搓丸样"动作。随病情的进展逐渐波及四肢、下颌、口唇、面部。震颤大多数在静止状态时出现,随意活动时减轻,情绪紧张时加剧,入睡后则消失。

2. **肌强直(肌张力增高)**　全身肌肉紧张度均增高。四肢伸、屈肌张力增高,被动伸屈关节时始终保持阻力增高,呈均匀一致的阻抗,称为"铅管样强直";伴有静止性震颤时,其均匀阻抗中有断续的停顿感,如同转动齿轮,称"齿轮样强直";随后被动运动会迅速减弱,如同打开水果刀的"折刀样"感觉,呈"折刀样强直"。

3. **运动迟缓**　病人随意动作减少、动作缓慢。早期手指精细动作如系裤带、鞋带等缓慢,晚期起床、翻身均困难;双眼凝视和瞬目动作减少,笑容出现和消失减慢,面部表情呆板,形成"面具脸";书写时字越写越小,称为"写字过小征"。

4. **姿势步态异常**　早期走路时患侧上肢协同摆动的联合动作减少或消失,下肢拖步;随病情进展步伐逐渐变小、变慢,起步、转弯时步态异常尤为明显;有时迈步后碎步越走越快,不能及时停步,称为"慌张步态";有时行走中全身僵住,不能动弹,称为"冻结现象"。

5. **其他**　①自主神经功能障碍:临床较常见,表现为便秘、多汗、流涎及皮脂分泌过多,后期可出现性功能减退、排尿障碍或体位性低血压。②精神障碍:以抑郁多见,部分病人有智能缺陷,严重时可表现为痴呆。

（三）心理 - 社会状况

由于病人出现的肢体震颤、动作笨拙、面具脸及说话含混不清、流口水等，使病人常有自卑感，不愿参加社会活动，可产生焦虑、失落、抑郁和恐惧等心理。

（四）辅助检查

脑脊液检查多巴胺代谢产物高香草酸降低。颅脑 CT、MRI 无特征性改变；正电子发射断层成像（PET）、单光子发射计算机断层成像（SPECT）对帕金森病早期诊断、鉴别诊断及检测病情进展有一定价值。

（五）治疗要点

帕金森病采取综合治疗，包括药物、手术、康复及心理治疗等，其中药物治疗是首选治疗方法。常用药物有抗胆碱能药（如苯海索），主要适用于早期轻症病人，其他药物有盐酸金刚烷胺、复方左旋多巴（如多巴丝肼）、多巴胺受体（DR）激动剂（如普拉克索）等。

【常见护理诊断 / 问题】

1. 躯体活动障碍　与黑质病变、锥体外系功能障碍所致震颤、肌强直、体位不稳、随意运动异常有关。

2. 自尊低下　与震颤、流涎、面肌强直等身体形象改变和言语障碍、生活依赖他人有关。

3. 知识缺乏：缺乏本病相关知识与药物应用知识。

4. 语言沟通障碍　与咽喉部、面部肌肉强直，运动减少有关。

5. 潜在并发症：外伤、压疮、感染。

【护理措施】

（一）一般护理

1. 生活护理　室内光线要充足，地面平坦，床的高度合适，方便病人上下，各种生活用品和呼叫器置于病人伸手可及处；病人如厕下蹲及起立困难时，置高凳坐位排便；病人衣裤合身，尽可能选用按扣、拉链，便于穿脱；鼓励病人自我护理，协助生活自理能力显著降低病人进食、洗漱、沐浴。

2. 运动护理　告知病人应进行肢体功能锻炼，如散步、打太极拳等，四肢各关节做最大范围的屈伸、旋转等活动，以预防肢体挛缩、关节僵直的发生。晚期作被动肢体活动和肌肉、关节的按摩，以促进肢体的血液循环。

3. 饮食护理　原则上以高热量、高维生素、高纤维素、低脂、低盐、适量优质蛋白、易消化饮食为宜，戒烟酒。因蛋白质可降低多巴胺的治疗效果，服用多巴胺治疗者应限制蛋白质摄入量。病人进食时宜取坐位或半坐卧位，头稍向前倾，对于卧床病人，进食时应抬高床头；食物应细软、易消化、便于咀嚼和吞咽的半流质或软食，少量多餐。当病人发生呛咳时应暂停进食，待呼吸完全平稳再喂食物，必要时予以鼻饲。

4. 安全护理　病房内尽可能减少障碍物，卫生间要有扶手，以防跌倒；病床加用防护栏，以防坠床；起床或躺下时应手扶床沿，动作缓慢，避免直立性低血压的发生；病人在外出活动或做检查时应有专人陪护，防烫伤、烧伤、自伤、走失、伤人等意外。

（二）对症护理

注意居室的温湿度，根据季节、气候、天气等及时增减衣服，预防感冒；卧床病人要按时翻身，做好皮肤护理，预防压疮的发生；注意口腔护理，翻身、叩背，预防吸入性肺炎和坠积性肺炎；被动活动肢体，加强肌肉、关节按摩，防止和延缓骨关节的并发症；养成定时排尿排便的习惯，多吃新鲜蔬菜和水果，应给予腹部按摩和热敷，促进肠蠕动，防治大便秘结；对言语障碍者,做好有效沟通,及时进行言语功能训练。

(三) 用药护理

遵医嘱长期用药或终身用药,注意观察疗效及不良反应(表9-4)。服药期间避免使用维生素 B_6、利血平、氯丙嗪、氯氮䓬、奋乃静等药物,以免降低药效或导致体位性低血压。

表9-4 帕金森病常用药物的不良反应和注意事项

常用药物	不良反应	注意事项
苯海索(安坦)	口干、视物模糊、便秘、排尿困难,严重者有幻觉、妄想	老年病人慎用,闭角型青光眼及前列腺肥大病人禁用;不可立即停药,需缓慢减量
盐酸金刚烷胺	失眠、眩晕、神经质,恶心、呕吐、四肢皮肤青斑和踝部水肿	肾功能不全、癫痫、严重胃溃疡、肝病病人慎用,哺乳期妇女禁用
多巴丝肼	恶心、呕吐、心律失常、幻觉、异动症、开关现象、剂末恶化	应安排在饭前30分钟或饭后1小时,避免与高蛋白食物同服
普拉克索	恶心、呕吐、眩晕、直立性低血压、嗜睡、幻觉、精神障碍	服药后卧床休息,监测血压;避免驾驶车辆或操作机器

(四) 心理护理

多与病人交流,建立良好的护患关系,耐心倾听病人的诉求;尊重病人,鼓励病人积极参与各种娱乐活动,树立战胜疾病信心,提高生活质量。

(五) 健康指导

1. 疾病知识指导 向病人和家属解释帕金森病相关知识,使家属明确本病为无法根治的疾病,病程可长达数十年,家属应关心体贴病人,给病人更好的家庭支持。督促病人遵医嘱正确服药;定期门诊复查,了解血压变化和肝肾功能、血常规等指标;细心观察,及时发现病情变化,当病人出现发热、外伤、骨折或运动障碍、精神智能障碍加重时及时就诊。

2. 生活指导 指导病人戒烟酒,保持大便通畅,建立健康的生活方式;指导病人坚持主动运动,延缓身体功能障碍的发展;鼓励病人加强日常生活活动训练,尽量生活自理,争取做力所能及的家务。

3. 安全指导 指导病人避免登高和操作高速运转的机器,不能单独使用煤气、热水器等,防止受伤。外出时需有人陪伴,精神、智能障碍者要佩戴写有病人姓名、家庭住址、联系电话的"安全卡片"或"识别牌",以防走失。

(高 丽)

第六节 癫痫病人的护理

学习目标

1. 具有高度的责任感和团队合作意识,给予病人人文关怀。
2. 掌握癫痫病人的身心状况和主要护理措施。
3. 熟悉癫痫的治疗要点及病人的常见护理诊断/问题。
4. 了解癫痫的分型、病因、辅助检查及病人的护理目标和护理评价。
5. 学会正确指导病人及其家属如何避免诱因及发作时紧急护理的方法,做好安全与婚育指导。

癫痫(epilepsy)是各种原因导致脑部神经元高度同步异常放电,引起以短暂中枢神经系统功能失常为特征的临床综合征。临床上每次发作或每种发作的过程称为痫性发作。目前我国约有900万以上癫痫病人,可见于各年龄组,青少年和老年是发病的两个高峰阶段。

癫痫按照病因分为特发性、症状性和隐源性癫痫三大类,临床上以症状性癫痫常见。特发性癫痫与遗传因素关系密切,症状性癫痫的主要病因是脑部器质性病变和其他全身系统疾病,隐源性癫痫则病因不明。癫痫的发病机制错综复杂,至今尚未完全阐明,但不论是何种原因引起的癫痫,其电生理改变是一致的,即发作时大脑神经元出现异常的、高频度的同步性放电。

【护理评估】

(一)健康史

询问病人有无脑部先天性疾病、颅脑外伤、颅内感染、脑血管病及脑缺氧等病史;有无儿童期的高热惊厥、中毒(如一氧化碳、药物、食物及金属类中毒)及营养代谢障碍性疾病;是否存在睡眠不足、饥饿、过饱、疲劳、饮酒、便秘、精神刺激、强烈的声光刺激及一过性代谢紊乱等诱发因素;了解首次癫痫发作的时间、诱因及表现,发作频度、诊治经过及用药情况等;有无癫痫发作的家族史;女病人应了解其癫痫发作与月经有无关系。

(二)身体状况

癫痫具有短暂性、刻板性、间歇性和反复发作性的特征。癫痫发作常分为部分性发作、全面性发作和不能分类的癫痫发作三大类。

1. 部分性发作

(1)单纯部分性发作:持续时间较短,一般不超过1分钟,起始与结束均较突然,无意识障碍。可分为以下四型:①部分运动性发作,常以发作性一侧肢体、局部肌肉感觉障碍或节律性抽动为特征,以Jackson发作为最常见,表现为抽搐发作时自一侧拇指、脚趾、口角开始,按大脑皮质运动区的分布顺序扩延,逐渐传至半身。②部分感觉性发作,表现为一侧口角、手指、足趾的麻木感、针刺感,也可出现视觉性、听觉性、嗅觉性和味觉性发作以及眩晕性发作。③自主神经性发作,表现为全身及面部潮红或苍白、多汗、呕吐、腹痛、瞳孔散大等。④精神性发作,可表现为记忆障碍、情感障碍、错觉及复杂幻觉等。

(2)复杂部分性发作:又称精神运动性发作,主要特征是意识障碍。可仅表现为意识障碍,也可表现为意识障碍伴自动症,或意识障碍伴强直、阵挛、特殊姿势(如击剑样动作)等运动症状。此型病灶多在颞叶,又称颞叶癫痫。

知识窗

自 动 症

自动症是在癫痫发作过程中或发作后意识模糊状态,出现一定程度上协调的、有适应性的无意识活动,并伴有遗忘。根据临床表现,自动症可分为进食样自动症、模仿性自动症、手势性自动症、词语性自动症、走动性自动症等类型。

(3)部分性发作继发全面性发作:单纯部分性发作可发展为复杂部分性发作,单纯或复杂部分性发作可发展为全面性强直阵挛发作。

2. 全面性发作 发作伴有意识障碍或以意识障碍为首发症状。

(1)全面强直-阵挛发作(GTCS):又称大发作,是常见的发作类型,主要特征为全身肌肉强直和阵挛、意识丧失。部分病人发作前一瞬间可有疲乏、麻木、恐惧、或无意识动作等先兆表现,突然意识丧失、跌倒。

全面强直-阵挛发作分三期:①强直期:全身骨骼肌强直性收缩。眼球上翻或凝视;口先强张后突闭,可咬破舌尖;喉部痉挛,呼吸肌强直导致呼吸暂停;颈部和躯干先屈曲后转为角弓反张;上肢上举后旋转为内收前旋,下肢自屈曲转为伸直、足内翻,持续 10~30 秒后进入阵挛期。②阵挛期:全身肌肉一张一弛交替抽动,阵挛频率逐渐变慢,松弛期逐渐延长,本期持续 30~60 秒或更长。最后一次强烈阵挛后抽搐突然终止,所有肌肉松弛,但意识仍未恢复。③发作后期:阵挛期后可出现短暂的强直痉挛,以面部和咬肌为主,导致牙关紧闭,可发生舌咬伤。本期全身肌肉松弛,括约肌松弛可出现尿失禁。呼吸首先恢复,心率、血压和瞳孔也随之恢复正常,意识逐渐苏醒。发作开始至意识恢复历时 5~15 分钟。部分病人进入昏睡状态,持续数小时或更长,清醒后常感头昏、头痛、全身酸痛和疲乏无力,对发作过程不能回忆。

(2)强直性发作:多见于弥漫性脑损害儿童,常在睡眠中发作,表现为全身骨骼肌强直性收缩,常伴自主神经症状,如发作时处于站立位可突然跌倒。发作可持续数秒至数十秒。

(3)阵挛性发作:几乎都发生于婴幼儿,特征是重复阵挛性抽动伴意识丧失,无强直期,持续 1 至数分钟。

(4)肌阵挛发作:表现为全身或面部、某一肢体及个别肌群突发快速、短暂、触电样肌肉收缩,声光等刺激可诱发。

(5)失神发作:典型失神发作称小发作,多见于儿童。特征性表现是突发短暂的(5~10秒)意识丧失和正在进行的动作中断,双眼茫然瞪视,呼之不应,状如"愣神",一般不会跌倒,事后立即清醒,继续原先活动,对发作无记忆,每日可发作数次至数百次。

(6)失张力发作:表现为部分或全身肌肉的张力突然降低,导致垂颈、张口、肢体下垂和跌倒等,持续数秒至 1 分钟,时间短者意识障碍不明显,长者可有短暂意识丧失,发作后立即清醒并站起。

3. 癫痫持续状态 又称癫痫状态,指癫痫连续发作之间意识或神经功能未恢复正常,或癫痫发作持续 30 分钟以上。常见原因为突然停用抗癫痫药,或因急性脑病、脑卒中、脑炎、外伤、肿瘤和药物中毒引起,抗癫痫药物治疗不规范、感染、精神紧张、过度疲劳、孕产和饮酒等均可诱发。

(三)心理-社会状况

癫痫反复发作影响生活与工作,使病人产生紧张、焦虑、抑郁心理。因癫痫发作时出现抽搐、跌伤、尿失禁等有碍病人自身形象的表现,常使病人自尊心受挫而产生自卑感。

(四)辅助检查

1. 脑电图检查 脑电图是癫痫病人最重要、最有价值的检查方法。

2. 影像学检查 CT 和 MRI 可确定脑结构异常或病变,有助于继发性癫痫的病因诊断。

3. 实验室检查 血常规、血糖、血寄生虫检查,可了解病人有无贫血、低血糖及寄生虫病等。

(五)治疗要点

癫痫治疗以药物治疗为主,控制发作或最大限度地减少发作次数,保证病人的生活质量。发作间歇期除病因治疗外,应根据发作类型选择相应药物,苯妥英钠对全面强直-阵挛发作、部分性发作有效;卡马西平是部分性发作、继发性全面强直-阵挛发作的首选药;苯巴比妥是小儿癫痫的首选药;丙戊酸是全面强直-阵挛发作、典型失神发作的首选药;乙琥胺仅用于单纯失神发作。托吡酯、拉莫三嗪、加巴喷丁等新型抗癫痫药物可作为难治性癫痫的单一用药或与传统药物联合应用。癫痫持续状态制止发作首选地西泮。

【常见护理诊断/问题】

1. 有窒息的危险 与癫痫发作时意识障碍、喉头痉挛及气道分泌物增多有关。

2. 有受伤的危险 与癫痫发作时肌肉抽搐和意识障碍有关。

3. 知识缺乏:缺乏长期、正确服药的知识及疾病知识。

【护理目标】

病人呼吸道通畅,未发生窒息;受伤的危险性减小或不受伤;病人能获得有关抗癫痫药物的知识,按医嘱正确用药。

【护理措施】

(一) 一般护理

1. 保持呼吸道通畅 应立即安置病人头低侧卧位或平卧位头偏向一侧,松开衣领、衣扣和腰带,取下活动义齿,及时清除口鼻腔分泌物;放置压舌板,必要时用舌钳将舌拖出,防止舌后坠阻塞呼吸道;及时吸氧,床边备好吸引器、气管切开包等。

2. 避免受伤 病人有发作先兆时,应立即安置病人平卧,或发作时陪伴者迅速将病人抱住缓慢就地平放;将手边的柔软物垫在病人头下,移去病人身边的危险物品;将牙垫或厚纱布垫在上下磨牙间,以防咬伤舌、口唇及颊部,但不可强行塞入;抽搐发作时,适度扶住病人的手脚,以防自伤及碰伤,切不可用力按压肢体,以免造成骨折、肌肉撕裂及关节脱位。保持室内安静、光线柔和,躁动的病人,应由专人守护,放置保护性床档,必要时使用约束带。

(二) 病情观察

严密观察生命体征、神志及瞳孔变化,注意病人发作过程中有无心率加快、血压升高、呼吸减慢或暂停、瞳孔散大、牙关紧闭及大小便失禁等;观察并记录发作持续时间、频率和发作类型;观察病人意识恢复的时间,在意识恢复过程中有无头痛、疲乏及行为异常。

(三) 用药护理

1. 用药原则及注意事项 药物治疗应坚持长期、规律、有选择、单一用药的原则。①从小剂量开始,逐渐加量,以能控制发作、又不致引起毒性反应的最小有效量为宜。②坚持单一用药治疗,尽量避免联合用药。③坚持长期服药,疗程在 4~5 年。④停药遵循缓慢和逐渐减量的原则,一般需 6 个月以上,不能间断服药或自行停药。

2. 药物不良反应的观察和处理 抗癫痫药物服用前应做血、尿常规和肝肾功能检查,服药期间每月监测血、尿常规,每季度检查肝肾功能,必要时做血药浓度的测定;药物应分次餐后服用,以减轻胃肠道不良反应;葡萄糖溶液能使苯妥英钠发生沉淀,静脉注射时应溶于生理盐水中。常用药物的不良反应见表9-5。

表 9-5 常用抗癫痫药物的不良反应

常用药物	不良反应
苯妥英钠	眼球震颤、共济失调、恶心、呕吐、厌食、毛发增多、中性粒细胞减少、肝损害等
卡马西平	头晕、恶心、视物模糊、嗜睡、中性粒细胞减少、再生障碍性贫血、肝损害、皮疹等
苯巴比妥	抑郁、嗜睡、注意力涣散、易激惹、攻击行为、记忆力下降
丙戊酸	震颤、厌食、恶心、呕吐、体重增加、脱发、月经失调、骨髓损害、肝损害及胰腺炎等
托吡酯	厌食,注意力、记忆力及语言障碍,感觉异常、体重减轻
拉莫三嗪	复视、头晕、头痛、嗜睡、恶心、呕吐、共济失调、攻击行为、易激惹、皮疹
加巴喷丁	嗜睡、头晕、疲劳、复视、感觉异常、健忘

(四)癫痫持续状态的护理

1. 安全护理 保持呼吸道通畅,经常吸痰,给予高流量吸氧,必要时行气管插管或气管切开;保持病室安静,避免刺激,做好安全护理,避免病人受伤。

2. 控制发作 迅速建立静脉通道,遵医嘱缓慢静脉注射地西泮,若15分钟后再发可重复给药,或于12小时内缓慢静脉滴注地西泮。如出现呼吸变浅,昏迷加深,血压下降,立即报告医生,遵医嘱停药。

3. 病情监测 严密观察生命体征、意识状态及瞳孔等变化,做好病人呼吸、血压、心电、脑电的监测;观察抽搐发作持续的时间与频率;定时进行动脉血气分析及血液生化检查,及时发现病情变化,配合医生做好相应处理。

> 边学边练
>
> 实践19 癫痫病人的护理

(五)心理护理

帮助病人正确对待自己的疾病,同情和理解病人,鼓励病人说出自己的内心感受,做好自我调节,维持良好的心理状态;鼓励病人积极参与各种社交活动,承担力所能及的社会工作。鼓励家属要关爱、理解和帮助病人,解除病人的精神负担,给予病人全身心的支持。

(六)健康指导

1. 疾病知识指导 向病人及其家属介绍有关本病的基本知识及发作时家庭紧急护理方法。保持良好的饮食习惯,注意饮食清淡、少量多餐、戒烟酒。指导病人避免过度疲劳、睡眠不足、饥饿、情绪激动、饮酒及便秘等诱发因素。鼓励病人积极参与有益的社交活动,减轻心理负担,保持良好的心理状态。

2. 用药指导与病情监测 指导病人和家属遵守用药原则,不可随意增减药物剂量,切忌突然停药或自行换药。注意观察药物不良反应,定期复查血、尿常规和肝肾功能。当症状控制不理想,病情反复、发作频繁,或出现发热、皮疹时应及时就诊。

3. 安全与婚育指导 指导病人禁止从事攀高、游泳、驾驶及带电作业等危及自己或他人生命的工作或活动;嘱病人随身携带病情诊疗卡,注明姓名、地址、病史及联系电话等,以备癫痫发作时得到及时救治。男女双方均有癫痫,或一方有癫痫,另一方有家族史者不宜结婚;特发性癫痫的女性病人如有家族史,不宜生育。

【护理评价】

病人是否发生窒息;是否受伤;是否获得有关抗癫痫药物的知识,是否按医嘱正确用药。

(邹春杰 高丽)

第七节 神经系统常用诊疗技术及护理

 学习目标

1. 具有医疗安全和认真负责的职业态度,尊重和关爱病人。
2. 掌握腰椎穿刺术和高压氧舱治疗的术前准备、术中配合与术后护理。
3. 熟悉腰椎穿刺术和高压氧舱治疗的操作过程。
4. 了解腰椎穿刺术和高压氧舱治疗的适应证和禁忌证。
5. 学会向病人和家属解释操作目的、操作过程及注意事项。

一、腰椎穿刺术

腰椎穿刺术(lumbar puncture)是通过穿刺第 3~4 腰椎或第 4~5 腰椎间隙进入蛛网膜下腔放出脑脊液的技术,主要用于中枢神经系统疾病的诊断和鉴别诊断,亦可用于鞘内注射药物、测定脑脊液压力及检查椎管有无阻塞、施行脊髓腔或脑室造影等。

【适应证】

1. 诊断性穿刺　检查脑脊液,了解脑脊液常规、生化、细胞学、免疫学变化及病原学证据;测量脑脊液压力;了解椎管有无狭窄。

2. 治疗性穿刺　放出炎性、血性脑脊液或椎管内给药治疗。

【禁忌证】

1. 颅内压明显升高或已有脑疝先兆,特别是怀疑有后颅凹占位性病变者。

2. 穿刺部位有局灶性感染、开放性损伤或有脊柱结核者。

3. 开放性颅脑损伤或有脑脊液漏者。

4. 脊髓压迫症的脊髓功能处于即将丧失的临界状态。

5. 有明显出血倾向或病情危重不宜搬动者。

【操作前准备】

1. 病人准备　①评估:评估病人病情、文化水平、合作程度及对检查的知晓程度等。②解释:向病人及家属解释穿刺目的、特殊体位、操作过程及术中注意事项,以消除紧张情绪,取得合作。③病人签署知情同意书。④病人指导:嘱病人术前排空大小便,在床上静卧15~30 分钟。⑤术前用药:做普鲁卡因皮试并记录。

2. 环境准备　安静、整洁、温度及湿度适宜,无对流风。

3. 用物准备　穿刺包、压力表包、无菌手套、氧气、急救药品和器械。

【操作过程与护理配合】

1. 安置体位　指导病人去枕侧卧,背齐床沿,屈颈抱膝,使脊柱尽量前屈,以增加椎间隙宽度(图 9-1)。

2. 确定穿刺点　一般选择第3~4 腰椎棘突间隙或第 4~5 腰椎棘突间隙。

3. 消毒、铺孔巾、局部麻醉　常规消毒穿刺部位皮肤,打开无菌包,术者戴无菌手套、铺孔巾。护士打开 1%普鲁卡因或 0.5%~2% 利多卡因安瓿供术者抽吸,在穿刺点自皮肤至椎间韧带行局部浸润麻醉。

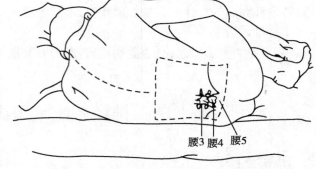

图 9-1　腰椎穿刺体位

4. 穿刺进针　检查穿刺针、测压管、注射器是否通畅,衔接是否紧密;术者持带有针芯的穿刺针沿腰椎间隙垂直进针,推进4~5cm(儿童 2~3cm)深度,感到阻力突然降低时,提示针尖已进入蛛网膜下腔。此时护士协助病人保持腰椎穿刺的正确体位,防止病人乱动,以免发生软组织损伤、断针及手术野被污染。

5. 测压、收集标本　穿刺成功后,拔出针芯,脑脊液自动滴出,接上测压管先行测压。

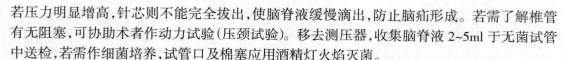

若压力明显增高,针芯则不能完全拔出,使脑脊液缓慢滴出,防止脑疝形成。若需了解椎管有无阻塞,可协助术者作动力试验(压颈试验)。移去测压器,收集脑脊液 2~5ml 于无菌试管中送检,若需作细菌培养,试管口及棉塞应用酒精灯火焰灭菌。

6. 拔针 术毕拔出穿刺针,针孔覆盖无菌纱布,加压后用胶布固定。

7. 术中观察 术中密切观察病人呼吸、脉搏及面色变化,询问有无不适感。如有异常立即报告医生并协助处理。

【操作后护理】

1. 记录、送检标本 记录穿刺时间、抽出液体的量、颜色及性状以及病人在术中的状态,按需要留取标本并及时送检。

2. 一般护理 病人去枕平卧 4~6 小时,告知卧床期间不可抬高头部,但可适当转动身体。保持穿刺部位的纱布干燥,观察有无渗液、渗血,24 小时内不宜淋浴。

3. 术后监测 观察病人有无头痛、腰背痛、脑疝及感染等穿刺后并发症。穿刺后头痛最常见,多发生在穿刺后 1~7 天,可能为脑脊液量放出较多或持续脑脊液外漏导致颅内压降低。嘱病人多饮水或遵医嘱生理盐水静脉输液,延长卧床休息时间至 24 小时。

二、高压氧舱治疗

高压氧舱治疗(hyperbaric oxygen therapy)是让病人在密闭的加压装置中吸入高压力(2~3 个大气压)、高浓度的氧,使其大量溶解于血液和组织,从而提高血氧张力、增加血氧含量、收缩血管和加速侧支循环形成,以降低颅内压,减轻脑水肿,改善脑缺氧,促进觉醒反应和神经功能的恢复。

【适应证】

1. 各种急、慢性缺氧性疾病,如一氧化碳中毒、缺血性脑血管病。

2. 脑炎、中毒性脑病。

3. 神经性耳聋。

4. 多发性硬化、脊髓及周围神经损伤、老年期痴呆。

【禁忌证】

1. 恶性肿瘤,尤其是已发生转移的病人。

2. 出血性疾病,如颅内血肿、椎管或其他部位有活动性出血可能者。

3. 颅内病变诊断不明者。

4. 严重高血压(>160/95mmHg),心功能不全。

5. 原因不明的高热、急性上呼吸道感染、急慢性鼻窦炎、中耳炎或咽鼓管通气不良。

6. 肺部感染、肺气肿、活动性肺结核。

7. 妇女月经期或妊娠期,有氧中毒或不能耐受高压氧者。

【操作前准备】

1. 病人准备 ①评估:评估病人的文化程度、心理状态及对高压氧舱治疗的了解程度;评估病人的病情,及时发现有无入舱治疗的禁忌证等。②解释:向病人及家属解释高压氧舱治疗的目的、过程及治疗环境,以及治疗过程中的正常反应,以消除病人的紧张情绪。③病人签署知情同意书。④病人指导:指导病人掌握调节中耳气压的具体方法,如捏鼻鼓气法、咀嚼法、吞咽法等;向病人介绍舱内通讯系统的使用方法,教会病人正确使用吸氧面罩;指导病人遵守氧舱医疗安全规则,严禁携带易燃易爆物品(如火柴、打火机、酒精、油脂、万花油、清凉油、汽油、爆竹、电动玩具、发火玩具等)进入舱内;指导病人入舱前更换纯棉衣物、洗净油脂类化妆品;手表、钢笔、保温杯等物品也不宜带入;勿饱食、饥饿、酗酒,不宜饮碳酸饮料,排空大小便,餐后 1~2 小时进舱;指导病人严禁扭动舱内仪表、阀门等设备。⑤术前用药:首次进舱治疗的病人及陪舱人员进舱前用 1% 麻黄碱滴鼻。

2. 用物准备 备齐各种检查、医疗、护理所需的器具和药品,舱内常备药品应定期检查、更换,防止过期失效;检查有关阀门、仪表、通讯、照明、供气、供氧、通风等系统运转是否正常;严格执行舱内消毒隔离制度,及时清洁、消毒舱体,防止空气污染和交叉感染;调好舱内温度,冬天 18~22℃,夏天 24~28℃,相对湿度不超过 75%。

【操作过程与护理配合】

1. 加压过程的护理 ①准备完备,关闭舱门,通知舱内人员做好相应准备。控制加压速度,开始加压时速度要慢。边加压边询问病人有无耳痛或不适,如耳痛明显应减慢加压速度或暂停加压,向鼻内滴 1% 麻黄碱,疼痛消除后可继续加压,若无效,应减压出舱。②加压时关闭各种引流管,观察、调整密封式水封瓶,防止液体倒流入体腔。③密切观察血压、脉搏、呼吸变化。如出现血压升高、心率和呼吸减慢系正常加压反应,不必做特殊处理。如发现病人烦躁不安、颜面或口周肌肉抽搐、出冷汗或突然干咳气急、四肢麻木、头晕、眼花、恶心、无力等,可能为氧中毒,应立即报告医生,并摘除面罩,停止吸氧,改吸舱内空气,必要时终止治疗减压出舱。

2. 稳压过程的护理 ①加压达预定治疗压力并保持不变,称为稳压。在此期间应使舱内舱压波动范围不应超过 0.005MPa。②指导病人戴好面罩吸氧,并观察病人佩戴面罩及吸氧的方法是否正确,指导病人在安静和休息状态下吸氧,吸氧时不做深呼吸。③随时观察病人有无氧中毒症状,及时做好处理。④空气加压舱供氧压力一般为稳压压力 +0.4MPa,供氧量一般为 10~15L/min,注意通风换气,使舱内氧浓度控制在 25% 以下,二氧化碳浓度低于 1.5%。

3. 减压过程的护理 ①通知舱内人员"开始减压",开始速度宜慢,边减压边通风,防止舱内起雾。②减压过程中严格执行减压方案,不得随意缩短减压时间。③指导病人自主呼吸,绝对不能屏气,否则会导致肺组织撕裂,造成严重的肺气压伤。④输液应采用开放式,因为减压时莫菲滴管内的气体发生膨胀,导致瓶内压力升高,气体有进入静脉造成气体栓塞的危险。⑤各种引流管都要开放。气管插管的气囊在减压前应打开。⑥减压时气体膨胀吸热,舱内温度急剧下降,应注意保暖。如达到雾点时,舱内会出现雾气,这是正常物理现象,应适当通风,控制减压速度,可减少或避免这种现象发生。⑦减压过程中由于中耳鼓室及鼻旁窦腔中的气体膨胀,病人可能出现耳部胀感;胃肠道气体膨胀、胃肠蠕动加快,部分病人出现便意、腹胀等现象,均不需特殊处理。

【操作后护理】

1. 记录 记录治疗时间以及病人在治疗中的状态。

2. 安置病人 送病人回病房,嘱其注意休息。对危重、昏迷病人出舱后应通知主管医生接管。

3. 术后观察 应询问病人有无皮肤瘙痒、关节疼痛等不适,观察病人有无肺气压伤、氧中毒、减压病等并发症,昏迷病人有无脑水肿加重、肺水肿,伤口渗血、出血等表现,发现异常及时报告医生并协助处理。

> 边学边练
> 实践 20 神经系统常用诊疗技术及护理

(邹春杰 高 丽)

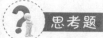 思考题

1. 赵先生,71岁,2周前病人突然出现右侧下肢感觉麻木、活动不灵活,说话言语不清,持续约10分钟后缓解,未予以治疗。今晨病人上述症状再次发作,持续约2小时后缓解,来院就诊,诊断为"短暂性脑缺血发作"。

请问:

(1) 病人目前的主要护理诊断/问题有哪些?

(2) 对此病人如何做健康指导?

2. 小张,17岁,2小时前与同学踢球时突然剧烈头痛,伴呕吐。护理体检:T 36.4℃,P 64次/分,R 20次/分,BP 140/80mmHg,意识清楚,颈强直,凯尔尼格征阳性。头颅CT示"蛛网膜下腔出血"。

请问:

(1) 本病的常见病因与诱因有哪些?

(2) 如何安排病人的休息与体位?

(3) 在治疗过程中护士应注意观察哪些病情变化?

3. 王先生,65岁。病人于6年前出现左侧手脚抖动、活动不便,静止不动时严重,活动时缓解,但不影响生活。现症状加重到医院就诊,诊断为"帕金森病"。护理体检:表情呆滞,慌张步态,四肢呈"齿轮样"肌张力增高,双手指鼻试验正常。头颅MRI无异常。

请问:

(1) 该病人目前主要的护理诊断/问题有哪些?

(2) 如病人服药一段时间后,出现"开关"现象,可能是由哪种药物引起? 应用抗帕金森病药物有哪些不良反应及注意事项?

第十章 传染病病人的护理

第一节 概　论

学习目标

1. 具有高度的责任感、法律意识和团队意识,自觉遵守传染病相关的医疗护理服务规程。
2. 掌握传染病的基本特征、临床特点、流行过程、影响因素及预防。
3. 了解感染与免疫、标准预防、隔离与消毒。
4. 学会传染病的综合预防措施,做好职业防护,保护病人、家属及医护人员的安全。

传染病(communicable diseases)是由病原微生物感染人体后产生的有传染性、在一定条件下可造成流行的疾病。其病原微生物有朊粒、病毒、衣原体、立克次体、支原体、细菌、真菌、螺旋体和寄生虫等。感染性疾病是指由病原体感染所致的疾病,包括传染病和非传染性感染性疾病。

历史上传染病曾对人类造成很大的灾难。新中国成立后,在以"预防为主、防治结合"的卫生方针指引下,许多传染病被消灭或得到控制,传染病已不再是引起死亡的首要原因。但是有些传染病,如病毒性肝炎、肾综合征出血热、狂犬病、结核病和感染性腹泻等仍然广泛存在,对人民健康危害很大。而且新发传染病包括变异病原体感染多次出现流行,如传染性非典型肺炎、甲型 H_1N_1 流感的肆虐,国外流行的传染病亦有可能传入我国。因此,传染病的防治研究仍需加强。传染病护理是传染病防治工作中的重要组成部分,它不仅关系到传染病病人的早日康复,对控制和终止传染病在人群中的流行也十分重要。

一、感染与免疫

(一)感染的概念及感染过程的表现

感染是病原体与人体之间相互作用、相互斗争的过程,病原体感染人体后的表现主要与病原体的致病力及人体的免疫功能有关。因而产生了感染过程的不同表现。

1. 清除病原体　病原体进入人体后,人体通过非特异性免疫或特异性免疫将病原体消灭或排出体外,人体不产生病理变化,也不引起任何临床症状。

2. 隐性感染　又称亚临床感染,是指病原体进入人体后,仅诱导机体产生特异性免疫应答,而不引起或只引起轻微的组织损伤,因而在临床上不显出任何症状、体征甚至生化改变,只有通过免疫学检查才能发现。隐性感染后可获得对该病的特异性免疫力,病原体被清除。少数转变为病原携带状态,成为病原携带者和重要的传染源。

3. 显性感染　又称临床感染,是指病原体侵入人体后,不但诱导机体发生免疫应答,而且,通过病原体本身的作用或机体的变态反应,导致组织损伤,引起病理改变和临床表现。显性感染后,有些感染者病原体可被清除,机体可获得较为稳固的免疫力,不易再受感染。也有部分感染者由于免疫力并不牢固,可以再受感染而发病。少数成为慢性病原携带者。

4. 病原携带状态　是指病原体侵入人体后,可以停留在入侵部位或侵入较远的脏器继续生长、繁殖,而人体不出现任何的疾病状态,但由于携带并排出病原体,成为传染病流行的传染源。按携带的病原体不同可分为带病毒者、带菌者与带虫者。按发生的时期不同可分为潜伏期携带者和恢复期携带者或慢性携带者。若携带病原体持续时间短于3个月,称为急性携带者;若长于3个月,则称为慢性携带者。所有病原携带者都有一个共同特点,即无明显临床表现而携带病原体。

5. 潜伏性感染　又称潜在性感染,是指病原体感染人体后,寄生于某些部位,由于机体免疫功能足以将病原体局限化而不引起显性感染,但又不足以将病原体清除时,病原体便可长期潜伏起来。待机体免疫功能下降时,则可引起显性感染。潜伏性感染期间,病原体一般不排出体外,故不会成为传染源,这是与病原携带状态不同之处。

上述5种感染的表现形式可在一定条件下相互转化。隐性感染最常见,病原携带状态次之,显性感染比例最小。

(二)感染过程中病原体的致病作用

1. 侵袭力　是指病原体侵入机体并在机体内生长、繁殖的能力。有些病原体可直接侵入人体或借其分泌的酶类破坏机体组织,有些细菌的表面成分可抑制机体的吞噬作用而促使病原体扩散。

2. 毒力　包括内毒素、外毒素及毒力因子(如穿透能力、溶组织能力等)。

3. 数量　在同一种传染病中,侵入机体中的病原体数量一般与致病能力成正比。

4. 变异性　病原体可因药物、遗传或环境等诸多因素而发生变异。病原体通过抗原变异而逃避机体的特异性免疫作用而继续引起疾病或使疾病慢性化。

(三)感染过程中机体的免疫应答作用

1. 非特异性免疫　是机体对进入人体内异物的一种清除机制,通过遗传而获得,无抗原特异性,又称为先天性免疫。

(1)天然屏障:包括外部屏障,如皮肤、黏膜及其分泌物;内部屏障,如血脑屏障、胎盘屏障等。

(2)吞噬作用:单核-吞噬细胞系统具有非特异性吞噬功能,可清除体液中的颗粒状病原体。

(3)体液因子:包括补体、溶菌酶和各种细胞因子,如白细胞介素、肿瘤坏死因子、γ-干扰素等,可直接或通过免疫调节作用清除病原体。

2. 特异性免疫　通过对抗原识别而产生的针对该抗原的特异性免疫应答,是后天获得的一种主动免疫,包括由B淋巴细胞介导的体液免疫和由T淋巴细胞介导的细胞免疫。

二、传染病的基本特征及临床特点

(一)基本特征

传染病与其他疾病的主要区别在于其具有下列4个基本特征:

1. 病原体　每种传染病都由特异性病原体引起,病原体中以病毒和细菌最常见。临床上特定病原体的检出对明确诊断有重要意义。

2. 传染性　指病原体由宿主体内排出,经一定途径传染给另一个宿主的特性,是传染病与其他感染性疾病最重要的区别。任何传染病都具有一定的传染性,但强弱不等,同一疾病的不同病期,其传染性也不同。传染病病人具有传染性的时期称为传染期,其长短是确定病人隔离期限的重要依据。

3. 流行病学特征

(1) 流行性:在一定条件下,传染病能在人群中广泛传播蔓延的特性称为流行性。按其强度可分为:①散发:指某传染病在某地区常年一般发病率水平。②流行:指某传染病在某地区的发病率显著高于常年一般发病率(一般 3~10 倍)。③大流行:指某传染病在一定时间内迅速蔓延,波及范围广泛,超出国界或洲界。④暴发:指传染病病例的发病时间分布高度集中于一个短时间之内(通常为该病的潜伏期内),这些病例多由同一传染源或共同的传播途径所引起。

(2) 季节性:某些传染病在每年一定季节出现发病率升高的现象称为季节性。如冬春季节呼吸道传染病发病率高;而夏秋季节消化道传染病发病率高;虫媒传染病则与媒介节肢动物活跃季节相一致。

(3) 地方性:某些传染病由于受地理气候等自然因素或人们生活习惯等社会因素的影响,仅局限在一定地区内发生,称为地方性传染病。以野生动物为主要传染源的疾病称为自然疫源性传染病,如鼠疫。存在这种疾病的地区称为自然疫源地,人进入这个地区就有受感染的可能。自然疫源性传染病也属于地方性传染病。

(4) 外来性:在国内或地区内原来不存在,而从国外或外地通过外来人口或物品传入的传染病,如霍乱。

4. 感染后免疫　人体感染病原体后,无论是显性或隐性感染,均能产生针对该病原体及其产物的特异性免疫。感染后免疫属于主动免疫。不同病原体的感染后免疫持续时间长短和强弱不同。一般而言,病毒性传染病的感染后免疫时间最长,甚至可保持终身,但有例外(如流行性感冒)。细菌、螺旋体、原虫性传染病感染后免疫时间短,仅为数月至数年,但也有例外(如伤寒)。蠕虫感染后一般不产生保护性免疫,因此易发生重复感染。

(二) 临床特点

1. 病程发展的阶段性　传染病的发生、发展和转归,通常分为 4 期:

(1) 潜伏期:指从病原体侵入人体到出现临床症状为止的一段时期。传染病的潜伏期长短不一,对传染病的诊断、确定检疫期限和协助流行病学调查有重要意义。

(2) 前驱期:指从起病至出现明显症状为止的一段时期。病人多表现为头痛、发热、乏力、肌肉酸痛、食欲减退等,无特异性,为许多传染病所共有,持续约 1~3 天,起病急骤者可无此期。多数传染病在此期已有较强传染性。

(3) 症状明显期:指前驱期后,病情逐渐加重而达到高峰,出现某种传染病特有的症状、体征的时期。本期传染性较强且易产生并发症。

(4) 恢复期:指机体的免疫力增加到一定程度,体内病理生理过程基本终止,病人的症状、体征逐渐消失的时期。此期病人的食欲和体力逐渐恢复,血清中抗体效价逐渐上升到最高水平,但体内病原体还未完全清除,其传染性还可持续一段时间。恢复期结束后,机体功能仍长期未能恢复正常者称为后遗症,多见于中枢神经系统传染病,如流行性乙型脑炎、流行性脑脊髓膜炎等。

有些传染病病人进入恢复期,体温恢复正常一段时间后,由于潜伏于体内的病原体再度繁殖至一定程度,使初发病的症状再度出现,称为复发。当病情进入恢复期时,体温尚未恢复至正常,又再发热,称为再燃。

2. 临床类型　根据临床过程的长短,可分为急性、亚急性和慢性;根据病情轻重,可分为轻型、中型、重型和暴发型;根据临床特征可分为典型和非典型等。

3. 常见症状与体征

(1) 发热:感染性发热是传染病最常见、最突出的症状,在急性传染病中有特别重要的临床意义。其发热过程可分为体温上升期、极期和体温下降期3个阶段。热型是传染病的重要特征之一,具有鉴别诊断的意义,常见热型有稽留热(如伤寒、斑疹伤寒等)、弛张热(如败血症、肾综合征出血热等)、间歇热(如疟疾、败血症等)、回归热(如布鲁菌病)、不规则热(如流感、败血症等)。

(2) 发疹:许多传染病在发热的同时伴有发疹,称为发疹性传染病。发疹包括皮疹(外疹)和黏膜疹(内疹)两大类。皮疹出现的时间、分布、出疹的先后顺序、形态等对发疹性传染病的诊断和鉴别诊断起重要作用。如水痘、风疹多于病程的第1天出皮疹,猩红热多于第2天,麻疹多于第3天,斑疹伤寒多于第5天,伤寒多于第6天等。皮疹的形态可分为4大类:①斑丘疹:多见于麻疹、登革热、风疹、伤寒、猩红热等。②出血疹:多见于肾综合征出血热、登革热、流行性脑脊髓膜炎等。③疱疹:见于水痘、单纯疱疹和带状疱疹等病毒性传染病。④荨麻疹:多见于病毒性肝炎、血清病等。

(3) 毒血症状:病原体的各种代谢产物包括细菌毒素在内,可引起除发热以外的多种症状,如疲乏、全身不适、厌食、头痛、肌肉、关节和骨骼疼痛等。严重者可有意识障碍、脑膜刺激征、中毒性脑病、呼吸衰竭及休克等表现。

(4) 单核-吞噬细胞系统反应:在病原体及其代谢产物的作用下,单核-吞噬细胞系统可出现充血、增生等反应,临床上表现为肝、脾和淋巴结肿大。

三、传染病的流行过程及影响因素

(一) 流行过程的基本条件

传染病的流行过程是指传染病在人群中发生、发展和转归的过程。构成流行过程的三个基本条件是传染源、传播途径和人群易感性,这三个环节必须同时存在,若切断任何一个环节,流行即告终止。

1. 传染源　是指体内有病原体生存、繁殖并能将其排出体外的人或动物。

(1) 病人:是大多数传染病重要的传染源。病人可借其排泄物或呕吐物引起病原体的播散。轻型病人因症状不典型而不易被识别,慢性病人可长期污染环境。

(2) 隐性感染者:隐性感染者由于无任何症状和体征而不易被发现,因此在某些传染病中是重要的传染源。

(3) 病原携带者:病原携带者不出现症状,但其能排出病原体,因而也是重要的传染源,对某些传染病(如伤寒)具有重要的流行病学意义。

(4) 感染动物:动物源性传染病可由动物体内排出病原体,导致人类发病,如鼠疫、狂犬病等。

2. 传播途径　指病原体离开传染源后,到达另一个易感者所经过的途径。同一种传染

275

病可以有多种传播途径。

(1) 水平传播

1) 呼吸道传播:病原体存在于空气中的飞沫或气溶胶中,易感者吸入时获得感染,如麻疹、结核病、禽流感和严重性呼吸综合征等。

2) 消化道传播:病原体污染水源、食物或食具,易感者于进食时获得感染,如细菌性痢疾、伤寒等。

3) 接触传播:日常生活的密切接触也有可能获得感染,如流行性感冒、麻疹等;易感者与被病原体污染的水或土壤接触时获得感染,如钩端螺旋体病、血吸虫病和钩虫病等;伤口被感染,有可能患破伤风;不洁性接触(包括同性恋、多个性伴侣的异性恋及商业性行为)可传播人免疫缺陷病毒(HIV)、梅毒、淋病等。

4) 虫媒传播:被病原体感染的吸血节肢动物,如按蚊、人虱、鼠蚤、白蛉、恙螨和硬蜱等,在叮咬时把病原体传给易感者,可分别引起疟疾、流行性斑疹伤寒、地方性斑疹伤寒、黑热病、恙虫病和莱姆病等。根据节肢动物的不同生活习性,往往有严格的季节性,个别病例还与感染者的职业及地区相关。

5) 血液、体液传播:病原体存在于携带者或病人的血液或体液中,通过应用血制品、分娩或性交等传播,如乙型病毒性肝炎、丙型病毒性肝炎、艾滋病和疟疾等。

(2) 垂直传播:婴儿出生前已从母亲或父亲获得的感染称为先天性感染,如梅毒、弓形虫病。

3. 人群易感性　是指某一特定人群中对某种传染病的易感程度。对某一传染病缺乏特异性免疫力的人称为易感者。易感者在某一特定人群中的比例决定该人群的易感性。人群对某种传染病易感性的高低影响该传染病的发生和传播。在普遍推行人工自动免疫的情况下,可把某种传染病的易感者水平始终保持很低,从而阻止其流行周期性的发生。

(二) 影响流行过程的因素

1. 自然因素　主要包括地理、气候和生态环境等,通过作用于流行过程的三个环节对传染病的发生、发展起重要作用。

2. 社会因素　包括社会制度、经济和生活条件、文化水平、风俗习惯、宗教信仰等,对传染病的流行过程有重要的影响,其中社会制度起主导作用。

四、传染病的预防

传染病的预防工作主要针对传染病流行过程的三个基本环节,采取综合性预防措施。

(一) 管理传染源

1. 对病人的管理　应做到"五早",即早发现、早诊断、早报告、早隔离、早治疗。

(1) 早发现、早诊断:建立健全疾病预防控制机构,开展传染病健康教育,提高人群对传染病的识别能力。

(2) 早报告:传染病疫情报告制度是我国传染病防治规定的重要制度之一,也是医疗卫生工作者的重要职责。根据《中华人民共和国传染病防治法》规定管理的传染病分为甲、乙、丙三类共 39 种(表 10-1)。

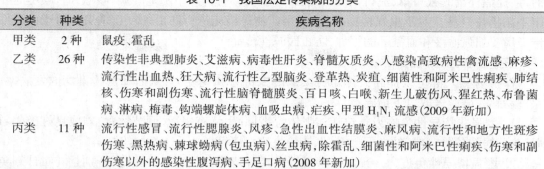

表 10-1 我国法定传染病的分类

分类	种类	疾病名称
甲类	2 种	鼠疫、霍乱
乙类	26 种	传染性非典型肺炎、艾滋病、病毒性肝炎、脊髓灰质炎、人感染高致病性禽流感、麻疹、流行性出血热、狂犬病、流行性乙型脑炎、登革热、炭疽、细菌性和阿米巴性痢疾、肺结核、伤寒和副伤寒、流行性脑脊髓膜炎、百日咳、白喉、新生儿破伤风、猩红热、布鲁菌病、淋病、梅毒、钩端螺旋体病、血吸虫病、疟疾、甲型 H_1N_1 流感(2009 年新加)
丙类	11 种	流行性感冒、流行性腮腺炎、风疹、急性出血性结膜炎、麻风病、流行性和地方性斑疹伤寒、黑热病、棘球蚴病(包虫病)、丝虫病、除霍乱、细菌性和阿米巴性痢疾、伤寒和副伤寒以外的感染性腹泻病、手足口病(2008 年新加)

注:对乙类传染病中传染性非典型肺炎、炭疽中的肺炭疽、人感染高致病性禽流感和甲型 H_1N_1 流感,采取甲类传染病的预防、控制措施

我国传染病防治法实施办法规定,甲类传染病为强制管理传染病,乙类传染病为严格管理传染病,丙类传染病为监测管理传染病。责任报告单位和责任疫情报告人发现甲类传染病和乙类传染病中的肺炭疽、传染性非典型肺炎、脊髓灰质炎、人感染高致病性禽流感病人或疑似病人时,或发现其他传染病和不明原因疾病暴发时,应于 2 小时内将传染病报告卡通过网络报告;未实行网络直报的责任报告单位应于 2 小时内以最快的通讯方式(电话、传真)向当地县级疾病预防控制机构报告,并于 2 小时内寄送出传染病报告卡。对其他乙、丙类传染病病人、疑似病人和规定报告的传染病病原携带者在诊断后,实行网络直报的责任报告单位应于 24 小时内进行网络报告;未实行网络直报的责任报告单位应于 24 小时内寄送出传染病报告卡。县级疾病预防控制机构收到无网络直报条件责任报告单位报送的传染病报告卡后,应于 2 小时内通过网络进行直报。

(3) 早隔离、早治疗:一旦确诊或疑似传染病病人应立即隔离治疗,隔离期限由传染病的传染期或而定,应在临床症状消失后做 2~3 次病原体检查(每次间隔 2~3 天),结果均为阴性后方可解除隔离。

2. 对接触者的管理 对接触者采取的防疫措施叫检疫。检疫期限是从最后接触之日算起,至该病的最长潜伏期。在检疫期间根据所接触的传染病和接触者的健康状况,分别进行医学观察、留验或卫生处理、紧急免疫接种或预防服药。医学观察是指对接触者的日常活动不加限制,但每天进行必要的诊查,以了解有无早期发病的征象。适用于乙类传染病的接触者。留验又称隔离观察,是对接触者的日常活动加以限制,并在指定场所进行医学观察,确诊后立即隔离治疗,适用于甲类传染病接触者。对集体单位的留验又称集体检疫。

3. 对病原携带者的管理 应做到早期发现。凡是传染病的接触者,曾患过传染病者,流行地区居民和某些职业人员(如服务性行业、托幼机构、饮食和供水行业的工作人员),均应定期普查。对病原携带者须做好登记,加强管理,指导督促其养成良好的卫生、生活习惯,并定期随访观察,必要时应调换工作、隔离治疗等,尽可能减少其传播机会。

4. 对动物传染源的管理 应根据动物的病种和经济价值,予以隔离、治疗或杀灭。在流行地区对家禽、家畜进行预防接种,可降低发病率。患病动物的分泌物、排泄物要彻底消毒。

(二) 切断传播途径
根据各种传染病的传播途径采取措施。对于消化道传染病,应着重加强饮食卫生、个人卫生及粪便管理,保护水源,消灭苍蝇、蟑螂、老鼠等。对于呼吸道传染病,应着重进行空气消毒,提倡外出时戴口罩,流行期间少到公共场所,教育群众不随地吐痰,咳嗽和打喷嚏时要用手帕捂住口鼻。对于虫媒传染病,应采用药物等措施进行防虫、驱虫、杀虫。对于血源性传染病要加强血液和血制品的管理,防止医源性传播。

(三)保护易感人群

保护易感人群可以提高人体对传染病的抵抗力和免疫力,从而降低传染病的发病率。保护易感人群应采取以下措施:

1. 增强非特异性免疫力 包括加强体育锻炼、生活有规律、调节饮食、养成良好卫生习惯、改善居住条件、良好的人际关系、保持愉快的心情等。

2. 增强特异性免疫力 预防接种是提高人群特异性免疫力的关键,特别是儿童计划免疫接种对传染病预防起非常重要的作用。

(1)人工自动免疫:将减毒或灭活的病原体、纯化的抗原和类毒素制成菌(疫)苗接种到人体内,使人体在接种后1~4周内产生抗体,称为人工自动免疫。免疫力可保持数月至数年。用细菌制成的免疫制剂称为菌苗,用病毒制成的称为疫苗。

计划免疫是根据规定的免疫程序,对易感人群有计划地进行有关生物制品的预防接种,以提高人群的免疫水平。儿童计划免疫要求对所有的适龄儿童全部接种百白破联合菌苗、卡介苗、脊髓灰质炎疫苗、麻疹疫苗、乙肝疫苗等五种免疫制品,使儿童获得恒定的免疫,实现基本消灭脊髓灰质炎、百日咳、白喉,把结核病、麻疹、破伤风、乙型肝炎的发病率控制在最低水平的目标。

(2)人工被动免疫:将制备好的含抗体的血清或抗毒素注入易感者体内,使机体迅速获得免疫力的方法,称为人工被动免疫。免疫持续时间仅2~3周。常用于治疗或对接触者的紧急预防。常用制剂有抗毒血清、人血丙种球蛋白、胎盘球蛋白和特异性高价免疫球蛋白等。

五、标准预防和传染病的隔离、消毒

(一)标准预防

标准预防是指基于病人的血液、体液、分泌物(不包括汗液)、非完整皮肤和黏膜均可能含有感染性因子的原则,针对医院所有病人和医护人员采取的一组预防感染措施。

1. 标准预防的核心内容

(1)根据疾病的主要传播途径,采取相应的隔离措施,包括接触隔离、空气隔离和微粒隔离。所有的病人均被视为具有潜在感染性的病人,即认为病人的血液、体液、分泌物、排泄物均具有传染性,在接触上述物质时,无论自身黏膜与皮肤是否完整,都必须采取相应的防护措施,包括手卫生。

(2)既要防止经血传播性疾病的传播,也要防止非经血传播性疾病的传播。

(3)采取双向防护,既要预防疾病从病人传染给医务人员,也要预防疾病从医务人员传染至病人。

2. 具体措施

(1)洗手:是预防感染传播最经济、最有效的措施。医疗护理活动前后,应按照正确的洗手法洗净双手。

(2)手套:接触血液、体液、分泌物、排泄物及破损的皮肤黏膜时应戴手套。手套不能代替洗手。

(3)面罩、护目镜、口罩:可减少病人的体液、血液、分泌物等液体的传染性物质飞溅到医护人员的眼睛、口腔及鼻腔黏膜。

(4) 隔离衣:防止被传染性的血液、分泌物、渗出物等污染。

(5) 隔离室:对可能污染环境的病人应放置在专用病室。负压隔离室能够最大限度控制污染范围,尤其是严重的呼吸道传染病。空气排出室外前应高效过滤处理,房门要保持关闭。

(6) 其他:可重复使用设备的清洁消毒;医院日用设施、环境的清洁;医护人员的职业健康安全,如用后的针头及尖锐物品应弃于锐器盒。

(二) 传染病的隔离、消毒

1. 隔离 把处于传染期的传染病病人或病原携带者安置于指定地点,与健康人和非传染病人分开,防止病原体扩散和传播。隔离是预防和管理传染病的重要措施,一般应将传染源隔离至不再排出病原体为止。

(1) 严密隔离:适用于霍乱、肺鼠疫、SARS、肺炭疽等甲类或传染性极强的乙类传染病。具体隔离方法如下:

1) 病人住单间房室,同类病人可同住一室,关闭门窗,禁止陪伴和探视病人。

2) 进入病室的医务人员戴口罩、帽子、穿隔离衣,换鞋,注意手清洗与消毒,必要时戴手套。

3) 病人分泌物、排泄物、污染物品、敷料等严格消毒。

4) 室内采用单向正压通气,室内的空气及地面定期喷洒消毒液或紫外线照射。

(2) 呼吸道隔离:适用于流行性感冒、麻疹、水痘等通过空气飞沫传播的传染病。具体隔离方法如下:

1) 同类病人可同住一室,关闭门窗。

2) 室内喷洒消毒液或紫外线照射进行定期消毒。

3) 病人口鼻、呼吸道分泌物应消毒。

4) 进入病室的医务人员戴口罩、帽子、穿隔离衣。

(3) 消化道隔离:适用于细菌性痢疾、伤寒、甲型肝炎等通过粪-口途径传播的传染病。具体隔离方法如下:

1) 同类病人可同住一室。

2) 接触病人时穿隔离衣、换鞋、手清洗与消毒。

3) 病人粪便严格消毒,病人用品、餐具、便器等单独使用并定期消毒,地面喷洒消毒液。

4) 室内防杀苍蝇和蟑螂。

(4) 接触隔离:适用于狂犬病、破伤风等经皮肤伤口传播的疾病。具体隔离方法如下:

1) 同类病人可同居一室。

2) 医务人员接触病人穿隔离衣、戴口罩。

3) 病人用过的物品和敷料等严格消毒。

(5) 昆虫隔离:适用于通过蚊、蚤、虱、蜱、恙螨等昆虫叮咬传播的疾病,如疟疾、斑疹伤寒等。具体的隔离方法主要是病室内有完善的防蚊设施,以预防叮咬及杀灭上述医学昆虫。

2. 消毒(disinfection) 通过物理、化学或生物学方法消除或杀灭环境中病原体,以切断传播途径,阻止病原体传播,控制传染病的发生和蔓延。

(1) 消毒的种类

1) 预防性消毒:对可能受到病原体污染的物品、场所和人体所进行的消毒,如餐具消毒、病室的日常卫生处理等。

2) 疫源地消毒:对有传染源存在或曾有过传染源的地区所进行的消毒。可分为:①随时消毒:随时对传染源的排泄物、分泌物及其污染的物品进行消毒,及时杀灭从传染源排出的病原体,以防疾病传播。②终末消毒:对传染源已离开疫源地所进行的最后一次彻底的消毒,杀灭残留在疫源地内各种物品上的病原体。如病人出院、转科或死亡后,对其所住病室、所用物品和排泄物所进行的消毒。

(2) 消毒方法

1) 物理消毒法:是指利用物理因素作用于病原体,将其清除或杀灭的方法。常见有:①热消毒:可杀灭各种病原体,如高压蒸汽灭菌、煮沸、焚烧等。②机械消毒:只能清除或减少细菌,如通风、清扫、洗刷等。③辐射消毒:有广谱杀菌作用,如日晒、紫外线、红外线、微波、γ射线等。

2) 化学消毒法:是指应用化学消毒药物使病原体蛋白质变性而致其死亡的方法。根据消毒效能可将其分为三类:①高效消毒剂。②中效消毒剂。③低效消毒剂。常用化学消毒剂有以下几类:①含氯消毒剂。②氧化消毒剂。③醛类消毒剂。④杂环类气体消毒剂。⑤碘类消毒剂。⑥醇类消毒剂。⑦其他消毒剂,如酚类、季铵盐类等。

(郭 华 林梅英)

第二节 流行性感冒病人的护理

 学习目标

1. 具有高度的责任感、团队意识和安全防护意识,尊重和关爱病人。
2. 掌握流行性感冒病人的护理评估要点和主要护理措施。
3. 熟悉流行性感冒病人的常见护理诊断/问题。
4. 学会正确对流行性感冒病人进行健康指导。

流行性感冒(influenza)简称流感,是由流感病毒引起的急性呼吸道传染病。其潜伏期短、传染性强、传播速度快。临床主要表现为高热、全身肌肉酸痛、乏力、头痛等中毒症状,而呼吸道症状相对较轻。

流感病毒属正黏液病毒科,是一种 RNA 病毒,由包膜、基质蛋白及核心组成。核心包含单股副链 RNA,具有特异性。基质蛋白构成病毒的外壳骨架,起到保护病毒核心并维系病毒空间结构的作用。病毒包囊中有血凝素(HA)和神经氨酸酶(NA)。根据其含核蛋白和基质蛋白 M_1 的抗原性不同分为甲、乙、丙三型,各型之间无交叉免疫。流感病毒易发生抗原变异,尤以甲型流感病毒抗原变异频繁,传染性强,常引起大流行。乙型、丙型流感病毒的抗原性非常稳定。

本病发病机制是病毒主要通过感染呼吸道内各类细胞,并在细胞内复制导致细胞损伤和死亡而致病。

【护理评估】

(一)流行病学资料

1. 传染源　病人和隐性感染者是本病的主要传染源。潜伏期即有传染性,发病后 3 天内传染性最强,轻型病人和隐性感染者在疾病的传播上有重要意义,健康带菌者排病毒数量少且时间短,意义不大。

2. **传播途径**　主要通过飞沫经呼吸道传播,也可通过接触被污染的手、日常用具等间接传播。

3. **人群易感性**　普遍易感。感染后可获得对同型病毒免疫力,但持续时间短,各型及亚型之间无交叉免疫,可反复发病。

4. **流行特征**　常具有突然发生、迅速蔓延、发病率高和流行过程短的特征,以冬、春季多见。甲型流感病毒每隔 10~15 年发生一次抗原性转变,表现为血凝素或神经氨酸酶的抗原性发生完全而突然的质变,产生一个新的亚型,因人类缺乏免疫力,常引起世界性大流行。此外,甲型流感病毒亚型内部还会每 2~3 年逐渐累积发生抗原漂移,主要是血凝素抗原或神经氨酸酶内氨基酸序列的点突变;乙型流感只有抗原漂移,无抗原转变,因新旧毒株仍有抗原联系,无法化分为亚型,以局部流行为主,约隔 5~6 年发生一次;丙型流感一般只引起散发。

评估时应询问周围环境是否有类似的病人,是否与其进行过接触,有无共用过食具、毛巾等物品,是否接种过流感疫苗等。

知识窗

普通感冒、流感和人禽流感的区别

普通感冒(俗称伤风)很常见,多为鼻病毒感染所致,由于致病病毒很多,所以一生甚至一年都会患若干次感冒。大多 1 周时间即可痊愈,但婴儿、老年人和免疫功能低下者可能出现并发症。

流感是流行性感冒的简称,具有传染性,致病的流感病毒有甲型、乙型和丙型三种。病毒变异很快,由前一次流行病毒所制备的疫苗,对本次流行的病毒就可能无效。患流感后病情一般要比普通感冒重得多,并发症的数量和严重程度也要大得多。

人禽流感是人感染高致病性禽流感的简称,由甲型流感病毒某些亚型如 H_5、H_7 引起。传染性强、传播快、症状重、并发症多、病死率高,疫苗接种无效。

(二) 身体状况

本病潜伏期通常为 1~3 天,最短数小时,最长 4 天。

1. **典型流感**　最常见。起病急,前驱期即出现高热、寒战、头痛、全身酸痛、乏力等全身中毒症状,但呼吸道症状较轻,可伴或不伴流涕、咽痛、干咳等局部症状。查体可见结膜充血。肺部听诊可闻及干啰音。病程 4~7 天,咳嗽和乏力可持续数周。

2. **轻型流感**　急性起病,轻或中度发热,全身及呼吸道症状轻,2~3 天内自愈。

3. **肺炎型流感**　多发生于老年人、婴幼儿、慢性病病人及免疫力低下者。病初类似典型流感症状,1~2 天后病情迅速加重,出现高热、咳嗽,呼吸困难及发绀,可伴有心、肝、肾衰竭。双肺听诊呼吸音粗,遍及干湿啰音,但无肺实变体征。痰细菌培养阴性,抗生素治疗无效。多于 5~10 天内发生呼吸衰竭,预后较差。

4. **其他类型**　流感流行期间,病人除流感的症状体征,还伴有其他肺外表现,特殊类型主要有:①胃肠型伴恶心、呕吐、腹泻、腹痛等消化道症状。②脑膜脑炎型表现为意识障碍、脑膜刺激征等神经系统症状。③若病变累及心肌、心包,分别为心肌炎型和心包炎型。④此外还有以横纹肌溶解为主要表现的肌炎型,仅见于儿童。

5. **并发症**　呼吸系统并发症主要为继发性细菌性感染。肺外并发症有 Reye 综合征、中毒性休克、中毒性心肌炎等。

(三) 心理 - 社会状况

病人常因发热、全身酸痛而产生焦虑、情绪低落等不良心理反应。

(四) 辅助检查

1. 血常规检查 发病初数天即可见白细胞计数减少,中性粒细胞减少显著,淋巴细胞相对增多,大单核细胞也可增加,持续 10~15 天。继发细菌感染时可有白细胞和中性粒细胞增多。

2. 病原学检查 病毒分离是确定诊断的重要依据。

3. 血清学检查 分别对急性期及 2 周后血清进行补体结合试验或血凝抑制试验,前后抗体滴度上升 4 倍或以上者可以确诊。

4. 免疫荧光法检测抗原 起病 3 天内鼻黏膜压片染色找包涵体,荧光抗体检测抗原可呈阳性。

(五) 治疗要点

目前无特异性治疗方法。应早期使用抗病毒药物,常用的抗病毒药物有利巴韦林、奥司他韦及金银花、连翘、黄芪等中草药。金刚烷胺和甲基金刚烷胺只对甲型流感病毒有效。同时强调卧床休息、支持和对症治疗,继发细菌性感染时可应用抗生素。

【 常见护理诊断 / 问题 】

1. 体温过高 与病毒感染有关。

2. 气体交换受损 与病毒性肺炎或合并细菌性肺炎有关。

3. 疼痛:头痛 与病毒感染导致的病毒血症、发热等有关。

【 护理措施 】

(一) 一般护理

按呼吸道隔离要求,隔离病人 1 周或至主要症状消失。隔离期避免外出,如外出需戴口罩。急性期应卧床休息,鼓励病人多饮水,给予易消化、营养丰富、富含维生素的流质或半流质饮食,协助病人做好生活护理。伴呕吐或腹泻严重者,应适当增加静脉营养的供给。

(二) 病情观察

观察病人的生命体征及症状、体征的变化;注意有无继发性细菌感染。

(三) 对症护理

高热时,可用冰袋冷敷、温水或乙醇擦浴等物理方法降温;病人有肺炎症状时应协助其取半卧位,予以吸氧,必要时予以呼吸机辅助呼吸。

(四) 用药护理

遵医嘱正确用药,注意观察药物疗效及不良反应。儿童应避免使用阿司匹林,以免诱发严重的 Reye 综合征。金刚烷胺有一定的中枢神经系统不良反应,如头晕、嗜睡、失眠和共济失调等,老年及有血管硬化者慎用,孕妇及有癫痫史者禁用。

(五) 健康指导

1. 疾病知识指导 对病人呼吸道分泌物、污物等应消毒处理,对病人的食具、用具及衣服等宜煮沸、用含氯消毒液消毒或日光暴晒 2 小时,病人住过的房间可用漂白粉擦拭或过氧乙酸熏蒸进行终末消毒。嘱病人平时要注意锻炼身体,增强机体抵抗力。

2. 疾病预防指导 流感流行期间,应根据天气变化增减衣服,尽可能减少公众集会和集体娱乐活动,暂不探亲访友,出门戴口罩。房间和公共场所要保持清洁,室内每天用食醋熏蒸进行空气消毒或开窗通风换气。接种流感疫苗是预防流感的基本措施。其中老人、儿童、免疫抑制的病人和易出现并发症者是最合适的接种对象。

（郭 华 林梅英）

第三节 病毒性肝炎病人的护理

 学习目标

1. 具有高度的责任感、团队意识和安全防护意识，尊重和关爱病人。
2. 掌握病毒性肝炎的流行病学资料及病人的身心状况和主要护理措施。
3. 熟悉病毒性肝炎的辅助检查及病人的常见护理诊断／问题。
4. 了解病毒性肝炎的治疗要点及病人的护理目标和护理评价。
5. 学会对病毒性肝炎病人进行心理护理和健康指导，正确实施综合预防措施。

 工作情景与任务

导入情景：

小明，16岁，最近感觉疲乏无力，不想吃油腻食物，上课时经常无精打采，家长带小明上医院检查。查肝功能和肝炎病毒标记物测定，ALT升高，HBsAg(+)，HBeAg(+)。门诊以病毒性肝炎收住入院。

工作任务：

1. 指导病人及家属实施血液、体液隔离。
2. 指导病人和家属合理饮食。

病毒性肝炎（viral hepatitis）简称肝炎，是由多种肝炎病毒引起的，以肝脏损害为主的一组全身性传染病。临床主要表现为疲乏、食欲减退、厌油、肝功能异常等，部分病例出现黄疸。目前已确定的致病因子包括有甲、乙、丙、丁、戊五型肝炎病毒。庚型肝炎病毒和输血传播病毒、Sen病毒是否引起肝炎尚无定论，不排除未发现的肝炎病毒存在。

甲型肝炎病毒（HAV）：属微小RNA病毒科中的嗜肝RNA病毒属，该属仅有HAV一个种。能感染人的血清型只有1个，只有1对抗原抗体系统。HAV对外界抵抗力较强，耐酸碱，室温下可生活1周，在贝壳类动物、污水、海水、淡水、泥土中可生存数月，在甘油内−80℃能长期保存。能耐受60℃ 30分钟，加热80℃ 5分钟或100℃ 1分钟才能使HAV完全灭活，对紫外线照射、甲醛均敏感。

乙型肝炎病毒：是一种DNA病毒，属嗜肝DNA病毒科正嗜肝DNA病毒属。完整的HBV颗粒，由包膜和核心组成，包膜含有表面抗原（HBsAg）、糖蛋白与细胞脂质，核心含有DNA、DNA多聚酶（DNAP）和核心抗原（HBcAg），是病毒复制的主体。HBV的抵抗力很强，对低温、干燥、热、紫外线及一般浓度的化学消毒剂均能耐受，在30~32℃血清中能保存6个月，−20℃可保存15年，在37℃环境能存活7天。对0.2%苯扎溴铵及0.5%过氧乙酸敏感，加热65℃持续10小时、100℃ 10分钟或高压蒸汽消毒可以使之灭活。

丙型肝炎病毒（HCV）：属于黄病毒科丙型肝炎病毒属，HCV基因组为单股正链RNA，外有脂质外壳、囊膜和棘突结构,内有核心蛋白和核酸组成的核衣壳。对有机溶剂敏感,10%氯仿可杀灭 HCV,甲醛(1∶1000)37℃ 6 小时、血清经 60℃ 10 小时均可使 HCV 传染性丧失,血制品中的 HCV 可用干热 80℃ 72 小时或加变性剂使之灭活。

丁型肝炎病毒(HDV):是一种缺陷病毒,在血液中有 HBsAg 包被,其复制、表达抗原及引起肝损害须有 HBV 的辅助,但细胞核内的 HDV RNA 不需 HBV 辅助能自行复制,HDV 基因组为单股环状闭合负链 RNA,HDV 与 HBV 可同时感染人体,但大部分是在 HBV 感染的基础上重叠感染,当 HBV 感染结束时 HDV 感染亦结束。

戊型肝炎病毒(HEV):是一种单股正链 RNA 病毒,HEV 在碱性环境下较稳定,但对高热、氯仿和氯化铯敏感。HEV 在发病早期可存在于病人的血液、粪便中,但持续时间不长。

本病的发病机制尚未完全明了。目前认为:① HAV 在肝细胞内增殖并不直接引起细胞病变,其对肝细胞的损伤机制可能是通过免疫介导引起,如细胞毒性 T 细胞攻击感染病毒的肝细胞。② HBV 所致肝细胞损伤主要由病毒诱发的免疫反应引起,即机体的免疫反应在清除 HBV 的过程中造成肝细胞的损伤,而乙型肝炎的慢性化则可能与免疫耐受有关,还可能与感染者年龄、遗传因素有关。③ HCV 引起肝细胞损害与 HCV 直接致病作用及免疫损伤有关,其直接致病作用可能是急性丙型肝炎中肝细胞损伤的主要原因,而慢性丙型肝炎则以免疫损伤为主要原因。④ HDV 的外壳是 HBsAg 成分,其发病机制类似乙型肝炎,一般认为 HDV 对肝细胞有直接致病性。⑤ HEV 的发病机制与甲型肝炎相似。

【护理评估】

(一)流行病学资料

1. **传染源** ①甲型和戊型肝炎:为急性期病人和亚临床感染者,在发病前 2 周至起病后 1 周传染性最强,亚临床感染者是最重要的传染源。②乙型、丙型和丁型肝炎:为急、慢性病人、亚临床感染者和病毒携带者,其中慢性病人和病毒携带者是乙型肝炎最主要的传染源。

2. **传播途径** ①消化道传播:是甲型和戊型肝炎的主要传播途径,病毒通过粪便污染水、食物及周围环境而进行传播,其中水和食物被污染后可引起流行。②血液、体液传播:是乙型、丙型和丁型肝炎的主要传播途径,病毒可以通过输血、血制品、预防接种、不洁注射、针刺、拔牙等方式传播,日常生活中的密切接触也可以造成传播。③母婴传播:是乙型、丙型肝炎的一种重要传播途径,带有病毒的母亲怀孕后,可以通过胎盘、分娩时的产道、出生后的哺乳、喂养等方式,将病毒传播给婴幼儿。

3. **人群易感性** 各型肝炎之间无交叉免疫力。①甲型肝炎:以学龄前儿童发病率最高,其次为青年人,成人抗 HAV IgG 阳性率达 90%,感染后免疫力可持续终身。②乙型肝炎:新生儿普遍易感,多见于婴幼儿及青少年,我国成人抗 HBs 阳性率达 50%,感染后可产生牢固的免疫力。③丙型肝炎:普遍易感,抗 HCV 并非保护性抗体。④丁型肝炎:目前仍未发现对 HDV 有保护性的抗体。⑤戊型肝炎:普遍易感,尤以孕妇易感性较高,感染后免疫力不持久。

4. **流行特征** 甲型、戊型肝炎以散发性发病为主,乙型肝炎具有家庭聚集现象。甲型肝炎以秋冬季为发病高峰,戊型肝炎多发生于雨季,其他型肝炎无明显的季节性。我国是乙型肝炎的高发区,我国 1~59 岁一般人群 HBsAg 携带率为 7.18%。

评估时重点询问家人有无感染肝炎;是否与肝炎病人密切接触;当地有无肝炎流行;近期有无进食过污染的水和食物(如水生贝类);近期有无血液和血制品应用史、血液透析、有创性检查治疗等,有无静脉药物依赖、意外针刺伤、不安全性接触等;是否接种过肝炎疫苗。

（二）身体状况

潜伏期：甲型肝炎 5~45 天，平均 30 天；乙型肝炎 30~180 天，平均 70 天；丙型肝炎 15~150 天，平均 50 天；丁型肝炎 28~140 天，平均 30 天；戊型肝炎 10~70 天，平均 40 天。

1. 症状 甲型和戊型肝炎主要表现为急性肝炎。乙型、丙型和丁型肝炎除表现为急性肝炎外，慢性肝炎更常见。5 种肝炎病毒之间可出现重叠感染或混合感染，导致病情加重。

（1）急性肝炎：分为急性黄疸型肝炎和急性无黄疸型肝炎。

1）急性黄疸型肝炎：典型表现分为 3 期，病程 1~4 个月。①黄疸前期：平均 5~7 天，甲、戊型肝炎起病较急，乙、丙、丁型肝炎起病较缓慢，表现为畏寒、发热、疲乏、全身不适等病毒血症和食欲减退、厌油、恶心、呕吐、腹胀、腹痛、腹泻等消化系统症状，本期末出现尿黄。②黄疸期：可持续 2~6 周，黄疸前期的症状逐渐好转，但尿色加深如浓茶样，巩膜和皮肤黄染，约 2 周达到高峰。部分病人伴有粪便颜色变浅、皮肤瘙痒、心动过缓等肝内阻塞性黄疸的表现。③恢复期：平均持续 4 周，症状逐渐消失，黄疸逐渐减退，肝脾回缩，肝功能逐渐恢复正常。

2）急性无黄疸型肝炎：较黄疸型肝炎多见，症状也较轻，主要表现为消化道症状，常不易被发现而成为重要的传染源。

（2）慢性肝炎：急性肝炎病程超过 6 个月；原有乙、丙、丁型肝炎或 HBsAg 携带史因同一病原体再次出现肝炎症状、体征及肝功能异常者；发病时间不确定或无肝炎病史，经肝组织病理学或其症状、体征及辅助检查综合分析符合慢性肝炎表现者，应考虑慢性肝炎。根据 HBeAg 是否阳性可分为 HBeAg 阳性或 HBeAg 阴性慢性乙型肝炎，有助于判断预后及抗病毒药物治疗的指导。根据病情轻重可分为三度：

1）轻度：病情较轻，可反复出现乏力、头晕、消化道症状、厌油、尿黄、肝区不适、肝稍大有轻触痛，亦可有轻度脾大，睡眠欠佳。部分病例症状、体征缺如。肝功能检查仅 1~2 项轻度异常。

2）中度：症状、体征、实验室检查介于轻度和重度之间。

3）重度：有明显或持续的肝炎症状，如乏力、纳差、腹胀、便溏等，体征更为明显，表现为面色晦暗、蜘蛛痣、肝掌或肝脾大。实验室检查血清丙氨酸氨基转移酶（ALT）和（或）天冬氨酸氨基转移酶（AST）反复或持续升高，血清清蛋白（A）降低，球蛋白（G）明显增高，A/G 比值异常。

（3）重型肝炎（肝衰竭）：是肝炎中最严重的一种类型，各型肝炎均可引起，常因劳累、感染、酗酒、服用肝损药物、妊娠等诱发，病死率可达 50%~80%。

1）急性重型肝炎：又称暴发型肝炎。起病急，病程 2 周内出现Ⅱ度以上肝性脑病为特征的肝衰竭症候群表现，病死率高，病程不超过 3 周。

2）亚急性重型肝炎：又称亚急性肝坏死。起病较急，发病 15 天至 26 周内出现肝衰竭症候群。首先出现Ⅱ度以上肝性脑病者，称脑病型；首先出现腹腔积液及其相关症候（包括胸腔积液）者，称为腹水型。晚期可有难治性并发症，如脑水肿、消化道大出血、严重感染、电解质紊乱及酸碱平衡失调。白细胞升高，血红蛋白下降，低血糖，低胆固醇，低胆碱酯酶。一旦出现肝肾综合征，预后极差。病程较长，常超过 3 周至数月。容易转化为慢性肝炎或肝硬化。

3）慢加急性（亚急性）重型肝炎：又称慢加急性（亚急性）肝衰竭，是在慢性肝病基础上出现的急性或亚急性肝功能失代偿。

4）慢性重型肝炎：又称慢性肝衰竭，是在肝硬化基础上，肝功能进行性减退导致的以腹腔积液或门脉高压、凝血功能障碍和肝性脑病等为主要表现的慢性肝功能失代偿。

（4）淤胆型肝炎：是以肝内胆汁淤积为主要表现的一种特殊类型的肝炎，又称为毛细胆管型肝炎。起病及临床表现类似急性黄疸型肝炎，大多数病人可恢复，如发生在慢性肝炎或肝硬化基础上，为慢性淤胆型肝炎。黄疸具有以下特点：①黄疸深，消化道症状轻，ALT 增高不明显，凝血酶原活动度（PTA）>60%。②全身皮肤瘙痒，大便颜色变浅，血清碱性磷酸酶（ALP）、γ-谷氨酰转肽酶（γ-GT）、总胆汁酸（TBA）和胆固醇（CHO）显著升高。有梗阻性黄疸临床表现，皮肤瘙痒、粪便颜色变浅，肝大。

（5）肝炎肝硬化：

1）根据肝脏炎症情况分为活动性与静止性两型：①活动性肝硬化：有慢性肝炎活动的表现，乏力及消化道症状明显，ALT 升高，黄疸，白细胞下降。伴有腹壁、食管静脉曲张，腹腔积液，肝缩小质地变硬，脾进行性增大，门静脉、脾静脉增宽等门脉高压表现。②静止性肝硬化：无肝脏炎症活动的表现，症状轻或无特异性，可有上述体征。

2）根据肝组织病理及临床表现分为代偿性肝硬化和失代偿性肝硬化：①代偿性肝硬化：指早期肝硬化，属 Child-Pugh A 级。ALB ≥35g/L，Tbil<35μmol/L，PTA>60%。可有门脉高压症，但无腹腔积液、肝性脑病或上消化道大出血。②失代偿性肝硬化：指中晚期肝硬化，属 Child-Pugh B、C 级。有明显的肝功能异常及失代偿征象，ALB<35g/L，A/G<1.0，Tbil>35μmol/L，PTA<60%。可有腹腔积液、肝性脑病或门脉高压引起的食管、胃底静脉明显曲张或上消化道大出血。

（三）心理 - 社会状况

病人因住院治疗担心影响工作和学业而出现紧张、焦虑情绪，疾病反复和久治不愈易产生悲观、消极、怨恨愤怒情绪。部分病人因隔离治疗和疾病的传染性限制了社交而情绪低落。病情严重者因疾病进展、癌变、面临死亡而出现恐惧和绝望心理。

（四）辅助检查

1. 肝功能检查

（1）血清酶检测：丙氨酸氨基转移酶（ALT）最为常用，是判定肝细胞损害的重要标志，急性黄疸型肝炎常明显升高；慢性肝炎可持续或反复升高；重型肝炎时因大量肝细胞坏死，ALT 随黄疸加深反而迅速下降，称为胆 - 酶分离。此外，部分病人天冬氨酸氨基转移酶（AST）、碱性磷酸酶（ALP）、γ-谷氨酰转肽酶（γ-GT）也升高。

（2）血清蛋白检测：慢性肝病可出现清蛋白下降，球蛋白升高和 A/G 比值下降。

（3）血清和尿胆红素检测：黄疸型肝炎时，血清直接和间接胆红素均升高，尿胆原和胆红素明显增加；淤胆型肝炎时，血清直接胆红素升高，尿胆红素增加，尿胆原减少或阴性。

（4）凝血酶原活动度（PTA）检查：PTA 与肝损害程度成反比，可用于肝衰竭临床诊断及预后判断。肝衰竭 PTA 常 <40%，PTA 愈低，预后愈差。

（5）血氨浓度检测：并发肝性脑病时可有血氨升高。

2. 肝炎病毒病原学（标记物）检测

（1）甲型肝炎：血清抗 -HAV-IgM 阳性提示近期有 HAV 感染，是确诊甲型肝炎最主要的标记物；血清抗 -HAV-IgG 是保护性抗体，见于甲型肝炎疫苗接种后或既往感染 HAV 的病人。

（2）乙型肝炎

1) 血清病毒标记物的临床意义(表 10-2)。

表 10-2　血清病毒标记物的临床意义

血清病毒标记物	临床意义
乙型肝炎表面抗原(HBsAg)	阳性提示为 HBV 感染者,人体感染 HBV 后 3 周血中首先出现 HBsAg
乙型肝炎表面抗体(抗 HBs)	为保护性抗体,主要见于预防接种乙型肝炎疫苗后或过去感染 HBV 并产生免疫力的恢复者
乙型肝炎 e 抗原(HBeAg)	阳性提示 HBV 复制活跃,传染性较强,一般只出现在 HBsAg 阳性的血清中
乙型肝炎 e 抗体(抗 HBe)	在 HBeAg 消失后出现,阳性并不代表 HBV 复制停止或无传染性
乙型肝炎核心抗原(HBcAg)	主要存在于受感染的肝细胞核内,一般方法不易检出,阳性表示病毒呈复制状态,有传染性
乙型肝炎核心抗体(抗 HBc)	抗 HBc IgG 阳性提示过去感染或近期低水平感染,抗 HBc IgM 阳性则提示急性乙型肝炎或慢性乙型肝炎急性发作期。当 HBsAg 已消失,抗 HBs 尚未出现,只检出抗 HBc,此阶段称为窗口期

2) 乙型肝炎病毒核糖核酸(HBV DNA)和 DNA 聚合酶(DNAP)检测:均位于 HBV 的核心部分,是反映 HBV 感染最直接、最特异和最灵敏的指标。两者阳性提示 HBV 的存在、复制,传染性强。HBV-DNA 定量检测有助于抗病毒治疗病例选择及疗效判断。

(3) 丙型肝炎:丙型肝炎病毒核糖核酸(HCV RNA)阳性提示有 HCV 病毒感染,其在病程早期即可出现,治愈后很快消失,可作为抗病毒治疗病例选择及疗效判断的重要指标。丙型肝炎病毒抗体(抗 HCV)为非保护性抗体,其阳性是 HCV 感染的标志,抗 HCV IgM 阳性提示丙型肝炎急性期,病愈后可消失;高效价的抗 HCV IgG 常提示 HCV 的现症感染,而低效价的抗 HCV IgG 提示丙型肝炎恢复期。

(4) 丁型肝炎:血清或肝组织中的丁型肝炎抗原(HDAg)和(或)丁型肝炎病毒核糖核酸(HDV RNA)阳性有确诊意义,抗 HDV IgG 是现症感染的标志,效价增高提示丁型肝炎慢性化。

(5) 戊型肝炎:抗 HEV IgM 和抗 HEV IgG 阳性可作为近期 HEV 感染的标志。

(五) 治疗要点

目前尚无特效治疗。治疗原则为综合性治疗,以休息、营养为主,辅以适当的药物治疗,避免使用肝脏损害的药物。

1. 急性肝炎　以支持、对症治疗为主,强调早期卧床休息,辅以适当的护肝药物,除急性丙型肝炎早期应使用干扰素(疗程 3~6 个月)外,一般不需抗病毒治疗。

2. 慢性肝炎　除了适当休息和营养外,还需要护肝、抗病毒和对症治疗等。常用护肝药物有维生素 B 族(如复合维生素 B)、促进解毒功能的药物(如葡醛内酯、还原型谷胱甘肽等)、促进能量代谢的药物(如肌苷、ATP、辅酶 A 等)、促进蛋白代谢的药物(如复方氨基酸注射液等)、改善微循环的药物(如低分子右旋糖酐、山莨菪碱等);抗病毒药物有干扰素(疗程 6~12 个月)、核苷(酸)类似物(如拉米夫定、阿德福韦、恩替卡韦等)。

3. 重型肝炎　以支持、对症治疗为基础,促进肝细胞再生,预防和治疗并发症,有条件者可采用人工肝支持系统和肝移植。

【常见护理诊断 / 问题】

1. 活动无耐力　与肝功能受损、能量代谢障碍有关。

2. 营养失调:低于机体需要量　与食欲下降、呕吐、腹泻、消化和吸收功能障碍有关。

3. 体温过高 与病毒感染、继发感染、重型肝炎大量肝细胞坏死有关。

4. 焦虑 与病情反复、担心疾病预后有关。

5. 潜在并发症:出血、干扰素治疗的不良反应、肝性脑病、肝肾综合征。

【护理目标】

病人活动耐力增强;食欲增加,营养状态改善;体温恢复到正常范围;能正确认识疾病,主动有效地控制焦虑情绪;并发症得到有效防治。

【护理措施】

(一) 一般护理

1. 隔离 甲型、戊型肝炎自发病之日起实行消化道隔离 3 周。急性乙型、丁型肝炎实行血液(体液)隔离至 HBsAg 转阴;恢复期仍不转阴者,按病原携带者管理;丙型肝炎急性期应隔离至病情稳定。

2. 休息与活动 急性肝炎、慢性肝炎活动期、重型肝炎均应卧床休息,以降低机体代谢率,增加肝脏的血流量,有利于肝细胞修复。待症状好转、黄疸减轻、肝功能改善后,逐渐增加活动量,以不感到疲劳为度。肝功能正常 1~3 个月后可恢复日常生活和工作,但应避免过度劳累和重体力活动。

3. 饮食护理 ①急性期病人宜进食清淡、易消化、富含维生素的流质饮食,多食蔬菜和水果,保证足够热量,碳水化合物 300~400g/d,适量蛋白质(动物蛋白为主)1.0~1.5g/(kg·d),适当限制脂肪的摄入,以耐受为限,约 50~60g/d,多选用植物油。腹胀时应减少牛奶、豆制品等产气食品的摄入,食欲差时可遵医嘱静脉补充葡萄糖、脂肪乳和维生素。黄疸消退期病人食欲好转后,应少食多餐,避免暴饮暴食。②慢性肝炎病人宜进食高蛋白、高热量、高维生素易消化的食物,蛋白质以优质蛋白(如牛奶、瘦猪肉、鱼等)为主,1.5~2.0g/(kg·d),但避免长期摄入高糖、高热量饮食和饮酒,尤其有糖尿病倾向和肥胖者。③重型肝炎病人宜进食低盐、低脂、高热量、高维生素饮食,有肝性脑病倾向者应限制或禁止蛋白质摄入。

(二) 病情观察

观察病人消化道症状、黄疸、腹腔积液等的变化和程度;观察病人的生命体征和神志变化,有无并发症的早期表现和危险因素,发现异常变化立即报告医生并配合处理。

(三) 用药护理

遵医嘱正确用药,注意观察药物疗效和不良反应。使用干扰素前应向病人及家属解释使用干扰素治疗的目的和不良反应,嘱病人一定要按医嘱用药,不可自行停药或加量。常见的不良反应有:①发热反应:一般在最初 3~5 次注射时发生,以第 1 次注射后的 2~3 小时最明显,可伴有头痛、肌肉、骨骼酸痛、疲倦无力等,反应随治疗次数增加而不断减轻。发热时应嘱病人多饮水,卧床休息,必要时对症处理。②脱发:1/3~1/2 病人在疗程中后期出现脱发,停药后可恢复。③骨髓抑制:病人会出现白细胞计数减少,若白细胞 $>3 \times 10^9$/L 应坚持治疗,可遵医嘱给予升白细胞药物;若白细胞 $<3 \times 10^9$/L 或中性粒细胞 $<1.5 \times 10^9$/L,或血小板 $<40 \times 10^9$/L 可减少干扰素的剂量甚至停药。此外,部分病人会出现胃肠道症状、肝功能损害和神经精神症状,一般对症处理,严重者应停药。

(四) 心理护理

向病人及家属解释疾病的特点、隔离的意义和预后,鼓励病人多与医务人员、家属、病友等交谈,说出自己心中的感受,给予病人精神上的安慰和支持,对病人所关心的问题耐心解答;使家属消除对肝炎病人和传染性的恐惧,安排探视时间,给予病人家庭的温暖和支持,同时积极协助病人取得社会支持。

(五) 健康指导

1. 疾病知识指导 应向病人及家属宣传病毒性肝炎的家庭护理和自我保健知识,特别是慢性病人和无症状携带者。①正确对待疾病,保持乐观情绪。生活规律,劳逸结合,恢复期病人可参加散步、体操等轻微体力活动。②加强营养,适当增加蛋白质摄入,但要避免长期高热量、高脂肪饮食,戒烟酒。③不滥用护肝药物和其他损害肝脏的药物,如吗啡、苯巴比妥、磺胺药、氯丙嗪等,以免加重肝损害。④实施适当的家庭隔离,病人的食具、用具、洗漱用品、美容美发用品、剃须刀等应专用,病人的排泄物、分泌物可用3%漂白粉消毒后弃去,防止污染环境。家中密切接触者应进行预防接种。⑤出院后定期复查,HBsAg、HBeAg、HBV DNA 和 HCV RNA 阳性者应禁止献血和从事托幼、餐饮业工作。

2. 疾病预防指导 甲型和戊型肝炎应预防消化道传播,重点加强粪便管理,保护水源,严格饮用水的消毒,加强食品卫生和食具消毒。乙型、丙型和丁型肝炎重点防止血液和体液传播,做好血源检测;凡接受输血、应用血制品、大手术等的人,定期检测肝功能及肝炎病毒标记物;推广应用一次性注射用具,重复使用的医疗器械要严格消毒,个人生活用具应专用,接触病人后用肥皂和流动水洗手。甲型肝炎易感者可接种甲型肝炎疫苗,对接触者可接种人血清免疫球蛋白,以防发病;新生儿、医务人员、保育员以及与 HBsAg 阳性者密切接触者,应接种乙型肝炎疫苗,母亲 HBsAg 阳性的新生儿还应在出生后立即注射高效价抗 HBV IgG (HBIG)。

3. 用药指导与病情监测 指导病人遵医嘱抗病毒治疗,明确用药剂量、使用方法、漏用药物或自行停药可能导致的风险。急性肝炎病人出院后第1个月复查1次,以后每1~2个月复查1次,半年后每3个月复查1次,定期复查1~2年。慢性肝炎病人定期复查肝功能、病毒的血清学指标、肝脏 B 超和与肝纤维化有关的指标,以指导调整治疗方案。

 知识窗

意外暴露后乙型肝炎预防

意外接触 HBV 感染者的血液和体液后,应立即监测 HBV DNA、HBsAg、抗 HBs、HBeAg、抗 HBc、ALT 和 AST,并在3个月和6个月后复查。如已接种过乙型肝炎疫苗,且已知抗 HBs>10IU/L,可不进行特殊处理。如未接种过乙型肝炎疫苗,或虽接种过但抗 HBs<10IU/L 或抗 HBs 水平不详,应立即注射 HBIG 200~400IU,并同时在不同部位接种一针乙型肝炎疫苗(20μg),1个月和6个月后再分别接种第2和第3针乙型肝炎疫苗(各20μg)。

【护理评价】

病人活动耐力是否恢复正常;食欲是否增加,营养状态有无得到改善;体温是否降至正常;焦虑情绪有无缓解或消失;并发症是否得到有效防治。

(郭 华)

第四节 流行性乙型脑炎病人的护理

学习目标

1. 具有高度的责任感、团队意识和安全防护意识,尊重和关爱病人。
2. 掌握流行性乙型脑炎的流行病学资料及病人的身心状况和主要护理措施。
3. 熟悉流行性乙型脑炎的辅助检查、治疗要点及病人的常见护理诊断/问题。
4. 了解流行性乙型脑炎病人的护理目标和护理评价。
5. 学会应急处理和配合医生抢救危重病人。

流行性乙型脑炎(epidemic encephalitis B)简称乙脑,又称日本脑炎,是由乙型脑炎病毒引起的以脑实质炎症为主要病变的中枢神经系统急性传染病。临床特征为高热、意识障碍、抽搐、病理反射及脑膜刺激征,严重者可有呼吸衰竭。病死率可达 20%~50%,重症病人可留有后遗症。

乙型脑炎病毒(简称乙脑病毒)属虫媒病毒乙组的黄病毒科,为嗜神经病毒,感染后可产生补体结合抗体、中和抗体及血凝抑制抗体,这些特异性抗体的检测有助于临床诊断和流行病学调查。乙脑病毒在外界抵抗力不强,不耐热,对乙醚、酸等均很敏感,但耐低温和干燥。

本病发病机制与病毒对神经组织的直接侵袭及诱发免疫性损伤有关。

【护理评估】

(一)流行病学资料

1. 传染源 乙脑是人畜共患的自然疫源性疾病,人与动物(如猪、牛、羊、鸡、鸭、鹅等)都可以是本病的传染源。其中猪是最主要的传染源和中间宿主。人被乙脑病毒感染后,出现短暂的病毒血症,病毒数量少,故人不是本病的主要传染源。

2. 传播途径 主要通过蚊虫叮咬而传播,三带喙库蚊为主要传播媒介。蚊感染后可携带病毒越冬或经卵传代,成为乙脑病毒的长期贮存宿主。病毒通常在蚊—猪—蚊等动物间循环。

3. 人群易感性 普遍易感,以隐性感染最为常见,感染后可获得持久免疫力。

4. 流行特征 我国的河南、江西和云南为高流行区,呈高度散发。本病具有严格的季节性,主要集中于 7、8、9 三个月,与气温、雨量和蚊虫孳生有关。多为 10 岁以下(尤其是 2~6 岁)儿童发病。本病呈散发性,家庭成员中罕见同时发病者。

评估时应询问是否接触过病畜、病禽或类似病人,有无被蚊虫叮咬,有无到过疫区,是否接种过疫苗、发病是否在夏秋季等。

(二)身体状况

潜伏期 4~21 天,一般为 10~14 天。

1. 初期 持续约 1~3 天。起病急,体温在 1~2 天内升至 39~40℃,伴头痛、恶心、呕吐和嗜睡,部分病人可有颈项强直和抽搐。

2. 极期 病程 4~10 天,主要表现为脑实质受损的症状。

(1)高热:体温高达 40℃以上,可持续 7~10 天。体温越高,持续时间越长,病情越重。

（2）意识障碍：为乙脑的主要症状，可有嗜睡、谵妄、昏迷、定向力障碍等不同程度的意识障碍。常持续 1 周，重者可长达 4 周。

（3）惊厥或抽搐：是乙脑的严重症状之一，多见于病程第 2~5 天。可出现局部小抽搐、肢体阵挛性抽搐、全身抽搐或强直性阵挛，持续数分钟至数十分钟，均伴有意识障碍。频繁抽搐可导致脑缺氧和脑实质损伤加重，引起呼吸衰竭。

（4）呼吸衰竭：见于重症和极重症病人，是乙脑最严重的表现。表现为呼吸节律不规则及幅度不均、双吸气、叹息样呼吸、潮式呼吸、呼吸停止等中枢性呼吸衰竭的症状，主要由脑实质炎症、脑水肿、脑疝、颅内高压和低血钠脑病所致，多见于重型病人。此外，还可因并发肺炎或脊髓受侵犯而出现周围性呼吸衰竭，其特点为呼吸先快后慢、呼吸表浅，但呼吸节律规则。

高热、惊厥和呼吸衰竭是乙脑极期的严重症状，其中，呼吸衰竭是致死的常见原因。

（5）颅内高压：表现为剧烈头痛、喷射性呕吐、血压升高和脉搏变慢。婴幼儿常见前囟隆起，严重者可发展为脑疝，常见有小脑幕切迹疝和枕骨大孔疝。

（6）其他神经系统表现：多在病程 10 天内出现，主要有：①浅反射减弱或消失，深反射先亢进后消失。②肢体强直性瘫痪、肌张力增强、巴宾斯基征阳性等。③不同程度的脑膜刺激征阳性。④颞叶受损可有失语、听觉障碍，自主神经受累可有大小便失禁或尿潴留等。

3. **恢复期** 体温逐渐下降，精神神经症状逐渐好转，一般于 2 周左右可完全恢复。

4. **后遗症期** 重症病人若 6 个月后尚未恢复，仍有精神神经症状称为后遗症，主要表现为意识障碍、痴呆、失语、肢体瘫痪、癫痫等。

5. **并发症** 以支气管肺炎最多见，其次为肺不张、败血症、尿路感染、压疮等。

（三）心理 - 社会状况

病人因起病突然、症状明显、担心病情恶化而出现紧张、焦虑不安、急躁等不良情绪，疾病后期可因出现功能障碍或后遗症而产生抑郁、消极、悲观情绪。

（四）辅助检查

1. **血常规检查** 白细胞计数增高，一般为 $(10~20)\times 10^9$/L，中性粒细胞占 80% 以上，有别于大多数病毒感染。

2. **脑脊液检查** 压力增高，外观无色透明或微浊，白细胞计数轻度增加，一般为 $(50~500)\times 10^6$/L，分类早期中性粒细胞稍多，蛋白轻度增高，糖正常或偏高，氯化物正常。

3. **血清学检查** 病后 3~4 天血清中可出现特异性 IgM 抗体，2 周时达高峰，是目前早期诊断本病的最常用方法。

4. **病原学检查** ①病毒分离：从病程的第一周内死亡者的脑组织中可分离出乙脑病毒。脑脊液和血中不易分离到病毒。②病毒核酸检测：用于研究工作。

（五）治疗要点

目前无特效抗病毒药，可试用 α - 干扰素。治疗主要为对症措施。处理好高热、惊厥和呼吸衰竭等是乙脑病人抢救成功的关键。

1. **对症治疗** 对高热病人采用物理降温和药物降温，必要时或高热伴抽搐者采用亚冬眠疗法；对惊厥或抽搐者及时去除病因和镇静止痉，镇静剂首选地西泮；呼吸衰竭病人的主要治疗措施包括保持呼吸道通畅，吸氧，中枢性呼吸衰竭可用呼吸兴奋剂，选用血管扩张剂改善脑内微循环、解痉以及兴奋呼吸中枢，应用脱水剂减轻和消除脑水肿。

2. 恢复期和后遗症期处理 针灸、理疗、按摩、高压氧治疗及康复训练。

【常见护理诊断 / 问题】

1. 体温过高 与病毒血症及脑部炎症有关。

2. 意识障碍 与中枢神经系统、脑实质损害、抽搐、惊厥有关。

3. 有受伤的危险 与惊厥、抽搐发作有关。

4. 有皮肤完整性受损的危险 与昏迷、长期卧床有关。

5. 潜在并发症:呼吸衰竭、惊厥、继发感染。

【护理目标】

病人体温降至正常;意识逐渐恢复;无外伤发生;皮肤保持完整,无压疮发生;并发症得到有效防治。

【护理措施】

(一) 一般护理

1. 休息与活动 病人应卧床休息,环境安静,光线柔和,避免声音和强光刺激,室温控制在 30℃以下。意识障碍者需专人看护,做好生活护理及皮肤、眼、鼻、口腔的清洁护理,防止压疮形成。有计划地集中安排各种检查、治疗和护理操作,减少对病人的刺激,以免诱发惊厥或抽搐。

2. 饮食护理 早期鼓励病人多进食清淡易消化的流质饮食,有吞咽困难或昏迷不能进食者给予鼻饲或按医嘱静脉补充营养和水分;恢复期病人应逐步增加高营养、高热量的饮食。

(二) 病情观察

严密监测生命体征,尤其是呼吸的变化;观察有无意识障碍及其他精神神经症状和体征;有无惊厥或抽搐发作;有无颅内高压和脑疝的先兆;记录出入液量。一旦发现病情变化,立即报告医生,积极配合处理。

(三) 对症护理

1. 高热 体温 39℃以上者以物理降温为主,可采用戴冰帽、冰袋冷敷、温水或乙醇擦浴、冷盐水灌肠等措施,如效果不佳可遵医嘱采用药物降温或亚冬眠疗法。高热伴有四肢厥冷者提示有周围循环不良,禁用冷敷和乙醇擦浴。

2. 惊厥或抽搐 将病人置于仰卧位,头偏向一侧,松解衣服和领口,保持呼吸道通畅。取下义齿,用缠有纱布的压舌板或开口器置于病人上下臼齿之间,以防舌咬伤,必要时用舌钳将舌拉出。如有痰液阻塞及时吸痰。注意病人安全,防止坠床等意外发生,必要时用床档或约束带约束。

3. 呼吸衰竭 保持呼吸道通畅,鼓励并协助病人翻身、拍背;痰液黏稠者给予超声雾化吸入,必要时吸痰;吸氧,氧流量 4~5L/min,以改善脑缺氧。如经以上处理无效,需进行气管插管、气管切开或应用人工呼吸器的病人,应向家属说明治疗目的及步骤,以减轻其焦虑或恐惧,并给予相应护理。

(四) 用药护理

遵医嘱使用镇静止痉药、呼吸兴奋剂、脱水剂等药物,注意观察药物疗效和不良反应。使用镇静止痉药物时,严格掌握药物剂量和用药间隔时间,注意观察病人的呼吸和意识状态;大剂量呼吸兴奋剂可诱发惊厥,应遵医嘱严格掌握药物剂量;甘露醇应在 30 分钟内快速静脉滴入或注入,监测病人的心功能状况。

（五）心理护理

向病人和家属解释疾病相关知识,尽量避免各种不良刺激,对有功能障碍或后遗症者,帮助病人适应环境,给予病人关心和照顾,鼓励病人积极配合治疗,同时引导其家属和亲友给病人心理支持和帮助,积极协助病人取得社会的支持。

（六）健康指导

1. 疾病知识指导　向病人及家属讲解疾病的相关知识,阐明积极防治后遗症的重要意义,恢复期鼓励病人坚持康复训练和治疗、定期复诊,教会家属切实可行的护理措施和康复疗法,如鼻饲、按摩、肢体功能锻炼及语言训练等,协助病人恢复健康。

2. 疾病预防指导　加强家禽、家畜的管理,搞好饲养场所的环境卫生,流行季节前对猪等家畜、家禽进行疫苗接种,流行季节做好防蚊、灭蚊工作,房间内应有防蚊设备和灭蚊措施,对 10 岁以下儿童和初进入流行区的人员进行疫苗接种。

【护理评价】

病人体温是否在正常范围内;意识是否清楚;有无外伤发生;皮肤是否保持完整,有无压疮发生;并发症是否得到有效防治。

（郭　华）

第五节　艾滋病病人的护理

学习目标

1. 具有良好的职业道德和医疗安全意识,自觉尊重病人的人格,保护其隐私。
2. 掌握艾滋病的流行病学资料及病人的身心状况和主要护理措施。
3. 熟悉艾滋病的辅助检查、治疗要点及病人的常见护理诊断/问题。
4. 了解艾滋病病人的护理目标和护理评价。
5. 学会与病人及家属进行有效沟通,有针对性地开展心理护理和健康指导。

艾滋病是获得性免疫缺陷综合征(acquired immune deficiency syndrome,AIDS)的简称,系由人免疫缺陷病毒(HIV)引起的慢性传染病。HIV 主要侵犯、破坏 CD4$^+$T 淋巴细胞,导致机体免疫细胞和(或)功能受损乃至缺陷,最终并发各种严重机会性感染和肿瘤。具有传播速度快、发病缓慢、病死率高的特点。

HIV 为单链 RNA 病毒,属于反转录病毒科,慢病毒属中的人类慢病毒组。目前已知 HIV 有两型,即 HIV-1 和 HIV-2,包括我国在内,全球流行的主要毒株是 HIV-1。HIV 显著特征是高度的变异性,其有助于逃避宿主的免疫监视,同时也为 HIV 感染的预防、诊断和治疗设置了巨大的障碍。HIV 对外界的抵抗力低,对热敏感,56℃ 30 分钟能使 HIV 在体外对人的 T 淋巴细胞失去感染性,但不能完全灭活血清中的 HIV;100℃ 20 分钟可将 HIV 完全灭活。能被 75% 乙醇、0.2% 次氯酸钠及含氯石灰灭活,0.1% 甲醛、紫外线和 γ 射线均不能灭活 HIV。HIV 侵入人体可刺激产生抗体,但并非中和抗体,血清同时存在抗体和病毒时,仍有传染性。

【护理评估】

（一）流行病学资料

1. 传染源　HIV 感染者和艾滋病病人是本病唯一的传染源,无症状而血清 HIV 抗体阳性的 HIV 感染者是具有重要意义的传染源,血清病毒阳性而 HIV 抗体阴性的窗口期感染者也是重要的传染源,窗口期通常为 2~6 周。

病毒主要存在于血液、精液、阴道分泌物中,唾液、眼泪和乳汁等体液中也含 HIV。

2. 传播途径 ①性接触传播:是艾滋病的主要传播途径(包括同性、异性和双性性接触)。②血液传播:共用针具静脉吸毒,输入被 HIV 污染的血液或血制品以及介入医疗操作等均可感染。③母婴传播:感染 HIV 的孕妇可通过胎盘、分娩过程及产后血性分泌物和哺乳传给婴儿。④其他:接受 HIV 感染的器官移植、人工授精或污染的器械等,医务人员被 HIV 污染的针头刺伤或破损皮肤受污染也可感染。目前无证据表明可经食物、水、昆虫或生活接触传播。

3. 易感人群 人群普遍易感,15~49 岁发病者占 80%。高危人群为男性同性恋者、静脉药物依赖者、性乱者、血友病、多次接受输血或血制品者。

4. 流行特征 截至 2011 年底,全球估计共有 3400 万名 HIV 感染者,新发感染者总体呈下降趋势,次撒哈拉非洲地区仍是 HIV 感染者最重要的地区。我国的 HIV 总体感染率维持在低水平,估计为 0.058%,经性接触途径感染 HIV 人数明显增加,疫情正由高危人群向一般人群扩散。

评估时详细询问病人有无艾滋病病人接触史,尤其注意性接触史;有无输血或血制品治疗史及静脉药瘾史等。

(二)身体状况

潜伏期平均 9 年,可短至数月,长达 15 年,平均存活期 12~18 个月。从初始感染到终末期,是一个较为漫长的复杂过程,临床表现多种多样。根据我国有关艾滋病的诊疗标准和指南,将艾滋病分为急性期、无症状期、艾滋病期。

1. 急性期 通常发生于感染 HIV 的 2~4 周左右,大多数病人临床症状轻微,持续 1~3 周后缓解,临床表现以发热最常见,可伴全身不适、头痛、盗汗、恶心、呕吐、腹泻、咽痛、肌痛、关节痛、皮疹、淋巴结肿大以及神经系统症状等。此期血清可检出 HIV RNA 及 P24 抗原。而 HIV 抗体则在感染后数周才出现。$CD4^+T$ 淋巴细胞计数一过性减少,同时 $CD4^+/CD8^+$ 比例倒置。

2. 无症状期 持续时间一般为 6~8 年,此期 HIV 在感染者体内不断复制,免疫系统受损,$CD4^+T$ 淋巴细胞计数逐渐下降,此期具有传染性。

3. 艾滋病期 是 HIV 感染的最终阶段。病人 $CD4^+T$ 淋巴细胞计数明显下降,主要表现为 HIV 相关症状和各种机会性感染及肿瘤。

(1) HIV 相关症状:主要表现为持续 1 个月以上的发热、盗汗、腹泻;体重减轻 10% 以上。部分病人表现为神经精神症状,如记忆力减退、精神淡漠、性格改变、头痛、癫痫及痴呆等;还可出现持续性全身淋巴结肿大。

(2) 各种机会性感染及肿瘤

1) 肺部:以肺孢子菌肺炎最为常见,且是本病因机会性感染死亡的主要原因,表现为间质性肺炎。念珠菌、疱疹和巨细胞病毒、结核分枝杆菌、卡波西肉瘤均可侵犯肺部。

2) 消化系统:念珠菌、疱疹和巨细胞病毒引起口腔和食管炎症或溃疡最为常见,表现为吞咽疼痛和胸骨后烧灼感。胃肠黏膜常受到疱疹病毒、隐孢子虫、鸟分枝杆菌和卡波西肉瘤的侵犯,引起腹泻和体重减轻。鸟分枝杆菌、隐孢子虫、巨细胞病毒感染肝脏,可出现肝大及肝功能异常。

3）中枢神经系统：①机会性感染：如脑弓形虫病、隐球菌脑膜炎及巨细胞病毒脑炎等。②机会性肿瘤：如原发性脑淋巴瘤和转移性淋巴瘤。③HIV 直接感染中枢神经系统：引起艾滋病痴呆综合征和无菌性脑炎，可表现为头晕、头痛、癫痫、进行性痴呆和脑神经炎等。

4）皮肤黏膜：肿瘤性病变，如卡波西肉瘤可引起紫红色或深蓝色浸润或结节。机会性感染可有白色念珠菌或疱疹病毒所致口腔感染等。外阴疱疹病毒、尖锐湿疣均较常见。

5）眼部：巨细胞病毒、弓形虫引起视网膜炎，眼部卡波西肉瘤等。

（三）心理－社会状况

艾滋病晚期病人由于健康状况迅速恶化，且无特效治疗及预后不良，加之特殊的流行病学特征易遭受他人的歧视而产生焦虑、恐惧及悲观等心理。

（四）辅助检查

1. 一般检查　血红细胞、白细胞、血小板可有不同程度减少。尿蛋白常阳性。

2. 免疫学检查　CD4$^+$T 淋巴细胞进行性减少，CD4$^+$/CD8$^+$ 比例倒置。免疫球蛋白、β_2 微球蛋白可升高。

3. HIV 抗体检测　HIV-1/ HIV-2 抗体检测是 HIV 感染诊断的金标准。

4. HIV 抗原检测　有助于抗体产生窗口期和新生儿早期感染的诊断。

5. 其他　包括病毒载量测定、耐药检测、蛋白质芯片等。

（五）治疗要点

抗反转录病毒治疗是针对病原体的特异性治疗，目标是最大限度地抑制病毒复制，重建或维持免疫功能。降低病死率及 HIV 相关疾病的罹患率，提高病人的生活质量；减少免疫重建炎症反应综合征；减少艾滋病的传播，预防母婴传播。

国内目前抗 HIV 的药物分为四大类：①核苷类似物反转录酶抑制剂：如齐多夫定（首选）、去羟肌苷、拉米夫定等。②非核苷类似物反转录酶抑制剂：如奈韦拉平、依非韦伦等。③蛋白酶抑制剂：如利托那韦、洛匹那韦等。④整合酶抑制剂：拉替拉韦。因 HIV 在抗病毒治疗过程中易发生突变，从而产生耐药性，目前主张联合用药称高效抗反转录病毒治疗（HAART，俗称鸡尾酒疗法）。

【常见护理诊断／问题】

1. 有感染的危险　与免疫功能受损有关。

2. 营养失调：低于机体需要量　与纳差、慢性腹泻及艾滋病期并发机会性感染和肿瘤消耗有关。

3. 恐惧　与艾滋病预后不良、疾病折磨、担心受到歧视有关。

4. 活动无耐力　与 HIV 感染、并发各种机会性感染和肿瘤等有关。

5. 腹泻　与并发胃肠道机会性感染和肿瘤有关。

【护理目标】

病人无感染发生；食欲增加，营养状态改善；能正确认识疾病，无恐惧发生；活动耐力增强；排便次数和大便性状恢复正常。

【护理措施】

（一）一般护理

1. 隔离　对 HIV 感染者和艾滋病病人均无须隔离。如病人出现明显腹泻，有可能污染环境时应予以接触隔离措施。艾滋病期病人因免疫缺陷，应实施保护性隔离措施。

2. 休息与活动　急性感染期和艾滋病期应卧床休息，以减轻症状；无症状感染期，可以正常工作,但应避免劳累。

3. 饮食护理 给予高热量、高蛋白、高维生素、易消化饮食,以保证营养供给,增强机体抵抗力。若有呕吐,在饭前30分钟给止吐药。若有腹泻,能进食者应给予少渣、少纤维素的流质或半流质,多饮水或果汁、肉汁等,忌食生冷及刺激性食物。不能进食、吞咽困难者给予鼻饲,必要时遵医嘱静脉补充所需营养和水分。

4. 个人卫生 加强口腔护理和皮肤清洁,以防继发感染,减轻口腔、外阴真菌、病毒等感染引起的不适。长期腹泻者要注意肛周皮肤的护理,便后用温水清洗局部,再用吸水性好的软布或纸巾吸干,可涂抹润肤油保护皮肤。

(二) 病情观察

密切观察发热的程度,观察有无疲乏、消瘦、盗汗等,注意有无肺部、胃肠道、中枢神经系统及皮肤黏膜等感染的表现;监测各系统症状体征的变化;观察有无各种严重的机会性感染和恶性肿瘤等并发症的发生,一旦发现,立即报告医生,积极配合处理。

(三) 对症护理

针对病人出现的各种症状,如发热、咳嗽、呼吸困难、呕吐、腹泻等进行对症护理。长期卧床者应定时翻身,防止压疮发生。

 知识窗

艾滋病病毒职业暴露后处理

护士被含有HIV的血液、体液污染了皮肤或者黏膜,以及被污染了的针头及其他锐器刺破皮肤,可采取以下措施:①用肥皂液和流动水清洗污染的皮肤,被暴露的黏膜应当反复用生理盐水冲洗干净。②如有伤口,应当在伤口旁端轻轻挤压,尽可能挤出损伤处的血液,再用肥皂液和流动水进行冲洗;禁止进行伤口的局部挤压。③伤口冲洗后,应当用消毒液,75%乙醇或0.5%碘伏进行消毒并包扎。

(四) 用药护理

观察抗病毒药物的疗效和不良反应,注意有无头痛、恶心、呕吐、腹泻等不良反应,有无骨髓抑制、肝肾损害,有无糖、脂肪代谢异常等。尤其是要注意严重的骨髓抑制作用,用药期间应定期检查血象,以防出现中性粒细胞和血小板减少,中性粒细胞低于0.5×10^9/L时应报告医生。此外,长期用药应注意有无耐药发生,停药或换药有无反跳现象。

(五) 心理护理

多与病人进行有效沟通,了解并分析病人的心理特点,针对病人的心理问题进行疏导,满足病人的合理需求,解除病人的孤独、恐惧感,使病人正视现实,建立自尊和自信,积极融入社会;与病人家属、亲友等进行沟通,教育他们不歧视病人,尊重病人人格,理解、鼓励、关怀和同情病人,帮助病人获得更多的家庭及社会支持资源。

(六) 健康指导

1. 对艾滋病病人及其家属的指导 ①解释本病的治疗方法、药物的使用方法、剂量、不良反应及长期治疗的重要性。②向病人及家属说明机会性感染的表现和预防措施。③实施适当的家庭隔离,病人的日常生活用品应单独使用和定期消毒。④指导病人加强营养,阐明营养对疾病和康复的影响。⑤嘱病人要勇敢地面对疾病,鼓起生活勇气,积极配合治疗。

2. 对无症状HIV感染者的指导 ①严禁献血、献器官、精液,避免不安全性行为。②不要与他人共用注射器、剃须刀、指甲刀、牙刷、手帕等。血、排泄物和分泌物应用 0.2% 次氯酸钠或漂白粉等进行消毒。③育龄妇女应避免妊娠,已受孕者应终止妊娠,以防母婴传播,哺乳期妇女应人工喂养婴儿。④定期进行访视及医学观察,出现症状、并发感染或肿瘤者应住院治疗。

3. 疾病预防指导 ①加强艾滋病防治知识宣传教育。高危人群用避孕套,规范治疗性病。②加强有关性知识、性行为的健康教育,教育群众要洁身自好,远离毒品、杜绝不洁注射。③宣传如何与艾滋病病人进行正常的接触和社交活动,告知社区群众一般的社交活动如握手、共同进餐、共用办公用品、共用浴室(游泳池)、礼节性的接吻以及空气、水、食物、昆虫叮咬等不会传播本病。④建立艾滋病监测系统,结合国境检疫。

【护理评价】

病人是否发生感染;食欲有无增加,营养状态是否改善;有无恐惧发生;活动耐力是否增强;排便次数和大便性状是否恢复正常。

> **边学边练**
>
> 实践 21 病毒性肝炎和艾滋病病人的护理

(程 畅 郭 华)

第六节 肾综合征出血热病人的护理

学习目标

1. 具有高度的责任感、团队意识和安全防护意识,尊重和关爱病人。
2. 掌握肾综合征出血热病人的护理评估要点和主要护理措施。
3. 熟悉肾综合征出血热病人的常见护理诊断／问题。
4. 学会正确对病人进行病情观察和对症护理。

肾综合征出血热(hemorrhagic fever with renal syndrome,HFRS)又称流行性出血热,是由汉坦病毒属的各型病毒引起的,以鼠类为主要传染源的一种自然疫源性传染病。本病的主要病理变化是全身小血管和毛细血管广泛性损害,临床主要表现为发热、低血压休克、充血出血和肾损害。

汉坦病毒属布尼亚病毒科,为负性单链 RNA 病毒,我国流行的主要是 I 型和 II 型。病毒不耐热、不耐酸,对紫外线及一般消毒剂如乙醇、碘酊均敏感,高于 37℃或 pH<5.0 易灭活。

本病发病机制仍未完全清楚,多数研究认为是病毒直接作用与病毒感染诱发免疫损伤及细胞因子和介质共同作用的结果。

【护理评估】

(一)流行病学资料

1. 宿主动物与传染源 本病的主要传染源为鼠,我国城市疫区以褐家鼠为主,农村疫区以黑线姬鼠为主,林区则以大林姬鼠为主。病人不是主要传染源。

2. 传播途径 可有多种途径传播。含有病毒的鼠类排泄物污染尘埃后形成的气溶胶,能通过呼吸道而感染人体;也可通过进食被鼠排泄物污染的食物而感染;还可被鼠咬伤或经皮肤伤口接触带病毒的鼠类血液或排泄物感染;另外孕妇感染本病后,病毒可经胎盘感染胎儿。

3. **人群易感性** 普遍易感,病后可获持久的免疫力。

4. **流行特征** 我国为重疫区,流行趋势由北向南,由农村向城市扩展,老疫区病例逐渐减少,新疫区则不断增加。全年均可发病,但有明显高峰季节,城市疫区 3~5 月为高峰,农村疫区 11 月 ~ 次年 1 月为高峰,林区夏秋季为高峰。以男性青壮年农民和工人发病较多(约占 80%),不同人群发病率高低与接触传染源的机会多少有关。

评估时重点询问流行季节有无疫区野外作业及留宿史,有无与鼠类及其排泄物接触史,是否接种过疫苗,发病是否在流行季节。

(二)身体状况

潜伏期 4~46 天,平均为 1~2 周。典型病例起病急骤,表现为发热、出血和肾损害三类症状和五期经过。

1. **发热期**

(1)发热:起病急骤、畏寒、发热,体温 39~40℃,以稽留热或弛张热多见,持续 3~7 天,体温越高,持续时间越长,病情越重。

(2)全身中毒症状:①头痛、腰痛、眼眶痛("三痛")及关节肌肉酸痛。②多数病人出现食欲减退、恶心、呕吐、腹痛、腹泻等消化道症状。腹痛剧烈时腹部有压痛、反跳痛,易误诊为急腹症。③部分病人出现嗜睡、兴奋不安、谵妄、神志恍惚等神经症状。

(3)毛细血管损害征:①皮肤充血:表现为颜面、颈部、胸部潮红(皮肤"三红"),重者呈醉酒貌以及眼结膜、软腭与咽部充血(黏膜"三红")。②渗出与水肿:表现为球结膜水肿。③出血:皮肤出血多在腋下和胸背部,呈点状、搔抓样条索状瘀点。黏膜出血可见于软腭及眼结膜。少数病人内脏出血。此期肾损害表现为蛋白尿和镜检发现管型。

2. **低血压休克期** 多在发热末期或退热同时出现或热退后发生,可先出现代偿性低血压、低血压倾向、低血压,最后发展为休克,常发生于病程 4~6 天,一般持续 1~3 天。其持续时间长短与病情轻重,治疗措施是否及时、正确有关。轻者一过性低血压,重者可为顽固性休克,易发生 DIC、急性呼吸窘迫综合征、急性肾损伤及脑水肿等。

3. **少尿期** 是本病具有特征性的一期,亦是本病的极期,多发生于起病的第 5~8 天,持续 2~5 天,持续时间长短与病情成正比。本期以少尿或无尿、尿毒症、水和电解质、酸碱平衡紊乱为特征。严重者可发生高血容量综合征(水肿、静脉充盈、脉搏洪大、血压升高)和并发肺水肿、腔道出血、内脏出血等。

4. **多尿期** 多发生于病程的第 9~14 天,持续约 7~14 天。尿量每日 500~2000ml 为移行期,血尿素氮、肌酐仍可上升;尿量每日 2000ml 为多尿早期;多尿后期尿量每日可达 3000ml 以上。此期注意再次休克、急性肾损伤及电解质紊乱。

5. **恢复期** 多尿期后,尿量减少,每日尿量在 2000ml 或以下,一般情况逐渐好转,但需 1~3 个月或更长时间才能完全恢复。

(三)心理 - 社会状况

病人因发病突然、病情进展快、症状明显、被隔离治疗和担心预后而出现焦虑紧张、孤独感、情绪低落及恐惧等心理状态。

(四)辅助检查

1. **血常规检查** 白细胞计数增高,一般为 $(15\sim30)\times10^9/L$,早期以中性粒细胞为主,4~5 天后淋巴细胞增多,并可出现异型淋巴细胞。发热后期和低血压休克期血红蛋白和红细胞明显升高。血小板从病程第 2 天起开始减少。

2. 尿常规检查　显著蛋白尿为本病主要特征之一,病程第 2 天即可出现至少尿期达高峰。少数病例可见膜状物,可有血尿及管型尿。

3. 血液生化检查　低血压休克期血尿素氮、血肌酐开始升高,少尿期最明显。休克期和少尿期可有代谢性酸中毒。血钾在发热期、低血压休克期处于低水平,少尿期升高,多尿期又降低。

4. 免疫学检查　IgM 1∶20 为阳性,IgG 1∶40 为阳性,相隔 1 周双份血清抗体滴度升高超过 4 倍以上者有诊断价值。

(五) 治疗要点

目前尚无特效疗法,治疗原则为"三早一就",即早发现、早休息、早治疗和就近治疗。具体措施以综合治疗为主,早期应用抗病毒治疗,在各期则进行对症治疗。①发热期:以抗病毒、减轻外渗、对症治疗和防治 DIC。②低血压休克期:以补充血容量、纠正酸中毒、改善微循环为原则。③少尿期:原则为稳定内环境、促进利尿、导泻和透析疗法。④多尿期:维持水、电解质、酸碱平衡,注意防止继发感染。⑤恢复期:休息、补充营养,逐步恢复活动与工作。

【常见护理诊断 / 问题】

1. 体温过高　与病毒血症有关。

2. 组织灌注无效　与全身广泛小血管损害、血浆外渗、出血及后期并发 DIC 有关。

3. 体液过多　与肾损害有关。

4. 营养失调:低于机体需要量　与发热、呕吐、进食少及大量蛋白尿有关。

5. 潜在并发症:心力衰竭、肺水肿、出血。

【护理措施】

(一) 一般护理

1. 休息与活动　早期应绝对卧床休息,保持舒适体位,忌随意搬动病人,以免加重血浆外渗和组织脏器出血。恢复期可逐渐增加活动量。

2. 饮食护理　鼓励病人进食清淡、易消化、高热量、高维生素的流质或半流质饮食,发热时要增加饮水量。少尿期必须严格限制水、钠及蛋白质的摄入,可采用漱口或湿棉签擦拭口唇的方法缓解口渴。多尿期指导病人摄取高蛋白、高糖和富含维生素的食物,注意水、电解质平衡,尤其注意钾的摄入。

(二) 病情观察

观察病人的生命体征、意识状态和尿量的变化;密切观察病人的症状、体征,注意有无休克、皮肤黏膜或内脏出血、肾功能不全的早期征象。一旦发现病情变化,及时报告医生,积极配合处理。

(三) 对症护理

1. 高热　以物理降温为主,如冰袋、冰帽等,但禁止乙醇或温水擦浴,以免加重皮肤充血、出血,必要时可药物降温。忌大量退热药,以防大量出汗诱发低血压而提前进入休克期。

2. 皮肤黏膜护理　保持皮肤清洁干燥,每日温水洗浴(禁用肥皂和乙醇),剪短指甲,避免搔抓引起皮损。出现皮肤大面积瘀斑时,局部用海绵垫、气垫保护,防止大小便浸渍,尽量避免发生破溃,如已发生破溃,用无菌生理盐水清洗局部,辅以红外线等照射,涂抗生素软膏,覆盖无菌敷料。对眼结膜充血、水肿的病人应注意保持眼部清洁,防止继发感染,可用 4% 硼酸水或生理盐水清洁分泌物和眼痂,滴氯霉素眼药水或涂抗生素眼膏。咽部红肿的病人每日用温水或朵贝液漱口,进食前后清洁口腔,保持口腔卫生。

3. 低血压休克　迅速建立静脉通道，遵医嘱快速补充血容量和应用血管活性药物，纠正酸碱失衡和电解质紊乱，保证输液通畅，警惕输液反应发生。

4. 少尿期护理　严格限制水、钠摄入，注意控制补液量和速度，按"量出为入，宁少勿多"的原则摄入或输入液体，遵医嘱给予利尿剂或透析疗法。

（四）心理护理

应向病人和家属解释疾病相关知识，关心体贴病人，鼓励病人树立战胜疾病的信心，积极配合治疗。同时，要求家属不要将焦虑、紧张等不良情绪带给病人，引导家属和亲友给病人心理支持和帮助。

（五）健康指导

1. 疾病知识指导　病人出院后仍需休息 1~3 个月，生活要规律，保证足够的睡眠，安排力所能及的活动如散步，逐渐增加活动量，以不感疲劳为度。

2. 疾病预防指导　加强卫生宣传教育，做好防鼠、灭鼠措施，改善卫生条件，防止鼠类排泄物污染食物和水源；流行季节野外作业或疫区工作时应加强个人防护如戴口罩、穿"五紧服"等，不用手直接接触鼠类及其排泄物，重点人群可行疫苗接种。

（郭　华　程　畅）

第七节　狂犬病病人的护理

学习目标

1. 具有高度的责任感、团队意识和安全防护意识，尊重和关爱病人。
2. 掌握狂犬病病人的护理评估要点及主要护理措施。
3. 熟悉狂犬病病人的常见护理诊断/问题。
4. 学会对病人及其家属有针对性地开展心理护理和健康指导。

狂犬病（rabies）又称恐水症，是由狂犬病毒引起一种侵犯中枢神经系统为主的急性人兽共患传染病。临床表现为特有的恐水、怕风、恐惧不安、咽肌痉挛、进行性瘫痪等。迄今为止，一旦发病，病死率达 100%。

狂犬病毒属弹状病毒科拉沙病毒属，病毒中心为单股负链 RNA，外面为核衣壳和含脂蛋白及糖蛋白的包膜。病毒易被紫外线、苯扎溴铵（新洁尔灭）、碘酒、高锰酸钾、乙醇、甲醇等灭活，加热 100℃ 2 分钟可灭活。

本病发病机制为病毒自皮肤或黏膜破损处侵入人体后，对神经组织有强大的亲和力。由于迷走、舌咽及舌下脑神经核受损，导致吞咽肌及呼吸肌痉挛，出现恐水、吞咽和呼吸困难等症状。交感神经受累时可出现唾液分泌和出汗增多。迷走神经节、交感神经节和心脏神经节受损时引起心血管功能紊乱，可致猝死。

【护理评估】

（一）流行病学资料

1. 传染源　带狂犬病毒的动物是本病的传染源。我国狂犬病的主要传染源是病犬，其次是猫、猪、牛及马等家畜。

2. 传播途径　主要通过咬伤传播，也可由带病毒犬的唾液，经各种伤口和抓伤、舔伤的

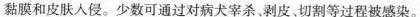

黏膜和皮肤入侵。少数可通过对病犬宰杀、剥皮、切割等过程被感染。

3. 易感人群 人群普遍易感,兽医与动物饲养员尤其易感。人被病犬咬伤后的发病率约为 15%~20%。被病兽咬伤后是否发病与下列因素有关:①咬伤部位的神经血管分布丰富,如头面部、颈部及手部等。②咬伤程度严重。③伤口未及时彻底清创。④咬伤后未及时全程足量注射狂犬疫苗。⑤被咬者免疫功能低下。

评估时询问病人是否接触过病犬,有无被病犬或其他动物咬伤史;如有咬伤史应询问是否及时正确处理伤口和有无接种过疫苗等情况,询问病人有无出现恐水、怕风或恐惧不安等表现。

(二)身体状况

潜伏期长短不一,大多在 3 个月内发病,潜伏期可长达 10 年以上,其长短与年龄、伤口部位、深浅、入侵病毒的数量和毒力等因素相关。典型临床经过分为 3 期,病程一般不超过 6 天。

1. 前驱期 持续 1~4 天。起病时可有低热、倦怠、头痛、恶心、全身不适等类感冒症状,继而出现恐惧不安、烦躁失眠、对声、光、风等刺激有喉头紧缩感。最有意义的早期症状为愈合伤口处及其相应的神经支配区有痒、痛、麻及蚁走等异样感觉,发生于 50%~80% 的病例。

2. 兴奋期 约 1~3 天。主要表现为高度兴奋、极度恐怖表情、发作性咽肌痉挛、恐水、怕风、怕光、怕声等。其中,恐水为本病的特征,典型者不敢饮水、闻水声、见水及提及水,严重发作时可有全身肌肉阵发性抽搐或呼吸肌痉挛致呼吸困难、发绀。另外,病人体温常升高至 38~40℃,甚至超过 40℃,有大汗淋漓、大量流涎、心率加快、血压上升等交感神经功能亢进及不能吞咽的表现。发作过程中,病人神志清楚,极为痛苦。

3. 麻痹期 一般为 6~18 小时。肌肉痉挛停止,全身弛缓性瘫痪,逐渐进入昏迷状态,最后因呼吸、循环衰竭而死亡。

(三)心理 - 社会状况

病人常因症状明显、病情发展迅速、预后极差而出现紧张、恐惧、濒死感等心理反应。

(四)辅助检查

1. 血、尿常规及脑脊液 外周血白细胞总数增多,中性粒细胞一般占 80% 以上。尿常规可发现轻度蛋白尿,偶有透明管型。脑脊液细胞数及蛋白质轻度增高,糖及氯化物正常。

2. 病原学检查 可取病人的脑脊液或唾液直接涂片、角膜印片或咬伤部位皮肤组织或脑组织通过免疫荧光法检测抗原,阳性率高达 98%。病人的唾液、脑脊液、泪液、颈背部皮肤活检物接种于鼠脑分离到病毒,可明确诊断。动物及死者脑组织做切片染色,镜检找内基小体,阳性率约 70%~80%。行反转录 - 聚合酶链反应(RT-PCR)法测定狂犬病毒 RNA,灵敏度高,有助于对血清学阳性但未能分离出病毒者的诊断。

3. 抗体检查 存活 1 周以上者做血清中和试验或补体结合试验检测抗体、效价上升者有诊断意义。

(五)治疗要点

本病目前无特效疗法,发病后以对症支持等综合治疗为主。如单室严格隔离病人,防止唾液污染;及时正确处理伤口;尽量保持病人安静,减少风、光、声等刺激;狂躁时用镇静剂;加强监护治疗,保持呼吸道通畅,吸氧,必要时行人工呼吸器辅助呼吸;维持内环境平衡,防治脑水肿;应用抗病毒药物治疗等。

【常见护理诊断 / 问题】

1. 皮肤完整性受损 与病犬、病猫等动物咬伤或抓伤有关。

2. 有受伤的危险　与病人兴奋、狂躁、出现幻觉等精神异常有关。

3. 有窒息的危险　与病毒损害中枢神经系统导致呼吸肌痉挛有关。

4. 营养失调：低于机体需要量　与吞咽困难、不能进食饮水有关。

5. 恐惧　与疾病引起死亡的威胁有关。

【护理措施】

（一）一般护理

1. 休息与环境　病人应卧床休息并实施严密接触隔离，将病人安置于安静、避光的单人房间，由专人护理，保持病人安静，减少风、光、声等刺激。躁动、惊恐或出现幻觉的病人，应加床栏保护或适当约束，防止坠床或外伤。

2. 饮食护理　有恐水及吞咽困难者应禁食禁饮，在痉挛发作的间歇期或应用镇静剂后可鼻饲高热量流质饮食，必要时遵医嘱给予静脉输液，保证每日摄入量及维持水电解质平衡，准确记录出入液量。

（二）病情观察

观察病人生命体征、意识状态的变化；发作时有无幻觉和精神异常，有无呼吸肌痉挛等严重并发症；密切观察病情进展，定时记录神志、面色及生命体征，尤其应注意呼吸频率及节律的变化；注意观察有无水、电解质、酸碱平衡紊乱。

（三）对症护理

1. 伤口护理　咬伤后尽快用 20% 肥皂水或 0.1% 苯扎溴铵（两者不能合用）反复冲洗至少 30 分钟，尽量除去狗涎和挤出污血，再用生理盐水反复冲洗后，局部用 70% 乙醇和 2% 碘酊反复消毒。伤口较深者，要进行清创，挤出血液，除去狗涎，用注射器插入伤口进行灌注、清洗，伤口不宜缝合或包扎，以利排血引流。在伤口底部和周围行抗狂犬病免疫球蛋白或抗狂犬病毒免疫血清局部浸润注射，皮试阳性者要进行脱敏疗法。另外，凡被咬伤、抓伤或皮肤破损处被带病毒的唾液沾染者，均需进行疫苗接种。接种时间为咬伤后第 0、3、7、14、30 天各肌注 1 次，每次 2ml；严重咬伤者，疫苗应加至全程 10 针，即咬伤后第 0、1、2、3、4、5、10、14、30、90 天各注射 1 针。

2. 惊厥或抽搐　对狂躁、恐怖、激动或幻视、幻听病人应加床档保护或适当约束，防止坠床或外伤。在使用镇静剂后有计划地集中进行医疗、护理操作，程序要简化，动作要轻快。避免一切不必要的刺激，尤其是与水有关的刺激，如病房内避免放置盛水容器，避免让病人闻及水声，避免提及"水"字，适当遮蔽输液装置等。

3. 呼吸肌痉挛　及时清除唾液及口鼻分泌物，保持呼吸道通畅，遵医嘱给予氧气吸入和镇静止痉剂，备好各种急救药品及器械。若有严重呼吸衰竭、不能自主呼吸者，应配合医生行气管插管、气管切开或使用人工呼吸机辅助呼吸，并做好相应的护理。

（四）用药护理

使用苯巴比妥等镇静药物时，应注意观察病人有无呼吸抑制。

（五）心理护理

护士应向病人和家属解释疾病相关知识，多方安慰病人，语言严谨，满足病人的身心需要，尽量减少病人独处，以减轻其恐惧心理，护士还要稳定家属情绪，嘱咐家属不要刺激病人，以利于治疗顺利进行。

（六）健康指导

1. 疾病知识指导　向群众宣传狂犬病的有关知识，如发病原因、发病特点及临床经过、预防的重要性、伤口的处理方法等。向病人家属解释病人兴奋、狂躁的原因，避免水的刺激。

2. 疾病预防指导 加强犬的管理，捕杀野犬、狂犬、狂猫及其他狂兽，并立即焚烧或深埋；对家犬应进行登记和预防接种，进口动物必须进行检疫。接触狂犬病的工作人员、兽医、山洞探险者、动物管理人员等高危人群暴露前要进行疫苗接种，于暴露前第0、7、21天接种3次，每次2ml肌注；2~3年加强注射1次，接种期间应戒酒、多休息。

（郭华 程畅）

第八节 细菌性痢疾病人的护理

学习目标

1. 具有高度的责任感、团队意识和安全防护意识，尊重和关爱病人。
2. 掌握细菌性痢疾的流行病学资料及病人的身心状况及主要护理措施。
3. 熟悉细菌性痢疾的辅助检查、治疗要点及病人的常见护理诊断/问题。
4. 了解细菌性痢疾病人的护理目标和护理评价。
5. 学会正确对细菌性痢疾病人进行饮食护理和健康指导。

细菌性痢疾（bacillary dysentery）简称菌痢，是由志贺菌（也称痢疾杆菌）引起的肠道传染病。主要表现为腹痛、腹泻、黏液脓血便和里急后重等，可伴有发热和全身毒血症状，严重者可出现感染性休克和（或）中毒性脑病。由于志贺菌各组及各血清型之间无交叉免疫，且病后免疫力差，故可反复感染。

志贺菌属于肠杆菌科志贺菌属，目前分为4个血清群（A群痢疾志贺菌、B群福氏志贺菌、C群鲍氏志贺菌、D群宋内志贺菌）共47个血清型或亚型，我国以福氏和宋内志贺菌占优势。痢疾志贺菌的毒力最强，可引起严重症状。痢疾杆菌在体外生存力较强，温度越低存活时间越长，如在潮湿土壤中生存34天，在瓜果、蔬菜及污染物上可生存1~2周。但对理化因素的抵抗力较低，日光直接照射30分钟，56~60℃10分钟，煮沸2分钟即被杀死，对各种化学消毒剂均敏感。

本病发病机制为痢疾杆菌侵入人体后，主要在乙状结肠与直肠黏膜上皮细胞和固有层中繁殖，引起肠黏膜的炎症反应和固有层小血管循环障碍，出现坏死、溃疡，发生腹痛、腹泻及脓血便。痢疾杆菌可释放内、外毒素，内毒素不但可引起全身毒血症，而且可致血管活性物质增加，引起急性微循环障碍，导致血栓形成和DIC发生，使重要脏器功能衰竭；外毒素可导致肠黏膜坏死，可能与水样腹泻与神经系统症状有关。

【护理评估】

（一）流行病学资料

1. 传染源 急、慢性病人及带菌者是主要传染源。急性菌痢早期排菌量大、传染性强；而慢性菌痢及带菌者容易被忽略，流行病学意义更大。

2. 传播途径 经消化道和接触传播。病原菌污染食物、水、生活用品或手，经口使人感染；亦可通过苍蝇污染食物而传播。

3. 人群易感性 人群普遍易感，病后可获得一定的免疫力，但短暂而不稳定，且不同群、型之间无交叉免疫，故易复发和重复感染。

4. 流行特征 夏秋季多见，终年散发，多见于卫生条件差的地区，以学龄前儿童和青壮年多见。

评估时询问病人的饮食情况和个人卫生习惯,尤其是发病前有无不洁饮食史或与菌痢病人接触史,以及居住地或旅居处的卫生状况。

(二)身体状况

潜伏期为 1~2 天。潜伏期长短和临床症状的轻重主要取决于病人的年龄、抵抗力、感染细菌的数量、菌群毒力的不同。根据病程长短和临床表现分为急性和慢性两型。

1. **急性菌痢** 根据毒血症状及肠道症状轻重分为 3 型。

(1)普通型(典型):起病急,高热伴畏寒、寒战,体温可高达 39℃,伴头痛、乏力、食欲减退等全身不适;肠道症状表现为早期恶心、呕吐,继而出现阵发性腹痛、腹泻和里急后重。排便次数增多,每天十次至数十次,量少,开始为稀便,后转变为黏液脓血便,常持续 1~2 周缓解或自愈。

(2)轻型(非典型):一般无全身毒血症状,病程短,3~7 天可痊愈;肠道症状较轻,排便次数较少,粪便糊状或稀便。

(3)重型:多见于老年、体弱、营养不良病人,急起发热,腹泻每天 30 次以上,为稀水脓血便,偶尔排出片状假膜,甚至大小便失禁,腹痛里急后重明显。后期可出现严重腹胀及中毒性肠麻痹,常伴呕吐,严重失水可引起外周循环衰竭。部分病例以中毒性休克为突出表现者,则体温不升,常有酸中毒和水、电解质平衡失调,少数病人可出现心、肾功能不全。

(4)中毒型:多见于 2~7 岁体质较好的儿童。起病急骤,突然发热,体温高达 40℃以上,病势凶险,可迅速发生循环和呼吸衰竭。而肠道症状较轻,可无腹泻和脓血便。根据其主要临床表现,可分为 3 型:

1)休克型(周围循环衰竭型):较多见,以感染性休克为主要表现。病人面色苍白、四肢厥冷、甲床苍白、心率快、脉细速、血压正常或稍低,甚至测不出,尿量减少,可伴不同程度的意识障碍及心、肾功能不全等症状。

2)脑型(呼吸衰竭型):最为严重。表现为脑膜炎,颅内压增高,甚至脑疝,并出现中枢性呼吸衰竭。

3)混合型:预后最为凶险。常先出现惊厥,未能及时抢救则迅速发展为呼吸衰竭和循环衰竭。

2. **慢性菌痢** 病程反复发作或迁延不愈达 2 个月以上称慢性菌痢。多与急性期治疗不及时或不彻底、或正规治疗但菌株产生耐药、机体抵抗力低下、患慢性胃肠道疾病或感染的菌型为福氏菌等有关。

(1)慢性迁延期:最为多见。急性菌痢发作后,迁延不愈,常有腹痛,长期腹泻或腹泻与便秘交替、稀黏液便或脓血便。

(2)急性发作型:半年内有痢疾史,常因进食生冷食物或受凉、过度劳累等因素诱发,出现腹痛、腹泻及脓血便,发热常不明显。

(3)慢性隐匿型:较少见。1 年内有痢疾史,而无临床症状。粪便培养可检出志贺菌。

(三)心理 - 社会状况

病人因发热、头痛、全身毒血症状及腹痛、腹泻和里急后重等症状,或担心疾病迁延不愈转为慢性等,常出现心情烦躁、焦虑等不良情绪。

(四)辅助检查

1. **血常规检查** 急性期白细胞总数增高,多在(10~20)×10^9/L,以中性粒细胞增高为主。

慢性菌痢可有轻度贫血。

2. 粪便常规 外观多为黏液脓血便，常无粪质，量少。镜检可见白细胞（≥15 个 / 高倍视野）、脓细胞和少量红细胞，如发现巨噬细胞更有助于诊断。

3. 细菌培养 粪便培养出痢疾杆菌有助于菌痢的确诊及抗菌药物的选用。采集粪便培养标本宜在抗生素治疗前，早期、多次、连续采集新鲜粪便中脓血、黏液部分，可提高阳性检出率。

4. 免疫学检查 与细菌培养比较具有早期快速诊断的优点。

（五）治疗要点

1. 急性菌痢 治疗措施包括一般治疗、抗菌治疗和对症治疗。一般治疗主要包括消化道隔离至临床症状消失，粪便培养连续 2 次阴性。毒血症状重者必须卧床休息。饮食以流质食物为主，忌食生冷、油腻及刺激性食物。抗生素治疗的疗程一般为 3~5 天。首选药物为喹诺酮类药物，首选环丙沙星，其他喹诺酮类药物也可选用。其他 WHO 推荐的二线用药如匹美西林、头孢曲松、阿奇霉素等只有在志贺菌菌株对环丙沙星耐药时才考虑应用。

2. 中毒性菌痢 应采取综合性抢救措施，力争早期治疗。主要措施包括降温止惊、迅速纠正休克及防治脑水肿等对症治疗和抗菌治疗。

3. 慢性菌痢 可采取全身和局部治疗相结合的原则，采取一般治疗、病原治疗和对症治疗措施。病原治疗应根据病原菌药敏结果，通常联合应用 2 种不同类型的药物，疗程需适当延长，必要时可给予多个疗程，也可保留灌肠。

【常见护理诊断 / 问题】

1. 体温过高 与痢疾杆菌内毒素激活细胞释放内源性致热源，作用于体温中枢导致体温升高有关。

2. 腹泻 与肠道炎症、广泛浅表性溃疡形成导致肠蠕动增强、肠痉挛有关。

3. 组织灌注无效 与中毒性菌痢导致微循环障碍有关。

4. 疼痛:腹痛 与细胞毒素作用于肠壁自主神经，导致肠痉挛有关。

5. 潜在并发症:惊厥、脑疝、中枢性呼吸衰竭。

【护理目标】

病人体温降至正常;排便次数和大便性状恢复正常;组织器官灌注良好，无休克发生;疼痛减轻或消失;并发症得到有效防治。

【护理措施】

（一）一般护理

1. 休息与体位 实施接触隔离措施，防止经消化道和生活接触途径的传播，隔离至临床症状消失、粪便培养连续 2 次阴性为止。对粪便、呕吐物及污染物进行严格消毒。急性期病人应卧床休息，慢性期以休养为主，中毒型菌痢病人应绝对卧床休息，专人监护，安置病人平卧或休克体位（头部和下肢均抬高 30°），注意保暖。

2. 饮食护理 严重腹泻伴呕吐时暂禁食，遵医嘱静脉补充营养。待病情缓解能进食后，给予易消化、高蛋白、高维生素、清淡流质或半流质饮食，避免生冷、多渣、油腻或刺激性食物。少量多餐，可饮糖盐水。

（二）病情观察

密切观察排便次数、粪便量和性状，注意有无脱水征象，记录 24 小时出入液量;监测病人生命体征、神志、尿量、瞳孔反射等;观察病人有无休克征象、脑水肿及脑疝表现，一旦出现,应立即报告医生并配合抢救。

(三) 对症护理

腹痛剧烈者可用热水袋热敷以缓解肠痉挛,或遵医嘱使用阿托品或颠茄制剂。伴里急后重者嘱病人排便时不要过度用力,以免脱肛;发生脱肛时可戴橡胶手套按摩,助其回纳;每次便后清洗肛周皮肤,每日用 1∶5000 高锰酸钾溶液坐浴,防止糜烂、感染。发热时除采取常规降温措施外,可用 2% 冷(温)盐水低压力灌肠,以达到降温和清除肠内积物的目的。惊厥者应注意安全,防止跌伤或舌咬伤,并保持病室安静,避免声光刺激。急性期禁用止泻剂。慢性菌痢可采用药物保留灌肠治疗。

(四) 用药护理

遵医嘱给予有效抗菌药物。应用喹诺酮类药物时观察有无头痛、腹痛、腹泻、呕吐、皮疹、胃肠道反应、肾毒性、过敏反应及粒细胞减少等不良反应。使用阿托品类药时观察有无口干、心动过速、尿潴留及视物模糊等。早期禁用止泻药,以使毒素排出。

(五) 心理护理

向病人解释腹痛、腹泻、里急后重等发生的原因,介绍主要治疗措施及效果,以消除其焦虑心理。

(六) 健康指导

1. 疾病知识指导 向病人及家属说明患病对休息、饮食及饮水的要求;指导病人避免饮食不当、腹部受凉及过度疲劳等诱发因素;向慢性菌痢病人介绍急性发作的诱因,并嘱病人加强锻炼,尽量保持生活规律,复发时及时就诊;介绍家庭隔离措施。指导病人遵医嘱服药,争取急性期彻底治愈。

2. 疾病预防指导 向病人、家属及社区群众宣讲急性菌痢的致病因素和预防措施,说明加强饮食、饮水和粪便管理的重要性,改善个人和环境卫生,饭前便后要洗手,防蝇、灭蝇、灭蟑螂;从事饮食业、托幼工作和自来水工人应定期粪便培养,发现带菌者即令离岗,彻底治疗;流行期间可口服多价痢疾减毒活菌苗进行预防。

【护理评价】

病人体温是否降至正常;排便次数和大便性状是否恢复正常;组织器官灌注是否良好,有无休克发生;疼痛是否减轻或消失;并发症是否得到有效防治。

(郭　华)

第九节　伤寒病人的护理

学习目标

1. 具有高度的责任感、团队意识和安全防护意识,尊重和关爱病人。
2. 掌握伤寒病人的护理评估要点和主要护理措施。
3. 熟悉伤寒病人的常见护理诊断 / 问题。
4. 学会正确对伤寒病人进行健康指导。

伤寒(typhoid fever)是由伤寒沙门菌引起的一种急性肠道传染病。临床特征为持续发热、表情淡漠、相对缓脉、玫瑰疹、肝脾大和白细胞减少等。有时可出现肠出血和肠穿孔等严重并发症。

伤寒沙门菌属沙门菌属 D 群,革兰染色阴性,不产生外毒素,菌体裂解时释放的内毒素是致病的重要因素。该细菌主要有菌体"O"抗原、鞭毛"H"抗原和表面"Vi"抗原,感染机体后诱生相应的抗体,但均为非保护性抗体。伤寒杆菌在自然界中生活力强,耐低温,在干燥的污物、水和食物中可存活 2~3 周,在粪便中可存活 1~2 个月,在冰冻环境可维持数月。但对阳光、热、干燥抵抗力差,阳光直射数小时死亡,加热至 60℃ 15 分钟或煮沸后即可杀灭;对一般化学消毒剂敏感,5% 苯酚 5 分钟即可杀灭。

本病发病机制为伤寒杆菌进入人体后,先在小肠繁殖,后经淋巴管进入肠道淋巴结及肠系膜淋巴结继续繁殖,再通过淋巴系统入血,引起第一次菌血症,此阶段为潜伏期,病人无症状。若机体免疫力弱,则细菌随血液进入肝、脾、胆囊、骨髓、肾等器官内大量繁殖,再次进入血流,引起第二次菌血症,同时释放大量内毒素,激活单核 - 吞噬细胞释放白细胞介素 -1 和肿瘤坏死因子等引起典型症状。

【护理评估】

(一)流行病学资料

1. **传染源** 带菌者或病人为伤寒的唯一传染源。病人从潜伏期末即可从粪便排菌,发病 2~4 周排菌量最多,传染性最强,恢复期后排菌减少。排菌达 3 个月以上称慢性带菌者,是引起伤寒不断传播或流行的主要传染源,有重要的流行病学意义。

2. **传播途径** 通过消化道和接触传播,经手、食物、水、日常生活用具、苍蝇或蟑螂而感染。水源被污染是本病最重要的传播途径,食物被污染是传播伤寒的主要途径,水和食物污染是暴发流行的主要原因。

3. **人群易感性** 人群普遍易感,病后可获得持久性免疫力。

4. **流行特征** 可常年发病,散发为主,流行多在夏、秋季。儿童及青壮年多见。

评估时重点询问病人的饮食、饮水、个人卫生状况及生活环境;当地是否有伤寒流行,有无与伤寒病人接触,既往是否患过伤寒及是否接种过伤寒菌苗。

(二)身体状况

潜伏期 3~60 天,一般为 7~14 天。潜伏期长短与感染细菌量及机体免疫状态有关。

1. **典型伤寒** 自然病程为 4~5 周,临床经过分为 4 期。

(1)初期:病程第 1 周。大多起病缓慢,发热是最早出现的症状,其体温呈阶梯形上升,于 5~7 天内达 39~40℃,同时可伴有全身不适、头痛及四肢酸痛等症状。

(2)极期:病程第 2~3 周,出现伤寒特征性表现:①高热:多呈稽留热型,持续约 10~14 天。②消化系统症状:腹部不适、腹胀,多有便秘。③神经系统症状:特殊的中毒面容(伤寒面容),精神恍惚、表情淡漠、呆滞,反应迟钝,耳鸣和听力减退,严重者可有中毒性脑病表现。④循环系统症状:相对缓脉或重脉。并发中毒性心肌炎时,相对缓脉不明显。重症病人出现脉细数、血压下降、循环衰竭。⑤肝脾大:多数病人于病程 1 周末可有脾大,部分病人有肝大。若出现黄疸或肝功能明显异常时,提示并发中毒性肝炎。⑥玫瑰疹:病程第 7~13 天出现,2~4 天内消退,主要分布于胸、腹,也可见于肩背部及四肢等部位,直径约 2~4mm,压之褪色,多在 10 个以下。

(3)缓解期:病程第 4 周。体温逐渐下降,症状逐渐减轻,肿大的肝脾开始回缩。

(4)恢复期:病程第 5 周。体温恢复正常,症状消失,约 1 个月左右完全康复。

2. **其他类型** 除上述典型表现外,伤寒可有轻型、爆发型、迁延型、逍遥型等其他类型。

3. 特殊临床背景下以及病程发展阶段中伤寒的特点 ①小儿伤寒:年龄越小临床表现越不典型。②老年伤寒:发热通常不高,多汗时容易虚脱;病程迁延,恢复期长;并发支气管肺炎和心力衰竭多见,病死率高。③再燃:部分病人在病后2~3周体温开始下降但又未达到正常时,体温又再上升,持续5~7天后才恢复正常,血培养可为阳性,称再燃,可能与菌血症仍未被完全控制有关。④复发:少数病人热退后1~3周,症状再度出现,称为复发。此时血培养可再度阳性,与病灶内的细菌未被完全清除,重新侵入血流有关。

4. 并发症

(1) 肠出血:是最常见的肠道并发症,由肠壁病变侵蚀血管所致,发生于病程第2~4周。可有粪便隐血至大量便血,大出血的发生率为2%~8%。

(2) 肠穿孔:是最严重的并发症,由肠壁溃疡侵蚀浆膜所致,多见于病程第2~4周,发生率3%~4%,好发于回肠末段。诱因是饮食不当、滥用泻药、排便用力等。

(3) 其他并发症:包括中毒性肝炎、中毒性心肌炎、支气管炎及肺炎、溶血性尿毒综合征、急性胆囊炎、骨髓炎、肾盂肾炎、脑膜炎和血栓性静脉炎等。

(三) 心理 - 社会状况

由于伤寒症状多且严重、加之住院隔离治疗,病人多有抑郁、孤独、焦虑及恐惧等心理;由于不理解病程中需限制活动、限制饮食的意义,病人常出现不配合治疗与护理及急躁情绪。

(四) 辅助检查

1. 一般检查 血白细胞计数减少,一般在$(3\sim5)\times10^9$/L,中性粒细胞减少,嗜酸性粒细胞减少或消失,随病情好转后逐渐恢复正常,复发时可再度减少或消失,对伤寒的诊断与病情评估有一定参考价值。尿常规检查常出现轻度蛋白尿和少量管型。粪便检查在腹泻病人可见少量白细胞。骨髓涂片可见伤寒细胞。

2. 细菌学检查 ①血培养:是本病最常用的确诊方法。病程第1~2周阳性率最高,可达80%~90%,第2周后逐步下降。②骨髓培养与涂片:其阳性率较血培养高,且出现早、持续时间长,适合于疑似伤寒但血培养阴性者。③粪便培养:从潜伏期起便可获阳性,第3~4周阳性率最高,常用于判断带菌情况。④尿培养:早期常为阴性,第3~4周阳性率较高,可达25%。

3. 肥达试验 伤寒抗体通常在病后1周左右出现,第3~4周阳性率最高,可达70%以上。"O"抗体效价≥1:80,"H"抗体效价≥1:160时,可确定为阳性,有辅助诊断价值。相隔1周双份血清抗体效价上升4倍以上有助于确诊。"Vi"抗体的检测可用于慢性带菌者的调查,效价≥1:40有意义。

(五) 治疗要点

治疗措施包括一般治疗、对症治疗、病原治疗、带菌者治疗、复发治疗及并发症治疗。目前,在没有伤寒药物敏感性试验的结果之前,伤寒经验治疗的首选药物推荐第三代喹诺酮类药物。儿童和孕妇伤寒病人宜首选第三代头孢菌素。

【常见护理诊断 / 问题】

1. 体温过高 与伤寒杆菌感染、释放大量内源性致热源有关。

2. 营养失调:低于机体需要量 与高热、纳差、腹胀、腹泻有关。

3. 腹泻 / 便秘 与内毒素释放导致肠道功能紊乱、中毒性肠麻痹、低钾、长期卧床等有关。

4. 潜在并发症:肠出血、肠穿孔。

【护理措施】

（一）一般护理

1. 休息与活动 按消化道传染病隔离。发热期病人必须卧床休息至退热后 1 周,以减少热量消耗和肠蠕动,避免肠道并发症的发生。恢复期无并发症者可逐渐增加活动量。

2. 饮食护理 极期给予营养丰富、清淡的流质饮食,少量多餐。缓解期可给予易消化的高热量无渣或少渣、少纤维素、不易产生肠胀气的流质或半流质饮食。恢复期病人食欲好转,可逐渐过渡到正常饮食,但切忌暴饮暴食或进食生冷、粗糙及不消化的食物。

（二）病情观察

观察热型、生命体征、面色及意识状态的变化;密切观察腹胀、便秘及腹泻等情况;观察粪便颜色、性状、有无粪便隐血阳性及腹痛、腹肌紧张等并发症表现,如有异常,立即报告医生并配合处理。

（三）对症护理

高热者给予物理降温,擦浴时避免在腹部加压用力,以免肠出血或肠穿孔;便秘病人切忌排便时过度用力,必要时可用开塞露或生理盐水低压灌肠,忌用泻药。腹胀病人可用松节油热敷腹部、肛管排气或生理盐水低压灌肠,但禁用新斯的明,以免引起剧烈肠蠕动而诱发肠出血或肠穿孔。

（四）用药护理

遵医嘱用药并观察药物不良反应。喹诺酮类药物可影响骨骼发育,故儿童、孕妇、哺乳期妇女应慎用;氯霉素对骨髓有抑制作用,使用时注意监测血象变化。

（五）并发症护理

1. 肠出血 绝对卧床休息,保持安静,必要时使用镇静剂。出血时禁食,遵医嘱静脉输液,给予止血药物,严禁灌肠治疗。严密观察病人面色、血压、脉搏、意识及便血情况。

2. 肠穿孔 禁食,胃肠减压,遵医嘱静脉输液,应用对肠道菌敏感的抗生素,监测生命体征,做好术前准备。

（六）心理护理

做好解释工作,消除病人抑郁、悲观、孤独、焦虑及恐惧等心理,积极配合治疗与护理。

（七）健康指导

1. 疾病知识指导 向病人和家属讲解本病的有关知识,指出实施消化道隔离的重要性,告知病人必须隔离治疗至体温正常后 15 日或每隔 5~7 日粪便培养 1 次,连续 2 次阴性后方可解除隔离。定期复查,若有不适,随时就诊。要有足够的休息和睡眠,出院后应继续休息 1~2 周,逐渐增加活动量和工作量。恢复期仍应避免粗纤维、多渣饮食。

2. 疾病预防指导 开展预防伤寒发生或流行的宣传教育,加强公共卫生的管理和水源的保护,注意个人卫生,消灭苍蝇、蟑螂。与带菌者一起生活或进入流行区之前,可以接受菌苗注射或应急性预防用药,口服复方磺胺甲噁唑(复方新诺明)3~5 天。

（郭 华）

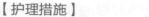 思考题

1. 小芳,10 岁,某地郊区小学生。因"发热、乏力、食欲差、恶心呕吐 5 天,尿黄 1 天"入院。护理体检:T 39.6℃,P 112 次 / 分,R 20 次 / 分,BP 110/70mmHg。发育正常,营养中等,巩膜黄染。心肺无异常。腹平软,肝肋下 4cm,有压痛,脾肋下未及,病理反射未引出。血清酶检

测：ALT 1100IU/L，AST 620IU/L。既往无肝炎史，无用药、输血及手术史。最近学校中有同学患"肝炎"，详细情况不明。初步诊断为急性黄疸型肝炎，以甲型可能性大。

请问：

（1）为了向病人提供合适的护理，护士还应收集该病人哪些方面的资料？

（2）该病人目前主要的护理诊断/问题有哪些？应如何进行护理？

2. 张先生，34 岁。乏力、厌食、恶心及肝区不适 10 年，加重 1 周。10 年前病人无明显诱因出现乏力、厌食、恶心及肝区不适症状，乙肝病原学检测发现 HBsAg 阳性，肝功能检查发现血清转氨酶轻度增高。曾服用一般保肝药物，未用干扰素等抗病毒药物治疗。1 周前劳累后上述症状明显加重而入院。既往无手术及输血史。因久治不愈，病人情绪悲观、消极。护理体检：T 36.6℃，P 72 次/分，R 18 次/分，BP 120/80mmHg。无明显肝病面容，肝掌可疑，前胸部可见 3 个蜘蛛痣。心肺无异常。腹软，无压痛，肝脏肋下 3cm，质地韧，有轻微触痛，脾脏侧卧位肋下刚及，稍硬。无腹腔积液及水肿。实验室检查：ALT 175IU/L；HBsAg（+），HBeAg（+），抗 HBc（+），抗 HBs（−），抗 HBe（−），HBV DNA（+）。初步诊断为慢性乙型肝炎。

请问：

（1）该病人目前主要的护理诊断/问题是什么？如何护理？

（2）该病人目前病情观察的重点是什么？

（3）护士应该对该病人进行哪些健康指导？

实 践 指 导

实践指导说明

根据中等职业学校护理专业教学标准和助产专业教学标准要求,中等卫生职业教育护理专业和助产专业《内科护理》教学内容包括理论教学和实践教学两部分。为了保证课程任务和课程目标的达成,实现培养"技能型卫生专业人才"的培养目标,本教材在编写理论教学内容的同时,增加了实践指导,附在书后,以引导和规范实践教学,使教师在实施实践教学过程中有所遵循。

实践指导原则上以 2 学时为 1 个实践单元,共 21 个实践单元,每个实践单元按照目的、准备、方法与过程、评价 4 个程序编写,为了使各地(校)更好地理解和实施实践教学,现就实践环节和实践内容做如下说明:

1. 目的 指本次实践课学生学习的目标。

2. 准备 包括环境准备、病人准备、护生准备、病例准备和物品准备等。

(1) 环境准备:指临床见习前,教师应与相关病房负责人联系,落实见习病房。实践操作课前,应使环境整齐、清洁、安静和温度适宜,无对流风,用屏风或窗帘遮挡等。

(2) 病人准备(或评估)

1) 临床见习前,教师应到相关病房,了解本次实践课需见习疾病病人资源情况,选定见习病人若干;情境教学和角色扮演时,应培训好模拟病人;对病人的身体状况、心理、文化等情况进行评估。

2) 人文关怀流程:①术前访视:到病人所在病区,阅读病例,了解病人病情。②到病室看望病人,自我介绍。③解释目的、过程及配合注意事项,消除病人及家属的疑虑、恐惧。④征询病人及其家属的特殊要求,根据病人的性格、爱好、宗教信仰适当给予满足。⑤在交流中,语言科学严谨,符合护士职权范围,体现人文关怀和职业道德。⑥接诊:礼貌热情,问候病人及家属,使病人轻松进入状态。⑦见习或实践操作前,核对病人,与病人交谈,安慰病人。

(3) 护生准备:指实践课课前,学生应做好课前预习,并穿好护士服,戴好帽子和口罩,备好记录本和笔等。

(4) 病例准备:①临床见习课,课前教师选定好若干病例。②多媒体演示,教师在课前应备好演示资料及演示设备。③案例分析课,教师应准备好标准案例发放给学生预习。

(5) 用物准备:包括实践课需要的各种相关物品的准备。

由于环境准备、病人准备和护生准备每次实践课的要求基本一致,为了避免重复,只在本编写说明中予以解释,在每个具体实践项目中,根据实践内容不同只列出病例准备或物品准备。

3. 方法与过程

(1) 方法:主要包括临床见习、多媒体演示、病例分析、情境教学、角色扮演、技能实践及示教等。教师可根据实践教学内容及实践条件进行选择。

(2) 过程

1) 临床见习:①由带教教师讲解实践目的、实践内容、实践方法及实践要求,学生分组(每组 6~10 人),阅读选定病人的住院病历,在带教教师的指导下,对病人进行护理评估,询问病人的健康史,进行护理体检。②小组内讨论病人的病情,对收集的病人资料进行分析和整理,提出护理诊断 / 问题及护理计划要点。③各小组推荐代表,汇报本小组的讨论意见,教师点拨和总结。④课后每位学生对采集的评估资料进行分析整理,按要求制订护理计划或健康指导计划等,整理成文交任课教师批阅。

2) 多媒体演示:①使用多媒体教学,课前教师应向学生讲明目的要求,提出思考问题,指导学生做好课前预习。②课中教师应结合多媒体演示内容,指导学生观看的重点及需要注意的问题,解决学生在理论课教学中的困惑或难点内容,避免把多媒体教学课变成只是学生单方面观看演示资料的教学模式。③观看结束后,可组织学生进行小组讨论,并及时反馈和总结。

3) 案例分析:①课前可将学生分成若干小组,教师将准备好的病例资料分发给学生,做好课前预习。②课中教师引导学生分组讨论病例,收集病人资料,根据情景中提出的问题进行分析、整理,得出结论,各组派代表汇报讨论结果,教师给出参考答案。③采用情境教学或角色扮演等方式展示学生的学习成果和知识的运用能力。④课堂交流、讨论,教师总结和反馈。

4) 技能实践:技能实践主要在实训室进行,操作过程详见各章常用诊疗技术及护理,在实践指导中,过程只列出主要操作步骤,并且用箭头连接。

由于临床见习、多媒体演示和案例分析三种方法的组织过程基本一致,为避免重复,只在此说明,在每个具体实践项目中,不再列出。此外,不同的实践内容,实践的方法和过程不同,教师可视具体情况进行选择,不一定面面俱到。

4. 评价 评价应体现评价主体的多元化,评价过程的多元化,评价方式的多元化。评价内容不仅关注学生对知识的理解和技能的掌握,更要关注运用知识解决护理问题的能力和水平,重视规范操作、认真负责等职业素质的形成,以及医疗安全、护患交流、人文关怀、团队合作等的职业意识与观念的树立。不同的实践内容,评价的方法可视具体情况选择。

以上方法仅供参考。实践教学的内容、范畴很广,教学的方式方法也很多,本实践指导只是从某一个知识点、某一种方式及方法进行了说明,旨在对实践教学起到指导和引领作用,各学校可根据本地本校的实际情况及实践条件进行选择和调整,积极创造条件,保证教学任务的完成和教学目标的达成。

(林梅英)

实践 1 支气管哮喘病人的护理

【实践目的】

1. 具有认真负责的职业态度和团队合作意识,尊重、关心、爱护病人,给予病人以人文关怀。

2. 熟练掌握支气管哮喘病人的评估方法,能初步运用护理工作程序,进行观察评估,发现和解决护理诊断/问题,评价护理结果。

3. 学会与病人及家属进行有效沟通,实施心理护理和健康指导。

【实践准备】

包括环境准备、病人准备、护生准备、病例准备等,详见"实践指导说明"。

病例资料:

情 景 一

刘女士,25岁。既往有"支气管哮喘"病史5年,每于春季好发。2天前受凉后出现咽痛、咳嗽、咳少量白色黏痰伴憋喘,在家应用"沙丁胺醇气雾剂"治疗,病情无明显好转,遂来院就诊。护理体检:T 37℃,P 104次/分,R 28次/分,BP 130/80mmHg。神志清晰,表情紧张,口唇轻度发绀,呼吸急促。双肺满布哮鸣音,呼气延长。心界不大,心率104次/分,律齐,各瓣膜听诊区未闻及杂音。腹部无压痛,肝脾无肿大。下肢无水肿,未见杵状指。血常规显示:白细胞 7.6×10^9/L,中性粒细胞75%,淋巴细胞12%,嗜酸性粒细胞10%,血红蛋白135g/L,血小板 234×10^9/L。初步诊断:支气管哮喘。

请讨论:

1. 该病人首优的护理诊断/问题是什么? 应采取哪些护理措施?

2. 若病情进一步加重,会出现哪些并发症?

情 景 二

入院后刘女士经支气管舒张剂等药物治疗,病情无好转。病人呈端坐呼吸,大汗淋漓,呼吸急促,讲话不连贯、嗜睡。家属十分紧张,频繁向护士、医生询问病情。护理体检:R 35次/分,P 130次/分,口唇、甲床明显发绀。双肺呼吸音低,未闻及哮鸣音,双肺底闻及少量湿啰音。临床诊断:重症哮喘。

请讨论:

1. 该病人目前实施氧疗的方法、流量和浓度与轻、中度哮喘病人有何不同? 请解释原因。

2. 请说出该病人病情观察的主要内容。

情 景 三

经控制感染、糖皮质激素、支气管舒张剂等药物治疗和积极有效的护理,病人的哮喘持续发作得到控制,呼吸困难缓解,发绀、咳嗽减轻,痰液能够顺利排出,准备明日出院。

请讨论:

1. 为预防哮喘反复发作,出院前护士应如何进行针对性的健康指导?

2. 护士如何指导病人正确掌握支气管舒张气雾剂的使用?

【方法与过程】

见"实践指导说明"。

【实践报告】

每小组完成一份支气管哮喘病人护理的实践报告。

(崔郁玲 邹春杰)

实践 2　肺炎和肺结核病人的护理

【实践目的】

1. 具有认真负责的职业态度和团队合作意识,尊重、关心、爱护病人,给予病人以人文关怀。

2. 熟练掌握肺炎、肺结核病人的评估方法,能初步运用护理工作程序,进行观察评估,发现和解决护理诊断/问题,评价护理结果。

3. 学会与病人及家属进行有效沟通,实施心理护理和健康指导。

【实践准备】

包括环境准备、病人准备、护生准备、病例准备等,详见"实践指导说明"。

病例资料一:

情　景　一

赵先生,39 岁。寒战、高热 3 天入院。3 天前淋雨后病人突发寒战、高热,体温 39.8℃,伴头痛,右上胸部刺痛,深呼吸及咳嗽时加重。曾到附近诊所诊治,症状未见好转。昨日胸痛加剧,并有咳嗽,咳少量铁锈色痰伴气促。护理体检:T 40.5℃,R 30 次/分,P 110 次/分,BP 120/80mmHg。急性病容,鼻翼扇动,面颊绯红,口唇发绀。右上肺触觉语颤增强,叩诊呈浊音,听诊可闻及支气管呼吸音和少量湿啰音。心率 110 次/分,律齐,未闻及杂音。腹软,无压痛,双下肢无水肿。X 线胸片显示:右上肺野大片致密阴影。血常规:白细胞计数 18.0×10^9/L,中性粒细胞 92%,伴核左移。临床初步诊断为肺炎球菌肺炎。

请讨论:

1. 该病人首优的护理诊断/问题是什么?

2. 针对病人高热,护士应采取哪些护理措施? 如何安置病人体位,减轻胸痛?

3. 目前病情观察的主要内容是什么?

情　景　二

入院 2 小时后护士小张在巡视病房时,发现病人呼吸急促、意识模糊、烦躁不安。护理体检:T 37.2℃,R 32 次/分,P 125 次/分,BP 80/60mmHg。口唇发绀,肢端皮肤苍白、湿冷。

请讨论:

1. 病人的病情发生了什么变化?

2. 护士应该怎样配合医生进行紧急抢救?

情　景　三

入院第 10 天,经积极控制感染、抗休克、对症支持等治疗,病人体温降至正常,胸痛、呼吸困难缓解,仍有轻微咳嗽,咳少量白痰。医嘱予以出院口服药物治疗。

请讨论:

1. 护士应如何进行针对性的健康指导,预防呼吸道感染发生?

2. 出院后病人出现哪些症状需及时来院复诊?

病例资料二:

情　景　一

吴女士,26 岁。低热、盗汗、咳嗽 1 个月余,咯血 2 天。1 个月前病人无明显诱因出现午后低热,伴乏力、盗汗、食欲减退、咳嗽、咳少量白色黏痰。在村诊所按"感冒"治疗,效果不佳。2 天前出现咯血,色鲜红,量约 50ml,遂急来医院就诊。护理体检:T 38℃,P 92 次 / 分,R 20 次 / 分,BP 110/70mmHg。左锁骨上下闻及少许湿啰音。心脏及腹部未见异常。胸片显示:左上肺斑片状阴影,内可见小空洞形成。初步诊断为肺结核。

请讨论:

1. 在评估过程中,护士还应补充询问哪些健康史内容?

2. 护士应安排病人取何种体位卧床休息? 为什么?

3. 对该病人应采取哪些护理措施,以防止结核菌的传播?

情 景 二

病人入院后,遵医嘱抗结核化学药物治疗,咳嗽略减轻,仍有咯血。5 分钟前病人突感极度胸闷、烦躁不安,继之张口瞠目、双手乱抓,口唇发绀。

请讨论:

1. 该病人目前出现极度呼吸困难的原因是什么?

2. 护士应立即安置病人采取何种体位,以利于缓解症状?

3. 护士如何配合医生进行现场抢救?

情 景 三

经过近 1 个月的化疗,病人咳嗽、咯血消失,情绪饱满,食欲改善,体重较入院时增加。拟下周出院。

请讨论:

1. 护士应如何指导病人出院后的药物治疗和病情监测?

2. 病人出院后应如何合理安排休息? 怎样对痰液及污染物进行消毒,以促进康复,避免疾病复发和传播?

【方法与过程】

见"实践指导说明"。

【实践报告】

每小组完成一份肺炎和肺结核病人护理的实践报告。

(崔郁玲 邹春杰)

实践 3 呼吸衰竭病人的护理

【实践目的】

1. 具有认真负责的职业态度和团队合作意识,尊重、关心、爱护病人,给予病人以人文关怀。

2. 熟练掌握呼吸衰竭病人的评估方法,能初步运用护理工作程序,进行观察评估,发现和解决护理诊断 / 问题,评价护理结果。

3. 学会与病人及家属进行有效沟通,实施心理护理和健康指导。

【实践准备】

包括环境准备、病人准备、护生准备、病例准备等,详见"实践指导说明"。

病例资料:

情 景 一

高先生,72 岁。因咳嗽、咳痰 20 年,活动后气促 10 年,加重 3 天入院。20 年前病人感冒后出现咳嗽、咳痰,曾到当地医院就诊,经抗生素治疗后症状好转,以后每年冬季均出现上述症状。10年前出现逐渐加重的呼吸困难,治疗后症状不能完全缓解。3年前出现双下肢水肿、心悸,经抗感染、利尿、休息等治疗后症状会有所缓解,但劳动能力逐年下降。3天前因受凉上述症状加重,咳黄色脓痰,气喘加剧,不能平卧,遂急诊入院。护理体检:T 37.8℃,R 28次/分,P 110次/分,BP 135/85mmHg。慢性病容,呼吸急促,口唇明显发绀,球结膜水肿,颈静脉怒张。桶状胸,语颤减弱,叩诊呈过清音,双肺呼吸音低,可闻及散在湿啰音。心尖搏动位于剑突下,心率110次/分,律齐,P_2亢进,各瓣膜听诊区未闻及杂音。血气分析:PaO_2 45mmHg,$PaCO_2$ 65mmHg。临床诊断:慢性支气管炎急性加重期、慢性阻塞性肺气肿、慢性肺源性心脏病、慢性呼吸衰竭。

请讨论:

1. 根据血气分析结果判断,病人属于哪型呼吸衰竭?

2. 此时护士为病人进行氧疗的原则是什么?为什么?

情　景　二

入院后立即给予抗生素、支气管舒张药、吸氧等治疗及护理。昨晚夜班护士发现,已是凌晨2点多病人仍未入睡,情绪烦躁、皮肤多汗,喘息严重。家属称病人白天睡多了,夜里睡不着,要求给病人应用镇静药,以帮助病人入睡。

请讨论:

1. 根据病人的表现,初步判断病人可能出现了什么情况?

2. 目前可否给予病人镇静药?为什么?

3. 说出该病人病情监测的主要内容。

情　景　三

病人住院1个月左右,经吸氧,应用抗生素、支气管舒张剂、呼吸兴奋剂,利尿剂和洋地黄等药物治疗,呼吸困难缓解,水肿减轻。血气分析:$PaO_2$80mmHg、$PaCO_2$45mmHg。病人要求出院。

请讨论:

1. 出院前如何对病人进行健康指导?

2. 出院后如何指导病人和家属学会合理家庭氧疗的方法和注意事项?如何进行呼吸功能训练?

【方法与过程】

见"实践指导说明"。

【实践报告】

每小组完成一份呼吸衰竭病人护理的实践报告。

(崔郁玲　邹春杰)

实践4　呼吸系统常用诊疗技术及护理

一、纤维支气管镜检查术

【实践目的】

1. 具有医疗安全、团队合作的职业意识,尊重和关爱病人。

2. 学会纤维支气管镜检查的术前准备。

3. 学会纤维支气管镜检查的操作配合,能向病人和家属解释操作的目的、过程及配合注意事项。

4. 学会与病人进行有效沟通,做好术后指导。

【实践准备】

包括环境准备、病人准备、护生准备、物品准备等,详见"实践指导说明"。

1. 评估 ①病人的认知水平、沟通能力、合作程度及心理反应。②病人在体能上对纤维支气管镜检查的承受能力。③病人的口和鼻腔情况。④检查纤维支气管镜及附属器件的性能。

2. 用物准备 ①纤维支气管镜。②活检钳、细胞刷、冷光源、注射器、弯盘和甲醛固定液标本瓶。③药物,如2%利多卡因、阿托品、肾上腺素、50%葡萄糖液和生理盐水。④备好吸引器和复苏设备,以防术中出现喉痉挛和呼吸窘迫,或因麻醉药物的作用抑制病人的咳嗽和呕吐反射,使分泌物不易咳出。

【方法与过程】

1. 方法 示教、多媒体演示和技能实践。

2. 过程 核对病人,说明目的→2%利多卡因溶液做咽喉部及鼻腔喷雾麻醉→安置病人于仰卧位→协助医生插管→协助医生经纤维支气管镜滴入麻醉剂做黏膜表面麻醉→做好术中配合,密切观察病情→协助医生拔管→做好病人术后指导→清理用物,记录检查情况。

【实践报告】

每小组完成一份纤维支气管镜检查术及护理的实践报告。

二、胸腔穿刺术

【实践目的】

1. 具有医疗安全、团队合作的职业意识,尊重和关爱病人。

2. 学会胸腔穿刺术的术前准备。

3. 学会胸腔穿刺术的操作配合,能向病人和家属解释操作的目的、过程及配合注意事项。

4. 学会与病人进行有效沟通,做好术后指导。

【实践准备】

1. 评估 ①病人的认知水平、沟通能力、合作程度及心理反应。②评估病人的病情、胸腔积液及积气等情况,以便选择穿刺体位和部位。③评估穿刺部位皮肤情况。

2. 用物准备 常规消毒盘1套、无菌胸腔穿刺包(内有针栓接有橡胶管的胸腔穿刺针、5ml和50ml注射器、7号注射针头、止血钳、孔巾及纱布等)、2%利多卡因针剂或1%普鲁卡因溶液、0.1%肾上腺素1支、无菌手套、无菌试管及量杯等。

【方法与过程】

1. 方法 示教、多媒体演示、观看录像及技能实践。

2. 过程 说明目的→准备物品→安置体位→确定穿刺点→常规消毒→固定孔巾→协助抽取局麻药→协助固定穿刺针,配合抽液或抽气→密切观察病情→抽液完毕,拔针,固定纱布→做好病人术后指导→清理用物,标本送检→洗手,记录。

【实践报告】

每小组完成一份胸腔穿刺术及护理的实践报告。

(崔郁玲 邹春杰)

实践5　心力衰竭和心律失常病人的护理

【实践目的】

1. 具有良好的团队合作意识及认真负责、严谨细致的职业态度能与病人及家属进行有效沟通,尊重和关爱病人。

2. 熟练掌握心力衰竭和心律失常病人的评估方法,能初步运用护理工作程序,进行观察评估,发现主要护理诊断/问题,制订相应的护理计划,实施护理措施,评价护理结果。

3. 学会心力衰竭和心律失常病人的用药护理及病情观察,能对心力衰竭和心律失常病人进行健康指导。

【实践准备】

包括环境准备、病人准备、护生准备、病例准备等,详见"实践指导说明"。

病例资料:

情　景　一

任女士,35岁。因劳累后心悸、气短7年,咳嗽、痰中带血1个月,下肢水肿4天入院。7年前病人每于劳累或登楼时出现心悸、气短,休息后减轻,当时未加注意。近3年,轻微体力活动时即感心悸、气短,休息后不能很快缓解,经常咳嗽,咳白色泡沫样痰,夜间喜睡高枕,曾到当地医院检查,诊断"风湿性心脏瓣膜病,二尖瓣狭窄"。1个月前因过度劳累、着凉后,出现咽痛,咳嗽、痰中带血,心悸,气短,不能平卧,在当地卫生所治疗,应用"止咳药"、"青霉素"及"地高辛"等药物,症状未见好转。近4天上述症状加重,并出现下肢水肿,遂急诊入院。询问病史20岁时曾患"风湿热"。护理体检:T 37.5℃,P 90次/分,R 30次/分,BP 112/76mmHg。两颊暗红,口唇发绀,咽部充血,颈静脉怒张,双肺底闻及少量湿性啰音。心率110次/分,心音强弱不等,心律绝对不齐,心尖部闻及舒张期隆隆样杂音和收缩期吹风样杂音。肝右肋缘下4cm,质韧,表面光滑。双下肢轻度凹陷性水肿。X线检查:左心房、左心室扩大,可见肺淤血征。心电图检查:心房颤动。临床诊断为风湿性心脏瓣膜病,二尖瓣狭窄伴关闭不全,心房颤动,慢性心力衰竭(心功能Ⅳ级),上呼吸道感染。

请讨论:

1. 病人本次发作的主要诱发因素是什么?

2. 病人目前有哪些主要的护理诊断/问题?

3. 病人目前应如何休息更有利于其疾病的康复?

情　景　二

病人入院后积极控制感染,同时给予利尿剂、血管紧张素转换酶抑制剂、洋地黄药物治疗,心悸、气促及水肿等症状明显减轻。一日护士在巡视病房时,病人主诉出现恶心、呕吐、头痛、头晕等症状,并描述感觉医院的白墙好像变成了黄色。急做心电图示室性期前收缩二联律。

请讨论:

1. 该病人病情发生了什么变化? 如何配合医生进行处理?

2. 为防止类似问题的再次发生,应如何指导病人进行自我监测?

情　景　三

病人经过2周的住院治疗和护理,病情已明显好转,心悸、气促、水肿症状已消失。护理体检:T 36.5℃,P 80 次 / 分,R 18 次 / 分,BP 110/75mmHg。双肺底未闻及干、湿啰音,心率 100 次 / 分,心音强弱不等,心律绝对不齐,心尖部闻及舒张期隆隆样杂音和收缩期吹风样杂音,肝右肋缘下未及。拟第二天出院。

请讨论:

1. 出院前如何对病人进行饮食指导?

2. 出院后病人应注意哪些问题,以减少疾病的复发?

【方法与过程】

见"实践指导说明"。

【实践报告】

每小组完成一份心力衰竭和心律失常病人护理的实践报告。

(闫瑞芹)

实践 6 原发性高血压病人的护理

【实践目的】

1. 具有团队合作意识及认真负责、严谨细致的职业态度,能与病人及家属进行有效沟通,尊重和关爱病人。

2. 熟练掌握原发性高血压病人的评估方法,能初步运用护理工作程序,进行观察评估,发现主要护理诊断 / 问题,制订相应的护理计划,实施护理措施,评价护理结果。

3. 学会原发性高血压病人的用药护理及病情观察,能配合医生进行高血压急症的紧急处理,能对原发性高血压病人进行健康指导。

【实践准备】

包括环境准备、病人准备、护生准备、病例准备等,详见"实践指导说明"。

病例资料:

情 景 一

潘先生,50 岁,某企业经理。因头痛、头晕 5 年加重 2 天入院。5 年前因"头痛、头晕及耳鸣"就医,发现"高血压"后一直服用"硝苯地平、卡托普利"治疗,但经常忘记服药,疲劳时常伴头痛、耳鸣和胸闷等不适。近日因工作繁忙,经常陪客户吃饭,烟酒过量,每天吸烟 20 余支,饮酒 300~500ml,睡眠不足。昨晚与客户谈判过程中,因情绪激动突感剧烈头痛、烦躁、眩晕、恶心、呕吐、胸闷、气急及视力模糊,紧急入院。护理体检:T 36.2℃,P 110 次 / 分,R 30 次 / 分,BP 180/130mmHg,身高 176cm,体重 90kg。神志清,颈软。双肺呼吸音正常。心尖搏动位于左侧第 6 肋间锁骨中线外 1cm,心率 110 次 / 分,律齐,主动脉瓣区第二心音亢进,可闻及收缩期杂音。腹软,双下肢无水肿。神经系统检查无异常。临床初步诊断为原发性高血压、高血压急症。

请讨论:

1. 该病人目前主要的护理诊断 / 问题?

2. 如何配合医生处理该病人的高血压急症?

情 景 二

经过医护人员的治疗和护理,病人病情已基本稳定,降压药由静脉滴注改为口服。

请讨论：

1. 一日病人口服降压药后立即下床去洗手间,突然感到头晕,病人可能发生了什么问题? 应如何处理?

2. 今日病人因做超声心动图等检查未归,中午的降压药不能按时服用,下午病人检查结束回到病房,主动要求补服降压药,护士应如何处理?

情 景 三

病人血压已基本稳定,医生通知其明日出院,但病人担心再次复发,主动提出再多住几日,以加强治疗效果。

请讨论：

1. 针对病人目前的心理状态,如何对病人进行心理护理?

2. 护士应对该病人进行哪些健康指导?

【方法与过程】

见"实践指导说明"。

【实践报告】

每小组完成一份原发性高血压病人护理的实践报告。

（闫瑞芹）

实践 7　冠状动脉粥样硬化性心脏病病人的护理

【实践目的】

1. 具有团队合作的职业意识和认真负责的职业态度,尊重和关爱病人,给予病人人文关怀。

2. 熟练掌握冠心病病人的评估方法,能运用护理工作程序,进行观察评估,发现和解决护理诊断 / 问题,评价护理结果。

3. 学会与病人及家属进行有效沟通,正确实施心理护理和健康指导。

【实践准备】

实践准备包括:环境准备、病人准备、护生准备、病例准备等,详见"实践指导说明"。

病例资料:

情 景 一

赵先生, 51 岁。因阵发性胸闷 3 年、持续性胸痛 2 小时急诊入院。病人于 3 年前活动后出现胸闷,每次发作约 2~3 分钟,休息或含服"硝酸异山梨酯"后能缓解,故未给予足够重视。今晨 7 时准备上班时突然出现心前区疼痛,呈持续性压榨性疼痛,向左肩及后背放射,伴胸闷、大汗及恶心、呕吐,有濒死感,自行服用"硝酸异山梨酯、速效救心丸"后持续不缓解,于 9 时送入医院急诊。心电图提示:Ⅱ、Ⅲ、aVF 导联 ST 段弓背向上抬高,临床诊断为"冠心病,急性下壁心肌梗死"收入冠心病监护室。病人有高血压病史 7 年,最高时收缩压 175mmHg,不规则服用降压药,血压控制在 140/100mmHg。其父有高血压。吸烟史 20 年,20 支 / 日。护理体检:T 36.4℃,P 102 次 / 分,R 25 次 / 分,BP 110/70mmHg。医嘱予以吸氧、心电监护、吗啡止痛、抗凝溶栓等处理。

请讨论：

1. 病人目前首优的护理诊断/问题是什么？相关护理措施有哪些？

2. 该病人目前病情监测的重点是什么？

3. 如何做好抗凝溶栓的用药护理？

情 景 二

病人入院后第5天，自觉胸痛症状缓解，偶有胸闷不适。护理体检：T 36.3℃，P 90次/分，R 20次/分，BP 125/80mmHg，血氧饱和度100%。双肺呼吸音清，叩诊心界不大，心率90次/分，律齐，心音低钝，各瓣膜听诊区无病理性杂音。病人转入普通病房。责任护士鼓励病人在床边活动，但病人及家属有些担心，且对此次发病入院感到不安，反复询问医护人员。

请讨论：

1. 如何指导病人及家属正确进行床边活动？

2. 针对目前病人与家属的心理状况，如何进行心理护理？

情 景 三

病人入院后3周，经过一系列治疗与护理，自述无胸痛、胸闷等症状，大小便正常。护理体检：T 36℃，P 88次/分，R 18次/分，BP 125/78mmHg，律齐，双下肢无水肿。复查心电图示：Ⅱ、Ⅲ、aVF导联T波倒置。血脂检查：高密度脂蛋白胆固醇（HDL-C）1.01mmol/L，低密度脂蛋白胆固醇（LDL-C）3.22mmol/L。医嘱予以出院。出院带药阿司匹林、硝酸异山梨酯、辛伐他汀、卡托普利。

请讨论：

1. 如何指导病人出院后正确用药？

2. 如何指导病人做到全面综合的二级预防？

【方法与过程】

见"实践指导说明"。

【实践报告】

每小组完成一份冠心病病人护理的实践报告。

（林梅英）

实践 8　循环系统常用诊疗技术及护理

一、心导管检查术

【实践目的】

1. 具有医疗安全、团队合作的职业意识，尊重和关爱病人。

2. 学会心导管检查术的术前准备。

3. 学会心导管检查术的操作配合，能向病人和家属解释操作的目的、过程及配合注意事项。

4. 学会与病人进行有效沟通，做好术后指导。

【实践准备】

包括环境准备、病人准备、护生准备、物品准备等，详见"实践指导说明"。

1. 评估 ①病人的认知水平、沟通能力、合作程度及心理反应。②评估病人的病情、年龄、心脏病变的部位与性质、全身状况、用药情况、出凝血时间、心电图及超声心动图检查结果等。③评估穿刺部位皮肤情况,穿刺股动脉者评估双侧足背动脉搏动情况。④评估病人术前床上排尿训练情况。

2. 用物准备 常规消毒盘 1 套、心导管、2% 利多卡因针剂或 1% 普鲁卡因溶液、0.1% 肾上腺素 1 支、无菌手套等。另备心电图机、示波器、抢救药物和器械。

【方法与过程】

1. 方法 示教、多媒体演示、观看录像及技能实践。

2. 过程 核对病人,说明目的→准备物品→安置体位→确定穿刺点→常规皮肤消毒→固定孔巾→协助抽取局麻药→配合医生穿刺、自静脉或动脉插管、测量压力,连续心电监护,严密监测生命体征、心律、心率变化,准确记录压力数据,维持静脉通道通畅,准确及时给药并记录→协助拔管,穿刺部位固定纱布或加压包扎→做好病人术后指导→清理用物→洗手,记录。

【实践报告】

每小组完成一份心导管检查术及护理的实践报告。

二、冠状动脉造影术

【实践目的】

1. 具有医疗安全、团队合作的职业意识,尊重和关爱病人。

2. 学会冠状动脉造影术的术前准备。

3. 学会冠状动脉造影术的操作配合,能向病人和家属解释操作的目的、过程及配合注意事项。

4. 学会与病人进行有效沟通,做好术后指导。

【实践准备】

包括环境准备、病人准备、护生准备、物品准备等,详见"实践指导说明"。

1. 评估 ①病人的认知水平、沟通能力、合作程度及心理反应。②评估病人的病情、年龄、心脏病变的部位与性质、全身状况、用药情况、心电图及超声心动图检查结果等。③评估穿刺部位皮肤情况,穿刺股动脉者评估双侧足背动脉搏动情况。④评估病人术前床上排尿、呼吸、闭气、咳嗽训练情况及口服血小板聚集药情况。

2. 用物准备 常规消毒盘 1 套、特形心导管、造影剂、2% 利多卡因针剂或 1% 普鲁卡因溶液、0.1% 肾上腺素 1 支、无菌手套等。另备心电图机、示波器、抢救药物和器械。

【方法与过程】

1. 方法 示教、多媒体演示、观看录像及技能实践。

2. 过程 核对病人,说明目的→准备物品→安置体位→确定穿刺点→常规皮肤消毒→固定孔巾→协助抽取局麻药→配合医生穿刺、自动脉插管、注入造影剂,使冠状动脉及其主要分支显影,连续心电监护,严密监测生命体征、心律、心率变化及病人不适反应,维持静脉通道通畅,准确及时给药并记录→协助拔管,穿刺部位加压包扎→做好病人术后指导→清理用物→洗手,记录。

【实践报告】

每小组完成一份冠状动脉造影术及护理的实践报告。

三、经皮冠状动脉介入治疗

【实践目的】

1. 具有医疗安全、团队合作的职业意识,尊重和关爱病人。

2. 学会经皮冠状动脉介入治疗的术前准备。

3. 学会经皮冠状动脉介入治疗的操作配合,能向病人和家属解释操作的目的、过程及配合注意事项。

4. 学会与病人进行有效沟通,做好术后指导。

【实践准备】

包括环境准备、病人准备、护生准备、物品准备等,详见"实践指导说明"。

1. 评估 ①病人的认知水平、沟通能力、合作程度及心理反应。②评估病人的病情、年龄、心脏病变的部位与性质、全身状况、用药情况、心电图及超声心动图检查结果等。③评估穿刺部位皮肤情况,穿刺股动脉者评估双侧足背动脉搏动情况。④评估病人术前床上排尿、呼吸、闭气、咳嗽训练情况及口服血小板聚集药情况。

2. 用物准备 常规消毒盘 1 套、指引导管、带球囊导管、金属支架、造影剂、2% 利多卡因针剂或 1% 普鲁卡因溶液、0.1% 肾上腺素 1 支、无菌手套等。另备心电图机、示波器、抢救药物和器械。

【方法与过程】

1. 方法 示教、多媒体演示、观看录像及技能实践。

2. 过程 核对病人,说明目的→准备物品→安置体位→确定穿刺点→常规皮肤消毒→固定孔巾→协助抽取局麻药→配合医生行冠状动脉造影、置入带球囊导管行 PTCA、植入金属支架,连续心电监护,严密监测生命体征、心律、心率、血压变化及病人不适反应,维持静脉通道通畅,准确及时给药并记录→协助拔管,穿刺部位加压包扎→做好病人术后指导→清理用物→洗手,记录。

【实践报告】

每小组完成一份经皮冠状动脉介入治疗及护理的实践报告。

(闫瑞芹)

实践 9 消化性溃疡病人的护理

【实践目的】

1. 具有团队合作的职业意识及认真负责的职业态度,尊重和关爱病人,给予病人以人文关怀。

2. 熟练掌握消化性溃疡病人的评估方法,能运用护理工作程序,进行观察评估,发现主要护理诊断 / 问题,制订相应的护理计划,实施护理措施,评价护理结果。

3. 学会与病人及家属进行有效沟通,能正确进行心理护理和健康指导。

【实践准备】

包括环境准备、病人准备、护生准备、病例准备等,详见"实践指导说明"。

病例资料：

情 景 一

杨先生，男，45 岁。因反复发作上腹部胀痛 3 年,加重 3 天伴呕血、黑粪 6 小时入院。3 年前病人无明显原因间断出现上腹部胀痛,多在进食后 1 小时发生,伴反酸、嗳气、食欲减退,曾就诊于外院门诊,初步诊断"消化性溃疡",给予"奥美拉唑"后症状可缓解。以后每于气候变化、饮食不当、劳累时有类似发作,自行服用"奥美拉唑"可缓解。3 天前饮酒后(约半斤白酒)出现腹痛,并逐渐加重,伴反酸、嗳气,自服上述药物未能缓解。6 小时前呕血 4 次,呈暗红色,总量约 1000ml,排黑粪 2 次,约 500g,自觉头晕、心慌,遂急诊入院。护理体检：T 36.8℃、P 128 次 / 分、R 26 次 / 分、BP 80/50mmHg。病人表情紧张、面色及口唇苍白,皮肤湿冷,双肺呼吸音清,腹平软,上腹正中有压痛,无反跳痛及肌紧张,肠鸣音 11 次 / 分,双下肢无水肿。临床初步诊断为消化性溃疡合并上消化道出血。

请讨论：

1. 病人目前病情监测的重点是什么？

2. 病人目前主要的护理诊断 / 问题有哪些？

3. 护士应配合医生采取哪些抢救措施？

情 景 二

病人入院后经抑酸、止血、补液等治疗,上腹部胀痛、反酸、嗳气及头晕等症状明显减轻。护理体检：T 37℃、P 88 次 / 分、R 18 次 / 分、BP 110/75mmHg,上腹部轻度压痛,肠鸣音 4 次 / 分。病人对此次发病入院感到不安,担心有再次出血的危险,且听说胃溃疡易癌变,很害怕,反复询问医护人员。

请讨论：

1. 常用的抑酸药物有哪些？各有哪些不良反应？用药中应注意什么？

2. 如何判断病人出血是否停止？

3. 针对病人目前的情况,护士应如何对病人进行心理护理？

情 景 三

病人入院后第 12 天,自述无腹痛、反酸、嗳气等症状,食欲好,精神状态好,大小便正常。复查粪便潜血为阴性。护理体检：T 36.0℃、P 84 次 / 分、R 18 次 / 分、BP 120/80mmHg,腹平软,无压痛及反跳痛。病情稳定,出院继续口服药物治疗。

请讨论：

1. 如何指导病人学会病情监测,预防消化性溃疡的复发？

2. 如何指导病人出院后继续正确用药？

3. 护士在评估时得知病人生活不规律,经常饮酒,如何指导病人养成良好的饮食、生活习惯？

【方法与过程】

见"实践指导说明"。

【实践报告】

每小组完成一份消化性溃疡病人护理的实践报告。

（王　兵）

实践 10　肝硬化病人的护理

【实践目的】

1. 具有团队合作的职业意识及认真负责的职业态度,尊重、关心、爱护病人,给予病人人文关怀。

2. 熟练掌握肝硬化病人的评估方法,能初步运用护理工作程序,进行观察评估,发现和解决护理诊断/问题,评价护理结果。

3. 学会与病人及家属进行有效沟通,实施心理护理和健康指导。

【实践准备】

包括环境准备、病人准备、护生准备、病例准备等,详见"实践指导说明"。

病例资料:

情　景　一

宋先生,51 岁,农民。因"腹胀、乏力及食欲下降 1 年,加重 1 个月"入院。1 年前病人无明显诱因出现腹胀、乏力、食欲下降、恶心、厌油腻等症状,腹胀以饭后为著。1 个月前上述症状逐渐加重,并发现腹部胀大,双下肢水肿,遂来院就诊,门诊以"肝硬化腹水"收住入院。既往有乙型肝炎病史 10 余年。不抽烟,逢年过节时偶尔饮酒,无其他不良嗜好。家族中无类似病人。护理体检:T 36.7℃,P 82 次/分,R 20 次/分,BP 100/60mmHg。一般状态较差,面色灰暗,巩膜黄染,胸前可见多个蜘蛛痣。颈软,无颈静脉怒张,双肺无异常,心率 82 次/分,律齐,各瓣膜听诊区未闻及杂音。腹部明显膨隆,肝未触及,脾肋下 4.5cm,质韧,无压痛。移动性浊音阳性,双下肢凹陷性水肿。血常规检查:红细胞 3.0×10^{12}/L,白细胞 3.5×10^9/L,血小板 90×10^9/L。肝功能检查:ALT 342U/L,清蛋白 20g/L,血清总胆红素 284μmol/L,HBsAg(+)。腹部 B 超提示:脾大、腹水。临床诊断为肝硬化失代偿期。

请讨论:

1. 该病人发生肝硬化的原因是什么?

2. 判断病人为肝硬化失代偿期的主要依据是什么?

3. 该病人目前首优的护理诊断/问题是什么? 相关护理措施有哪些?

情　景　二

入院后遵医嘱给予支持、护肝、利尿等治疗,病人乏力、恶心等症状有所改善,但仍有明显腹胀。今日查房时,护士发现病人嗜睡,回答问题时讲话含糊不清。经询问得知病人自入院后一直失眠,每晚睡前均服用 2 片"地西泮"才能入睡。

请讨论:

1. 病人病情发生了什么变化? 导致病情变化的诱因是什么? 还会有哪些诱发因素可以导致此情况的发生?

2. 此时护士应如何对病人进行饮食指导?

3. 护士应如何配合医生进行抢救?

情　景　三

经过抢救及一段时间的治疗与护理,病人病情已较入院前明显好转,自述腹胀、乏力减轻,食欲也明显增加。护理体检:T 36.8℃,P 80 次/分,R 18 次/分,BP 110/80mmHg。一般状态尚可,神志清楚,巩膜黄染较入院时减轻,腹部略隆起,肝未触及,脾肋下 2.0cm,移动性浊音阴性,双下肢无水肿。复查肝功能等各项化验结果也明显好转。住院 19 天后拟出院回家继续治疗。

请讨论:

1. 如何指导病人出院后合理饮食与休息?

2. 如何指导病人和家属出院后的用药及病情监测?

【方法与过程】

见"实践指导说明"。

【实践报告】

每小组完成一份肝硬化病人护理的实践报告。

(胡春玲)

实践 11　消化系统常用诊疗技术及护理

一、腹腔穿刺术

【实践目的】

1. 具有医疗安全的职业意识和团队合作精神,尊重、关爱病人。

2. 学会腹腔穿刺术的术前准备和术后护理。

3. 学会腹腔穿刺术的操作配合,能向病人和家属解释操作的目的、过程及配合注意事项。

【实践准备】

包括环境准备、病人准备、护生准备、物品准备等,详见"实践指导说明"。

1. 评估　①病人对腹腔穿刺术的认知水平、合作程度及心理反应。②病人腹胀、呼吸困难程度及全身状况。③穿刺部位皮肤的完整性。

2. 用物准备　常规消毒治疗盘一套;无菌腹腔穿刺包(内有腹腔穿刺针、长乳胶管、5ml和 50ml 注射器、7 号和 8 号注射针头、血管钳、孔巾及纱布等);1% 普鲁卡因溶液或 2% 利多卡因针剂、无菌手套、无菌试管、酒精灯、火柴、腹带、皮尺、水桶、大量杯、橡胶单及治疗巾,腹水回输者另备有关物品。

【方法与过程】

1. 方法　示教及学生分组练习、多媒体演示、临床见习。

2. 过程　核对病人,说明目的→嘱病人排尿→检查腹腔无菌穿刺包有效期→安置病人体位→确定穿刺点→穿刺部位消毒→打开腹腔无菌穿刺包→固定孔巾→局麻抽药配合→术者穿刺→协助术者留取标本、放液或腹腔内注药,术中观察与护理→术毕,协助拔针→碘酊消毒,无菌纱布覆盖,胶布固定→测量腹围,多头绷带包扎腹部→安置病人卧位→清理用物,送检标本→洗手,记录放液量、性质及病人反应。

【实践报告】

每小组完成一份腹腔穿刺术及护理的实践报告。

二、胃镜检查术

【实践目的】

1. 具有良好的医德,认真、严谨的工作作风及团队合作的职业意识,尊重和关爱病人,操作中给病人以人文关怀。

2. 学会胃镜检查术的术前准备。

3. 学会胃镜检查术的操作配合,能向病人和家属解释操作的目的、过程及配合注意事项。

4. 学会与病人进行有效沟通,做好检查术后指导。

【实践准备】

包括环境准备、病人准备、护生准备、物品准备等,详见"实践指导说明"。

1. 评估　①病人对胃镜检查的认知水平、沟通能力、心理反应及合作程度。②病人的病情、年龄、意识状态、生命体征及呼吸道是否通畅,有无青光眼、高血压及心律失常等情况,是否装有心脏起搏器,有无胃肠道传染病。③病人在体能上对胃镜检查的承受能力。④病人口腔和咽部情况,有无活动性义齿及感染征象。⑤病人乙型、丙型肝炎病毒标志检测情况,阳性者用专门胃镜检查。⑥胃镜的性能。

2. 用物准备　①胃镜检查仪器一套,活检钳。②喉头麻醉喷雾器,5ml 无菌注射器及 7号针头。③ 2% 利多卡因溶液或 2% 利多卡因胶浆、地西泮、山莨菪碱或阿托品、0.1% 肾上腺素等药物。④无菌手套、弯盘、治疗巾、牙垫、润滑剂、酒精棉球、纱布及甲醛固定液标本瓶等。⑤复苏设备和止血药物。

【方法与过程】

1. 方法　示教、多媒体演示、临床见习。

2. 过程　核对病人,说明目的→咽喉麻醉→安置病人左侧卧位,双腿屈曲,头垫低枕,弯盘置口边,嘱病人咬紧牙垫→协助医生插管,当插入 14~16cm 时,嘱病人做吞咽动作,并观察插管是否顺利→胃镜进入胃腔后配合医生向胃内注气、摄影、取活体组织标本、止血→协助医生拔管→做好病人术后指导→清理用物,记录检查情况。

【实践报告】

每小组完成一份胃镜检查术及护理的实践报告。

三、结肠镜检查术

【实践目的】

1. 具有医疗安全、团队合作的职业意识,关心、爱护、尊重病人,操作中给病人以人文关怀。

2. 学会结肠镜检查术的术前准备。

3. 学会结肠镜检查术的操作配合,能向病人和家属说明操作的目的、过程及配合注意事项。

4. 学会与病人进行有效沟通,做好检查术后指导。

【实践准备】

包括环境准备、病人准备、护生准备、物品准备等,详见"实践指导说明"。

1. 评估　①病人对结肠镜检查的认知水平、沟通能力、精神状态、心理反应及合作程度。②病人在体能上对结肠镜检查的承受能力。③病人肛门和直肠情况。④结肠镜的性能。

2. 用物准备　①内镜装置、电凝电切治疗设备及钢丝支架等。②弯盘、纱布、注射器、生理盐水、甲基硅油、标本瓶、组织吸附小纸片及细胞刷。③急救药品和器械。

【方法与过程】

1. 方法　示教、多媒体演示、临床见习。

2. 过程 核对病人,说明目的→安置病人左侧卧位,双腿屈曲→术者直肠指检→镜前端涂润滑油→协助医生遵照插镜原则逐渐缓慢插镜→观察病人反应,协助医生摄像、取活检、治疗→协助医生退镜和抽气→清理用物,病人休息,观察 15~30 分钟再离去→记录检查情况。

【实践报告】

每小组完成一份结肠镜检查术及护理的实践报告。

(胡春玲)

实践 12 尿路感染和慢性肾衰竭病人的护理

【实践目的】

1. 具有良好的团队合作意识及认真负责、严谨、细致的工作态度,尊重和关爱病人。

2. 熟练掌握尿路感染、慢性肾衰竭病人的评估方法,能初步运用护理工作程序,进行观察评估,发现常见的护理诊断/问题,制订相应的护理计划,实施护理措施、评价护理结果。

3. 学会尿路感染病人的病情观察和尿细菌学检查标本的采集;学会慢性肾衰竭病人的病情观察和高钾血症的急救配合,能与病人及家属进行有效沟通,开展心理护理和健康指导。

【实践准备】

包括环境准备、病人准备、护生准备、病例准备等,详见"实践指导说明"。

病例资料一:

情 景 一

董女士,28 岁,已婚。因"尿频、尿急、尿痛伴寒战、发热 2 天"入院。护理体检:T 39.8℃,P 95 次/分,R 28 次/分,BP 120/70mmHg。面色潮红,双眼睑无水肿,咽部无充血,扁桃体无肿大。颈软,气管居中。心肺无异常。腹部平坦,肝脾肋下未触及,右肋脊角及右上输尿管点压痛,右肾区叩击痛阳性。双下肢无水肿。血常规检查:白细胞计数 12×10^9/L,中性粒细胞 80%。尿常规检查:尿蛋白(-),白细胞(++++),红细胞 8 个/HP。初步诊断为急性肾盂肾炎。

请讨论:

1. 该病的主要感染途径是什么?

2. 病人目前主要的护理诊断/问题是什么?

情 景 二

该病人入院后行泌尿系 B 超,发现右输尿管上段见 3mm×3mm 的强回声,后方伴声影,右输尿管上段扩张,考虑为输尿管结石并积水。医嘱:行尿细菌学检查,抗生素治疗。

请讨论:

1. 该病人发病的主要易感因素是什么?

2. 确诊本病还应做什么检查?

3. 如何指导病人留取尿标本?

情 景 三

入院后经抗生素治疗 6 天,病人尿频、尿急、尿痛消失,未再发热。护理体检:T 36.5℃,P 65 次/分,R 20 次/分,BP 120/70mmHg。双眼睑无水肿。心肺无异常。腹部平软,肝脾肋下

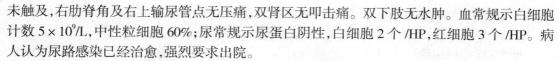

未触及,右肋脊角及右上输尿管点无压痛,双肾区无叩击痛。双下肢无水肿。血常规示白细胞计数 5×10^9/L,中性粒细胞 60%;尿常规示尿蛋白阴性,白细胞 2 个/HP,红细胞 3 个/HP。病人认为尿路感染已经治愈,强烈要求出院。

请讨论:

1. 如何判断急性肾盂肾炎是否治愈?

2. 出院后病人应注意哪些问题,以减少疾病的复发?

病例资料二:

情 景 一

杨女士,46 岁。因"水肿 6 年,乏力 1 年,加重 3 天"入院。6 年前病人于劳累后出现颜面及双下肢水肿,曾到当地医院检查,诊断为"慢性肾小球肾炎",未系统治疗。近 1 年出现乏力、头晕、食欲减退。3 天前病人乏力明显加重,尿量减少,每天约 300ml。护理体检:T 36.8℃,P 100 次/分,R 26 次/分,BP 165/90mmHg。神志清晰,睑结膜苍白。双肺未闻及干湿性啰音,心率 100 次/分,无杂音。腹部平软,无压痛,肝脾肋下未触及,移动性浊音阴性。双下肢中度凹陷性水肿。血常规示血红蛋白 65g/L,白细胞计数 4.8×10^9/L,血小板计数 118×10^9/L;尿常规示尿蛋白(++),尿红细胞 6 个/HP;血生化示血肌酐 1265μmol/L,血尿素氮 68.4mmol/L,血钾 7.25mmol/L,血钙 1.81mmol/L,血碳酸氢根 11.9mmol/L。B 超示双肾缩小。临床诊断为慢性肾衰竭(尿毒症期)、慢性肾小球肾炎、高钾血症、代谢性酸中毒、肾性贫血。

请讨论:

1. 该病人肾衰竭的病因是什么?

2. 该病人目前最主要的护理诊断/问题是什么? 应该如何配合医生抢救?

情 景 二

入院后经过补钙、利尿、降血压、纠正酸中毒、应用胰岛素稀释后静推,尿量增多。第 2 天病人述乏力、水肿有所减轻。护理体检:T 36.8℃,P 82 次/分,R 16 次/分,BP 150/80mmHg。神志清晰,颜面无水肿。心肺无异常。腹平软,无压痛,肝脾肋下未触及,移动性浊音阴性。双下肢轻度凹陷性水肿。复查血钾为 5.9mmol/L。病人亲属带香蕉和橘子来看望病人。医生查房:嘱促红细胞生成素皮下注射、蔗糖铁静脉滴注。

请讨论:

1. 病人能否多吃香蕉和橘子? 请指导病人的饮食。

2. 使用上述两类药物应注意哪些问题?

情 景 三

入院第 3 天,医生和病人家属沟通后,行右颈内静脉置管,1 周内行血液透析治疗 3 次。入院第 6 天,医生为病人行左前臂动-静脉内瘘术。护理体检:T 36.8℃,P 72 次/分,R 16 次/分,BP 140/80mmHg。神志清,颜面无水肿。心肺无异常。腹部平软,无压痛,肝脾肋下未触及,移动性浊音阴性。左前臂动-静脉内瘘血管的杂音响亮,双下肢无水肿。血常规示血红蛋白 80g/L;血生化示血肌酐 615μmol/L,血尿素氮 28.4mmol/L,血钾 5.15mmol/L,血钙 2.27mmol/L,血碳酸氢根 21.9mmol/L。病人准备出院。

请讨论:

1. 病人出院后如何监测病情变化?

2. 如何指导病人做好动 - 静脉内瘘的护理?

【方法与过程】

见"实践指导说明"。

【实践报告】

每小组完成一份尿路感染和慢性肾衰竭病人护理的实践报告。

（李士新）

实践 13　泌尿系统常用诊疗技术及护理

一、血液透析

【实践目的】

1. 具有医疗安全和团队合作的职业意识,尊重和关爱病人。

2. 学会血液透析的操作前准备、操作过程、护理配合及并发症的处理。

3. 学会向病人及家属说明血液透析的目的、操作过程及注意事项。

【实践准备】

1. 评估　①病人对血液透析相关知识的了解、沟通能力、合作程度及心理反应。②病人的年龄、体重、生命体征、身体状况、出凝血时间、肾功能及电解质检查结果等情况。③病人血透的血管通路(如动 - 静脉内瘘)。

2. 用物准备　①设备:如血液透析机、穿刺针、透析器、一次性透析管路、体重秤、注射器、穿刺包、氧气瓶等。②药物:如透析液、肝素、急救药品和器械。

【方法与过程】

1. 方法　多媒体演示、临床见习。

2. 过程　核对解释→送入透析室→开机→安装并预冲洗透析器及一次性透析管路→穿刺动 - 静脉内瘘管→经内瘘管的静脉端注入首剂量肝素→肝素化后 3~5 分钟,将透析管路的动脉端与病人内瘘管的动脉端连接→以 50~100ml/min 速度引出血液→关掉血泵→将透析管路的静脉端与病人内瘘管的静脉端连接→开动血泵→连接肝素注射器,开动肝素泵→开始透析→透析结束后回血→处理动静脉内瘘→整理用物,做好护理并记录。

【实践报告】

每小组完成一份血液透析及护理的实践报告。

二、腹膜透析

【实践目的】

1. 具有医疗安全和团队合作的职业意识,尊重和关爱病人。

2. 学会腹膜透析的操作前准备、操作过程、护理配合及并发症的处理。

3. 学会向病人及家属说明腹膜透析的目的、操作过程及注意事项。

【实践准备】

1. 评估　①病人对腹膜透析相关知识的了解、沟通能力、合作程度及心理反应。②病人的年龄、体重、生命体征、身体状况、出凝血时间、肾功能及电解质检查结果等情况。③病人腹透的管路。

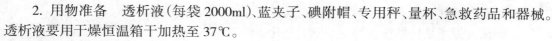

2. 用物准备　透析液（每袋 2000ml）、蓝夹子、碘附帽、专用秤、量杯、急救药品和器械。透析液要用干燥恒温箱干加热至 37℃。

【方法与过程】

1. 方法　多媒体演示、临床见习。

2. 过程　核对解释→打开腹透管的包扎→消毒后与透析袋连接→抬高透析袋，使透析液在 10 分钟内流入腹腔→夹紧管口→4~6 小时后将透析袋放在低于腹腔的位置→将腹腔内透析液引流入透析袋→更换透析袋→处理透析管并包扎→整理用物，做好护理并记录。

【实践报告】

每小组完成一份腹膜透析及护理的实践报告。

（李士新）

实践 14　贫血和急性白血病病人的护理

【实践目的】

1. 具有认真负责的职业态度和团队合作意识，尊重、关心、爱护病人，给病人以人文关怀。

2. 熟练掌握贫血和急性白血病病人的评估方法，能初步运用护理工作程序，进行观察评估，发现和解决护理诊断/问题，评价护理结果。

3. 学会与病人及家属进行有效沟通，实施心理护理和健康指导。

【实践准备】

包括环境准备、病人准备、护生准备、病例准备等，详见"实践指导说明"。

病例资料一：

情　景　一

陈女士，35 岁，教师。因"头晕、乏力、面色苍白半年"就诊，在门诊行血常规检查提示：红细胞 3.0×10^{12}/L，血红蛋白 80g/L，平均红细胞容积 78fl，平均红细胞血红蛋白浓度 28%，网织红细胞计数 1%，白细胞和血小板正常。门诊以"贫血原因待查"收住入院。

请讨论：

1. 如何根据病例中提供的资料判断该病人有无贫血？贫血的程度如何？

2. 如按红细胞形态学分类，该病人属于哪种类型的贫血？

情　景　二

入院后对病人进行护理评估。病人因"子宫肌瘤"月经量过多已 2 年。近半年来开始出现头晕、乏力、食欲下降，面色渐见苍白，有几次险些晕倒，曾到附近诊所就诊，给予止血药物治疗，效果欠佳。病程中无发热、出血等症状，无毒物、放射性物品服用或接触史。护理体检：T 36℃ ，P 108 次/分，R 24 次/分，BP 100/70mmHg。慢性病容，睑结膜苍白，皮肤干燥，无光泽。双肺无异常。心界不大，心率 108 次/分，律齐，心尖部可闻及 2/6 级收缩期吹风样杂音。腹平软，无压痛，肝脾肋下未触及。双下肢无水肿。神经系统检查无异常。铁代谢生化检查：血清铁蛋白 10μg/L。临床诊断为缺铁性贫血。

请讨论：

1. 该病人发生缺铁性贫血的主要原因是什么？
2. 该病人目前首优的护理诊断/问题是什么？
3. 如何指导病人合理饮食？如果该病人口服铁剂治疗，护士应如何指导病人用药？

情 景 三

入院第 18 天，病人经支持、止血、口服铁剂等治疗，自诉无头晕、乏力等不适。护理体检：T 36.2℃，P 98 次/分，R 20 次/分，BP 110/78mmHg。精神尚可，面色较入院时明显好转，睑结膜略有苍白，心率 98 次/分，律齐，心尖部可闻及 2/6 级收缩期吹风样杂音。复查血象：网织红细胞计数 2%，血红蛋白 90g/L。病人要求出院继续治疗。

请讨论：

1. 为预防出院后贫血再次加重，护士应如何为病人进行针对性的健康指导？
2. 病人出院时血红蛋白未恢复正常范围，护士如何指导病人学会病情监测？

病例资料二：

情 景 一

小沈，21 岁，近 1 个月来无明显原因见皮肤自发性紫癜，刷牙时牙龈出血，量不多。1 周前，出现右侧鼻孔出血，量约 40ml，局部压迫后止血。4 天前出现寒战、高热伴咽痛，于当地医院治疗无效入院。护理体检：T 39℃，P 108 次/分，R 24 次/分，BP 120/82mmHg。贫血貌，全身皮肤散在瘀点，颈部及颌下可触及 1.0cm 大小淋巴结数枚，咽部充血，扁桃体Ⅱ度肿大，胸骨有压痛，肝肋下 2.0cm，脾肋下 2.0cm。血象：红细胞 3.1×10^{12}/L、血红蛋白 80g/L、白细胞 46×10^9/L、血小板 40×10^9/L，血片中发现幼稚淋巴细胞。骨髓象：骨髓增生明显活跃，白血病性原始细胞及幼稚细胞显著增多，幼红细胞和巨核细胞减少。临床诊断为急性白血病。

请讨论：

1. 根据病例中的资料，初步判断该病人急性白血病的类型。
2. 该病人目前主要的护理诊断/问题有哪些？对应的护理措施有哪些？
3. 病人自患病后食欲差，一天只喝半碗粥，焦虑、情绪低落，眼神惊恐，常常独自哭泣，不愿见人，每日仅睡 4~5 个小时。护士应从哪些方面对该病人进行心理护理？

情 景 二

病人入院后用 DVLP 方案进行诱导缓解治疗及支持、对症治疗。住院第 22 天，病人突然出现头痛、头晕、恶心、呕吐、视物模糊等症状，护理体检发现颈强直。

请讨论：

1. 此病人最可能发生了哪些并发症？请解释这些并发症发生的原因。
2. 治疗与护理中采取哪些措施可防止这些并发症的发生？
3. 此时护士应配合医生采取哪些措施？

情 景 三

经过 4 个多月的化疗，病人贫血、出血、感染症状消失。精神、食欲尚可，大小便正常。复查血象：红细胞 3.8×10^{12}/L，白细胞 10×10^9/L，血小板 100×10^9/L。骨髓象：白血病性原始细胞与幼稚细胞之和为 1%。护理体检：T 36.2℃，P 86 次/分，R 18 次/分，BP 120/78mmHg。全身皮肤未见出血点，浅表淋巴结无肿大，胸骨轻压痛，肝未触及，脾肋下 1.0cm。双肺呼吸

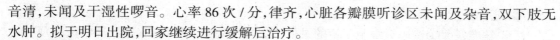

音清,未闻及干湿性啰音。心率 86 次 / 分,律齐,心脏各瓣膜听诊区未闻及杂音,双下肢无水肿。拟于明日出院,回家继续进行缓解后治疗。

请讨论:

1. 护士应如何指导病人出院后的缓解治疗及护理?

2. 如何指导病人学会病情监测? 定期到门诊复查哪些项目?

3. 如何指导病人出院后预防感染和出血?

【方法与过程】

见"实践指导说明"。

【实践报告】

每小组完成一份贫血和白血病病人护理的实践报告。

(胡春玲)

实践 15　血液系统常用诊疗技术及护理

一、骨髓穿刺术

【实践目的】

1. 具有医疗安全的职业意识和团队合作精神,尊重、关爱病人,操作中给病人以人文关怀。

2. 学会骨髓穿刺术的术前准备和术后护理。

3. 学会骨髓穿刺术的操作配合,能向病人和家属解释操作的目的、过程及配合注意事项。

【实践准备】

包括环境准备、病人准备、护生准备、物品准备等,详见"实践指导说明"。

1. 评估　①病人的认知水平、沟通能力、合作程度及心理反应。②病人的病情、年龄、意识状态及生命体征等。③病人近期红细胞、白细胞、血小板计数及出凝血时间检查结果。④骨髓穿刺部位皮肤的完整性。

2. 用物准备　常规消毒治疗盘一套;无菌骨髓穿刺包(内有骨髓穿刺针、10ml 或 20ml 注射器、7 号针头、孔巾、纱布等);棉签、1% 普鲁卡因溶液或 2% 利多卡因针剂、无菌手套、玻片、培养基、酒精灯、火柴及胶布等。

【方法与过程】

1. 方法　示教及学生分组练习、多媒体演示、临床见习。

2. 过程　核对解释→准备物品→确定穿刺点→安置体位→常规穿刺部位皮肤消毒→打开骨髓穿刺包→固定孔巾→协助抽取局麻药→协助医生穿刺,术中观察与护理→留取标本→拔针、固定纱布→做好病人术后指导→清理用物,送检标本→洗手,记录穿刺过程及病人反应。

【实践报告】

每小组完成一份骨髓穿刺术及护理的实践报告。

二、造血干细胞移植的护理

【实践目的】

1. 具有认真、细致、严谨的工作作风与团队协作精神,关心、爱护、尊重病人。

2. 学会造血干细胞移植的护理。

333

【实践准备】

1. 教学准备 ①造血干细胞移植的录像。②与医院血液科(有移植条件的医院)联系,沟通临床见习内容与方法。

2. 学生准备 实践前复习造血干细胞移植的护理,如供体准备、无菌层流室的准备、病人准备、造血细胞的采集、造血干细胞输注、移植后护理等内容。

【方法与过程】

1. 方法 多媒体演示、临床见习。

2. 过程

(1) 多媒体演示:观看前给学生提出问题→学生在观看过程中认真观察,找出问题的答案→观看结束后小组讨论,回答问题,教师点评。

(2) 临床见习:带教老师带领学生参观、讲解无菌层流室的设施及要求→讲解病人入层流室前、后的护理及移植后并发症的观察与护理。

【实践报告】

每小组完成一份造血干细胞移植护理的实践报告。

(胡春玲)

实践 16 甲状腺功能亢进症和糖尿病病人的护理

【实践目的】

1. 具有良好的团队合作意识及认真负责、严谨、细致的职业态度,尊重和关爱病人。

2. 熟练掌握甲状腺功能亢进症和糖尿病病人的评估方法,能初步运用护理工作程序,进行观察评估,发现常见护理诊断/问题,制订护理计划,实施护理措施,评价护理结果。

3. 学会甲状腺功能亢进症和糖尿病病人的病情观察及用药护理,能与病人及家属进行有效沟通,实施心理护理和健康指导。

【实践准备】

包括环境准备、病人准备、护生准备、病例准备等,详见"实践指导说明"。

病例资料一:

情 景 一

冯女士,27 岁。因乏力、心悸、怕热及食欲亢进 6 个月,加重 2 周入院。6 个月前病人无明显诱因感乏力、心悸、怕热多汗及食欲增强,未引起重视。近 2 周家属发现病人双眼球突出且烦躁易怒,遂来院就诊。护理体检:T 37.4℃,P 120 次/分,R 20 次/分,BP 130/70mmHg。消瘦,皮肤湿润,浅表淋巴结无肿大,双眼球突出,闭合障碍,伸舌细震颤,甲状腺Ⅱ度肿大,质软,无压痛,无结节,可闻及血管杂音。双肺无异常,心界不大,心率 120 次/分,律齐,心尖部可闻及 2/6 级柔和收缩期杂音。腹软,无压痛,肝脾肋下未触及,肠鸣音正常。双下肢无水肿,腱反射亢进,伸手细震颤。辅助检查:血红蛋白 120g/L,白细胞 7.68×10^9/L,中性粒细胞 70%,淋巴细胞 30%,血清游离甲状腺素(FT_4)增高,血清游离三碘甲状腺原氨酸(FT_3)增高,血清促甲状腺激素(TSH)减低。临床诊断为"甲状腺功能亢进症"。

请讨论:

1. 目前病人有哪些主要的护理诊断/问题?

2. 病人如何进食才能改善营养状况？

3. 如何指导病人进行眼部护理？

情 景 二

该病人入院第 3 天，因住院期间经济困难与家属发生争吵，出现高热、大汗、恶心、呕吐，极度烦躁，心率 150 次 / 分。

请讨论：

1. 该病人发生了什么情况？如何配合医生进行抢救？

2. 如何指导和帮助病人正确处理生活中的突发事件？为防止此类事情的发生，对病人家属应如何指导？

情 景 三

病人经过 4 周的抗甲状腺药物治疗和护理，乏力、心悸、怕热等症状明显减轻，体重增加 1kg。护理体检：T 36.5℃，P 80 次 / 分，R 18 次 / 分，BP 110/70mmHg。双眼球突出，闭合障碍，甲状腺 I 度肿大，质软，未闻及血管杂音。心率 80 次 / 分，律齐，心尖部未闻及杂音。测血清 FT_4、FT_3 较前明显下降。拟第二天出院，带药回家继续治疗。

请讨论：

1. 如何指导病人出院后继续合理用药？

2. 如何指导病人合理休息与活动？

病例资料二：

情 景 一

小谢，18 岁。多饮、多尿、多食、消瘦 4 年，加重 3 天，伴恶心、呕吐、嗜睡 2 小时。4 年前病人无明显诱因出现多饮、多尿、多食、消瘦，诊断为 "1 型糖尿病"，长期用 "胰岛素" 治疗。3 天前因外出未及时注射胰岛素，自感疲乏无力、口渴、多饮、多尿明显加重，并逐渐出现食欲减退、恶心及呕吐。2 小时前出现头昏、嗜睡，遂急诊入院。护理体检：T 37.8℃，P 108 次 / 分，R 26 次 / 分，BP 100/70mmHg。嗜睡，消瘦，呼吸深快，有烂苹果味。皮肤黏膜干燥，浅表淋巴结未触及，甲状腺无肿大。心肺未见异常。腹平软，肝脾肋下未触及，无肾区叩痛。双下肢无水肿。辅助检查：尿糖（+++），尿酮体（+++），血糖 26.78mmol/L，血 pH 7.10。

请讨论：

1. 该病人发生了什么情况？诱因是什么？

2. 如何配合医生进行抢救？

情 景 二

该病人经过积极输液和静脉滴注胰岛素治疗，血糖很快降到了 13.9mmol/L 以下，尿酮体消失。根据血糖调整胰岛素用量并改为皮下注射。

请讨论：

1. 如何指导病人正确使用胰岛素？

2. 该病人如果血糖不能有效控制，易发生哪些并发症？

情 景 三

病人经过 2 周的住院治疗和护理，病情已明显好转，乏力、多饮、多食、多尿症状已消失。护理体检：T 36.5℃，P 74 次 / 分，R 18 次 / 分，BP 110/75mmHg。神志清，精神好。双肺底未闻及干、湿啰音，心率 74 次 / 分，心音有力，心律齐，心尖部未闻及杂音。辅助检查：血糖

5.9mmol/L,尿糖(−)。拟第二天出院。

请讨论:

1. 出院后该病人饮食要注意哪些方面?

2. 出院后病人进行体育锻炼应注意什么?

3. 病人该如何进行自我病情监测?

【方法与过程】

见"实践指导说明"。

【实践报告】

每小组完成一份甲状腺功能亢进症和糖尿病病人护理的实践报告。

(宋淑燕)

实践 17　系统性红斑狼疮和类风湿关节炎病人的护理

【实践目的】

1. 具有团队合作意识及认真负责、严谨、细致的职业态度能与病人及家属进行有效沟通,尊重和关爱病人。

2. 熟练掌握系统性红斑狼疮与类风湿性关节炎病人的评估方法,能初步运用护理工作程序,进行观察评估,发现主要护理诊断/问题,制订相应的护理计划,实施护理措施,评价护理结果。

3. 学会系统性红斑狼疮和类风湿性关节炎病人的病情观察、皮肤护理及用药护理。

【实践准备】

包括环境准备、病人准备、护生准备、病例准备等,详见"实践指导说明"。

病例资料一:

情　景　一

周女士,33 岁。双膝关节肿胀疼痛,伴低热、面部红斑、口腔溃疡 1 年,加重 3 天来院就诊。发病以来病人一直忧心忡忡,担心容貌改变不能治愈。护理体检:T 38℃,P 102 次 / 分,R 20 次 / 分,BP 145/90mmHg。面部水肿,蝶形红斑明显,口腔黏膜有溃疡。双膝关节红肿伴压痛。实验室检查:尿蛋白(++),ANA 阳性,抗 Sm 抗体阳性。临床初步诊断为系统性红斑狼疮。

请讨论:

1. 进行护理评估时还需收集哪些方面的资料?

2. 本病发作的常见诱因有哪些?

3. 该病人目前有哪些主要的护理诊断 / 问题?

情　景　二

该病人经口服泼尼松治疗6周后,病情缓解,但病人担心长期服药对身体有害,自行决定停药。

请讨论:

1. 该病人突然停药的做法是否正确? 如何正确指导其停药?

2. 如病人长期服用泼尼松治疗本病,可能出现哪些不良反应?

情　景　三

该病人经过系统的药物治疗后,皮肤损害消失,关节疼痛缓解,口腔溃疡逐步愈合。病人能接受患病的事实,生理与心理上舒适感有所增加。病情稳定,即将出院。

请讨论：

1. 如何指导病人进行皮肤护理？

2. 如何指导病人日常饮食？

病例资料二：

情 景 一

白女士，50 岁。2 年前无明显诱因出现双腕、双手关节和双膝、踝、跖趾关节肿痛，伴晨僵，每次持续约半小时，疼痛以夜间明显，影响日常活动。近一周受凉感冒后上述症状加重。护理体检：T 38.5℃。双腕、双手关节和双膝、踝、跖趾关节肿痛，尤其是双手近端指间关节呈梭形肿胀明显，活动受限。实验室检查：血沉 56mm/1h，RF 阳性。关节 X 线检查：双手骨质疏松，腕部关节间隙变窄。初步诊断为类风湿关节炎。

请讨论：

1. 该病人类风湿关节炎活动期，如何指导病人休息？

2. 该病人目前主要护理诊断 / 问题是什么？

情 景 二

该病人经布洛芬及甲氨蝶呤治疗一段时间后，病情缓解。

请讨论：

1. 病情缓解期间，最重要的护理措施是什么？ 如何指导病人进行功能锻炼？

2. 在治疗过程中病情观察要点有哪些？

情 景 三

该病人经治疗后，关节疼痛缓解，关节功能得到一定程度的恢复；病人摆脱了焦虑，重新对生活建立信心；病人生活基本能够自理。病人病情稳定，即将出院。

请讨论：

1. 护士应提醒病人要避免哪些易导致本病的诱因？

2. 如何指导病人出院后保持自理能力？

【方法与过程】

见"实践指导说明"。

【实践报告】

每小组完成一份系统性红斑狼疮和类风湿关节炎病人护理的实践报告。

（程　畅）

实践 18　脑梗死和脑出血病人的护理

【实践目的】

1. 具有良好的团队合作职业意识及认真负责、严谨、细致的职业态度，尊重和关爱病人。

2. 熟练掌握脑梗死和脑出血病人的评估方法，能初步运用护理工作程序，进行观察评估，发现主要护理诊断 / 问题，制订相应的护理计划，实施护理措施，评价护理结果。

3. 学会与病人及家属进行沟通，能正确进行健康指导。

【实践准备】

包括环境准备、病人准备、护生准备、病例准备等，详见"实践指导说明"。

病例资料一：

情 景 一

朱女士，63 岁，因"肢体麻木无力、跌倒 9 小时"入院。病人夜间觉左侧上、下肢麻木，但可自行去厕所，回卧室时因左下肢无力而跌倒来院就诊，以"脑血栓形成"收入院。既往有糖尿病病史十余年，未规律用药；无明确高血压、糖尿病家族史，配偶及子女体健，无吸烟饮酒嗜好。护理体检：T 36.4℃，P 90 次 / 分，R 24 次 / 分，BP 160/95mmHg；意识清楚、双瞳孔等大、等圆、对光反射存在；伸舌不偏，颈无抵抗，左侧肢体触、痛觉减退，左侧上、下肢肌力 3 级，角膜反射、咽反射存在，左侧巴宾斯基征阳性。头颅 CT 未见异常。

请讨论：

1. 病人发病的基本病因及相关因素有哪些？一般在何种情况下发病？
2. 护士如何正确安置病人体位？

情 景 二

病人入院后给予氯吡格雷口服抗血小板集聚、脑细胞保护及对症支持治疗。第二天护士在巡视病房时，家属述病人有饮水呛咳，但意识清醒，无头痛、头晕等症状。

请讨论：

1. 针对病人目前发生的饮水呛咳护士应如何护理？
2. 病人在用药过程中如何护理？

情 景 三

病人经过 1 周的住院治疗和护理，病情已平稳，目前存在语言不利，左侧肢体麻木，走路步态不稳。查体见左侧上、下肢肌力 4 级，拟出院。

请讨论：

1. 出院前护士应让病人了解哪些疾病知识？
2. 病人出院后在生活方面应注意哪些问题？

病例资料二：

情 景 一

贺先生，65 岁，退休工人。因"右侧肢体活动无力、意识不清 2 小时"入院。患者于 2 小时前与朋友聚餐时突然头晕、右侧肢体活动无力，随之意识不清，急诊 CT 示"左基底节区高密度影"，门诊以"脑出血"收入院。病人既往高血压病史 20 年，未规律用药。父亲死于"脑出血"。平时性格较急躁、易怒；有烟酒嗜好 40 余年，病前每日吸烟二十余支，饮白酒每日半斤余。护理体检：T 36.8℃，P 66 次 / 分，R 18 次 / 分，BP 170/100mmHg；意识模糊，双瞳孔等大、等圆，对光反射迟钝；右侧鼻唇沟变浅，右侧上、下肢肌力 2 级，肌张力增高，角膜反射、咽反射存在，右侧巴宾斯基征阳性。

请讨论：

1. 根据所给病例资料，列出病人目前存在的主要护理诊断 / 问题。
2. 护士在护理过程中应注意观察病人哪些情况？

情 景 二

病人入院第二天，护士在巡视病房时，发现病人出现喷射性呕吐、烦躁不安。护理体检：R 14 次 / 分，P 50 次 / 分，BP 180/110mmHg，浅昏迷，一侧瞳孔扩大。

请讨论：

1. 病人病情最有可能发生了什么变化？哪些因素可以诱发？

2. 护士此时应如何配合医生进行处理？

情 景 三

根据病人病情，护士执行医嘱给予病人系列处理后，病人呕吐停止，神志渐清。第3天时，护理体检：R 18次/分，P 63次/分，BP 160/100mmHg，意识清晰，双侧瞳孔等大等圆。1周后病人病情平稳准备出院。

请讨论：

在病人出院前应做哪些健康指导？

【方法与过程】

见"实践指导说明"。

【实践报告】

每小组完成一份脑梗死和脑出血病人护理的实践报告。

（高　丽）

实践 19　癫痫病人的护理

【实践目的】

1. 具有高度的责任感和团队合作意识，给予病人人文关怀。

2. 熟练掌握癫痫病人的评估方法，能发现病人的主要护理诊断/问题，制订相应的护理计划，实施护理措施、评价护理结果。

3. 学会正确指导病人及其家属如何避免诱因及发作时紧急护理的方法，做好安全与婚育指导。

【实践准备】

包括环境准备、病人准备、护生准备、病例准备等，详见"实践指导说明"。

病例资料：

情 景 一

小章，16岁，某日中午放学回家过马路时突然跌倒于地，被行人发现呼叫"120"急救。医护人员到时见病人已被移至路边，平卧地上，意识清晰，问其之前的发病情况，病人全然不知。据目睹者叙述：此人突然尖叫一声，随即跌倒于地，呼吸停止，头向后仰，不停地抽动，口吐血沫。医护人员遂将其送入院。护理体检：T 36℃，P 78次/分，R 20次/分，BP 100/80mmHg。意识清，颅后皮下血肿，尿失禁，舌咬伤，四肢无外伤，无运动障碍，心肺未见异常，神经系统检查无阳性体征。既往癫痫病史2年。脑电图检查见棘波，头颅CT未见异常。临床诊断：癫痫大发作。

请讨论：

1. 如果你在病人发作现场应如何处理？

2. 列出病人在发病时的主要护理诊断/问题。

情 景 二

病人在住院治疗过程中癫痫再次发作，而且连续发作之间意识或神经功能未恢复正常，发作持续30分钟以上。

请讨论：

1. 应考虑病情最有可能发生了什么变化？哪些因素可以诱发？

2. 护士此时应如何配合医生进行处理？

情 景 三

病人经过 1 周的常规住院治疗和护理，病情已明显好转，拟出院。病人及家属对正确用药认识不足，担心再发。

请讨论：

1. 出院前如何指导病人正确用药？

2. 对该病人的健康指导包括哪些？

【方法与过程】

见"实践指导说明"。

【实践报告】

每小组完成一份癫痫病人护理的实践报告。

（邹春杰 高 丽）

实践 20 神经系统常用诊疗技术及护理

一、腰椎穿刺术

【实践目的】

1. 具有医疗安全、团队合作的职业意识，尊重和关爱病人。

2. 学会腰椎穿刺术的术前准备。

3. 学会腰椎穿刺术的操作配合，能向病人和家属解释操作的目的、过程及配合注意事项。

4. 学会与病人进行有效沟通，做好术后指导。

【实践准备】

1. 评估 ①病人的认知水平、沟通能力、合作程度及心理反应。②病人的病情、年龄、意识状态、生命体征及穿刺部位皮肤情况。

2. 用物准备 无菌腰椎穿刺包（内有腰椎穿刺针、2ml 及 20ml 注射器、7 号注射针头、孔巾、纱布、血管钳）、压力表包、1% 普鲁卡因溶液或 2% 利多卡因针剂、无菌手套、无菌试管、培养瓶、酒精灯、火柴及注射药物等。

【方法与过程】

1. 方法 示教、多媒体演示、临床见习等。

2. 过程 核对病人，说明目的→安置病人去枕侧卧位，屈颈抱膝→确定穿刺点→穿刺部位皮肤消毒→打开穿刺包→固定孔巾→局麻抽药配合→协助医生穿刺、测压、做动力试验、留取标本或注射药物→拔针、消毒穿刺点→无菌纱布固定→安置病人→清理用物→送检标本→洗手、记录。

【实践报告】

每小组完成一份腰椎穿刺术及护理的实践报告。

二、高压氧舱治疗

【实践目的】

1. 具有医疗安全、团队合作的职业意识,尊重和关爱病人。

2. 学会高压氧舱治疗的操作前准备。

3. 学会高压氧舱治疗的操作配合,能向病人和家属解释操作的目的、过程及配合注意事项。

4. 学会与病人进行有效沟通,做好术后指导。

【实践准备】

1. 评估 ①病人的认知水平、沟通能力、合作程度及心理反应。②评估病情,严格选择适应证。③了解前次进餐时间。

2. 用物准备 检查有关阀门、仪表、通讯、照明、供气及供氧等设备,确认系统运转正常;舱内备抢救物品和药物。

【方法与过程】

1. 方法 多媒体演示、临床见习等。

2. 过程 核对病人,说明目的→关闭舱门,通知舱内人员"开始加压",观察病人有无不适→加压达预定压力→关闭"加压阀"打开"供氧阀"→通知舱内病人"戴好面罩"、"开始吸氧",供氧表压 0.4~0.6MPa →观察病人有无氧中毒症状→吸氧结束,通知舱内人员"停止吸氧"→通知舱内人员"开始减压"→出舱→做好病人治疗后指导→记录治疗情况。

【实践报告】

每小组完成一份高压氧舱治疗及护理的实践报告。

(邹春杰)

实践 21　病毒性肝炎和艾滋病病人的护理

【实践目的】

1. 具有团队合作职业意识及认真负责、严谨、细致的职业态度,能与病人及家属进行有效沟通,尊重和关爱病人,保护病人隐私。

2. 熟练掌握病毒性肝炎和艾滋病病人的评估方法,能初步运用护理工作程序,进行观察评估,发现主要护理诊断/问题,制订相应的护理计划,实施护理措施,评价护理结果。

3. 学会病毒性肝炎和艾滋病病人的一般护理及病情观察。能对病毒性肝炎和艾滋病病人进行心理护理和健康指导。

【实践准备】

包括环境准备、病人准备、护生准备、病例准备等,详见"实践指导说明"。

病例资料一:

情　景　一

小马,22 岁,大学生。发热、食欲减退、恶心、呕吐 5 天,尿黄 1 天入院。病人 2 周前曾食用街头小吃,5 天前出现发热、头痛、恶心、呕吐、食欲减退、右上腹胀痛,1 天前自觉尿黄。入院后护理体检:神志清楚,巩膜明显黄染,肝肋下 3cm,质软,有压痛。实验室检查:ALT 453U/L,STB 272μmol/L,抗 HAV-IgM(+)。临床诊断:急性黄疸性甲型病毒性肝炎。

请讨论：

1. 该病人目前主要的护理诊断／问题是什么？
2. 如何指导病人休息更有利于其康复？

情 景 二

病人入院后由于担心预后不好，心情紧张、焦虑，经常上网搜索肝炎治疗相关信息，并建议医生广泛用药，以便加快痊愈。

请讨论：

1. 针对病人目前情况，护士应如何对病人进行心理护理？
2. 如何对病人进行用药指导？

情 景 三

病人入院 4 周后临床症状消失，食欲明显好转，肝脏回缩，实验室检查：ALT 35U/L，STB 10.6μmol/L，抗 HAV-IgG(+)。拟出院。

请讨论：

1. 如何指导病人出院后合理饮食与休息？
2. 如何对病人进行疾病预防指导？

病例资料二：

情 景 一

齐先生，35 岁，司机，因"不规则发热、乏力、进行性消瘦 5 个月"入院。病人于 5 个月前无明显诱因出现不规则低热伴乏力、全身不适和厌食，逐渐消瘦。曾服中药治疗不见好转。5 个月来体重下降约 8kg。病人曾有静脉药瘾史 2 年。护理体检：左颈部和右腋窝各触及 1 个 1.5cm×1.5cm 大小淋巴结，活动无压痛。实验室检查：血红蛋白 121g/L，白细胞 $3.5×10^9$/L，淋巴细胞 $1.0×10^9$/L，CD4/CD8<1。血小板 $79×10^9$/L，血清抗 HIV（+）。临床诊断：艾滋病。

请讨论：

1. 该病人目前主要的护理诊断／问题是什么？
2. 针对该病人情况，请给予合理的饮食指导。

情 景 二

病人住院后自觉痊愈无望，常常表现出悲观情绪，今晨开始拒绝治疗。

请讨论：

1. 根据病人目前的情况，护士如何对病人进行心理护理？
2. 如何为病人提供良好的社会支持？

情 景 三

病人经系统治疗后病情好转可以离院，其家属经系统检查未发现感染艾滋病病毒，但病人极度担心传染给家属，拒绝出院。

请讨论：

1. 艾滋病的传播途径有哪些？
2. 如何对病人及其家属进行健康指导？

【方法与过程】

见"实践指导说明"。

【实践报告】

每小组完成一份病毒性肝炎和艾滋病病人护理的实践报告。

（郭 华）

附　录

附录一　常见法定传染病的潜伏期、隔离期、检疫期

病名		潜伏期(天)		隔离期	接触者检疫期及处理
		一般	最短～最长		
病毒性肝炎	甲型	30	15~45	发病日起 21 天	检疫 45 天,每周查 ALT,观察期间可注射丙种球蛋白
	乙型	60~90	28~180	急性期隔离至 HBsAg 阴转,恢复期不阴转者按病原携带者处理	检疫 45 天,观察期间可注射乙肝疫苗及 HBIG;疑诊乙肝的托幼和饮食行业人员暂停原工作
	丙型	60	15~180	至 ALT 恢复正常或血清 HCV RNA 阴转	检疫期同乙型肝炎
	丁型			至血清 HDV RNA 及 HDV Ag 阴转	检疫期同乙型肝炎
	戊型	40	10~75	发病日起 3 周	检疫期 60 天
脊髓灰质炎		5~14	3~35	自发病日起消化道隔离 40 天,第 1 周同时呼吸道隔离	医学观察 20 天,观察期间可用减毒活疫苗快速预防免疫
霍乱		8~14	4 小时～6 天	症状消失后,隔日粪便培养 1 次,3 次阴性或症状消失后 14 天	留观 5 天,便培养连续 3 次阴性后解除检疫,阳性者按患者隔离
细菌性痢疾		1~3	数小时～7 天	至症状消失后 7 天或粪便培养 2~3 次阴性	医学观察 7 天,饮食行业人员粪便培养 1 次阴性解除隔离
伤寒		8~14	3~60	症状消失后 5 天起粪便培养 2 次阴性或症状消失后 15 天	医学观察 23 天
副伤寒甲、乙		6~10	2~15		医学观察 15 天
副伤寒丙		1~3	2~15		医学观察 15 天
沙门菌食物中毒		4~24 小时	数小时～3 天	症状消失后连续 2~3 次粪便培养阴性可解除隔离	同食者医学观察 1~2 天
阿米巴痢疾		7~14	2 天～1 年	症状消失后连续 3 次粪查溶组织阿米巴滋养体及包囊阴性	饮食工作者发现溶组织阿米巴滋养体或包囊者应调离工作
流行性感冒		1~3	数小时～4 天	退热后 48 小时解除隔离	医学观察 3 天,出现发热等症状应早期隔离
麻疹		8~12	6~21	至出疹后 5 天,合并肺炎至出疹后 10 天	易感者医学观察 21 天;接触者可肌注丙种球蛋白
风疹		18	14~21	至出疹后 5 天解除隔离	一般不检疫,对孕妇尤其孕 3 个月内者,可肌注丙种球蛋白

续表

病名	潜伏期(天)		隔离期	接触者检疫期及处理
	一般	最短~最长		
流行性腮腺	14~21	8~30	至腮腺完全消肿,约21天	一般不检疫,幼儿园及部队密切接触者医学观察30天
流行性脑脊髓膜炎	2~3	1~10	至症状消失后3天,但不少于发病后7天	医学观察7天,可作咽培养,密切接触的儿童服磺胺或利福平预防
白喉	2~4	1~7	症状消失后连续2次咽培养(间隔2天,第1次于第14病日)阴性或症状消失后14天	医学观察7天
猩红热	2~5	1~12	至症状消失后,咽培养连续3次阴性或发病后7天	医学观察7~12天,可作咽培养
百日咳	7~10	2~23	至痉咳后30天或发病后40天	医学观察21天,儿童可用红霉素预防
传染性非典型肺炎	4~7	2~21	隔离期3~4周	接触者隔离3周,流行期间来自疫区人员医学观察2周
人感染高致病性禽流感	2~4	1~7	体温正常,临床症状消失,胸部X线影像检查显示病灶明显吸收7天以上	密切接触者医学观察的期限为最后一次暴露后7天
流行性乙型脑炎	7~14	4~21	防蚊设备室内隔离至体温正常	不需检疫
森林脑炎	10~15	7~30	不隔离	不需检疫
流行性斑疹伤寒	10~14	5~23	彻底灭虱隔离至退热后12天	彻底灭虱后医学观察14天
地方性斑疹伤寒	7~14	4~18	隔离至症状消失	不需要检疫,进入疫区被蜱咬伤者可服多西环素预防
恙虫病	10~14	4~20	不需隔离	不需检疫
虱传回归热	7~8	2~14	彻底灭虱隔离至退热后15天	彻底灭虱后医学观察14天
流行性出血热	14~21	4~60	隔离至热退	不需检疫
艾滋病	15~60	9天~10年以上	HIV感染/AIDS隔离至HIV或P24核心蛋白血液中消失	医学观察2周,HIV感染/AIDS者不能献血
钩端螺旋体	10	2~28	可以不隔离	疫水接触者检疫2周
腺鼠疫	2~4	1~12	隔离至肿大的淋巴结消退,鼠疫败血症症状消失后培养3次(每隔3天)阴性	接触者检疫可服四环素或SD预防,发病地区进行疫区检疫
肺鼠疫	1~3	3小时~3天	就地隔离至症状消失后痰培养连续6次阴性	同腺鼠疫
狂犬病	4~12周	4天~10年	病程中应隔离治疗	被可疑狂犬或狼咬伤者医学观察,并注射疫苗及免疫血清
布鲁杆菌病	14	7~360	可不隔离	不需检疫
炭疽	1~5	12小时~12天	皮肤炭疽隔离至创口愈合、痂皮脱落,其他型症状消失后2次(间隔3~5天)培养阴性	医学观察12天,肺炭疽密切接触者可用青霉素、四环素、氧氟沙星等预防

续表

病名	潜伏期（天）		隔离期	接触者检疫期及处理
	一般	最短～最长		
淋病	1~5		患病期间性接触隔离	对性伴侣检查，阳性者应治疗
梅毒	14~28	10~90	不隔离	对性伴侣检查
间日疟	10~15	11~25 长 6~9 个月	病室应防蚊、灭蚊	不需检疫
恶性疟	7~12		病室防蚊、灭蚊	不需捡疫
三日疟	20~30	8~45	病室防蚊、灭蚊	不需检疫
班氏丝虫病	约 1 年		不需隔离，但病室防蚊、灭蚊	不需检疫
马来丝虫病	约 12 周			
黑热病	3~5 个月	10 天 ~2 年	不需隔离，病室防蛉、灭蛉	不需检疫

附录二　预防接种

品名	性质	保存和有效期	接种对象	剂量与用法	免疫期及复种
乙型肝炎疫苗	自/抗原	2~8℃，暗处，严防冻结，有效期 2 年	新生儿、婴幼儿、15 岁以下未免疫人群和高危人群	乙型肝炎疫苗全程需接种 3 针，按照 0、1、6 个月程序。新生儿接种乙型肝炎疫苗要求在出生后 24 小时内接种，越早越好。接种部位新生儿为臀前部外侧肌肉内，儿童和成人为上臂三角肌中部肌内注射。①对 HBsAg 阳性母亲的新生儿：应在出生后 24 小时内尽早（最好在出生后 12 小时内）注射乙型肝炎免疫球蛋白（HBIG），剂量应≥100IU，同时在不同部位接种 10μg 重组酵母或 20μg 中国仓鼠卵母细胞（CHO）乙型肝炎疫苗，在 1 个月和 6 个月时分别接种第 2 和第 3 针乙型肝炎疫苗；也可在出生后 12 小时内先注射 1 针 HBIG，1 个月后再注射第 2 针 HBIG，并同时在不同部位接种一针 10μg 重组酵母或 20μgCHO 乙型肝炎疫苗，间隔 1 个月和 6 个月分别接种第 2 和第 3 针乙型肝炎疫苗；②对 HBsAg 阴性母亲的新生儿：可用 5μg 或 10μg 酵母或 10μgCHO 乙型肝炎疫苗免疫；③对新生儿时期未接种乙型肝炎疫苗的儿童：应进行补种剂量为 5μg 或 10μg 重组酵母或 10μgCHO 乙型肝炎疫苗；④对成人：建议接种 20μg 酵母或 20μgCHO 乙型肝炎疫苗；⑤对免疫功能低下或无应答者：应增加疫苗的接种剂量（如 60μg）和针次	对 3 针免疫程序无应答者可再接种 3 针，并于第 2 次接种 3 针乙型肝炎疫苗后 12 个月检测血清中抗 HBs，如仍无应答可接种 1 针 60μg 重组酵母乙型肝炎疫苗；接种乙型肝炎疫苗后有抗体应答者的保护效果一般至少可持续 12 年；对高危人群应进行抗 HBs 监测，如抗 HBs<10mlIU/ml，可给予加强免疫

续表

品名	性质	保存和有效期	接种对象	剂量与用法	免疫期及复种
甲型肝炎减毒活疫苗	活/自/病毒	2~8℃，暗处保存，有效期3个月；-20℃以下有效期1年	1岁以上儿童及成人	三角肌处皮下注射1.0ml	免疫期4年以上
脊髓灰质炎糖丸疫苗	活/自/病毒	-20℃保存2年，2~10℃保存5个月，20~22℃保存12天，30~32℃保存2天	2个月龄婴儿 4岁	出生后冬、春季服三价混合疫苗（白色糖丸），每隔1个月服1剂，共3剂。每年服1全程，连续2年，7岁时再服1全程	免疫期3~5年，4岁时加强1次
麻疹疫苗	活/自/病毒	2~10℃暗处保存，液体疫苗2个月，冻干疫苗1年，开封后1小时内用完	8个月龄以上的易感儿童	三角肌处皮下注射0.2ml	免疫期4~6年，7岁时复种1次
麻疹、腮腺炎、风疹减毒疫苗	活/自/病毒	2~8℃避光保存	8个月龄以上的易感儿童	三角肌处皮下注射0.5ml	免疫期11年，11~12岁时复种1次
流行性乙型脑炎疫苗	死/自/病毒	2~10℃暗处保存，冻干疫苗有效期1年，液体疫苗3个月	6个月龄至10岁	皮下注射2次，间隔7~10天，6~12个月龄每次0.25ml；1~6岁0.5ml；7~15岁1.0ml；16岁以上2.0ml	免疫期1年，以后每年加强1次，剂量同左
甲型流感疫苗	活/自/病毒	2~10℃暗处保存，液体疫苗有效期3个月，冻干疫苗1年	健康成人	疫苗1ml加生理盐水4ml，混匀喷入鼻内，每侧鼻孔0.25ml，稀释后4小时内用完	免疫期6~10个月
人用狂犬病疫苗（地鼠肾组织培养疫苗）	死/自/病毒	2~10℃暗处保存，液体疫苗有效期6个月，冻干疫苗1年	被狂犬或可疑动物咬伤或抓伤；被患者唾液污染伤口者	接触后预防：先处理伤口，继之0、3、7、14及30天各肌内注射2ml，2~5岁1ml，2岁以下0.5ml，伤重者注射疫苗前先注射抗狂犬病血清	免疫期3个月；全程免疫后3~6个月再被咬伤，需加强注射2针，间隔1周；6个月以后再被咬伤，全程注射
森林脑炎疫苗	死/自/病毒	2~10℃暗处保存，有效期8个月，25℃以下1个月	流行区居民及进入该区的非流行区者	皮下注射2次，间隔7~10天，2~6岁每次0.5ml；7~9岁1.0ml；10~15岁1.5ml；16岁以上2.0ml	免疫期1年；每年加强注射1年，剂量同初种
黄热病冻干疫苗	活/自/病毒	-20℃保存有效期1.5年；2~10℃有效期6个月	出国进入流行区或从事黄热病研究者	用灭菌生理盐水5ml，溶解后皮下注射0.5ml，水溶液保持低温，1小时内用完	免疫期10年
腮腺炎疫苗	活/自/病毒	2~8℃或0℃以下保存，有效期1.5年	8个月龄以上易感者	三角肌皮下注射0.5ml	免疫期10年

续表

品名	性质	保存和有效期	接种对象	剂量与用法	免疫期及复种
流行性斑疹伤寒疫苗	死/自/立克次体	2~10℃暗处保存,有效期1年,不得冻结	流行区人群	皮下注射3次,相隔5~10天,1~6岁分别注射0.3~0.4ml、0.6~0.8ml、0.6~0.8ml,15岁以上分别注射0.5ml、1.0ml、1.0ml	免疫期1年,每年加强1次,剂量同第3针
钩端螺旋体菌苗	死/自/螺旋体	2~8℃暗处保存,有效期1年半	流行区7岁以上人群及进入该区者	皮下注射2次,相隔7~10天,分别注射1.0ml及2.0ml,7~13岁减半	接种后1个月产生免疫力,维持期1年
卡介苗	活/自/细菌	2~10℃液体菌苗有效期6个月,冻干菌苗1年	新生儿及结核菌素试验阴性儿童	于出生后24~48小时皮内注射0.1ml	免疫期5~10年,城市7岁,农村7岁、12岁加强注射
伤寒、副伤寒甲、乙三联菌苗	死/自/细菌	2~10℃暗处保存,有效期1年	重点为军队、水陆口岸及沿线人员、环卫及饮食行业人员	皮下注射3次,间隔7~10天,1~6岁分别注射0.2ml、0.3ml、0.3ml;7~14岁分别注射0.3ml、0.5ml、0.5ml;15岁以上分别注射0.5ml、1.0ml、1.0ml	免疫期1年,每年加强注射1次,剂量与第3针同
霍乱、伤寒、副伤寒甲、乙四联菌苗	死/自/细菌	同上	同上	同上	同上
霍乱菌苗	死/自/细菌	2~10℃暗处保存,有效期1年	重点为水陆、口岸、环境卫生、饮食服务行业及医务人员	皮下注射2次,间隔7~10天,6岁以下分别注射0.2ml、0.4ml;7~14岁分别注射0.3ml、0.6ml;15岁以上分别注射0.5ml、1.0ml。应在流行前4周完成	免疫期3~6个月,每年加强注射1次,剂量同第2针
布氏菌苗	活/自/细菌	2~10℃暗处保存,有效期1年	疫区牧民、屠宰、皮毛加工人员、兽医、防疫及实验室人员	皮上划痕法,每人0.05ml,儿童划1个"#"字。成人划2个"#"字,长1~1.5cm,相距2~3cm,划破表皮即可,严禁注射	免疫期1年,每年复种
鼠疫菌苗	活/自/细菌	2~10℃暗处保存,有效期1年	用于流行区人群,非流行区人员接种10天才可进入疫区	皮肤划痕法:每人0.05ml。2~6岁划1个"#"字,7~12岁划2个"#",14岁以上划3个"#",长1~1.5cm,相距2~3cm	免疫期1年,每年复种
炭疽菌苗	活/自/细菌	2~10℃暗处保存,有效期1年;25℃以下有效期1年	流行区人群、牧民,屠宰、皮毛、制革人员及兽医	皮上划痕法,滴2滴菌苗于上臂外侧,相距3~4cm,每滴划"#"字,长1~1.5cm,严禁注射	免疫期1年,每年复种
冻干A群流脑多糖菌苗	死/自/细菌	2~10℃暗处保存,有效期1年;	15岁以下儿童及少年,流行区成人	三角肌皮下注射1次,25~50μg	免疫期0.5~1年

续表

品名	性质	保存和有效期	接种对象	剂量与用法	免疫期及复种
百、白、破混合制剂(百日咳菌苗及白喉、破伤风类毒素)	死/自/细菌和毒素	2~10℃保存,有效期1.5年	3个月龄至7岁	全程免疫,第1年间隔4~8周肌内注射2次,第2年1次。剂量均为0.5ml	7岁时用白破或百白二联制剂加强免疫,全程免疫后不再用百白破混合制剂
吸附精制白喉类毒素	自/类毒素	25℃以下暗处保存,有效期3年,不可冻结	6个月龄至12岁儿童	皮下注射2次,每次0.5ml;相隔4~8周	免疫期3~5年,第2年加强1次0.5ml,以后每3~5年复种1次0.5ml
吸附精制破伤风类毒素	自/类毒素	25℃以下暗处保存,有效期3年,不可冻结	发生创伤机会较多的人群	全程免疫:第1年相距4~8周肌内注射2次,第2年1次,剂量均为0.5ml	免疫期5~10年,每10年加强注射1次0.5ml
精制白喉抗毒素	被/抗毒素	2~10℃保存,液状品保存2年,冻干品3~5年	白喉患者,未预防接种的密切接触者	治疗:根据病情,肌内或静脉注射3万~10万U;预防:接触者皮下或肌内注射1000~2000U	免疫期3周
Q热疫苗	死/自/立克次体	2~10℃暗处保存	畜牧、屠宰、制革、肉乳加工及有关实验室医务人员	皮下注射3次,每次间隔7天,剂量分别为0.25ml、0.5ml、1.0ml	
精制破伤风抗毒素	被/抗毒素	2~10℃保存,液状品有效期3~4年,冻干品5年	破伤风患者及创伤后有发生本病可能者	治疗:肌内或静脉注射5万~20万U。儿童剂量相同。新生儿24小时内用半量 预防:皮下或肌内注射1500~3000U,伤势严重者加倍	免疫期3周
多价精制气性坏疽抗毒素	被/抗毒素	2~10℃保存,液状品有效期3~4年,冻干品5年	受伤后有发生本病可能者及气性坏疽患者	治疗:首次静脉注射3万~5万U,可同时适量注射于伤口周围组织。预防:皮下或肌内注射1万U	免疫期3周
精制肉毒抗毒素	被/抗毒素	2~10℃保存,液状品有效期3~4年,冻干品5年	肉毒素中毒患者及可疑中毒者	治疗:首次肌内注射或静滴1万~2万U,以后视情况而定 预防:皮下或肌内注射1000~2000U	免疫期3周
精制抗狂犬病血清	被/免疫血清	2~10℃保存,液状品有效期3~4年,冻干品5年	被可疑动物严重咬伤者	成人0.5~1ml/kg,总量1/2伤口周围注射,1/2肌内注射,咬伤当天或3天内与狂犬病疫苗合用;儿童量为1.5ml/kg	免疫期3周
乙型肝炎免疫球蛋白	被/免疫球蛋白	2~10℃保存,有效期2年	HBsAg(尤其HBeAg)阳性母亲的新生婴儿及意外受HBeAg阳性血清污染者	新生儿出生24小时内肌内注射≥100U;3个月龄及6个月龄各注射1次;或与乙肝疫苗合用如前述;意外污染者肌内注射200~400U	免疫期2个月

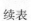
续表

品名	性质	保存和有效期	接种对象	剂量与用法	免疫期及复种
人丙种球蛋白	被/球蛋白	2~10℃保存,有效期2年	丙球缺乏症,甲型肝炎、麻疹密切接触者等	治疗:每次肌内注射0.15ml/kg。预防甲肝:儿童每次肌内注射0.05~0.1ml/kg,成人3ml。预防麻疹:肌内注射0.05~1.5ml/kg。儿童最多6ml	免疫期3周

注:活:活疫(菌)苗;死:死疫(菌)苗;自:自动免疫;被:被动免疫

儿童计划免疫方案

初种		复种	
初种月龄	疫苗种类	复种年龄	疫苗种类
出生24小时内 出生24~48小时内	乙型肝炎疫苗第1针 卡介苗	1周岁	流行性脑脊髓膜炎疫苗
1个月	乙型肝炎疫苗第2针	2周岁	百白破菌苗
3个月	脊髓灰质炎三型混合疫苗 百白破菌苗第1针	4周岁	脊髓灰质炎三型混合疫苗
4个月	脊髓灰质炎三型混合疫苗 百白破菌苗第2针	小学一年级	百白破菌苗 麻疹疫苗、卡介苗
5个月	脊髓灰质炎三型混合疫苗 百白破菌苗第3针	乡村中学一年级	卡介苗
6个月	流行性乙型脑炎疫苗* 乙型肝炎疫苗第3针	2、4周岁 小学一年级、三年级	流行性乙型脑炎疫苗
8个月	麻疹疫苗	2、4周岁	流行性脑脊髓膜炎疫苗

注:* 目前未列入计划免疫内容,城市儿童普遍接种

教　学　大　纲

一、课程性质

内科护理是中等职业教育护理和助产专业一门重要的专业核心课程。本课程的主要内容包括呼吸系统、循环系统、消化系统、泌尿系统、血液系统、内分泌与代谢疾病、风湿性疾病以及神经系统疾病、传染病等各系统常见病、多发病病人的护理。本课程的主要任务是以人的健康为中心,根据病人身心健康与社会家庭文化需求提供整体护理,以护理程序为临床思维和工作方法,为服务对象提供减轻痛苦、促进康复、预防疾病、保持健康的服务。本课程的先修课程包括医学基础课程、基础护理、健康评估等。同步和后续课程包括外科护理、妇科护理、儿科护理急危重症护理等。

二、课程目标

通过本课程的学习,学生能够达到下列要求:

(一)职业素养目标

1. 具有护理人员必备的职业道德和伦理观念,自觉尊重服务对象的人格,保护其隐私。

2. 具有良好的法律意识和医疗安全意识,自觉遵守有关医疗卫生的法律法规,依法实施护理任务。

3. 具有医疗安全、护患交流、团队合作的职业意识及认真负责的职业态度。

4. 具有健康的身体和心理,能给予服务对象以人文关怀。

(二)专业知识和技能目标

1. 掌握内科常见病和多发病病人的护理评估和护理措施的主要内容。

2. 掌握内科病人的评估方法,能初步运用护理工作程序,进行观察评估,发现和解决护理问题,评价护理结果。

3. 掌握内科常用护理技术,能进行内科常见病病人的专科护理操作。

4. 熟悉内科常见病和多发病病人的常见护理诊断/问题。

5. 了解内科常见病和多发病病人的护理目标和护理评价。

6. 能应急处理和配合医师抢救内科急危重症病人;能使用内科常用器械、仪器和设备。

7. 能与病人及家属进行有效沟通,开展心理护理和健康教育;能进行医护团队内的专业交流。

三、教学时间分配

教学内容	学时		
	理论	实践	合计
一、绪论	1	0	1
二、呼吸系统疾病病人的护理	14	8	22
三、循环系统疾病病人的护理	16	8	24
四、消化系统疾病病人的护理	10	6	16
五、泌尿系统疾病病人的护理	8	4	12
六、血液系统疾病病人的护理	7	4	11
七、内分泌与代谢性疾病病人的护理	8	2	10
八、风湿性疾病病人的护理	2	2	4
九、神经系统疾病病人的护理	10	6	16
十、传染病病人的护理	8	2	10
机动 *	0	12	12
合计	84	42	126

* 机动学时未计入总学时,各学校根据实际情况灵活处理。

四、教学内容和要求

单元	教学内容	教学要求	教学活动参考	参考学时	
				理论	实践
一、绪论	(一)内科护理的工作任务 (二)内科护理课程的内容和范畴 (三)内科护理课程的学习目标、方法与要求	熟悉 了解 熟悉	理论讲授 案例教学	1	
二、呼吸系统疾病病人的护理	(一)呼吸系统疾病病人常见症状体征的护理 1. 咳嗽与咳痰 2. 肺源性呼吸困难 3. 咯血 4. 胸痛 (二)急性呼吸道感染病人的护理 1. 急性上呼吸道感染 (1)护理评估 (2)常见护理诊断 / 问题 (3)护理措施 2. 急性气管 - 支气管炎 (1)护理评估 (2)常见护理诊断 / 问题 (3)护理措施 (三)支气管哮喘病人的护理 1. 护理评估 2. 常见护理诊断 / 问题 3. 护理目标 4. 护理措施 5. 护理评价 (四)慢性支气管炎和慢性阻塞性肺疾病病人的护理 1. 慢性支气管炎	 掌握 掌握 掌握 掌握 掌握 熟悉 掌握 掌握 熟悉 掌握 掌握 熟悉 了解 掌握 了解	理论讲授 案例教学 角色扮演 情境教学 教学录像 教学见习	14	8

续表

单元	教学内容	教学要求	教学活动参考	参考学时	
				理论	实践
二、呼吸系统疾病病人的护理	（1）护理评估	掌握			
	（2）常见护理诊断／问题	熟悉			
	（3）护理目标	了解			
	（4）护理措施	掌握			
	（5）护理评价	了解			
	2. 慢性阻塞性肺疾病				
	（1）护理评估	掌握			
	（2）常见护理诊断／问题	熟悉			
	（3）护理目标	了解			
	（4）护理措施	掌握			
	（5）护理评价	了解			
	（五）慢性肺源性心脏病病人的护理				
	1. 护理评估	掌握			
	2. 常见护理诊断／问题	熟悉			
	3. 护理目标	了解			
	4. 护理措施	掌握			
	5. 护理评价	了解			
	（六）支气管扩张症病人的护理				
	1. 护理评估	掌握			
	2. 常见护理诊断／问题	熟悉			
	3. 护理措施	掌握			
	（七）肺炎病人的护理				
	1. 护理评估	掌握			
	2. 常见护理诊断／问题	熟悉			
	3. 护理目标	了解			
	4. 护理措施	掌握			
	5. 护理评价	了解			
	（八）肺结核病人的护理				
	1. 护理评估	掌握			
	2. 常见护理诊断／问题	熟悉			
	3. 护理目标	了解			
	4. 护理措施	掌握			
	5. 护理评价	了解			
	（九）呼吸衰竭和急性呼吸窘迫综合征病人的护理				
	1. 呼吸衰竭				
	（1）护理评估	掌握			
	（2）常见护理诊断／问题	熟悉			
	（3）护理目标	了解			
	（4）护理措施	掌握			
	（5）护理评价	了解			
	2. 急性呼吸窘迫综合征				
	（1）护理评估	掌握			
	（2）常见护理诊断／问题	熟悉			
	（3）护理措施	掌握			
	（十）呼吸系统常用诊疗技术及护理				
	1. 纤维支气管镜检查术	掌握			

续表

单元	教学内容	教学要求	教学活动参考	参考学时 理论	参考学时 实践
二、呼吸系统疾病病人的护理	2. 胸腔穿刺术	掌握			
	实践 1　支气管哮喘病人的护理 实践 2　肺炎和肺结核病人的护理 实践 3　呼吸衰竭病人的护理 实践 4　呼吸系统常用诊疗技术及护理	熟练掌握 熟练掌握 熟练掌握 学会	案例教学 教学录像 临床见习 技能操作		
三、循环系统疾病病人的护理	（一）循环系统疾病病人常见症状体征的护理 1. 心源性呼吸困难 2. 心源性水肿 3. 心悸 4. 心前区疼痛 5. 心源性晕厥 （二）心力衰竭病人的护理 1. 慢性心力衰竭 （1）护理评估 （2）常见护理诊断 / 问题 （3）护理目标 （4）护理措施 （5）护理评价 2. 急性心力衰竭 （1）护理评估 （2）常见护理诊断 / 问题 （3）护理措施 （三）心律失常病人的护理 1. 护理评估 2. 常见护理诊断 / 问题 3. 护理目标 4. 护理措施 5. 护理评价 （四）心脏瓣膜病病人的护理 1. 护理评估 2. 常见护理诊断 / 问题 3. 护理措施 （五）原发性高血压病人的护理 1. 护理评估 2. 常见护理诊断 / 问题 3. 护理目标 4. 护理措施 5. 护理评价 （六）冠状动脉粥样硬化性心脏病病人的护理 1. 稳定型心绞痛 （1）护理评估 （2）常见护理诊断 / 问题 （3）护理目标 （4）护理措施 （5）护理评价	 掌握 掌握 掌握 掌握 掌握 掌握 熟悉 了解 掌握 了解 掌握 熟悉 掌握 掌握 熟悉 了解 掌握 了解 掌握 熟悉 掌握 掌握 熟悉 了解 掌握 了解 掌握 熟悉 了解 掌握 了解	理论讲授 案例教学 角色扮演 情境教学 教学录像 教学见习	16	8

续表

单元	教学内容	教学要求	教学活动参考	参考学时 理论	参考学时 实践
三、循环系统疾病病人的护理	2. 急性 ST 段抬高型心肌梗死 (1) 护理评估 (2) 常见护理诊断 / 问题 (3) 护理目标 (4) 护理措施 (5) 护理评价 (七) 感染性心内膜炎病人的护理 1. 护理评估 2. 常见护理诊断 / 问题 3. 护理措施 (八) 心肌疾病病人的护理 1. 护理评估 2. 常见护理诊断 / 问题 3. 护理措施 (九) 心包疾病病人的护理 1. 护理评估 2. 常见护理诊断 / 问题 3. 护理措施 (十) 循环系统常用诊疗技术及护理 1. 心导管检查术 2. 冠状动脉造影术 3. 经皮冠状动脉介入治疗	掌握 熟悉 了解 掌握 了解 掌握 熟悉 掌握 掌握 熟悉 掌握 掌握 熟悉 掌握 掌握 掌握 掌握			
	实践 5　心力衰竭和心律失常病人的护理 实践 6　原发性高血压病人的护理 实践 7　冠状动脉粥样硬化性心脏病病人的护理 实践 8　循环系统常用诊疗技术及护理	熟练掌握 熟练掌握 熟练掌握 学会	案例教学 教学录像 临床见习 技能操作		
四、消化系统疾病病人的护理	(一) 消化系统疾病病人常见症状体征的护理 1. 恶心与呕吐 2. 腹痛 3. 腹泻与便秘 4. 黄疸 (二) 胃炎病人的护理 1. 急性胃炎 (1) 护理评估 (2) 常见护理诊断 / 问题 (3) 护理措施 2. 慢性胃炎 (1) 护理评估 (2) 常见护理诊断 / 问题 (3) 护理措施 (三) 消化性溃疡病人的护理 1. 护理评估 2. 常见护理诊断 / 问题 3. 护理目标 4. 护理措施 5. 护理评价	 掌握 掌握 掌握 掌握 掌握 熟悉 掌握 掌握 熟悉 掌握 掌握 熟悉 了解 掌握 了解	理论讲授 案例教学 角色扮演 情境教学 教学录像 教学见习	10	6

续表

单元	教学内容	教学要求	教学活动参考	参考学时 理论	参考学时 实践
四、消化系统疾病病人的护理	（四）溃疡性结肠炎病人的护理 1. 护理评估 2. 常见护理诊断／问题 3. 护理措施	 掌握 熟悉 掌握			
	（五）肝硬化病人的护理 1. 护理评估 2. 常见护理诊断／问题 3. 护理目标 4. 护理措施 5. 护理评价	 掌握 熟悉 了解 掌握 了解			
	（六）肝性脑病病人的护理 1. 护理评估 2. 常见护理诊断／问题 3. 护理目标 4. 护理措施 5. 护理评价	 掌握 熟悉 了解 掌握 了解			
	（七）急性胰腺炎病人的护理 1. 护理评估 2. 常见护理诊断／问题 3. 护理措施	 掌握 熟悉 掌握			
	（八）上消化道出血病人的护理 1. 护理评估 2. 常见护理诊断／问题 3. 护理目标 4. 护理措施 5. 护理评价	 掌握 熟悉 了解 掌握 了解			
	（九）消化系统常用诊疗技术及护理 1. 腹腔穿刺术 2. 胃镜检查术 3. 结肠镜检查术	 掌握 掌握 掌握			
	实践 9　消化性溃疡病人的护理 实践 10　肝硬化病人的护理 实践 11　消化系统常用诊疗技术及护理	熟练掌握 熟练掌握 学会	案例教学 教学录像 临床见习 技能操作		
五、泌尿系统疾病病人的护理	（一）泌尿系统疾病病人常见症状体征的护理 1. 肾源性水肿 2. 肾性高血压 3. 尿异常 4. 尿路刺激征	 掌握 掌握 掌握 掌握	理论讲授 案例教学 角色扮演 情境教学 教学录像 教学见习	8	4
	（二）慢性肾小球肾炎病人的护理 1. 护理评估 2. 常见护理诊断／问题 3. 护理目标 4. 护理措施 5. 护理评价	 掌握 熟悉 了解 掌握 了解			

单元	教学内容	教学要求	教学活动参考	参考学时 理论	参考学时 实践
五、泌尿系统疾病病人的护理	（三）肾病综合征病人的护理 1. 护理评估 2. 常见护理诊断／问题 3. 护理目标 4. 护理措施 5. 护理评价 （四）尿路感染病人的护理 1. 护理评估 2. 常见护理诊断／问题 3. 护理目标 4. 护理措施 5. 护理评价 （五）急性肾损伤病人的护理 1. 护理评估 2. 常见护理诊断／问题 3. 护理目标 4. 护理措施 5. 护理评价 （六）慢性肾衰竭病人的护理 1. 护理评估 2. 常见护理诊断／问题 3. 护理目标 4. 护理措施 5. 护理评价 （七）泌尿系统常用诊疗技术及护理 1. 血液透析 2. 腹膜透析	 掌握 熟悉 了解 掌握 了解 掌握 熟悉 了解 掌握 了解 掌握 熟悉 了解 掌握 了解 掌握 熟悉 了解 掌握 了解 掌握 掌握			
	实践 12　尿路感染和慢性肾衰竭病人的护理 实践 13　泌尿系统常用诊疗技术及护理	熟练掌握 学会	案例教学 教学录像 临床见习 技能操作		
六、血液系统疾病病人的护理	（一）血液系统疾病病人常见症状体征的护理 1. 贫血 2. 出血或出血倾向 3. 发热 （二）贫血病人的护理 1. 缺铁性贫血 （1）护理评估 （2）常见护理诊断／问题 （3）护理目标 （4）护理措施 （5）护理评价 2. 再生障碍性贫血 （1）护理评估 （2）常见护理诊断／问题 （3）护理目标	 掌握 掌握 掌握 掌握 熟悉 了解 掌握 了解 掌握 熟悉 了解	理论讲授 案例教学 角色扮演 情境教学 教学录像 教学见习	7	4

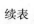

续表

单元	教学内容	教学要求	教学活动参考	参考学时	
				理论	实践
六、血液系统疾病病人的护理	（4）护理措施 （5）护理评价 （三）出血性疾病病人的护理 　1. 特发性血小板减少性紫癜 　（1）护理评估 　（2）常见护理诊断／问题 　（3）护理措施 　2. 过敏性紫癜 　（1）护理评估 　（2）常见护理诊断／问题 　（3）护理措施 　3. 血友病 　（1）护理评估 　（2）常见护理诊断／问题 　（3）护理措施 　4. 弥散性血管内凝血 　（1）护理评估 　（2）常见护理诊断／问题 　（3）护理措施 （四）白血病病人的护理 　（1）护理评估 　（2）常见护理诊断／问题 　（3）护理目标 　（4）护理措施 　（5）护理评价 （五）血液系统常用诊疗技术及护理 　1. 骨髓穿刺术 　2. 造血干细胞移植的护理	掌握 了解 掌握 熟悉 掌握 掌握 熟悉 掌握 掌握 熟悉 掌握 掌握 熟悉 掌握 掌握 熟悉 了解 掌握 了解 掌握 掌握			
	实践 14　贫血和急性白血病病人的护理 实践 15　血液系统常用诊疗技术及护理	熟练掌握 学会	案例教学 教学录像 临床见习 技能操作		
七、内分泌与代谢性疾病病人的护理	（一）内分泌与代谢性疾病病人常见症状体征的护理 　1. 身体外形的改变 　2. 生殖发育及性功能异常 （二）甲状腺疾病病人的护理 　1. 单纯性甲状腺肿 　（1）护理评估 　（2）常见护理诊断／问题 　（3）护理措施 　2. 甲状腺功能亢进症 　（1）护理评估 　（2）常见护理诊断／问题 　（3）护理目标 　（4）护理措施 　（5）护理评价	 掌握 掌握 掌握 熟悉 掌握 掌握 熟悉 了解 掌握 了解	理论讲授 案例教学 角色扮演 情境教学 教学录像 教学见习	8	2

357

单元	教学内容	教学要求	教学活动参考	参考学时 理论	参考学时 实践
七、内分泌与代谢性疾病病人的护理	3. 甲状腺功能减退症				
	（1）护理评估	掌握			
	（2）常见护理诊断／问题	熟悉			
	（3）护理措施	掌握			
	（三）库欣综合征病人的护理				
	1. 护理评估	掌握			
	2. 常见护理诊断／问题	熟悉			
	3. 护理措施	掌握			
	（四）糖尿病病人的护理				
	1. 护理评估	掌握			
	2. 常见护理诊断／问题	熟悉			
	3. 护理目标	了解			
	4. 护理措施	掌握			
	5. 护理评价	了解			
	（五）痛风病人的护理				
	1. 护理评估	掌握			
	2. 常见护理诊断／问题	熟悉			
	3. 护理措施	掌握			
	（六）骨质疏松症病人的护理				
	1. 护理评估	掌握			
	2. 常见护理诊断／问题	熟悉			
	3. 护理措施	掌握			
	实践16　甲状腺功能亢进症和糖尿病病人的护理	熟练掌握	临床见习案例分析		
八、风湿性疾病病人的护理	（一）风湿性疾病病人常见症状体征的护理		理论讲授案例教学角色扮演情境教学教学录像教学见习	2	2
	1. 关节损害	掌握			
	2. 皮肤损害	掌握			
	（二）系统性红斑狼疮病人的护理				
	1. 护理评估	掌握			
	2. 常见护理诊断／问题	熟悉			
	3. 护理目标	了解			
	4. 护理措施	掌握			
	5. 护理评价	了解			
	（三）类风湿关节炎病人的护理				
	1. 护理评估	掌握			
	2. 常见护理诊断／问题	熟悉			
	3. 护理目标	了解			
	4. 护理措施	掌握			
	5. 护理评价	了解			
	实践17　系统性红斑狼疮和类风湿关节炎病人的护理	熟练掌握	临床见习案例分析		

单元	教学内容	教学要求	教学活动参考	参考学时	
				理论	实践
九、神经系统疾病病人的护理	（一）神经系统疾病病人常见症状体征的护理		理论讲授案例教学角色扮演情境教学教学录像教学见习	10	6
	1. 头痛	掌握			
	2. 意识障碍	掌握			
	3. 言语障碍	掌握			
	4. 感觉障碍	掌握			
	5. 运动障碍	掌握			
	（二）三叉神经痛病人的护理				
	1. 护理评估	掌握			
	2. 常见护理诊断 / 问题	熟悉			
	3. 护理措施	掌握			
	（三）急性炎症性脱髓鞘性多发神经病病人的护理				
	1. 护理评估	掌握			
	2. 常见护理诊断 / 问题	熟悉			
	3. 护理措施	掌握			
	（四）脑血管疾病病人的护理				
	1. 短暂性脑缺血发作				
	（1）护理评估	掌握			
	（2）常见护理诊断 / 问题	熟悉			
	（3）护理措施	掌握			
	2. 脑梗死				
	（1）护理评估	掌握			
	（2）常见护理诊断 / 问题	熟悉			
	（3）护理目标	了解			
	（4）护理措施	掌握			
	（5）护理评价	了解			
	3. 脑出血				
	（1）护理评估	掌握			
	（2）常见护理诊断 / 问题	熟悉			
	（3）护理目标	了解			
	（4）护理措施	掌握			
	（5）护理评价	了解			
	4. 蛛网膜下腔出血				
	（1）护理评估	掌握			
	（2）常见护理诊断 / 问题	熟悉			
	（3）护理措施	掌握			
	（五）帕金森病病人的护理				
	1. 护理评估	掌握			
	2. 常见护理诊断 / 问题	熟悉			
	3. 护理措施	掌握			
	（六）癫痫病人的护理				
	1. 护理评估	掌握			
	2. 常见护理诊断 / 问题	熟悉			
	3. 护理目标	了解			
	4. 护理措施	掌握			
	5. 护理评价	了解			

单元	教学内容	教学要求	教学活动参考	参考学时	
				理论	实践
九、神经系统疾病病人的护理	（七）神经系统常用诊疗技术及护理 1. 腰椎穿刺术 2. 高压氧舱治疗	掌握 掌握			
	实践18 脑梗死和脑出血病人的护理 实践19 癫痫病人的护理 实践20 神经系统常用诊疗技术及护理	熟练掌握 熟练掌握 学会	案例教学 教学录像 临床见习 技能操作		
十、传染病病人的护理	（一）概论 1. 感染与免疫 2. 传染病的基本特征及临床特点 3. 传染病的流行过程及影响因素 4. 传染病的预防 5. 标准预防和传染病的隔离、消毒 *（二）流行性感冒病人的护理 1. 护理评估 2. 常见护理诊断／问题 3. 护理措施 （三）病毒性肝炎病人的护理 1. 护理评估 2. 常见护理诊断／问题 3. 护理目标 4. 护理措施 5. 护理评价 （四）流行性乙型脑炎病人的护理 1. 护理评估 2. 常见护理诊断／问题 3. 护理目标 4. 护理措施 5. 护理评价 （五）艾滋病病人的护理 1. 护理评估 2. 常见护理诊断／问题 3. 护理目标 4. 护理措施 5. 护理评价 *（六）肾综合征出血热病人的护理 1. 护理评估 2. 常见护理诊断／问题 3. 护理措施 *（七）狂犬病病人的护理 1. 护理评估 2. 常见护理诊断／问题 3. 护理措施	 了解 掌握 掌握 掌握 了解 掌握 熟悉 掌握 掌握 熟悉 了解 掌握 了解 掌握 熟悉 了解 掌握 了解 掌握 熟悉 了解 掌握 了解 掌握 熟悉 掌握 掌握 熟悉 掌握	理论讲授 案例教学 角色扮演 情境教学 教学录像 教学见习	8	2

单元	教学内容	教学要求	教学活动参考	参考学时	
				理论	实践
十、传染病病人的护理	（八）细菌性痢疾病人的护理 1. 护理评估 2. 常见护理诊断／问题 3. 护理目标 4. 护理措施 5. 护理评价 *（九）伤寒病人的护理 1. 护理评估 2. 常见护理诊断／问题 3. 护理措施	掌握 熟悉 了解 掌握 了解 掌握 熟悉 掌握			
	实践 21　病毒性肝炎和艾滋病病人的护理	熟练掌握	案例分析 临床见习		
机动			临床见习		12

五、说明

（一）教学安排

本教学大纲主要供中等卫生职业教育护理、助产专业教学使用,第 3 学期及第 4 学期开设,总学时为 126 学时,其中理论教学 84 学时,实践教学 42 学时在校内完成,另外 12 学时在医院课间实习,作为机动学时,未计入总学时。学分为 7 学分。

（二）教学要求

1. 本课程对理论部分教学要求分为掌握、熟悉、了解 3 个层次。掌握:指对基本知识、基本理论有较深刻的认识,并能综合、灵活地运用所学的知识解决实际问题。熟悉:指能够领会概念、原理的基本含义,解释护理现象。了解:指对基本知识、基本理论能有一定的认识,能够记忆所学的知识要点。

2. 本课程重点突出以岗位胜任力为导向的教学理念,在实践技能方面分为熟练掌握和学会 2 个层次。熟练掌握:指能独立、正确地按照护理程序解决内科病人的护理问题,规范、熟练地完成内科护理技术操作。学会:指在教师的指导下能初步按照护理程序要求实施整体护理,配合医生实施内科诊疗技术操作。

（三）教学建议

1. 本课程依据护理岗位的工作任务和职业能力要求,强化理论实践一体化,突出"做中学、做中教"的职业教育特色,根据培养目标、教学内容和学生的学习特点以及执业资格考核要求,提倡项目教学、案例教学、任务教学、角色扮演、情境教学等方法,利用校内外实训基地,将学生的自主学习、合作学习和教师引导教学等教学组织形式有机结合。

2. 教学过程中,可通过测验、观察记录、技能考核和理论考试等多种形式对学生的职业素养、专业知识和技能进行综合考评。应体现评价主体的多元化,评价过程的多元化,评价方式的多元化。评价内容不仅关注学生对知识的理解和技能的掌握,更要关注运用知识解决护理问题的能力和水平,重视规范操作、认真负责等职业素质的形成,以及医疗安全、护患交流、人文关怀、团队合作等的职业意识与观念的树立。

中英文名词对照索引

参 考 文 献

1. 尤黎明,吴英 . 内科护理学 . 第 5 版 . 北京:人民卫生出版社,2013.
2. 葛均波,徐永健 . 内科学 . 第 8 版 . 北京:人民卫生出版社,2013.
3. 贾建平,陈生弟 . 神经病学 . 第 8 版 . 北京:人民卫生出版社,2013.
4. 李兰娟,任红 . 传染病学 . 第 8 版 . 北京:人民卫生出版社,2013.
5. 吕探云,孙玉梅 . 健康评估 . 第 3 版 . 北京:人民卫生出版社,2012.
6. 万学红,卢雪峰 . 诊断学 . 第 8 版 . 北京:人民卫生出版社,2013.
7. 李小寒,尚少梅 . 基础护理学 . 第 5 版 . 北京:人民卫生出版社,2012.
8. 李秋平 . 内科护理学 . 第 2 版 . 北京:人民卫生出版社,2005.
9. 李丹,冯丽华 . 内科护理学 . 第 3 版 . 北京:人民卫生出版社,2014.
10. 全国护士执业资格考试用书编写专家委员会 .2014 版全国护士执业资格考试指导 . 北京:人民卫生出版社,2013.
11. 全国护士执业资格考试用书编写专家委员会 .2014 全国护士执业资格考试同步练习题集 . 北京:人民卫生出版社,2013.
12. 罗先武,王冉 .2014 护士执业资格考试轻松过 . 北京:人民卫生出版社,2013.
13. 护考专家组 .2014 护士执业资格考试试题金典 . 北京:人民卫生出版社,2013.
14. 陈孝平,汪建平 . 外科学 . 第 8 版 . 北京:人民卫生出版社,2013.
15. 金中杰,林梅英 . 内科护理 . 第 2 版 . 北京:人民卫生出版社,2008.